中国埋线疗法大全

温木生　甘　思　主编

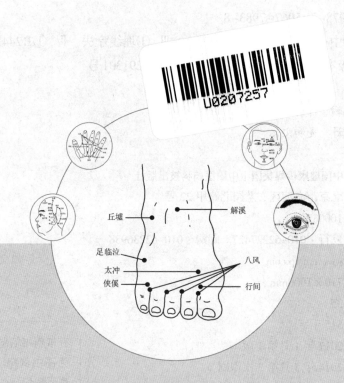

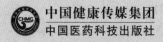
中国健康传媒集团
中国医药科技出版社

内 容 提 要

本书分为上、下两篇。总论阐述了埋线疗法的发展历程、治疗机制、特点和优势、治疗效应、作用、取穴配穴、工具和材料、常用方法、埋线操作程序、操作要点、临床应用、埋线综合疗法、治疗反应及意外处理等，下篇主要介绍了传染病、内、外、妇、儿、皮肤、五官等科共140多种病症的病因病理、临床表现、埋线治疗方法、典型病例和治疗体会。每病精选处方数首，供临床选用，具有较强的实用性。本书适于临床相关科室医师、中西医研究人员和基层医务工作者阅读参考。

图书在版编目（CIP）数据

中国埋线疗法大全 / 温木生，甘思主编 . —北京：中国医药科技出版社，2017.1

ISBN 978-7-5067-7983-8

Ⅰ . ①中… Ⅱ . ①温… ②甘… Ⅲ . ①埋线疗法 Ⅳ . ①R244.8

中国版本图书馆CIP数据核字（2015）第291301号

美术编辑 陈君杞
版式设计 麦和文化

出版 **中国健康传媒集团** | 中国医药科技出版社
地址 北京市海淀区文慧园北路甲 22 号
邮编 100082
电话 发行：010-62227427 邮购：010-62236938
网址 www.cmstp.com
规格 710 × 1000mm $^1/_{16}$
印张 35
字数 515 千字
版次 2017 年 1 月第 1 版
印次 2024 年 5 月第 3 次印刷
印刷 北京印刷集团有限责任公司
经销 全国各地新华书店
书号 ISBN 978-7-5067-7983-8
定价 **69.00 元**

版权所有 盗版必究

举报电话：010-62228771

本社图书如存在印装质量问题请与本社联系调换

获取新书信息、投稿、为图书纠错，请扫码联系我们。

针灸技术在日新月异的医学发展大潮的今天，单纯原始创新变得越来越难，而中西医结合的各种疗法融通组合式创新前景广阔。要催化出更多更有前途的组合式针灸疗法，就要破除对原有的针灸疗法的思维定式，各种针灸组合疗法应运而生。几十年来，埋线疗法和其他技术结合，使临床疗效获得了大幅提高，成为临床治疗多种疑难病、慢性病的有力武器，日益受到了医学界的广泛重视。1991年温木生教授准确把握埋线疗法的发展脉搏，认识到埋线疗法一定会成为一种简、便、验、廉、安的实用技术，整合埋线疗法应用以来的好经验，编写出版了埋线史上第一部专著《实用穴位埋线疗法》，为埋线疗法的推广奠定了良好的基础。2003年，他又出版了《埋线疗法治百病》一书，受到广大埋线工作者的好评和重视。本书再版，是应读者来信要求，对近20年来埋线疗法的新经验和新技术进行归纳总结的结晶。在临床百忙之中，夜以继日辛勤耕耘，呕心沥血撰写了这部《中国埋线疗法大全》，其精神可歌可泣。温木生教授对埋线疗法的贡献必将载入史册，成为世界埋线疗法历史的一座丰碑。

现在埋线疗法和腹针疗法、新九针疗法、靳三针疗法、八字疗法、刺血疗法、董氏奇穴、小针刀技术、整脊技术……等等方法的结合，得益于对现存技术的合理组合和集成，是针灸疗法的组合式创新，具有广阔的发展前景和划时代的应用价值。对历史上和现代新技术应用的实践经验进行梳理和总结，提炼出具有普遍意义的经验和规律，具有非常重要的启迪意义。

　　我认识温木生教授是在2007年全国埋线疗法经验交流会重庆会议上，他的博学和高瞻远瞩给我留下深刻印象，这次会议上，经全国埋线会员推荐，聘为河北省老科协埋线医学分会的名誉会长，他参加学会以后没有居功自傲，而是积极参加每年一届的全国埋线疗法学术交流会，每次会议都有新的学术动态文章，使每年的埋线会议生动活泼充满生机。温教授还对中华传统医学会埋线医学专业委员会的学会建设提出了很多好的建议，成为学会健康发展的一盏明灯。

　　开卷有益，温木生教授品学兼优，德高望重，愿埋线技术发扬光大，把好的经验无私传授给广大喜欢埋线疗法的有志之士，撰写的新著《中国埋线疗法大全》，必将使针灸技术的融通整合提高到一个新的水平。在此向温木生教授表示崇高的敬意。

马立昌

中华传统医学会埋线医学专业委员会会长

2016年6月

穴位埋线疗法创始已有50多年了，1991年我出版埋线史上第一部专著《实用穴位埋线疗法》，为埋线疗法的推广打下了良好的基础，产生了大量的埋线"粉丝"；2003年，我又出版了《埋线疗法治百病》一书，对埋线疗法应用40年来的成绩作了一个总结，受到广大埋线工作者的好评和重视。现在，又一个10年过去了，许多读者纷纷来信要求我对埋线疗法的经验及新进展作一个全新的总结，对新经验和新技术作一个全面的介绍，并对埋线疗法进行规范化，标准化，以使埋线医学在未来有一个更大的发展，于是本人不揣愚昧，于百忙之中，提笔撰写了这部《中国埋线疗法大全》。

在本书写作过程中，我欣喜地发现，埋线医学近10年已进入到一个快速发展的时期，学术和理论的丰富和埋线疗法国家标准的建立为埋线医学的发展打下了良好的基础，使埋线的临床和实践也取得突飞猛进的发展。埋线技术在大家的努力下，已推广到世界十几个国家和地区，治疗病种已发展到200多种，全国已掌握埋线技术的医务人员近万人，各级培训机构培训了埋线医务人员五千余人。在国家正规出版的医学期刊上发表的埋线医学论文2000多篇。经埋线治疗痊愈的患者更是不计其数。"微创埋线"概念的提出得到了大家的响应。在埋线选穴上，根据脊神经和督脉理论，进一步发展了夹脊穴埋线的理论；在针具和材料上，有了一个革命性的进展，普遍采用了一次性埋线针和新的埋植材料；在操作上，与其他方法的结合，产生了许多新的埋线组合疗法，如新九针埋线法、注射埋线法等；在应用范围上，埋线与美容及减肥的结合，开创了埋线疗法的新篇章。这是我们全国的埋线医学工作者共同努力的结果，也是在广大埋线爱好者推动的结果，在此我向他们表示衷心地感谢！同时向各位专家道声辛苦了！

埋线疗法经过50年的发展，已经取得了很大的成果，但在发展的道路上还有许多事情要做。我们对埋线疗法的作用、疗效和作用机制仍然缺乏深入的研究，特别是实验性研究还不够；对埋线治疗有效的领域和疾病还需要正确定位；对埋植材料还有进一步研究的必要；临床疗效也有待有一个较大的提高，对研究成果的推广和应用使之具有重复性、可比较性，解除门户之见，加强埋线界的团结，推动埋线医学持续发展等，都是当务之急。因此，在总结的基础上提高，在提高的基础上创新，为推广、普及及发展埋线疗法作出新的贡献，成为本书力求达到的目的。

在书中，作者较全面地总结了埋线疗法50年的成果，并结合自己的经验、体会和研究成果进行阐述，全书分总论和各论两篇，总论阐述了埋线疗法的发展历程、治疗机制、治疗效应、特点作用、取穴配穴、实验进展、治疗材料、操作方法、特殊埋线法、治疗反应及意外处理等，各论主要介绍了传染病、内、外、妇、儿、皮肤、五官等科共140多种病症的病因病理、临床表现、埋线治疗方法、典型病例和治疗体会。每病精选处方数首，供临床选用，避免读者面对众多埋线处方难以适从，具有较强的实用性。

本书集中了50年来全国埋线同仁的心血和经验，在编写过程中得到了全国各地很多埋线专家和同仁的支持和帮助，并提出许多宝贵意见，特别是得到中华传统医学会埋线医学专业委员会会长马立昌教授的指导并作序，使本书以得不断完善和提高，在此表示衷心的感谢！由于编写时间仓促，难免有不足之处，望广大读者能不吝赐教，以便再版时加以改进。

温木生

2016年6月20日

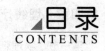

目录
CONTENTS

总 论

各 论

总 论

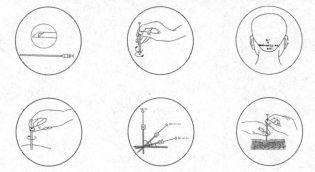

第一章
埋线疗法的源流与发展

埋线疗法是一种新兴的穴位刺激疗法。她是针灸疗法在临床上的延伸和发展。因此，埋线疗法的形成、发展和针灸疗法的发展是密切相关的，它历经了针刺的起源期、留针和埋针时期的雏形期、埋线形成的萌芽期，临床推广应用的发展期和新的工具及材料产生为特征的成熟期，才成就了现在的穴位埋线疗法。

第一节　起源期

针具的最初形成可追溯到石器时代。最初的针是用细小的天然小石块磨制而成的，这种小石块就是针灸针具的前身，我国古书上称之为"砭石"。《说文解字》注释说："砭，以石刺病也。"隋·全元起注："砭石者，是古外治之法……古来未能铸铁，故用石为针……"。

当时，由于生产力低下，人类靠狩猎为生，人体难免有损伤发生，生活在残酷的自然界，居住山洞，阴暗潮湿，也难免会产生疾病。当身体某处有了痛楚，人们不自觉地会用手去按揉捶击以减轻疼痛；用手力不能及的疼痛，就会借助小石块来捶击患处，以减轻或解除病痛。当人们了解这种朴素的治疗方法对解决病痛很有作用后，就有意地用这种小石块刺激这些部位达到治病目的。为了增强小石块的刺激性，人们还把小石块磨制成尖状的石块，以增强刺激作用，并用来进行浅刺出血和割治排脓，这种从感性认识到理性认识，人类使用针具治疗疾病从无意识的活动，逐渐发展为有创造性的有意识的自觉行为，使人们创造了以石为针的治疗方法。《山海经》曾记载："高氏之山，有石如玉，可以为箴。"这是远古人类以砭石代针治病的佐证，说明砭石是最早的针具之一。

在用砭石治病的同时，人类早已用草木刺来治病。草木刺是当时条件下来源最广，用不着磨制的自然生成的尖状物，是一种原始针具之一，漫山遍野，随处可寻。因此，草木刺可能比砭石使用更早，只是草木刺不能久存，考古时难以发现成品而已。以后发现的成品，都是将坚硬的材料按照草木刺的形状来制造的。《广雅·释诂》曰："梗、刿、棘、伤、刺、壮，箴也。"《尔雅·释草》曰："棘、刺"，郭璞注："草刺针也。…'箴'是针的异体字，其"竹"字头说明针与竹木的关系，这些都说明草木刺早就成为治病的工具了。其中，除草木刺外，也包括竹子、树木的细小尖锐的小片，以及后来专门削制的竹针、木针。因此，有人认为草木刺的使用应该早于人类已掌握了磨制精巧石块技术的新石器时代，而且将草木刺视为今之金属针的前身似乎比砭石更为合理

随着人类文明和劳动的进步，砭石和草木刺之后，又有了骨针、竹针及陶针的应用。在山顶洞人文化时期，已可运用精细而坚韧的骨针和竹针等，仰诏文化时期，还可运用陶片代替砭石(即陶针)应用于医疗。而在公元前16~11世纪的殷商时代，人们掌握了冶金技术后，才用金属针代替了砭石、骨针、竹针等，出现了青铜针、粗铁针和细铁针，随着生产的发展，还出现了金针、银针、马衔铁针、合金针等，

20世纪20年代初，不少针灸医生仍沿用马口铁针具及金、银针具，20世纪20年代中期承淡安创建了全国第一个针具制造厂，将马口铁针和金、银针的形状、大小、长短等进行了规范，针尾采用铜丝缠绕，并在尾端作T形绕法，方便了进针，便于观察捻针角度，由此出现了现代毫针。到今天，随着冶炼技术的提高，铁针已被不锈钢针所代替，现代针具具有坚韧、美观、方便、易于操作等优点。正因为针灸针具的不断进步，才为埋线疗法的产生打下了坚实的基础。

第二节　雏形期

针具的发展导致针灸针法的发展，针刺手法及相匹配的方法应运而生，疗效也大为提高，但是，人们发现，单纯针刺可以较快见效，但对一些慢性和顽固性的疾病，往往出现针时见效，出针则反复的情况，产生的效果往往不太理想，有的虽有效但不能巩固，疗程也较长，于是人们通过临床实践总

结出留针的方法以巩固疗效。《灵枢·终始》篇说："久病者，邪气入深，邪气入深，刺此病者，深内而久留之，间日而复刺之。"有的病人体质虚弱，经气不足时，也用留针之法以候气，《素问·离合真邪论》说："静以久留，以气至为故，如待所贵，不知日暮，其气已至，适而自护。"后来演变为埋针疗法，以加强针刺效应，延长刺激时间，巩固和提高疗效。留针和埋针法在后来成了针灸学的刺法范畴，成为针刺施术过程中一个重要环节，成为直接影响针刺疗效的主要因素之一。对一般疾病，均要求留针半小时以上，对顽固性疾病，则可以埋针1天至数天，使得疗效得以巩固和提高。

留针和埋针实践和理论的出现，使其成为穴位埋线诞生的重要基础。留针和埋针是为了得气或诱发循经感传延长针效时间。留针时间的长短，视病情轻重而定。一般病证，只要针下得气，留置15~20分钟即可，而对于一些慢性、顽固性、疼痛性、痉挛性病症，可适当增加留针时间，或在留针过程中做间歇运针。有些病症，如三叉神经痛、痛经等，可留达数小时或一天至数天。因此，留针和埋针的出现，为埋线疗法的产生打下了一个"伏笔"，留针和埋针理论也成为埋线疗法的催生剂，为穴位埋线疗法的诞生打下了坚实的基础。

第三节　萌芽期

针灸疗法在专用针具应用的同时，随着实践与科学技术的进步，产生了许多新疗法，传统针具也与其他学科相结合，吸取了现代医学和现代技术，产生了各种医疗工具，如电针用的电疗机，水针用的注射器，磁疗用的磁化工具，激光穴位照射用的激光机，割治疗法用的手术刀片等。

20世纪60年代初，产生了穴位埋藏疗法，它是利用现代工具，在穴位内埋入物品，利用这些物品对穴位的刺激来治疗疾病。这时刺激穴位的针具已分工为两种用途，用金属做的工具，如穿刺针、三角针等成为辅助针具，而埋藏物则成了主要的用于直接刺激穴位的工具了。埋藏的物品种类很多，如动物组织，猪、羊、鸡、兔的肾上腺、脑垂体、脂肪及狗的脾脏、药物、钢圈、磁块等，目的除了利用动物组织和药物内含的有效成分外，有的埋藏物如钢圈等就是为延长对穴位的刺激时间。

几乎在穴位埋藏疗法产生的同时，也产生了穴位埋线疗法，应该说，穴位埋线疗法的诞生，既属偶然，也属必然。事情发生在20世纪60年代一个部队的卫生员身上，他的父亲长期患胃及十二指肠溃疡，吃药无效，只有在中脘穴扎针才有效，但取针后就又出现疼痛，他想用缝合线在中脘穴穿过，再打结，疼痛时将线来回牵拉刺激穴位，但又怕感染，最后想到用羊肠线埋入中脘穴，果然产生了长时间的针刺效应。他又用这种方法治疗了一些病人，这个方法就在各地传开了，到70年代，通过"一根针、一把草"对针灸疗法普及的同时，埋线疗法在全国都传开了。以致于后来埋线疗法从埋藏疗法中独立出来，成为针灸疗法的一个独立分支。

第四节 发展期

穴位埋线疗法原来就是穴位埋藏疗法中的一种方法，与其他埋藏方法相比，具有许多优点，其他埋藏方法往往材料来源困难，不易消毒和保存，操作复杂，反应较重，有的埋入物，如钢圈等需再次手术取出，而羊肠线来源广（各地医院及医药公司均有成品），消毒容易，易于保存（本身就浸泡于消毒液中并密封），操作简便（随针刺入即可），反应较轻，术后身体对羊肠线可自行吸收，而且羊肠线本身为动物组织加工而成，既保持了动物组织异种蛋白的特性，又具有一定硬度，兼具了动物组织和钢圈等埋藏物的优点。后来，又有人将羊肠线用中药浸泡，或加以磁化，埋入穴位，更提高了效果，使羊肠线成为一种特殊的治疗工具。

埋线疗法在针具上，继承和发扬了古代针灸学的针具特点，在针法上弥补了一般针法的缺点，从而提高了疗效，扩大了治疗范围。因此，埋线疗法一经产生，便从埋藏疗法中逐渐脱颖而出，独树一帜，成为针灸疗法的一个独立分支，并得到普遍开展，并长盛不衰。

埋线疗法产生50年来，经过许多同仁的临床实践，积累了大量的经验，使埋线疗法的应用范围不断扩大，涉及到哮喘、胃炎、十二指肠溃疡、慢性肠炎、癫痫、中风、偏瘫等慢性、顽固性、免疫力低下性疾病，效果都很显著。后来，经过广大临床针灸工作者的努力探索，总结出一些系统的疗效显著的埋线方法，打破了仅治慢性病和虚证的界限，扩大到治疗急症、实证等各种疾病，其治疗病种已达二百余种，涉及传染、内、外、妇、儿、皮肤、五官等各科。有效率在51.3%~100%，平均85%以上。近几年来，在各级刊物上报道的治疗病种有50种以上病例近万人。这些文献在国家级刊物上发表占38%，有的甚至在日本，东南亚均有报道。临床应用埋线疗法的，有中小医院，也有大医院及各级院校，还有个体医生。广泛植根于广大人民群众中，进行临床治疗的已达20多个省、市、自治区，安徽、江苏、重庆、河北、河南等省市还成立了埋线专科、门诊乃至医院，埋线疗法已在20世纪80年代收入高等医学院校教科书正式针灸学内容，其他各类专业针灸书籍也将其作为独立疗法单独分列，全国已举办数十次培训班。但是，由于各方面的原因，埋线疗法在一段时间内，受到一些人的责难，曾一度从教科书中消失，使许多埋线工作者感到迷惘。但自1991年第一本埋线疗法专著《实用穴位埋线疗法》和2001年《埋线疗法治百病》的出版，又掀起一波新的埋线浪潮，各种学习班风起云涌，学术会每年都在召开，陆续有多部专门介绍埋线疗法的专著出版。以致于出版了穴位埋线疗法的国家标准。以上事实都说明埋线疗法正在日新月异的发展着，具有很强的生命力和发展潜力。

第五节　成熟期

穴位埋线疗法在发展进程中，通过许多医家的努力，逐渐成熟，这一时期的成就主要表现在三个方面。

（一）在理论上出现了一批穴位埋线的专著

1991年《实用穴位埋线疗法》（温木生著），是埋线疗法的第一部专著，该书总结了穴位埋线疗法问世三十多年以来的经验和成果，引起了巨大反响；2001年《埋线疗法治百病》（温木生著）一书，不但整理和总结了埋线疗法创立以来的经验和诸多资料，还对埋线疗法的起源、作用机制、特点和作用作了有益的探讨，并首次介绍了埋线疗法与其他针灸、针刺疗法相辅相成治疗相关疾病的尝试和体会，并详细介绍了传染、内、外、妇、儿、皮肤、五官等科140种疾病的穴位埋线疗法及其体会，特别是近几年来，陆续出版了马立昌的《微创穴位埋线实用技术》《微创穴位埋线疗法》，孙文善的《微创埋线与临床治疗应用》及陆健的《穴位埋线针疗学》。此外，尚有崔瑾、马玉泉、黄鼎坚等的相关著作。为埋线疗法的推广与普及作出了重要的贡献。

（二）注线法（微创埋线法）的脱颖而出

早期的穴位埋线主要用于哮喘和小儿脊髓灰质炎的治疗，治疗方法如切埋法、割埋法、结扎法、穿线法、切埋法、扎埋法、割埋法由于创面较大、较深，易引起剧烈疼痛，皆要求局部麻醉，使用手术器械，多少都有些小手术的性质。尽管有一定的疗效，治疗方式较每日针灸方便得多，但是操作比较复杂，且易于感染，患者往往不易接受。所以，临床上已经很少应用。

从临床研究论文情况来看，现在临床上埋线疗法多以注线法及植线法较为常见。20世纪80年代后穴位埋线的发展基本上处于停滞阶段。但是，穴位埋线毕竟有长效和方便患者等独特的治疗特点，许多临床工作者在最初的埋线方法的基础上，对埋线疗法进行了改进。首先是应用腰穿针改良为埋线针具，后经进一步创新研制了专门用于穴位埋线的埋线针。这些改进简化了埋线的操作，减少了患者的痛苦，降低了埋线后感染的机会。在许多慢性疾病的治疗方面取得了良好的效果，其治疗范畴也扩展到内、外、妇、儿等各科疾病。埋线疗法已从国内发展到国外，如马来西亚、澳大利亚等国。穴位埋线经过针具改进后，实际上已经进入了微创治疗医学的领域。由于注线法的异军突起，发展很快，而且较之其他埋线法，更有简便、安全、副作用少等特点，人们将其称呼为"微创埋线法"。

（三）新的埋线工具和材料的问世

注线法的脱颖而出，源自于新的埋线工具的产生和埋线材料的更新。北京任晓艳以单氏注线法为基础，创立了一套融针刺、药物及心理治疗为一体的新型穴位，并发明了任氏一次性埋线器具，起到了以线代针的特殊作用。

生物材料学发展与微创医学的结合形成一个新的发展机遇，在针具上的改进之外，实际上微创埋线还有更广阔的发展空间，那就是埋植材料的发展。特别是高分子合成的可降解材料PGLA为主要成分的新型的埋线材料。PGLA聚乳酸羟基乙酸，由9份乙交酯（PGA）和1份丙交酯（PLA）的共聚而成。线体在体内经体内水解酶的作用，最终分解为二氧化碳和水，所以相当安全，具有刺激强度和时间可控、组织反应小、无蛋白免疫反应和吸收作用好等优点。新的针具和线体的出现，说明穴位埋线已经从零散走向了系统，从简单进化到成熟。

埋线疗法经过50年的发展，已经取得了很大的成果，但在发展的道路上还有许多事情要做。我们对埋线疗法的作用、疗效和机理仍然缺乏深入的研究，特别是实验性研究还不够；对埋线治疗有效的领域和疾病还需要正确定位；对埋植材料还有进一步研究的必要；对临床疗效也应有一个较大的提高，对研究成果的推广和应用使之可重复性、可比较性，解除门户之见，加强埋线界的团结，以利于埋线医学持续发展等，更成为当务之急。因此，在总结的基础上提高，在提高的基础上创新，为推广、普及及发展埋线疗法作出新的贡献，成为我们今后努力的目标。我相信，只要我们团结在学会周围，努力奋斗，埋线医学的前景一定更加光明。

尽管50多年来，埋线疗法的发展因多种原因曾出现一些波折，对其治疗机制的实验性研究还有所缺如，对其操作方法等还有待规范和提高。但是可以相信，由于广大同行和针灸工作者的努力，随着实践和研究的发展，这一新兴的治疗方法将得到进一步普及、推广和提高，使之在医疗临床上发挥更大的作用，巩固和提高它在针灸学中应有的地位。

第二章

埋线疗法的治疗机制

穴位埋线疗法从20世纪60年代初到现在已经有50多年历史了，大家对埋线疗法治疗机理的探讨一直没有停止过，并取得一些成绩。综合起来，探讨机理主要是从中医脏腑经络学说和神经体液学说两方面。

第一节　中医脏腑经络学说

中医的脏腑学说以五脏为中心，在内通过经络的络属与六腑构成表里关系，通过经络的联络与各形体官窍及奇恒之府相连，并通过五神分藏于五脏与精神情志相关，从而构成以五脏为中心的五大功能系统。经络是机体组织和脏腑气血运行的通道。经脉根于脏腑，联系于脏腑。并输布网络于全身。穴位是经脉与络脉的联系部位，可以反映人体的生理和病理状况。在正常状态下，脏腑经络在"通则不痛"的状态下，功能可以正常运转。在病理情况下，病变部位的经络受阻，穴位闭塞，气血不能正常地输布和流通，造成"痛则不通"的病理状况，从而出现疼痛，并影响其脏腑的机能活动。此时对其相应的经络和穴位实施各种治疗，可以达到疏通经络，调和气血，恢复脏腑机能的治疗目的。

在针灸临床中，对较顽固的疾病均选用留针或埋针的方法，以巩固疗效，尤其适宜病久邪气较深的患者。《灵枢·终始》曰"久病者，邪气入深，刺此病者，深内而久留之。"指出了久病邪深者，应深刺并留针以候气。留针具有调气的作用。所谓调气，就是调节脏腑经络之气的偏盛偏衰，通过针刺补泻手法，留针一定时间，使有余者泻之，不足者补之，达到机体恢复阴平阳秘之状态。

穴位埋线疗法就是以针灸疗法中的留针为基础，羊肠线置入穴位后，会在组织中逐渐软化、液化、吸收，（约需2~4周的时间），以线代针，以保持针刺的持续作用，加强治疗效果的一种方法，穴位埋线疗法集粗针透穴、放血、穴位注射、组织疗法于一体，本身是一种复合性治疗方法，具有"以线代针"的长效针感治疗效果，刺激方式和效应呈多样化，对脏腑功能的调节即呈多向性，可避免长期针刺对局部的不良刺激和反应。它通过羊肠线在穴内的生理、物理作用及生物化学变化，产生刺激信息和能量，经经络传入体内，对全身脏腑经络进行调节。具有止痛、解痉、调和气血、疏通经络、扶正祛邪、平衡阴阳，调节机体有关脏腑器官功能趋于平衡，达到良性、双向性调整作用。起到调整人体脏腑功能，纠正阴阳偏胜偏衰的作用，使机体恢复相对平衡，即"阴平阳秘"的状态。

穴位埋线作为一种复合性治疗方法，除了利用腧穴的功能外，还有其本身的优势。首先，埋线方法对人体的刺激强度随着时间而发生变化。初期由于综合性物理刺激强，可以克服脏腑阴阳的偏亢部分，后期刺激弱，又可以弥补脏腑阴阳之不足。这种刚柔相济的刺激过程可以较好地改善和协调人体阴阳，由于肠线长期持续刺激穴位，可提高穴位的兴奋性与传导性，从整体上对脏腑进行调节，使之达到"阴平阳秘"的状态。其次，埋线疗法利用其特殊的针具与所埋之羊肠线，产生了较一般针刺方法更为强烈的针刺效应，有"制其神，令其易行"和"通其经脉，调其气血"的作用。此外，埋线疗法也具有补虚泻实的作用。一方面，针具埋线时可以进行手法补泻，另一方面，羊肠线的粗细也能进行虚实的调节。由此通过调整机体的生理功能，激发机体固有的抵御疾病和自我修复的能力，提高了机体的抗病力，消除了病理因素，达到了恢复人体正常功能，从而起到医疗和保健的目的。

第二节　神经体液学说

从现代医学角度看，穴位埋线疗法之所以能治疗人体疾病，与以下几方面的作用有关。

1. 复合刺激作用

埋线是一种融多种疗法、多种效应于一体的复合性治法，这与针刺进针、留针、行针、起针和治疗过程中的作用相似；包括了针刺疗法、穴位注射、埋线效应以及药物的作用。羊肠线埋入机体后，逐渐液化、吸收的过程为异体蛋白刺激，类似组织疗法，有增强免疫功能的效应；埋线前的局麻既可达到无痛操作，亦起到穴位封闭的速效作用；埋线时针眼处少量出血或渗血，有时瘀于皮下，又增加了穴位的刺激量，进一步激发经气，辅助羊肠线发挥长效作用。其机理为多种刺激同时发挥作用，形成一种复杂的持久而柔和的非特异性刺激冲动，通过神经——体液的调节来调整脏腑机能状态，促进机体新陈代谢，提高免疫防御能力。

2. 提高机体的营养代谢

在埋线过程中机体内部的一些微观组织结构也在发生着相应的变化。羊肠线作为一种异体蛋白，使肌肉合成代谢增高，分解代谢降低，肌蛋白、糖类合成增高，乳酸、肌酸分解代谢降低，从而提高机体的营养代谢。

3. 促进血液循环

埋线后对穴位、神经以及整个中枢产生一种综合作用，使组织器官的活动能力加强，促进体内的血液循环及淋巴回流，使局部新陈代谢加速，血液循环及淋巴回流加快，其营养状态得到改善。促进病灶部位血管床增加，血管新生，血流量增大，血管通透性和血液循环得到改善。从而加快炎症的吸收。

4. 提高免疫防御能力

埋线后，肠线作为一种异体蛋白，埋入机体后，可能诱导和提高机体应激、抗炎、抗过敏、抗病毒能力，羊肠线还可诱导人体产生变态反应，使淋巴组织致敏，配合抗体、巨噬细胞来破坏、分解、液化羊肠线，使之分解为多肽、氨基酸等。羊肠线在体内软化、分解、液化吸收，可使人体淋巴细胞致敏，产生多种淋巴因子，对穴位产生物理、生物化学刺激，使局部组织无菌性发炎，甚至出现全身反应，从而提高人体的应激能力，激发人体的免疫功能，调节身体有关脏腑器官功能，达到治愈疾病目的。有人曾对埋线病员进行免疫球蛋白测定，凡治愈、好转的病人，免疫球蛋白偏低的升高，过高的降低，均调节至正常值左右，说明穴位埋线疗法能提高人体免疫功能，并有良性双向调节作用，从而促进病体的康复。

5. 抑制病理兴奋灶

埋线产生的各种良性刺激可在大脑皮层区建立新的兴奋灶，从而对病灶产生抑制或良性诱导，缓解病灶放电，保证大脑皮层感觉区细胞机能的正常作用，达到消除疾病的目的。一般说来，由于羊肠线刺激平和，对大脑皮层中急性疾病较强的病理信息干扰和抑制力量不足，因而不能迅速产生作用，但埋线时产生的生理及生物化学刺激可长达20天或更长，从而弥补了针刺时间短、疗效难巩固，易复发等缺点。这种源源不断的刺激信息对慢性疾病却显示了良好的效果。同时，充分利用埋线时的针刺效应等物理刺激效应，可较快地在大脑皮层区建立新的兴奋灶，及时压制病理灶，对较急疾病也可起到较好的疗效。

穴位埋线疗法治疗疾病的过程，初为物理性的机械刺激，可产生短期速效的治疗效应，后为生物学和化学刺激，具有长期续效的治疗效应。具体而言，局麻时产生的穴位封闭效应，针具刺激产生的针刺效应，埋线后产生的刺血效应，均可产生短期速效作用；埋线时穴位处机体组织损伤的后作用效应、组织疗法效应，又可起到长期续效作用。而割治效应和羊肠线产生的埋针效应，则既可产生短期速效作用，又可产生长期续效作用。多种刺激效应融为一体，互相配合，相得益彰，共同发挥作用，形成一种复杂而持久柔和的非特异性刺激冲动，一部分经传入神经到相应节段的脊髓后角后，抑制相邻部位的病理信息，再通过神经内传脏腑起调节作用；另一部分经脊髓后角上传大脑皮层，加强了中枢对病理刺激传入兴奋的干扰，抑制和替代，再通过神经–体液调节来调整脏腑，使疾病达到痊愈的目的。

第三章
埋线疗法的特点与优势

　　针灸疗法作为一种独立的治疗方法，其下有许多分支性疗法，每一种方法总是能反应自己的特点和特征。埋线疗法就是针灸疗法的一种分支疗法，不管是在形式上，方法上、效果上，还是在时间上，都充分体现了自己独特的部分，并显示出自己的优势，由此形成埋线疗法的独特的效果而受到大家欢迎。

第一节　埋线疗法的特点

　　穴位埋线疗法是一种具有独特治疗效果的治疗方法，它在以线代针、长效效应、选穴和用穴上等都有自己的临床特点。

一、以线代针，效集多法

　　随着现代科学技术的发展和医学研究的不断深入，针灸医学正在结合现代科学技术不断地进行理论和技术上的创新。特别是20世纪60年代发展起来的穴位埋线疗法，采用穴位线体植入的方式，借助埋入线体对穴位持续刺激作用替代传统针灸治疗，这不仅是传统针具的革新，同时也是治疗模式的重大改进。

　　埋线疗法源于针刺疗法，不用金属针具，却用羊肠线来代替毫针，埋植于穴内，以期起到长期刺激穴位，不断积累治疗信息，使疾病得到彻底治疗的目的。这种以线代针，不但延长了治疗时间，更提高了疗效，成为埋线疗法一个最主要的特点。

　　根据埋线疗法的治疗机理和治疗效应，在埋线疗法的整个操作过程中，实际上包括了穴位封闭疗法、针刺疗法、刺血疗法、组织疗法、割治疗法等多种效应，同时也包含了埋针效应及泛控效应。这多种方法和效应集中起来，形成了埋线这种独特的疗法，显示了它独特的治疗作用和效果。故埋线疗法实际上是一种融多种疗法、多种效应于一体的复合性治疗方法。

二、长效效应，祛顽疗痼

穴位埋线疗法不仅是传统针具的革新，同时也是治疗模式的重大改进，埋线疗法使针灸治疗从短效反复治疗模式发展到了长效治疗模式。它以线代针，埋入穴位，慢慢软化、分解、液化、吸收，对穴位产生一种柔和而持久的刺激。一般说来，由于羊肠线刺激平和，对大脑皮层里的急性疾病较强的病理信息干扰和抑制力量不足，因而不能迅速产生作用，但对慢性疾病却显示了良好的效果。这是由于"久远之疾……留不久则固结之邪不得散"，用羊肠线代替毫针，刺激时间的延长，弥补了刺激强度的不足，根据"刺激量=刺激时间×刺激强度"的道理，其刺激量也会增加。由于肠线对穴位的刺激和局部组织损伤的修复过程较长，积蓄的后作用较持久，可达20天或更长时间，使患病部位在这较长时间里依靠这种良性刺激不断得到调整和修复。因此，临床对慢性病甚至对一些痼疾运用本法治疗，往往取得满意疗效。

埋线疗法的长效效应，是该法最重要的特点之一。首先，这种刺激方式是长效的，符合现代医学发展的方向。现代药物治疗已经从短效制剂逐步发展到长效制剂，药物可以根据治疗需要持续发挥效应。埋线通过在穴位内埋植线体的方式代替传统的间歇式针灸刺激，同样可以获得一种持续长效刺激效果。其次，埋线治疗可以使刺激长达2周甚至更长时间，产生较长时间的刺激效应，患者不必每日来院治疗，因此大大提高了患者的顺应性。许多需要针灸治疗而缺乏就诊时间的患者可以采用穴位埋线疗法进行治疗，使得治疗效应得以持续，其远期疗法得以巩固，许多顽固的疾病得到治疗。

三、精用组穴，交替调息

埋线疗法是一种有创性治疗方法，由于线体吸收慢，未吸收前不能重复埋线，一个部位埋线后往往要半个月至1个月左右才能重复埋线，而一些病程短的疾病未到线体吸收时病情即发生变化，埋线穴位也应相应变化。为了在短期内对疾病加强治疗作用，往往在辨证取穴基础上，对有效穴位进行组合，分成2~3组，交替使用，这样就可缩短每次治疗间隔时间，以维持较强的刺激效应，且使穴位有调息之机，可避免埋线穴位中线体未完全吸收再埋入线体，同时避免穴位产生耐受性而乏效。同时，尚可通过分组进行精确配伍，使"君、臣、佐、使"合理搭配，加强其协同作用和增效效益。

四、用敏感穴，重特定穴

敏感穴位是机体疾患通过经络在体表上的反应点，为邪气在经脉中聚会博结之所，能较准确地反映疾病的情况。临床观察表明，病人患病部位、种类、性质、程度不同，敏感穴位情况也会随之发生变化。病种及类型不同，敏感穴位也不同，如慢性胃炎多在胃俞、足三里，而气管炎多在八华穴，肺俞穴产生敏感反应；病变部位不同，敏感穴位亦异。如胃溃疡发生在胃小弯，多反应于巨阙、中脘穴；发生在胃大弯和十二指肠多在梁门、承满穴发生敏感反应。疾病寒热虚实不同，其反应有压痛、结节、麻木、凹陷之别；疾病轻重程度不同，其敏感度亦有轻重之差。同样，也可根据敏感穴位的变化情况判断疾病的转机。有人测定，症状消失，敏感反应没消失，仍有复发可能；自觉症状消失，敏感反应消失，为病机转化。由此可见，通过经络穴位的按诊选穴埋线，较之固定穴组埋线具有更大灵活性，能随着病人个体差异和病情有针对性地选取最能反映病情变化的敏感穴位进行治疗，其客观性、科学性、针对性更强，更符合辨证施治原则。于是，敏感穴位作为经络辨证，循经取穴的客观指征，成为埋线疗法选取效穴的一个重要特点。

值得注意的是，敏感反应多出现于特定穴上。《灵枢·九针十二原》说："五脏有疾也。应出于十二原……观其应，而知五脏之害。"即是原穴出现敏感反应的记载。经对500例患者观察，在背俞穴有反应者占80.3%，在募穴有反应者占72.4%，其他特定穴出现敏感反应的报道也屡见不鲜。另外，特定穴作为邪气在经脉中聚会博结之所，从而在十四经中具有各种特殊的治疗作用，临床上常常使用，具有很好疗效。

第二节　埋线疗法的优势

由于埋线疗法的独特特点，使埋线疗法在整体上具有较大的优势，主要体现在：

一、治疗次数少，远期疗效好

埋线疗法治疗的一个显著优势在于针灸穴位刺激模式的革新。针灸疗法通过针刺穴位调整经络来实现调节脏腑达到治疗目的。尽管针灸治疗对许多疾病效果显著，但是无论是针灸针，还是艾灸，还是穴位注射，都必须多次反复的来医院治疗，通常是每日1次或隔日1次。所以许多人感到难于坚持，结果很难达到理想的治疗效果

而埋线显然仅需要2周或更长时间治疗一次，这一点很像药物的长效缓释制剂。1次埋线治疗相当于15天针灸。由于每个月仅需要2次治疗，所以避免了每天来医院针灸的麻烦，即使工作繁忙，也可以抽出下班后或周末等闲暇时间来做治疗。这样不仅节约了患者时间，而且因为治疗的便利性和刺激有效性，大大地拓展了针灸治疗的适应证，更多地疾病和患者可以选择针灸治疗，特别是在一些慢性疾病治疗中，长时间的留针效应可以延长针灸刺激效果，积累针刺效应。使慢性疾病的远期疗效得到提高。

二、副作用较少，治疗费用低

由于早期的穴位埋线方法无论是切埋法、扎埋法、割埋法和穿线法不仅需要麻醉，而且都有较大的创伤性，目前临床上已经用的比较少，大部分医院已经不再开展。即便后来许多临床医师采用穿刺针改制成埋线针进行操作，在技术上有了一定的进步，但是由于不是穴位埋线专用针具，所以临床上使用也相当不便。患者难以接受，因此限制了埋线疗法的临床推广应用。

人们考虑到埋线针具一是要减少创伤，不能给患者带来很大痛苦，二是要让医生操作起来更加方便，所以在原来的基础上设计了一次性使用埋线针，大大减少了病人的痛苦，这种针的研制考虑到了植入线体的便利性，针芯的匹配性，深度的可控性等因素，不是借用腰穿针、针灸针的器械凑合使用，所以更科学更方便。使埋线疗法在发挥本身优势的基础上，减轻了患者痛苦，增强了安全性，拓展了埋线疗法的临床应用范围。

埋线是针灸治疗技术的发展，由于埋线疗法节约了患者时间，患者就诊次数减少，埋线1次相当于针灸治疗半个月，也就是埋线1次花费的钱相对减少，针灸半个月的花费与埋线1次的费用相比，只相当于1/3，为患者大大地节约了看病的费用，深受患者欢迎。

三、操作较简便，治疗范围广

穴位埋线的早期方法中，切埋法、扎埋法、割埋法和穿线法不仅需要麻醉，而且都有较大的创伤性，痛苦较大，虽然能治疗好一些疾病，但患者和医生急切要求改进。以致于在多种埋线方法中，痛苦较小的注线法脱颖而出，

使用时仅一刺一推，立马搞定。这种方法到现在发展成为一种新的方法——"微创埋线法"，即是说相比其他埋线方法而言，这种方法仅有一个针眼，操作十分简单，易学易懂，推广起来也要快得多。

"微创埋线法"的推广使埋线能治疗的病种大为增加，最初仅应用于疑难杂症如脊髓灰质炎、哮喘、胃溃疡、癫痫的治疗。在发展到微创埋线阶段之后，患者接受程度提高，微创埋线可以治疗的疾病范围扩大。根据临床资料，目前可以用埋线治疗的病种，涉及内、外、妇、儿、五官、传染等各科200多种病证。还有的疾病用微创埋线治疗有效但可能需要配合药物、推拿或其他疗法，包括：哮喘、癫痫、慢性支气管炎、中风、痤疮、颈腰椎疾病、亚健康调理、肿瘤放化疗后恶心呕吐等。可以相信，由于埋线医学的飞速发展，埋线治疗的范围将更加扩大。

第四章
埋线疗法的治疗效应

埋线疗法通过针具与羊肠线在穴内产生的生理物理作用和生物化学变化，将其刺激信息和能量经经络传入体内，以达"疏其气血，令其条达"，治疗疾病的目的。综观本疗法的整个操作过程，实际上包括了"物理刺激效应"和"化学刺激效应"两大方面，而物理刺激效应又包含了穴位封闭效应、针刺效应、刺血效应、埋针效应、针刀效应及割治疗法效应；化学刺激效应又包括了后作用效应、组织疗法效应等多种刺激效应。所以，埋线疗法实际上是一种融多种疗法、多种效应于一体的复合性治疗方法。

第一节 物理刺激效应

一、穴位封闭效应

按照传统埋线方法，埋线伊始，必先进行局部麻醉，特别是作局麻皮丘时，其作用部位均在皮肤，这种方法看似简单，却有较好的治疗作用。《素问·皮部论》说："皮者，脉之部也"，"欲知皮部，以经脉为纪"。说明皮部是十二经脉在皮肤的分区，皮肤上的穴位通过经络沟通，内联脏腑，外络肢节，它们之间相互联系，相互影响，故局麻产生的刺激冲动可以通过皮部（穴位）-经络络脉-经脉对脏腑产生影响，起到调整脏腑，平衡阴阳、调和气血的作用。

在腧穴部位进行局部麻醉，实际上就是一种穴位封闭的方法，它可对穴位、神经乃至中枢产生一种综合作用，多涉及到皮下疏松结缔组织，注射后，产生压电效应和反压电效应。导致液晶状态的疏松结缔组织的空间构型的改变，而释放出生物电；而当生物电到达病变组织时，产生反压电效应，改变细胞的离子通道，调动人体内在的抗病机制，从而迅速缓解病痛。笔者曾治疗一严重胃痛患者，当在中脘穴处皮肤局麻时，病人觉局部皮肤疼痛异常，胃痛却立即减轻并逐渐消失，患者只经1次埋线，2年来即未再发。可见，局麻的主观目的是防止术中疼痛，但客观上对疾病却有着不可忽视的治疗作用。

从局麻的整个过程来看，局麻有三个阶段的不同变化和效应：①针尖刺入皮内及注药时产生的疼痛信号传到相应脊髓后角内，抑制了相同节段所支配的内脏器官的病理信号，并使相应内脏得到调整。由于这种抑制在脊髓水平而非大脑皮层的反应，其抑制效应的产生和抑制效应的时程迅速而短暂，因此，往往局麻疼痛一产生，病痛即可减轻或消失，但疗效多不持久。②注药后1~3分钟内即可选择性地阻断末梢神经及神经干冲动的传导，使患病部位对穴位及中枢神经产生的劣性传导受阻（内脏患病，相应经络及穴位可出现敏感现象是这种传导的表现之一），从而使神经系统获得休息和修复的机会，逐渐恢复正常功能活动。③局麻后期，穴位局部组织器官活动能力增强，血管可轻度扩张，促进血液循环及淋巴回流，大大提高了局部新陈代谢能力，改善其营养状况。这些变化产生的特殊刺激经过经络及神经体液作用于相应患病部位，使之也得到改善和调整。故临床上，往往有一些在局麻时局部皮肤疼痛异常，而内脏病痛却马上减轻或消失的病例。可见，虽然局麻的主观目的主要是预防术中疼痛，但客观上对疾病却起着不可忽视的治疗作用。

在传统埋线方法中，离不开局麻，但由于埋线工具的改进，现行一次性埋线针十分锐利，进针快速，则患者仅感到轻微疼痛，所以不再用局麻。其他埋线方法则仍在使用，此时，利用局麻对机体产生的效应，还是有必要的。

二、针刺效应

在局麻产生效应后，将埋线针刺入穴位，探寻到酸胀感后，埋线针的刺激将产生另一种效应——针刺效应。这是埋线产生效应中最主要的一种。其针刺效应的产生，主要源于针具和羊肠线两方面。不管是穿刺针、埋线针、三角针，还是血管钳、探针，刺入或进入穴位后，通过刺激手法，均可产生得气感觉。由于针具较毫针粗大，其得气感也更为强烈，可产生两种效应：①针体越粗，其刺激强度就越大，通过针具对穴位的提插、摇摆、松解、剥离手法，可以用压倒优势的"兵力"很快抑制病理信息，具有良好的"穿甲"作用，从而保证"首战告捷"。②针体越粗大，对机体组织细胞的破坏量及程度也越大，产生的活性物质增加，可较好地起到镇静和调整功能的作用。同时，羊肠线在穴内产生的持久性机械性刺激，也可代替毫针在穴内产生针刺效应。所以，临床埋线时往往有意用针具施以刺激手法，产生针感来达到一种短期速效作用，然后利用羊肠线的长期续效作用来巩固之，以使疗效得到进一步巩固和提高。

三、针刀效应

由于埋线针外形与小针刀相似，在需要的时候，还可用埋线针使用小针刀的手法，以产生更好的治疗效应。在进行小针刀手法或埋线前，先使用针刺手法，得气并形成一定的传导，以先使经络得到贯通，具有较好的先导"穿甲"作用，可提高针刀手法和埋线刺激信息的质和量，加快疾病愈台，尤其可充分发挥经络和整体的调节作用，弥补针刀手法只解决局部问题而忽视整体效应和重局部轻穴位的缺点，对内科疾病尤为适应。

如果患者病症是软组织损伤，局部出现粘连、结疤、挛缩者，用埋线针施用针刺手法后，又可利用尖刃，仿小针刀通过闭合手术深入到病变处进行切割、松解，也可从根本上解除这些病理因素，对其他病种，穴位局部出现条索结节等阳性物者也可用上法解决，对一般穴位在进行综合手法后，其形成的复合性强力刺激信息，可通过经络与脏腑的关系，对相应病变进行调整。再加用埋线法有独特疗效，因为羊肠线在穴内软化、分解、液化和吸收过对穴位产生的生理、物理及生物化学刺激可长达20天或更多时间，其刺激感应维持时间是任何留针和埋针法所不能比拟的，其疗效自然也得到一定的提高。

四、埋针效应

留针，是毫针刺法中必用的一个程序，对产生疗效有着举足轻重的作用。《灵枢·终始》曰："久病者……深内而久留之。"张景岳释曰："久远之疾，其气必深，针不深则隐伏，病不能及，留不久则固结之邪不能散也。"故针灸临床中，为了使之得气或诱发循经感传，延长针效时间，同时为多次施行补泻手法创造条件，多采用留针之法。日本黑须幸男曾对腰痛病人进行留针与不留针治疗效果的对照试验，并经统计学处理，证明留针组的效果优于不留针组，二者之间有显著差异。显示了留针对提高疗效的重要意义。对慢性病病情迁延缠绵，单用留针仍觉效果不佳或不巩固者，则采用埋针之法延长刺激时间，发挥针刺的持续作用，增强针刺效应，以巩固和提高疗效。

埋线的埋针效应，是埋线疗法中最重要的效应，根据"刺激量=刺激时间×刺激强度"的公式，埋线前期针具产生了速效作用，后期用羊肠线代替针具长期刺激于穴位，时间的延长相当于埋针，大大地提高了刺激量，在这期间，羊肠线在体内软化、分解、液化和吸收过程，对穴位产生的生理物理及生物化学刺激可长达20天或更长时间，其刺激感应维持时间是任何留针和埋针法所不能比拟的，从而弥补了针刺时间短、治愈疾病不巩固，易复发及就诊次数多等缺点，使病所在这较长时间里依靠这种良性刺激不断得到调整和修复，故能起到比留针和埋针更好的疗效。

五、刺血效应

埋线疗法是一种损伤性治疗方法，治疗后针眼处可能出血，这种出血却往往给我们创造了一个提高疗效的机会。因为，针灸疗法中有一种叫刺血疗法，是用针具刺破络脉，放出少量血液以治疗疾病的一种方法。《素问·调经论》说："视其血络，刺出其血，无令恶血得入于经，以成其疾。""血去则经隧通矣"（《素问·三部九候论》王冰注），说明刺血有良好的治疗作用。埋线操作时往往会刺破穴处血络，致针眼有少量出血或渗血，有时瘀结皮下，这就产生了刺血效应。有人测定，刺血对微血管的血色、流变、瘀点、流速具有改善作用，证实刺血改善了微循环，缓解了血管痉挛，从而改善了局部组织缺血缺氧状态，帮助了机体组织的恢复，并能调动人体的免疫功能，激发体内防御机制。因此，埋线时起的刺血效应同样可流通经络中壅滞的气血，协调经络的虚实，从而调整人体脏腑、经络及气血功能。故埋线时对某些病需要有意识地刺破血络，挤出血液甚至在针眼处拔罐以吸出瘀血以达治疗目的。

六、割治效应

割治疗法是在一定部位或穴位切开皮肤，摘除少量皮下组织，并在切口内进行一定的机械刺激，以治疗疾病的一种方法。埋线疗法中切埋法、割埋法、扎埋法均应用了割治的方法。这种方法除摘除少量脂肪外，还用血管钳在穴位深层进行刺激，以产生较强的针感，针感主要形成于穴区深层组织。其中各类神经干、支、游离末梢，血管及其壁上的神经装置和穴位所在部位为主的感受器，共同组成针感的形态学基础，这种刺激冲动的传入是以躯体神经为主，尤以Ⅱ、Ⅲ类神经纤维在传入活动中的作用为最强，同时还有血管及其神经装置的参与，通过中枢部位尤以下丘脑的参与和整合，通过交感神经为主的自主神经，反馈到相应的患病部位而进行调整，同时，通过体液系统的参与，以治愈疾病。埋线后，加上羊肠线的配合，更加强和延续了这种调整功能，从而使疾病得到较为彻底的治疗。

第二节 化学刺激效应

一、泛控效应

埋线时，粗大的针具如穿刺针、埋线针、三角针、刀片、血管钳等，都对穴位局部组织给予人为的不同程度的损伤，这种损伤，初看起来，目的是利用这种机械性刺激来产生得气感，但是实际上，这种机械刺激过后，局部的受损组织细胞释放出的某些化学因子可造成无菌性炎症反应，使穴位局部组织发生一系列生理变化，为损伤的修复创造条件。根据生物电原理和压电电子学基本原理，在病灶区，机械能将转变为热能，使小血管扩张，淋巴循环加快，大大提高了新陈代谢能力，既加强了局部营养供应，又通过体液循环把"病理产物"运走，同时，局部组织蛋白分解，末梢神经递质增加，产生血管神经活性物质，降低致痛物质缓激肽和5-羟色胺在血清中的含量。这种局部的变化，也会通过神经和经络的作用在全身产生影响。

根据生物泛控论原理，通过神经使损伤穴位需要修复或调整的信息传到神经中枢，激发体内特定的生化物质组合，产生一种特有的泛作用，并通过体液循环在体内广泛分布。由于埋线选取的穴位与患病部位生物学特性相似程度较大，属于一个同类集，所以，当泛作用在修复或调整受损穴位时，患病部位就同时被修复和调整，从而使疾病得到治疗。由于这种损伤后的后作用持续有效的作用，使其能不断地维持机械刺激产生的物理效应。而且，埋线时局部组织的损伤修复过程较长，其积蓄的后作用也较持久，所以其针刺效应和修复时的泛作用得以维持较长时间，使患病部位得到更完善的调整和修复。

二、组织疗法效应

组织疗法就是将一些异体组织埋入穴位，利用人体对其产生的排斥反应，对穴位产生生物化学刺激，来治疗疾病的一种方法。埋线疗法是把羊肠线植入穴内，羊肠线是用羊的肠衣加工制成的，为异种组织蛋白，埋入穴位后，有如异种组织移植，可使人体产生变态反应，使淋巴细胞致敏，其细胞又配合体液中的抗体、巨噬细胞等，反过来破坏、分解、液化羊肠线，使之变成多肽、氨基酸等，最后被吞噬吸收，同时产生多种淋巴因子。这些抗原刺激物对穴位产生生理物理及生物化学刺激，使局部组织产生变态反应和无菌性炎症，乃致出现全身反应，从而在对穴位局部产生刺激作用的同时提高人体的应激能力，激发人体免疫功能，调节身体有关脏腑器官功能，使活动趋于平衡，疾病得到治愈。有人曾对埋线病员进行免疫球蛋白测定，发现凡治愈好转的病人，免疫球蛋白偏低者升高，过高者降低，均调节至正常值左右，说明埋线疗法不仅能提高免疫功能，而且有良好的双向调节作用。

综上所述，穴位埋线疗法治疗疾病的过程，初为物理性的机械刺激，可产生短期速效的治疗效应，后为生物学和化学刺激，具有长期续效的治疗效应。加强了中枢对病理刺激传入兴奋的干扰，抑制和替代，再通过神经-体液调节来调整脏腑，使疾病达到痊愈的目的。

由于埋线疗法问世时间尚短，且尚未得到应有的重视，一般研究多限于临床应用，对其治疗机制，缺乏必要的实验研究，不少尚处于假说阶段，疑点很多，问题甚于答案，这是我们今后必须重视的一项迫切而重要的工作。

第五章

埋线疗法的治疗作用

由于广大埋线工作者的努力，埋线疗法的治疗范围逐渐扩大，对各个系统均可起到治疗作用并产生较好的治疗效应，使埋线疗法的疗效日益提高。

一、对呼吸系统疾病的作用

临床观察，埋线疗法对呼吸系统疾病有良好的治疗作用，例如过敏性鼻炎、支气管哮喘等均有较理想的疗效。如陆氏以自制"定喘方"煎取药液500ml，浸泡羊肠线以制成药线，取肺俞、定喘、膻中、肾俞等穴埋线治疗支气管哮喘68例，总有效率为93%。董氏将白芥子、麻黄、半夏、淫羊藿、细辛、甘遂等药溶入75%酒精500ml，浸泡1周滤出浸液制备药线，取双侧肺俞、膈俞、脾俞治疗慢性咳喘病，治疗1年后总有效率86%，治疗2年后总有效率92%，治疗3年后总有效率达97%。段氏取廉泉穴药线植入治疗慢性咽炎32例，总有效率达93.7%。张琳等应用埋线疗法治疗支气管哮喘246例，20天操作1次，3次为1疗程，治疗1~3个疗程。结果：治愈186例，显效41例，有效19例，总有效率100%。

二、对消化系统疾病的作用

埋线疗法对各种胃炎、溃疡病、胃下垂、肠炎、胆石症、胆囊炎、均有较好疗效。杨氏取脾俞透胃俞、中脘、足三里使用浸晒药线穴位埋植治疗萎缩性胃炎32例，总有效率为80%。雷氏取中脘、上脘、溃疡穴埋线配合中药治疗慢性胃病1660例，疗效甚好，其中萎缩性胃炎总有效率为96.9%，胃溃疡总有效率为97.3%。李氏用硝酸一叶秋碱浸泡羊肠线制成药线，取中脘、胃俞、气海、足三里、胃上、脾俞、胃俞埋药线治疗胃下垂49例，总有效率为93.9%。

三、对精神神经系统疾病的作用

埋线疗法对癫痫、顽固性失眠、抑郁性神经症、脑血管意外后遗症、偏头痛等有效。如卜宪才等采用埋线疗法治疗癫痫148例，对病程长、发作频繁者，加服自配"白金丸"辅助治疗，总有效率100%。徐世芬等对比观察埋线疗法配合百忧解与单纯口服百忧解治疗抑郁性神经症，观察结果提示穴位埋线干预抑郁性神经症的治疗确有明显疗效。杨庭辉等应用埋线疗法治疗顽固性失眠症70例，并辨证分型取穴，治疗3次后观察疗效。结果：治愈46例，显效10例，有效9例，无效5例，总有效率92.7%。王宗田等应用穴位埋线治疗脑血管意外后遗症66例，结果基本痊愈18例，显著进步48例，总有效率100%，并认为穴位埋线可以完全替代针刺作为脑血管意外偏瘫后遗症的康复治疗方法，而且越早疗效越好。

四、对循环系统疾病的作用

穴位埋药线还用于治疗一些循环系统疾病，如冠心病、高血压，临床多选取内关、心俞、足三里等穴。有实验研究表明，穴位埋药能下调局灶性脑缺血再灌注海马组织NF-KB蛋白水平，阻滞NF-KB转位于核，从而发挥神经保护作用，这可能是穴位埋药减轻脑缺血损伤的作用机制之一。李氏对穴位埋线足三里、丰隆、中脘、梁门、天枢、曲池、腹结、上巨虚，与非诺贝特降低甘油三酯的作用相似，但降胆固醇，低密度脂蛋白，载脂蛋白a的疗效优于药物。

五、对内分泌及代谢系统疾病的作用

埋线疗法对糖尿病、甲亢、围绝经期综合征、多囊卵巢综合征等效果满意。例如张德彦应用埋线疗法治疗单纯性肥胖症78例，对照组47例采用常规针刺疗法，结果：治疗组总有效率94.87%，对照组78.72%，两组比较差异性非常显著（P<0.001）；治疗组体重及体重指数（BMI）治疗前后比较，差异均有非常显著性意义。董卫应用胃脘下俞穴埋线治疗糖尿病62例，并分为埋线治疗组30例，埋线配合等量西药组32例，并设纯西药对照组30例。经治疗后观察提示，埋线加西药治疗组疗效显著。曹金梅等采用心俞、肝俞穴埋线配合小剂量他巴唑治疗甲亢140例，对照组122例予单纯口服他巴唑治疗。两组治疗前后进行近期和远期疗效对比。结果：治疗组远期疗效优于对照组，提示埋线疗法是一种安全有效的治疗甲亢的辅助方法。何颖妡等应用穴位埋

线治疗肥胖型多囊卵巢综合征（PCOS）36例。结果：治疗前后患者BMI、T、LH、FSH、E2等指标改善方面，差异有显著性；部分患者月经周期恢复正常（达80.6%）。提示穴位埋线疗法有效地降低肥胖型PCOS患者的体重指数，从而改善患者的脂肪代谢，减轻胰岛素抵抗，增强其对于促排卵药物的敏感性，是一种治疗肥胖型PCOS的中西医结合新途径。

六、对生殖系统疾病的作用

凌南等应用穴位埋线疗法治疗前列腺痛30例，对照组30例予口服特拉唑嗪片。结果：治疗组总有效率93.3%，尿流动力学、国际前列腺症状评分显著改善，疗效优于对照组，经统计学处理差异有显著意义。孙沫等采用穴位埋线疗法配合穴位药物注射治疗阴茎勃起障碍69例，对照组35例予肌肉注射丙酸睾丸酮。结果：治疗组治愈41例，好转12例，无效20例，总有效率为42.9%。张培永等于阴茎系带内埋线治疗早泄90例，与西药对照组40例比较，治疗组治愈率及总有效率明显优于对照组。

七、对运动系统疾病的作用

冯乐善应用埋线疗法治疗干性坐骨神经痛58例，痊愈35例，显效12例，进步7例，无效4例。李平探索治疗腰椎间盘突出症的新方法，即在突出之腰椎间盘的相应部位受累神经所支配下肢的相应部位采用穴位和皮下埋线疗法治疗，结果治愈达82.76%，总有效率达96.55%。唐红梅等采用透穴为主埋线疗法治疗颈肩肌筋膜炎效果显著。

八、对皮肤系统疾病的作用

张理梅等应用穴位埋线治疗痤疮100例，根据其症状将痤疮分为4型：肺经风热型、肠胃湿热型、血瘀痰结型、冲任失调型，并辨证选穴。结果：临床治愈21例，显效48例，有效25例，无效6例，总有效率94%。卢文等采用埋线为主配合耳针治疗黄褐斑30例，有效率达100%。李红等埋线治疗银屑病118例，对照组102例采用口服迪银片等治疗。结果治疗组疗效优于对照组。

九、对妇科疾病的作用

埋线对子宫脱垂、月经不调、痛经等效果最好。其疗效优于常规妇科治疗，常用的穴位有关元、气海、中极、三阴交、肾俞、足三里等。如杨代勇取穴以肾俞、命门、关元为主，配以心俞、肝俞、三阴交等穴位，每半月埋1次，6次为1疗程。与对照组相比较，总有效率分别为97.7%和92.5%，（P<0.01）。杨海泉于月经前3d对关元穴、三阴交、十七椎、次髎进行穴位埋线；月经后一周再次对上述穴位进行埋线一次。与对照组相比较，两组分别治愈32、23例，好转8、12例，未愈5、9例，治疗组对原发性痛经患者临床疗效明显高于对照组（P<0.01）。刘红等应用穴位埋线治疗围绝经期综合征86例，对照组80例予口服乙炔雌二醇戊醚及谷维素。治疗组完全缓解率为80.2%，对照组为45%，两组差异有统计学意义（P<0.01）；治疗组在平均起效时间，各临床症状消失时间方面均明显优于对照组。该文献认为穴位埋线可有效调节性腺轴，且无明显副作用。

十、对儿科疾病的作用

小儿麻痹后遗症、脑性瘫痪、精神发育迟滞等均为疑难重症，其治疗时间较长，有些方法患儿难以长时间接受，如中药较苦，针灸较痛，而穴位埋线的长效针感效应则可弥补之。另外，对小儿遗尿症、长期营养不良等亦收良效。焦伟等报道治疗多发性抽动秽语综合征32例，在原有中西医内科治疗的基础上，按照镇肝搜风，舒肝理脾的治则，配入穴位针刺及埋线疗法，并与单纯内科治疗的对照组进行比较，经统计结果证明治疗组配合针刺埋线法能明显提高对该病的疗效。

第六章

埋线疗法的取穴与配穴

埋线疗法的取穴和配穴均以中医理论为基础，在辨证施治原则指导下，结合经络穴位的功能和特点进行的。她虽从属于针灸疗法，其选穴方法与针灸疗法大致相同，但埋线疗法作为一种新兴的穴位刺激疗法，在取穴和配穴上，又具有其自身的特性。

第一节 取 穴

正确取穴是穴位埋线疗法取得疗效最关键的环节。取穴主要依赖于运用中医理论并辅以现代医学理论进行。穴位埋线疗法为一种特殊的针灸治疗方法，其取穴特点充分体现了中西医结合、传统与现代结合的优势，组织原则使埋线疗法取得更好的疗效。

一、局部取穴

局部取穴，就是在患病部位或内脏病变相对应体表投影部位进行取穴的方法。是埋线疗法中最常用的一种取穴方法，旨在就近调整受病经络、器官和脏腑的气血阴阳，使之平衡。埋线疗法的局部与邻近选穴着重表现在：①痛点和病灶局部，即阿是穴；如治腰痛，在腰部寻找痛点埋线，②在病灶与痛点旁边选穴；如在痛点旁用皮下埋线法即在痛点旁向痛点进针。③选取内脏病变在体表的投影部位选穴。如哮喘，取穴选膻中穴和定喘穴。

二、辨证取穴

辨证取穴是通过分析、综合四诊（望、闻、问、切）所收集的资料、症状和体征，辨清疾病的原因、性质、部位及邪正关系，从而概括、判断为某种性质证候的过程来选取穴位。辨证取穴一般有两种情况。一是通过辨证对症状和体征推断出患病的相关内脏和经络，推断出证型。再以此为基础选取穴位。如咳嗽、伴发热、脉浮数，病在肺，为风热犯肺，取肺经穴尺泽、合谷。二是随着症状的出现而取穴：如咳嗽、伴发热，加取曲池，伴咽痛，加取合谷等。

三、循经取穴

循经取穴就是某一部位发生病变，就在循行于该部位的经脉上取穴。即所谓"辨证归经，按经取穴"。此法包括3个内容。一是选取经过病变部位经脉的穴位，即"经脉所过，主治所及。"如《针灸聚英·四总穴歌》曰："肚腹三里留，腰背委中求，头项寻列缺，面口合谷收。"即是根据经脉经过患病部位而选取相应穴位的典型。二是通过对症状及体征分析，明确病变的经络，在该经络上取穴。如患者肩前疼痛，通过该部位的是手阳明大肠经，即可取该经腧穴合谷穴。三是辨证属何脏腑病变，即取该脏腑所属经络的穴位进行治疗。如胃痛属胃病，取胃的经络足三里进行治疗。

四、敏感点取穴

敏感点取穴即是选取疾病反应在体表的敏感穴位进行埋线。也就是根据《灵枢·外揣》"司内揣外"的方法进行选穴。疾病在体表的敏感现象是疾病反应在经穴上的变异现象，其敏感情况往往能较准确地反映病变情况。因此，《灵枢·刺节真邪篇》说："用针者，必察其经络之虚实，切而循之，按而弹之，视其应动者，乃后取之而下之。"对此，陈克勤亦主张"针灸选穴治病应在经络按诊的基础上进行。"因此，埋线疗法根据体表、内脏的经络关联特性，以临床症状为线索，经络异常为依据，来判断病在何脏、何经，应在何穴，才能有的放矢。一般运用点按、推移、滑动等法；探索出有痛、酸、麻、胀、热、针刺、触电、传导等患者感觉过敏的地方，或皮下条索状物、泡状软性物、凹陷等医生感觉异常的地方进行埋线，可产生较好效果。

五、特定穴取穴

特定穴是指选取十四经中具有某种特殊治疗作用的穴位进行埋线治疗。由于特定穴紧密地和脏腑、经络"上下、内外相对应"，有其特殊的治疗功能，故在埋线临床上经常应用。其中最常应用的是俞募穴，这是因为俞募穴是脏腑之气输注汇集于背部、胸部和腹部的穴位，且背俞穴均分布于足太阳经上，而此经又是十二经之核心。滑寿注《难经·六十七难》中也说："阴阳经络，气相交贯，脏腑腹背，气相通应。"其次还有八会穴、原穴、络穴、下合穴、郄穴、八脉交会穴等也较常用。临床上常根据它们特有的功能选穴，为选穴方法中的一个重要内容。六、神经节段取穴

按神经节段说取穴，就是按照神经学说，依脊神经及其形成的神经丛、神经干分布区域，选取相应节段的穴位和某些分布在躯干神经干通路上的穴位来埋线。有人曾具体研究了324穴0.5cm针周范围内的神经分布，结果发现323穴均有脑或脊神经支配，且与相关脏器神经同属一脊髓节段，或在该内脏所属神经节段的范围内，就连表里两经穴位的支配神经也基本隶属同一神经节段，十二经脉的四肢穴位也通过周围神经到达相应脊髓节段与交感神经相连。《灵枢·卫气》指出："气在胸者，止之膺与背俞；气在腹者，止之背俞与冲脉。"这样的划分，与现代的神经节段划分是非常相似的，故临床，按神经节段说选穴埋线也成为常用的取穴方法之一。

按神经节段说取穴，具体体现在夹脊穴的使用上。华佗夹脊穴从古至今被广泛运用于针灸临床，或针或灸，多获良效。如今颈段和骶段夹脊处已被不少医家列入夹脊穴范畴。根据脊髓与神经的节段分布选穴：这是临床最常用的选穴方法。其具体运用是：用C_1~C_4夹脊穴治疗头部疾患。用C_1~C_7夹脊穴治疗颈部疾病。用C_4~C_7夹脊穴治疗上肢疾病，用C_5~L_5夹脊穴治疗腹腔内脏疾病。用T_{11}~S_2夹脊穴治疗腰骶部疾病。用L_1~S_4夹脊穴治疗盆腔内脏疾病。用L_1~S_2夹脊穴治疗下肢疾病。夹脊穴治疗范围已经包括运动系统、神经系统、泌尿系统、生殖系统、消化系统、呼吸系统和血液系统等在内的多系统疾病，特别在治疗脊柱及其周围组织的疾病方面具有明显优势。同一节段背俞穴与华佗夹脊穴的神经支来自同一脊神经后支，支配同一节段骨骼肌，由于背俞穴与夹脊穴选穴位置相近，主治也相近，治疗中可以用相应的夹脊穴来代替背俞穴，提高其安全系数。因此，有人将夹脊穴称为"病根穴"和"神脊穴"，并广泛运用于埋线临床。

（一）脊柱与相关病症的关系

C_1——后头痛、高血压、失眠、视力减退、面瘫、面肌痉挛、眩晕、眼花、偏头痛。

C_2——后头痛、高血压、失眠、视力减退、面瘫、眩晕、眼花、偏头痛、耳鸣、胸闷、心动过速、排尿异常。

C_3——咽部异物感、牙痛、胸闷、颈痛、甲状腺功能亢进。

C_4——咽部异物感、牙痛、胸闷、颈痛、呃逆、肩痛、三叉神经痛、甲状腺功能亢进。

C_5——眩晕、心律失常、视力降低、上臂痛或下肢瘫痪。

C_6——低血压、心律失常、上肢桡侧麻木及疼痛。

C_7——低血压、心律失常、上肢后侧尺侧麻木及疼痛。

T_1——上臂后侧痛、肩胛痛、气喘、咳嗽、左上胸痛、心慌、心悸。

T_2——上臂后侧痛、气喘、咳嗽、左上胸痛、心慌、心悸。

T_3——上臂后侧痛、肩胛痛、气喘、咳嗽、左上胸痛、心慌、心悸、胸闷、胸痛。

T_4——胸壁痛、气喘、呃逆、嗳气、乳房痛。

T_5——胸壁痛、气喘、乳房痛。

T_6——胃痛、肝区痛、肋间痛、胆石症、上腹胀。

T_7——胃脘痛、肝区痛、肋间痛、胆石症、胆囊炎。

T_8——胃脘痛、肝区痛、肋间痛、胆石症、胆囊炎。

T_9——胃痛、肝区痛、上腹胀痛、子宫炎。

T_{10}——腹胀、肝区痛、卵巢炎、睾丸炎、子宫炎。

T_{11}——胃脘痛、肝区痛、胰腺炎、糖尿病、肾病、排尿异常、尿路结石。

T_{12}——胃脘痛、肝区痛、胰腺炎、糖尿病、肾病、排尿异常、尿路结石、腹胀痛、肾炎、肾结石、腹泻。

L_1——胃脘痛、肝区痛、胰腺炎、糖尿病、肾病、排尿异常、尿路结石、腹胀痛、肾炎、肾结石、腹泻。大腿前侧痛。

L_2——腰痛、排尿异常、大腿麻痛。

L_3——两侧腰痛、腹痛。

L_4——两侧腰痛、腹痛、腹胀、便秘、下肢外侧麻痛。

L_5——下肢后侧麻痛、下肢痛、遗精、月经不调。

S——排尿异常、子宫炎、前列腺炎。

（二）夹脊穴与主治疾病的关系

夹脊穴是主治规律和脊椎与神经的阶段分布有关，根据其脊神经的分布与走向，一般的治疗规律如下。

$C_1 \sim C_4$夹脊穴——治疗头部疾病。

$C_1 \sim C_7$夹脊穴——治疗颈部疾病。

$C_4 \sim C_7$夹脊穴——治疗上肢疾病。

$C_3 \sim T_9$夹脊穴——治疗胸部及胸腹腔内脏疾病，

$C_5 \sim L_5$夹脊穴——治疗腹腔内脏疾病。

$T_{11} \sim S_2$夹脊穴——治疗腰骶部疾病。

$L_1 \sim S_4$夹脊穴——治疗盆腔内脏疾病。

$L_2 \sim S_2$夹脊穴——下肢疾病。

$T_1 \sim T_7$夹脊穴——主治呼吸及心血管疾病。

$T_8 \sim L_1$夹脊穴——主治消化系统疾病。

$T_1 \sim L_3$夹脊穴——主治泌尿生殖系统疾病。

$C_4 \sim C_6$夹脊穴——主治肩周炎。

$T_3 \sim T_5$夹脊穴——主治乳房痛。

$T_{11} \sim L_2$夹脊穴——主治腰骶部疾病。

$L_1 \sim S_4$夹脊穴——主治盆腔内疾病。

一次性微创埋线针的应用，对夹脊穴的治疗提供了方便的治疗手段，一般颈部使用9号针，00号线，病人疼痛反应小，但是效果很好，一般针到病除，且不易复发。手法是沿颈夹脊旁开一厘米直刺4~5厘米，针下有温暖感时效果最好。胸部用0~1号线，一般沿胸夹脊透穴平刺，几个夹脊穴透穴能起到协同作用，例如：胸5~7治疗各种胃病，配合常用穴位，效果更好。腰夹脊用1~4号线，$L_{3、4}$、$_{4、5}$，L_5、D_1的腰椎间盘突出必须用4号线，线体一定要进入椎间孔效果最好。具体的埋线操作方法是：例如$L_{4、5}$椎间盘突出，在$L_{4、5}$之间旁开1厘米定穴，在下一椎体旁开2厘米处为进针点，以45度角向上一椎体方向斜刺入椎间孔，如果L_5/S_1椎间盘突出，在L_5/S_1之间旁开1厘米定穴，在下一椎体旁开1.5厘米处为进针点，以45度角向上一椎方向斜刺入椎间孔。埋线后如果针孔出血不要立刻止血，出血量10~20ml为宜，如果不出血且需要放血，最好拔火罐放血。埋线后出血可以使疼痛迅速消失，立竿见影。

夹脊穴是一组穴位，正确选穴是取得良效之关键，文献中夹脊穴的选用方法比较繁乱，临床常用的选穴方法有：

（1）根据脊髓与神经的节段分布选穴：这是临床最常用的选穴方法。其具体运用是：用$C_1 \sim C_4$夹脊穴治疗头部疾患。用$C_1 \sim C_7$夹脊穴治疗颈部疾病。用

$C_4 \sim C_7$夹脊穴治疗上肢疾病，用$C_5 \sim L_5$夹脊穴治疗腹腔内脏疾病。用$T_{11} \sim S_2$夹脊穴治疗腰骶部疾病。用$L_1 \sim S_4$夹脊穴治疗盆腔内脏疾病。用$L_1 \sim S_2$夹脊穴治疗下肢疾病。

（2）间隔选穴：本着"精简、安全、高效"的原则，有专家力主运用夹脊穴当间隔取穴，即从第2胸椎下缘起，隔一椎取一穴，每侧共八穴。

（3）根据所临背俞穴功效选穴：夹脊穴与背俞穴部位临近，功效相似，如夹脊T_3、T_5、T_7、T_9、T_{11}、L_2分别与肺俞、心俞、肝俞、脾俞及肾俞相对应，临床可交替或代替使用。

（4）根据穴位压痛及阳性反应物取穴：由于脊旁压痛及阳性反应物常反应脏腑病变，因此取该穴进行治疗常获速效。

此外，病位在脊柱及临近有阳性体征（如压痛）者，可取局部夹脊穴，病在四肢，胸腹部，可按神经节段或脏腑经络理论取穴，病位不明确或症状相对集中于某一经循行部位者，按脏腑经络理论取穴。

（三）全息法取穴

全息法取穴是将人体的一个独立部位按全息理论划分出与人体相对应的点作为穴位进行选取。常见的有耳针、头针、眼针等，他们有自己的特定穴位。埋线疗法也常取这些穴位，利用羊肠线来取代毫针进行刺激，由于这种全息部位均有经络与脏腑相联，能全面地反映身体各部及内脏的疾病，故治疗范围较广，而且穴位相对集中，埋线后又不影响劳动，易于保养，故有较大的潜力。这些全息穴位取穴原则有：①取患病内脏及器官相应的腧穴，如咳嗽病在肺和气管，故头针取胸腔区，耳针取肺、支气管，眼针取肺。外踝扭伤取耳穴踝等。②根据中医辨证理论取穴，如眼病，证属肝火亢盛则选耳穴肝等。③根据西医理论选穴，如风湿性关节炎取耳穴肾上腺穴以抗风湿等。④根据患病部位分区选穴。如胃脘痛，剑突下属腕踝针下1区而取下1穴等。

第二节 配 穴

配穴是指在埋线疗法治病选穴后，将穴位进行组合配伍，以形成治疗处方，这种配伍是根据不同病证的治疗需要选择主治相同或相似或起协同作用的穴位配合，以发挥其协调作用，使其相得益彰。配伍中，可取一个穴位，但更多的是取两个以上穴位，它们的分工，一部分穴起主治作用，用以治疗主要病证；一部分起辅助及加强作用，用以辅助及加强其主穴的治疗作用；一部分起兼治作用，用以治疗主证以外的其他病证。但由于针灸学的特殊性，配伍方法均以穴位分布部位来阐述和命名的。

（一）本经配穴法

即某一脏腑、经脉发生病变，即选该脏腑经脉的穴位相配，这是循经取穴的具体运用。多用于本经脉所过部位和所属脏腑疾病。这种配穴方法，可是单独取一穴，也可是2个以上穴位配穴。如治哮喘，哮喘属肺病，选本经鱼际埋线。又如腰痛，疼痛部位属膀胱经，则取该经经穴肾俞，委中埋线。

（二）异经配穴法

异经配穴法有两种含义，一是某一脏腑、经脉发生病变，既取本脏腑经脉的穴位，同时又取另一经穴位相配，以产生协同或兼治作用。如心律失常即取本经神门以益心镇静，又取足太阴经三阴交补养阴血，以达养阴补心的作用。二是某一脏腑经脉发生病变，却选与其经脉相关的另外的经穴进行配穴，如治疗失眠取心经腧穴神门，加取心包经内关、足太阴经三阴交及安眠穴等相配。

（三）前后配穴法

前，指胸腹部，后，指背腰部。前后配穴法即是以胸腹部和背腹部具有相似作用的穴位配伍埋线，以产生增强疗效的协同作用。多用来治疗相应部位的内脏疾病。这是根据"脏腑腹背、气相通应的理论确定的，其中最有代表性的是俞募穴相配。如治疗胃病时，在前面取胃的募穴中脘，在背部取胃的俞穴胃俞埋线。当然，亦可根据病情选用胸腹部及背部的其他穴位相配。如治疗气管炎，取背部八华穴，配胸部膻中穴等。

（四）上下配穴法

此处的上，指上肢与腰部以上穴位；下，指下肢和腰以下穴位。用上部穴位与下部穴位配合使用，即是上下配穴法，这是经络手足上下联系规律的运用。如八脉交会穴的内关配公孙治心胸胃方面的痛证；又如治咽神经官能症，取在上的天突穴，与在下的气海配合埋线。《灵枢·经始》说："病在上者，下取之；病在下者，高取之；病在头者，取之足；病在腰者，取之腘"。上下配穴法，就是根据《内经》启示在临床的具体运用，应用范围极广。

（五）左石配穴法

左右配穴法与古代"阴刺"相似："阴刺者，左右率刺之"，即左右两侧穴位同用的刺法。这种配穴法有两种含义，一是按人体经络循行，穴位分布具有两侧相对应的规律为依据，同时取两侧的同名穴位，这在治疗内脏病和全身性疾病时常用。如同时取两侧胃俞和足三里治疗胃病。二是以经络循行交叉的特点为配穴依据。《内经》中的"巨刺"、"缪刺"即是此法的运用，如治肩周炎，既在局部选穴，又在对侧下肢取穴埋线，多用于头面及经筋疾病。

（六）远近配穴法

远近配穴法即近部取穴与远部穴配合使用。这是根据标本、根结和经气上下、内外有对应作用的原理确定的。即头胸腹之"结"患病，不但取头胸腹本部位的穴位，同时取四肢之"根"的穴位相配合；相反，四肢之"根"有病，不但取四肢本身穴位，同时取头胸腹之"结"的穴位相配合。如治疗肠炎，既取邻近穴位天枢，又取四肢的上巨虚和合谷埋线；治疗膝关节痛，既取近处的梁丘、足三里，又远取肾俞，大肠俞埋线。同时，局部、邻近选穴和循经、辨证取穴相配伍也可配合远近配穴法。如外踝扭伤，取局部丘墟或邻近穴悬钟外，尚可选远道的阳陵泉。

（七）四维配穴法

四维配穴法，即根据四维原理，将取穴方法分为局部取穴、对症取穴、根据中医原理取穴和根据西医理论取穴等四个方面，进行有机的组合相配而成。除局部取穴外，其中对症取穴是根据病人的症状选取相应穴位。中医取穴即运用循经取穴、辨证取穴等中医取穴方法，西医取穴即按神经节段说取穴。四方面即"四维"。

二维取穴分3个部分，即局部取穴＋对症取穴、局部取穴＋西医取穴、局部取穴＋中医理论取穴。如埋线治疗胃病，取中脘为局部取穴；出现吞酸加取太冲为对症取穴。"局部理论取穴＋西医理论取穴"即取中脘局部，再按神经节段取T_7夹脊（胃为$L_{7\sim9}$神经节段支配）；"局部＋中医"即中脘加足三里（循经取穴）、胃俞（俞募取穴）。

"三维"分三个部分相加，分两个方面，即"局部取穴＋对症取穴＋中医理论取穴"、"局部取穴＋对症取穴＋西医理论取穴，前者如中脘（局部）＋太冲（对症）＋足三里（中医循经取穴），后者如中脘（局部）＋太冲（对症）＋T_7

夹脊（西医）。

　　"四维"即局部取穴＋中医理论取穴＋西医理论取穴＋对症取穴。如中脘（局部）＋太冲（对症）＋足三里（中医循经取穴）＋T_7夹脊（西医）。这种取穴方法融合了中医和西医的取穴特点，并针对疾病局部和症状的变化进行配合而成，因而更具有良好的疗效。

　　以上配穴法，临床上不完全是独立的，往往一个配穴处方，包含了多种配穴方法。如内关配阳陵泉，既属异经配穴法，也属上下配穴和左右配穴法。这种配伍的目的，是为了形成一种前后、左右、上下、远近的相互呼应的阵势，交通阴阳、沟通各经气血，来达到协调脏腑气血阴阳以治疗疾病的目的。临床应用可酌情选用。

（八）"病根穴"组合配穴法

　　病根穴是根据患者症状和诊断，应用神经节段学说，选取相应神经节段，旁开1寸为穴。根周穴是指病根穴的左右或上下适当地加穴，能协助病根穴提高疗效。阿是区是在病灶区任意选穴2～4穴。阿是穴同传统的阿是穴；中间穴是指病根穴与阿是穴之间的部位。经验穴是根据临床经验证明疗效较高的穴位。在以上穴位中选取该病最有效的精华穴，与病根穴配成整体处方。又称多法穴。实际就是将以上穴位进行适当配伍进行治疗，由此形成一种事实上的配穴法。

第七章
埋线疗法使用的工具和材料

　　埋线疗法所用的工具和材料是该疗法取得疗效的最基本的环节。在埋线疗法50多年发展历程中，由于广大埋线工作者的共同努力，埋线所用工具和埋线用的线体均发生了巨大变化，其中有的工具已不常用，多为后来的一次性埋线针具所替代。埋线用的羊肠线也已逐渐被新型可吸收线体所取代。但由于其在埋线历史中这些针具曾经起到了关键作用，不介绍这些工具和材料，就等于取消了埋线疗法的这段历史，埋线疗法就成了无本之木，无皮之毛。而且直到现在，这些针具和方法仍有人在使用，所以，本书对这些针具、材料及方法均将作一定介绍。

第一节　埋线工具

一、穿线针

　　用于穿线的工具是医用三角缝合针（图7-1）。三角缝合针是用于手术中缝合各种组织的器械，在埋线治疗中，用于穿线法。它由三个基本部分组成，即针尖，针体和针眼。前半部为三棱形，较锋利，是优质不锈钢材制成，用于缝合皮肤、软骨、韧带等坚韧组织，损伤性较大。针眼是可供引线的孔，它有普通孔和弹机孔两种。针体可经多

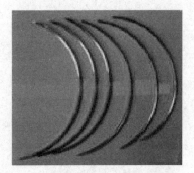

图7-1　医用三角缝合针二、植线针

次弯折仍不断。穿刺力好，针体经过涂层处理，使针体更加光滑，比其他缝合针更易穿刺皮肤组织，多次穿过人体组织后针尖依然保持锐利。根据针尖与针眼两点间有无弧度可分直针和弯针。埋线都使用弯针，选用最大号的三

角缝合针，在使用弯针埋线时，应顺弯针弧度从组织拔出，否则易折断。

二、植线针

植线针又称"专用埋线针"为陆健老师所创，所以又叫"陆氏针"、又因埋线后线体在体内呈"U"形排列，故又俗称"U"线针。该针是优质不锈钢材制成，由三棱针尖、送线沟、针体、针柄四部分构成，三棱针尖用于穿破皮肤，送线沟用于挂住线体并将线送入体内（图7-2-4）。植线针可分为粗线针、中线针和细线针三型。粗线针适用于3~5号线，中线体适用于2号以下各型线体，细线针适用于0/2、0/3、0/4、0/5号线体。由于该针送线沟位于三棱针尖下端，沟的弧度超过针的中线，送线时的阻力较易造成三棱针头折断。陆氏埋线针适合用于需较大量的刺激和需较长时间治疗的病种，如一些疼痛性疾病，腰椎间盘突出症、风湿性关节炎等病的治疗。

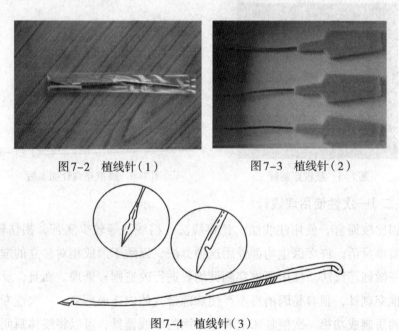

图7-2　植线针（1）　　图7-3　植线针（2）

图7-4　植线针（3）

三、注线针

随着埋线疗法的发展，注线针针具多次"改朝换代"，最先由腰椎穿刺针进行埋线，同时，许多人也根据其原理，使用9号注射针头作为针管，将毫针作为针芯进行埋线，以后发展为一次性的专用注线针，这种注线针还不断变化，逐渐成熟。埋线针具的发展，也充分显示出埋线疗法的发展过程。

（一）腰椎穿刺针

腰椎穿刺针是西医常用的用于腰椎穿刺术的针具。其针管和衬芯采用奥氏体不锈钢材料制成；针座、衬芯座应采用铅黄铜材料制成，其表面镀镍或镍+铬。由衬芯座、针座、针管和衬芯四部分组成。由于其衬芯与针管斜面一致，埋线时，容易导致羊肠线纤维卡在芯与管之间，使注线失败。故需进行一定的加工，穿刺针用前将针芯尖端磨平，将针管磨短，使针芯稍长于针管尖端1毫米，免使针芯与套管将线端夹住，导致针芯及羊肠线不能进退，以保证将肠线顺利推出针管（图7-5-6）。同时将针的套管尖端斜度磨大，磨锐，使之更易进针，且减轻疼痛，在一次性使用埋线针问世以前，一般均用这种改良的腰椎穿刺针作为注线针使用于临床。临床上常使用16号、12号、9号、7号等几种。到现在，已基本上被一次性埋线针所替代。

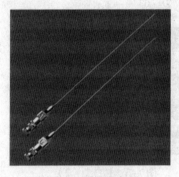

图7-5　腰椎穿刺针

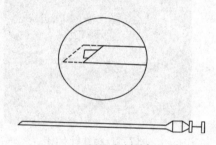

图7-6　腰椎穿刺针加工后

（二）一次性使用埋线针

相比较而言，使用注线法，比穿线法、植线法等较少痛苦，损伤较小，操作简单灵活。许多医生均喜爱用这种方法，以致于形成相对独立的埋线方法——微创埋线法。使用腰椎穿刺针均要进行改造则较繁琐。而且，反复使用腰椎穿刺针，很容易因消毒不严使病菌带入体内造成感染。一次性专用埋线针的研制成功第一次使临床上有了专用的埋线器具，可以将线体瞬间注入穴位。一次性埋线针不仅使用方便，而且大大减小了对患者的创伤，避免了麻醉等复杂的步骤，降低了感染机会，杜绝了交叉感染，使穴位埋线进入到微创埋线技术时代，大大方便了临床使用及推广。

一次性无菌埋线针（一次性注线针），是在腰穿针的基础上进一步改进而研制出来的，与腰穿针相比，微创埋线针减少了创痛，更加易于埋线操作。这种埋线针具有以下特点。

1. 采用进口医用304AAA级并符合GB18457-2001中规定的奥氏体不锈钢管要求；保证临床的使用的穿刺力度；

2. 针尖电解处理，针尖锋利，斜面刃口好，进针快速、方便易行，并有效地减轻进针痛感；

3. 圆形扣入帽，进针准确、并可单手操作灵活、安全性好；

4. EO环氧乙烷灭菌处理，能够有效地防止在埋线治疗中引发医源性血液病的交叉传染

5. 安全性好，成本低，操作简单，容易推广。

6. 小巧灵活，使用得手，通过临床验证，用它所施行的是名副其实的注射埋线法。可以不需要特定的身姿、可以减轻操作疲劳、可以提高找针感的效率、可以提高埋线时效、可以自控针芯，防止自滑顶线、可以一穴多线和一针多向穴位埋线、可以随意无虑地进退针芯、可以在无局麻下埋线而疼痛很小、可以明显减少患者对埋线疗法的恐惧和顾虑。

一次性使用埋线针由针管、衬芯、针座、衬芯座、保护套组成（图7-7），针管和衬芯应以0Cr18Ni11Ti或GB18457-2001中规定的奥氏体不锈钢制成；针座、衬芯座、保护套应采用GB15593-1995输血（液）器具用聚乙烯塑料制成。规格齐全：7#、8#、9#、11#、12#、16#等。

一次性使用埋线针具到现在有多种形式。为了便于夹持进针，微创埋线针针柄较长，并根据人体工程学设字体计成易于握持的形状。有的像腰椎穿刺针一样针座上有缺口，以便于针芯插入时保持一定的方向性（图7-7）。但因埋线针芯无斜面，所以后来的埋线针取消了这种缺口。有的针管上有刻度，以观察进针深度（图7-8）。有的针座上安上两翼，以便于拇指与食指中指相对推入肠线（图7-8）。有的在针座与针芯座之间安了一个弹簧，以避免针芯下滑挤出线体（图7-9）。总之形式多样，各有特色和优点，临床使用可选用。

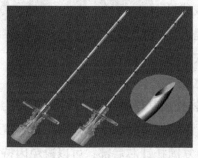

图7-7　一次性埋线针

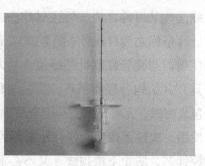

图7-8　展翼性埋线针

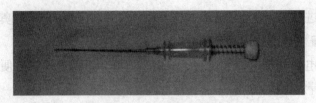

图7-9　弹簧性埋线针

一次性埋线针现有规格型号：

7# 黑色 MX0.7 55A

8# 绿色 MX0.8 55A

9# 黄色 MX0.9 68A

11# 白色 MX1.1 73A

12# 粉色 MX1.2 73A

16# 白色 MX1.6 73A

MX代表埋线，0.7代表针的直径，55代表长度55cm

一次性埋线针与线配套

7#配4/0号线或3/0号线

8#配34/0号线或3/0号线

9#配2/0号线或0号线

11#配0号线或1号线

12#配1号线或2号线

16#配2号线或3~4号线

近两年来，另有一种根据注线针原理新创的"一次性使用无菌微创线针注射器"问世（图7-9），这是一种注射器形状的埋线器具。用它所施行的穴位埋线是名副其实的注射埋线法，又可称之为线针注射疗法或线针疗法，而俗称之为打线针（图7-9）。是人体塑制注射器与套管穿刺针巧妙组合的穴位埋线器具，其结构合理而精巧，工艺简化成本

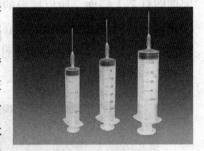

图7-9　注射埋线针

低，包装密封，无毒无菌，功能全面，操作极其得心应手。

使用一次性无菌微创线针注射器可以明显减轻医生操作的工作强度；可以自控针芯，防止下滑顶线，又不必重复固托针芯后部；可以避免因持握由

指端对针身外部的污染和重复固托针芯后部对针身内部的污染；线隐针孔，可以减少进针阻力和线体污染；持握得手又针头锋利，不再发生针过筋膜用力时手怯的心态，而且在无局麻下埋线可以使疼痛很小；可以双向减压，注线时空气不入穴内，误刺大血管出血易发现在针座部位或进入注射筒内而提示移针；可以在必要时抽回血或排溢血；可以全面解决冲洗、消毒、保存、使用和携带的多方面困难；可以有效地防止在穴位埋线医疗中引发医源性血液病的交叉感染。

第二节　埋线用可吸收线体

一、羊肠线

国内的埋线线体材质几十年来都以羊肠线为主，医用羊肠线为羊的小肠黏膜下层制成，有拉力强、表面光滑，比较硬，在使用时要用盐水浸泡，在有效期内必须用保护液保存，能被人体蛋白酶组织分解等特点。有平制和铬制两种，铬制羊肠线为原料羊肠衣经铬化物溶液浸制处理后而制成的羊肠线。平制羊肠线为本色羊肠线：原料为羊肠衣未经铬化物处理而制成的羊肠线。普通肠线吸收时间较短（4~5天），多用于结扎及皮肤缝合。铬制肠线吸收时间长（14~21）天，用于缝合深部组织。在吸收过程中，组织反应较重。人体组织对羊肠线的吸收有明显的个体差异，加上羊肠线的质量等问题，也会影响人体组织的吸收。使用过多，过粗的肠线时，创口炎性反应明显。其优点是可被吸收，不存异物。

平制和铬制羊肠线都会有低比率的过敏现象产生（线体排异），植入人体后有一定比例人群会出现过敏、红肿、低热、硬结等现象。不同颜色的羊肠线只是颜色、规格、吸收时间、包装方式不同，其吸收方式还是蛋白酶分解，致敏因子和过敏率不会改变。羊肠线的显著标志是包装袋内必须有保护液封装，优等羊肠线的包装方式是必须避光保存的，羊肠线不避光保存3个月后易变质。如使用时觉得粗硬，可在生理盐水中浸泡片刻（30~60秒左右），便于使用。本品是钴60辐射灭菌，真空包装，打开即用，包装破损严禁使用。平制羊肠线在市场上有些销售商以植物蛋白线或者PGLA植物蛋白线的名称出现。辨别是否羊肠线的最好办法是只要是包装内有液体浸泡的线体都是羊肠线。

埋线用羊肠线的型号由粗到细分为4号、3号、2号、1号、1/0、2/0、3/0、4/0、5/0等，其中1号、1/0、2/0、、3/0是埋线最常用型号，分别适用于全身不同部位的穴位；4/0、5/0则常用于面部美容等。

二、胶原蛋白线

可吸收胶原蛋白线经国家医用高分子产品质量检测中心检测，胶原蛋白占93%，弹力蛋白占3%，脂肪占4%，为天然成型材料，采用生物原理制成，生产过程中无任何化学成分参与，为原生态蛋白质材料。由于主要成分为胶原蛋白，具有吸收完全、使用方便、生物相溶性好、无组织排异反应、吸收时间合适的优良特性；缺点是线不够长，少量缝线有粗细不均匀现象；长度为10~35cm之间，但能满足大多数手术的需要，是迄今为止最理想的一种缝合材料。经国家食品药品监督管理局检测，各项指标均超过国家YY1116-2002检测标准，达到国内外先进水平。

二、可吸收胶原蛋白缝合线的特点

（1）胶原蛋白缝合线由纯天然胶原蛋白精制加工而成，加酶处理；酶解吸收，具有良好的抗张强度；

（2）纯生物制品，组织相融性好，在人体内无排异性和不良反应；

（3）结构细致精密，线体周围形成抑制细菌生长的环境，有利于伤口愈合；

（4）随体液变软，不损伤人体组织，有效地避免了患者因缝合线造成的痛苦和精神负担；

（5）吸收完全，和伤口的愈合期同步吸收，不留疤痕，适合整形美容；

（6）表面光滑，无毒、无刺激、无抗体反应，可防止炎症、硬结等病变；

（7）在人体内与盐类物质不形成结石，有益于胆道和尿路等手术缝合；

（8）吸收快，手术缝合后患者可尽快出院，为患者节省大量住院费用；

（9）柔韧性和防滑相统一，打结定位性好；

（10）易保存，在空气中不分解。

（11）根据不同手术需要设计缝线，按伤口不同愈合期分为快吸收型，保护吸收型，特殊型三种。

胶原蛋白线采用纯胶原蛋白提炼加工而成，型号由粗到细分为1#、1/0、

2/0、3/0、4/0、5/0、6/0等，型号不同埋线部位不一样。埋线临床使用1#、1/0、2/0、3/0是最常用型号。

缝线按材质不同分为三种：快吸收型，保护吸收型，特殊型。埋线临床常用第一型和第二型。

①快吸收型：8~10天开始吸收，完全吸收需30~45天，主要用于整形美容、表皮缝合、会阴侧切修补和口腔黏膜缝合等。

②保护吸收型：14天开始吸收，完全吸收需45~60天，可广泛用于普外、妇产、胃肠、泌尿各科。

③特殊型：有效支撑时间为56~63天，吸收时间120天以上，用于筋膜、骨科等。

三、PGLA线体

在传统的埋线疗法中，羊肠线由于价格便宜，来源方便，曾一度作为埋线材料，但是羊肠线含有动物蛋白和加工过程中的杂质，埋植容易发生感染和蛋白过敏反应，并在埋线部位产生结节等不良反应。PGLA线体的产生，无疑是埋线材料的一次重大改革。

PGLA医用可吸收缝线是按照美国药典和欧洲药典的要求生产的。该产品的原料采用进口的聚乙交酯–丙交酯，经公司自行纺丝、编织而制成。PGA合成的原料乙醇酸来源于玉米或甜菜。PLA的合成原料为乳酸，PGLA是PGA和PLA按照一定比例共聚得到的一种新型生物材料。在体内经体内水解酶的作用，最终分解为二氧化碳和水。这种线体不仅具有良好的韧性和具有较高的拉伸强度，而且有良好的生物相容性和生物可降解性。

PGLA作为微创埋线材料不含有动物源性蛋白和金属铬，不会对机体产生急慢性毒性反应和细胞毒性反应，无排异和感染等不良反应。对人体无害无过敏现象和其他副作用发生，植入机体后，无皮内刺激反应和皮肤致敏反应，植入3个月后，组织学反应良好。所以在临床上用于埋线治疗相当安全。是现代埋线的发展方向，但最大的缺陷是线质柔软是很多股编织，分段剪开两端线头过大、进针管困难，应用于埋线9#针用2/0#线，5#、6#、7#、8#针用PGLA线因线体软、线端毛头大过直径无法进入针孔。

有人为研究新型埋线材料聚乳酸羟基乙酸（PGLA）在埋线疗法中的安全性，并与羊肠线进行比较。方法：选择接受各种埋线治疗的160例患者，分为PGLA组和羊肠线组给予埋线治疗，观察治疗过程中出现体温变化、周身不适、局部红肿、局部青紫、线体出现结节排斥等不良反应的发生率。结果PGLA组总体不良反应发生率低于羊肠线，羊肠线可以引起体温显著改变，在周身不适、局部红肿、线体出现结节排斥等方面PGLA线体与羊肠线有显著性差异。结论新型埋线材料PGLA应用于微创埋线疗法与传统羊肠线穴位埋线治疗相比不良反应发生率低，免疫排斥反应小，安全性高，更加适宜于临床埋线治疗。

PGLA线体克服了传统羊肠线吸收周期短和人体排异的缺点，PGLA与羊肠线相比，制备原料不同、加工方法不同、理化特性不同、降解方式不同，PGLA作为微创埋线材料的优势在于①材料来源于天然植物，对机体无害；②材料在体内被机体吸收并排出体外；③刺激强度可以控制；④材料不含有动物源性蛋白，无排异和感染等不良反应；⑤保存方便，无需保养液，不易污染；⑥吸收可靠。使PGLA成为最有开发价值和应用前景的微创埋线专用生物医学材料之一。

但也有人认为，迄今尚无PGLA线体与羊肠线埋植疗效比较的研究见诸报道。他们认为羊肠线的组织反应和蛋白免疫反应也是其治疗作用的一部分，2049例次治疗中只有10余例因反应过大而终止治疗；128956穴次埋线发现，有123穴次的羊肠线最终不被吸收，以化脓形式排出体外，但是对人体无其他明显不良作用，有的甚至有更好的调整作用，仍可继续埋线。因此，就目前而言，羊肠线仍是一种比较成熟而实用的埋植材料。看来，在这方面，还有进行进一步研究的必要。

四、高分子晶丝线

晶丝线是最有开发价值和应用前景的微创埋线专用生物医学材料之一，具有良好的生物相容性和可控性。晶丝线的化学名为POLYGLACTIN（PGLA精纯线），晶丝线体克服了传统羊肠线吸收周期短和人体排异的缺点，也排除了PGLA线体软的缺陷。在人体内一般经体内水解的作用降解，晶丝线最终在体内分解为二氧化碳和水。此外，晶丝线还具有无过敏人群、组织反应小、无蛋白排异反应和吸收作用好、无硬结出现、优良的强度和硬度长时间刺激穴位等优点，线体剪断后线端没有任何一点毛头出现，整包线的直径没有0.01mm的误差，线段容易顺利进针。线体单丝结构表面光滑圆顺避免了细菌的栖身，消除了感染机会，水分解代谢产物具有抑菌作用。灯光照射下能通过阴影明显的看到晶丝线是透光的，是个透明晶体，羊肠线三种颜色的线体因为含杂质大不透光，生物胶质线也可以透光。晶丝线颜色是淡紫蓝色，越靠近光源颜色越透明越淡，离光源远的颜色越暗。晶丝线因线体是水分解且必须避光保存，所以包装内袋必须是真空状态不能见任何液体浸泡，且内袋必须是双面铝箔袋避光包装，外袋为纸塑包装（此为国标及出口必须包装）。

五、药线

在穴位埋线疗法的发展过程中，许多埋线工作者在临床上逐渐摸索，寻找能提高疗效的方法，"药线"就是其中的佼佼者，其方法是将羊肠线在药物中浸泡一定时间，再埋入穴位，使其在产生羊肠线物理刺激的同时，还产生一种药物的效应，从而提高疗效。药线制备时，选择药物要根据疾病在需要，才能有的放矢，取得良效。药线中最常用的有以下几种。

中药线：中药线就是将羊肠线浸泡在经过辨证选配并煎熬的中草药液体中，而埋入穴位所起到双重作用，其刺激量缓和、稳定、针对性强，疗效确切。也可将药线经"三浸三晒"，使药物充分浸入线体，更能产生效果。

药酒线：药酒线就是将羊肠线浸泡在药酒中，再埋入穴位，以产生治疗作用的线体。泡药酒的中药应选择病情需要的药物，使用酒精的浓度为75%，将中药打碎成粗颗粒状浸入酒精中，医用酒精与中药总用量的重量比多为3∶1~3∶2，药物在酒精中浸泡7~15天为宜。药线埋植反应性强，刺激时间长，作用持久，加上药物慢性释放，加强对经络穴位的治疗作用，达到良效。

西药线：本药线即在埋线前将羊肠线浸入根据病情选择的西药注射液中，产生西药线，将其埋入穴位中，使之在产生羊肠线物理刺激的同时，产生西药的作用。

酒精线：酒精线即将埋线使用的线体浸泡在酒精或碘酒中泡制的线体。一般使用75%的酒精或1%的碘酒进行泡制。使用埋线时，不必用物理盐水洗，可直接埋入穴位，利用酒精的刺激作用辅助线体的治疗作用。用碘酒泡制的线，其刺激量在七天内要比酒精泡制的线刺激量大2倍。

磁化线：磁化线就是将稀土磁经过特别工艺放入在酒精泡制线体的瓶内，使之磁化。当埋入磁化线后，除有线体的基本作用外，还有使穴位或局部产生磁场感应或磁性效应，增强穴位的刺激作用。

第八章
常用埋线方法

埋线方法有6种，即注线法（微创法）、植线法、穿线法、切埋法、割埋法和扎埋法。其中后3种方法因其操作复杂，反应较重，恢复期较长，现在已经很少使用，但其作为曾经有过而且现在仍有少数人临床仍在使用，本书仍将其作一介绍。

一、注线法（微创法）

注线法是将埋线针刺入穴位后，将针芯像注射一样推进，把线体注入体内，称"注线法"。近几年来，由于这种方法简便、副作用少，创面小，越来越多的人采用，故有人将其命名为"微创埋线法"，并有逐渐取代埋线疗法之势。

（1）患者俯卧或仰卧位，暴露所需埋线部位。根据疾病需要确定治疗处方，选好埋线穴位，作好标记。

（2）用75%酒精或碘伏消毒局部皮肤。

（3）准备针具和线体。镊取一段生物可降解线体，置于埋线针针管的前端，用镊子将线体推入针管。注意线体一定要完全置入针内，不可露在针尖外面。

（4）根据进针部位不同，左手拇、食指绷紧或提起进针部位皮肤，右手持针，迅速刺入皮下，并根据穴位解剖特点，进一步伸入到穴位适宜深度（图8-1）。

（5）在获得针感后，根据治疗需要施以一定手法，然后边推针芯，边退针管，将线体植入穴位的皮下组织或肌层内（图8-2）。

（6）出针后，立即用干棉棒压迫针孔片刻，并敷医用输液胶贴。

（7）继续下一个穴位的操作。

埋线操作完毕后，让患者在床上稍微休息片刻，即可离开，告知患者埋线后的注意事项。

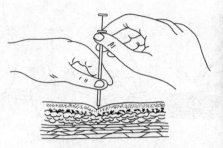
图8-1　注线法（1）

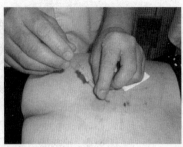
图8-2　注线法（2）

二、植线法

植线法是使用特制的带钩的埋线针具，刺入时将线体由针钩带入穴位的方法。由于其好像将线体植入穴位一样，故又将其称为"植线法"。

（1）根据中医诊断处方、选择安排病人合适体位，一般先埋背部穴再埋腹部穴。

（2）选好病根穴位，做好标记，进针点一般选在穴位的下方1cm处。

（3）用75％酒精或碘伏常规消毒，以进针点为中心消毒。

（4）局麻，用1％利多卡因注射液5ml，先在进针点打出局麻皮丘，然后向埋线的深度边推麻药边进针至穴位处，一般一穴用药0.5~1ml左右。即可达到无痛埋线。出针后用酒精棉球再消毒一次。

（5）左手持镊子夹住所需要的羊肠线或生物蛋白线，将线的中心置于皮丘上。

（6）右手持埋线针，缺口向下压线，同时用左手中指绷紧穴位消毒区下方的皮肤，左手的食指夹住镊子随时准备去夹移动的线体，左手的小指夹棉球或纱布方块。左手的拇指指腹对住埋线针的针尾部，配合右手（不用力，只掌握进针角度和深浅度）进针（图8-4）。直至将线体埋入穴位部位为止。

（7）随后把针退出，用棉球或纱布压迫针孔片刻。

（8）还有一种方法是将线体挂在针钩上，用血管钳夹住，右手持针、左手持锥、针尖缺口向下以15~40度方向将针刺入皮肤，同时将线体由针钩带入穴位，当线体全部没入穴位后，退出针具，用棉球或纱布压迫针孔片刻（图8-3）。

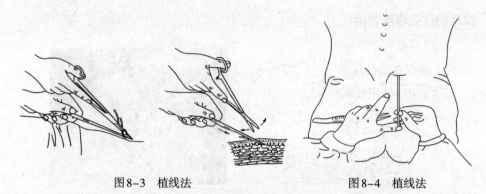

图8-3　植线法　　　　　　　　　　图8-4　植线法

（9）针眼处理，对出针后出血的患者，可让其自行流出几滴，再压迫针眼片刻。对不出血的患者可轻度挤压针眼出血，最后消毒，然后用创可贴贴压，以保护针眼，一两天后可把创可贴去掉。

三、穿线法

穿线法是指用外科用三角缝合针穿上线体，从穴位一侧向另一侧穿出的方法。

（1）患者俯卧或仰卧位，暴露所需埋线部位。根据疾病需要确定治疗处方，选好埋线穴位，作好标记。

（2）在穴位两侧或上下两端1~2cm处常规消毒局麻。

（3）医者用左拇指和示指捏起两皮丘间皮肤，用持针钳夹住穿有羊肠线的皮肤缝合针，从一侧局麻点刺入，穿过穴位下方的皮下组织或肌层，从对侧局麻点穿出。

（4）放松皮肤，轻轻揉按局部，捏起两端羊肠线来回牵拉，使穴位产生酸、麻、胀感后，捏起两针孔之间的皮紧贴皮肤剪断两端线头。

（5）放下两针孔间皮肤，使线头缩入皮内。

（6）用无菌纱布包扎或创可贴贴敷针眼处5~7天。一般20~30天埋线1次。

四、切埋法

切埋法是指在穴位用手术刀尖切开，放入线体的埋线方法。

（1）患者俯卧或仰卧位，暴露所需埋线部位。

（2）根据疾病需要确定治疗处方，选好埋线穴位，做好标记。

（3）在选取的穴位或部位消毒局麻。

（4）用手术刀尖切开穴位处皮肤0.5~1cm。

（5）先将血管钳探到穴位深处，经过浅筋膜达肌层探找敏感点按摩数秒。

（6）休息1~2分钟，然后用0.5~1cm长的羊肠线4~5根埋于肌层内。羊肠线不能埋在脂肪层或过浅，以防止不易吸收或感染。

（7）切口处用丝线缝合一针，盖上敷料，3~5天后拆线（图8-5）

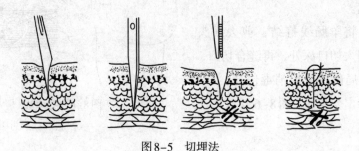

图8-5　切埋法

五、割埋法

割埋法是指在穴位切开后割去少量脂肪并埋入线体的方法。

（1）患者俯卧或仰卧位，暴露所需埋线部位。

（2）根据疾病需要确定治疗处方，选好埋线穴位，做好标记。

（3）在选取的穴位或部位消毒局麻。

（4）在局麻皮丘上，用手术刀纵行切开皮肤0.5cm。

（5）用特制的小拉钩，或钝性探针在穴位底部，上下左右拉动按摩，适当摘除脂肪或破坏筋膜，用力要轻柔，使之产生强烈刺激。

（6）将羊肠线植入穴位底部，无菌包扎5天。

六、扎埋法

扎埋法是指埋线后在局部肌肉进行结扎的方法。

（1）患者俯卧或仰卧位，暴露所需埋线部位。

（2）根据疾病需要确定治疗处方，选好埋线穴位，做好标记。

（3）先在选取的穴位或神经运动点及其两侧各1.5~3.5cm的皮肤上用龙胆紫做出标记。然后按手术常规严格消毒，无菌操作。

（4）在局部处进行浸润麻醉。

（5）用手术刀尖顺皮肤纹理切开皮肤全层，切口长约3~5cm。

（6）将血管钳从切口斜插到肌层，找到敏感点后作适当按摩弹拨2~4分钟，使之产生酸胀感，刺激强度以病人能耐受为度。

（7）用持针钳夹住带羊肠线的大号三角缝合针（或大圆缝针），由切口进入，经穴下深部肌层至对侧麻醉点穿出皮肤，用手指握住羊肠线两端来回抽动，呈拉锯状刺激数次，再从出针孔进针，经穴下浅肌层或筋膜层，由原切口穿出。

（8）将羊肠线打结，剪去线头，将线结埋入切口深处，再缝合切口，

（9）局部按摩后消毒包扎，切口有黄水渗出勿挤压（图8-6）。

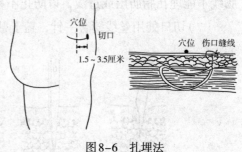

图8-6　扎埋法

第九章
埋线前的准备

第一节　物资准备

一、工具的准备

（一）埋线针具

（1）医用埋线针是由陆健老师发明的一种特制的专用于埋线的坚韧的金属钩针，因此针用于植线法，又称植线针，长约12～15cm，针尖呈三角棱形，三角棱形底部有一缺口用以钩挂羊肠线。主要用于植线法（图9-1）。

（2）穿线法所用的针具为大号或2号三角缝合针。对皮层厚者用大号三角缝合针，皮层薄者用2号三角缝合针（图9-2）。用扎埋法，有时也可应用大圆缝针。主要用于穿线法和扎埋法。

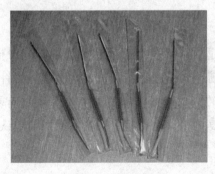

图9-1　植线针

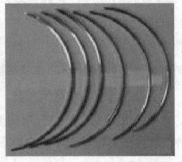

图9-2　三角缝合针

（3）一次性埋线针：用于注线法的针具过去用腰椎穿刺针，穿刺针用前将针芯尖端磨平，将针管磨短，使针芯稍长于针管尖端1毫米，免使针芯与套管将线端夹住，导致针芯及羊肠线不能进退，以保证将肠线顺利推出针管。同时将针的套管尖端斜度磨大，磨锐，使之更易进针，且减轻疼痛，现在由于一次性埋线针的问世，就不再用腰椎穿刺针了，（图9-3）。临床注线多选用9号、12号，有时也用7号、16号埋线针。有的部位如耳朵及眼眶内的穴位也可用7号埋线针。

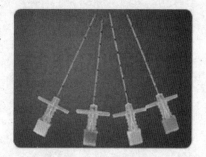

图9-3　一次性埋线针

（二）其他器材

1. 皮肤消毒用品

碘酒、乙醇、棉签。

2. 局麻用品

2%~4%利多卡因，2~5ml注射器，5~6号针头，消毒备用。

3. 辅助器材

洞巾、持针钳、手术剪、血管钳、手术刀柄、手术刀（尖头）、短无齿镊、腰盘、医用手套、钝性探针、三棱针等，均消毒备用，此外，还备用甲紫1小瓶作标记用。

4. 敷料用品

棉球、纱布块，均消毒，胶布、绷带。

以上器材除一次性埋线针外，可按治疗需要，分别综合打成一埋线包，经过高温高压消毒后使用。

（三）针具的选择、保养和维修

1. 选择埋线针具

针尖要端正，没有钩刺，锐利适度，针身无折痕，无锈蚀，光滑挺直，坚韧而有弹性。注线针缺口处要坚韧，无锈迹和剥蚀；一次性埋线针针身无弯曲，针芯凸出于针管1毫米左右，针身与针柄结合处要牢固，不可有剥蚀、伤痕、锈迹、无松动。三角针弯曲要自然，无折痕。针具在使用前应认真加以检查，如发现有损坏或不符合要求者，应予剔除。

2. 保养埋线工具

在使用时要注意保养，否则不仅损坏了针具，而且在临床操作时容易发生事故，使用注线法时提倡使用一次性埋线针。其他针具使用后，必须用纱布包好针尖，放在垫有纱布的针盒里，防止针尖碰触硬物受损，一时不用的针具最好在针身上涂一层油质，然后包扎妥当，放入硬质针盒内贮藏。将埋线针具

（一次性使用埋线针除外）及上述材料共同打一个埋线包，统一消毒后备用。

3.维修

针具有轻度损坏应及时修理，针身如发生弯曲，可用手指夹棉球将针身拉直纠正。对有缺损或折痕明显、针尖变钝或卷钩的埋线针具应剔除不用，以防断针。

二、治疗线体的准备

过去埋线大多用羊肠线，现在也有用胶原蛋白线或PGLA线体。一般选用00号、0号、1号、2号，有时亦选用000号、0000号、3号、4号等不同规格的线体（图9-4）。注线用的线体根据情况可剪成0.5、1、1.5、2、2.5、3甚至4cm长线段。植线用一般剪成2、3、4cm长线段。穿线用可根据穴位情况定，一般每穴选用10~15cm一段，以利于双折穿于三角针上。将线段分别存放于75%乙醇内浸泡备用，临用时再用生理盐水浸泡致软，以利吸

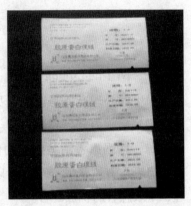

图9-4 埋线线体

收，但不能过早放于生理盐水中浸泡，以免软化及液化，如需中药浸泡或磁化，可浸泡后一起高压消毒。

临床应用中根据不同的病症，不同的人群，不同的体质胖瘦，不同的穴位，用线的粗细长短不同。如顽固性偏头痛，埋线治疗，取穴三阳络为主穴，用3号羊肠线，用线3cm长，线埋入穴位达到长效刺激，提高疗效；背部膀胱经俞穴，多用1号线4cm长：神脊穴，颈部1号线3cm长；胸、腰、骶神脊穴用1号线4cm长；胸腹部腧穴用1号线3~4cm长；四肢五输穴的经穴、合穴周围部位的腧穴，如阳陵泉、足三里、曲池、三阳络穴等，用1号、2号、0号线，长度不能超过3cm长；如脾胃虚弱胃痛，取穴胃俞、中脘、足三里，临床多用透穴，用线比较长，如胃俞穴根据疾病性质，体型胖瘦，胖形身体可用2号线；疲形身体可用1号线，但用线长度在4cm长以上，由胃俞透脾俞或脾俞透胃俞，由于脾胃属脏腑表里关系，用透穴能起到两经同治的作用；如脚掌趾周围穴位肌肉少的腧穴，可用00号线，眼部及周围穴位可用0、00、000、0000号线，用线长度在0.5~2.5cm内，既安全操作又提高疗效。

第二节　心理准备

作好埋线治疗前的心理准备，在中医来说，就是"治神"。治神在针刺治疗上居于首要的地位，如《素问·保命全形论》曰："凡刺之真，必先治神"，《灵枢·本神》亦曰："凡刺之法，必先本于神"。其实质就是指要作好"心理准备"，即要调理好医患双方的心态，使之处于镇静和平稳的状态。治神之义，着重在于阐明针刺之时医患双方的精神意识活动与针刺疗效的重要关系。

一、医生的心理准备

医生的心理准备是医生本身应修身养性，平时注重练功和练气，临证时能够做到精神内守、泰然自若。医者的那份沉稳、自信，将给患者很大的心理安慰，增强患者治愈疾病的信心，也更容易配合医者的治疗。在针刺前，由于患者多有紧张的心理，所以医生应热情耐心地向患者讲解，解除恐惧心理，争取患者的积极配合。

一是在诊治时医生要专心致志，全神贯注，详细诊察，不得出半点差错。这些，都是医生在刺络时必须具有的正确心态。

二要对患者有同情心，把给患者治病看作是自己应尽之责任，这样才能"一切以病人为中心"，仔细诊治，并取得良效；

三要对患者作耐心解释。如《灵枢·师传》所云："告之以其败，语之以其善，导之以其所便。"在埋线之前，首先要向病人详细介绍本疗法的治疗特色和疗效特点，交待埋线手术过程以及注意事项，相对针灸针而言，由于埋线针比较粗，加之微创埋线一般不用局部麻醉，患者往往有恐惧心理，这时需要向患者耐心解释，消除病人的紧张和怀疑心理，积极配合治疗的开展。这对于初诊和精神紧张的病人尤为重要。因此，医生在针前一定要向病人做好解释工作，使患者能了解埋线的过程，解除疑虑，

三是在针刺前医生要心态平衡，心平气和，这样才能静下心来为患者诊治，方保无虞；正如《灵枢·邪客》篇所说："持针之道，欲端于正，安以静，先知虚实而行疾徐。"

四是针刺时，将意念集中于指下之针尖处，细心体会针下的感觉，从而了解正、邪相争的情况，并决定针刺的深浅，《灵枢·终始》："凡刺之属，三

刺至谷气"。并通过观察病人双目的方法，制其神气，引导病人注意于施术部位，令经气易行，从而达到最佳的针刺效果。正如《灵枢·九针十二原》所说："睹其色，察其目，知其散复……右主推之，左持而御之，气至而去之"。

二、患者的心理准备

治神贯穿于埋线治疗的全过程，对埋线取效有着重要的影响，除必须受到从医者的重视外，患者的心理准备也是很有必要的，其中的奥妙，需要大家细心体会。

首先，患者要对医者充满信任，做到情绪稳定，以利于入静。患者对医者产生信任，就可以使自己精神放松，积极配合医者的治疗，从而取得较好的疗效。

二是要正确认识埋线疗法，了解它的操作过程及经常出现的感觉，从而放松心态，解除自己的紧张心理。

三是要患者精神保持松弛，消除恐惧心理，以平静的心态配合医生的操作。心主神明，主血脉，心神定则血脉和，经气易至，则见效快；否则惊则气乱，恐则气下，经气逆乱而不利于治疗。埋线疗法除进针时略有微痛、进针后略有胀痛外，并没有特别难以忍受的疼痛。但针时毕竟有患者难免紧张。使患者保持放松情绪也是必要的。

四是要保持乐观的情绪。现代生理学研究证明，乐观的情绪、坚定的信念能够调动机体的潜力，影响内分泌的变化，加速代谢过程，增强机体的抵抗力。而针刺治疗的作用就在于激发经气、推动机体的自我调节能力，调动机体固有的积极因素，使机体的正气上升，邪气下降，从而达到阴平阳秘的生理状态。而这个过程的实现，有赖于患者的积极配合与支持，因此，正如《金针梅花诗抄》所云："病者之精神治，则思虑蠲，气血定，使之信针不疑，信医不惑，则取效必宏，事半功倍也。"

第三节　埋线前的准备

一、埋线方式的选择

埋线疗法有6种治疗方法，在哪种情况下使用何种方法，应根据病情、埋线部位及临床经验来进行选择。

1.疾病情况

埋线的多种方式中，注线法、植线法，穿线法刺激性相对较弱，切埋法、割埋法、扎埋法刺激性相对较强。所以对病情轻浅者多用注线法、植线法、穿线法，疾病属于慢性病、顽固性疾患者多用切埋法、割埋法、扎埋法。

2.埋线部位

人体内有的部位肌肉薄，有的部位肌肉厚，肌肉薄者刺激量应小，肌肉厚者刺激量相应应大一些，注线法、植线法、穿线法刺激量较小，注线法、植线法、穿线法刺激量相对较大，同时肌肉薄者吸收力差，对单纯一根线容易吸收，肌肉厚者吸收力较好，对较复杂的埋线容易吸收，所以，埋线部位肌肉薄，多用注线法、植线法、穿线法，肌层厚多用切埋法、割埋法、扎埋法。

3.临床经验

即根据医生自己的临床经验选用埋线方法。有的医生喜用注线法，有的喜用植线法，或切埋法，但如用刺激量较小的方法如注线法无效，也可改用刺激较大的方法。如治疗慢性胃病，用注线法疗效不好，往往用穿线法却能取得较好的疗效。

二、体位选择

埋线疗法对治疗体位要求较高。因为它对正确取穴和针刺施术都有很大影响，而且关系到治疗效果的好坏。其体位的选取主要从以下几方面来考虑。一要考虑是否方便取穴，因为只有取穴准确，才能取得预想效果；二要考虑医生操作的方便，以能快速、准确地操作，以减轻患者的疼痛，尽快结束治疗；三要考虑患者的舒适感。因为患者在刺络时都有不同程度的紧张或恐惧，此时，患者的舒适体位对缓解紧张有较大帮助；四要考虑不要让患者直视操作过程，从而避免出现"晕针"。一般说来，对于体弱、精神紧张的易晕针者要尽量取卧位。

埋线时常用的体位有三种，即卧位和坐位和立位。卧位可分为仰卧位、侧卧位、俯卧位；坐位又可分为仰靠坐位、侧伏坐位、俯伏坐位等（图9-5）。其适宜操作部位如下。

仰卧位：适用于头、面、颈、胸、腹部和部分四肢的腧穴。

侧卧位：适用于取侧头、侧胸、侧腹、臂和下肢外侧等部位的腧穴。

俯卧位：适用于头、项、肩、背、腰、骶和下肢后面、外侧等部位的腧穴。

仰靠坐位：适用于前头、面、颈、胸上部和上肢的部分腧穴。

侧伏坐位：适用于侧头、侧颈部的腧穴。

俯伏坐位：适用于头顶、后头、项、肩、背部的腧穴。

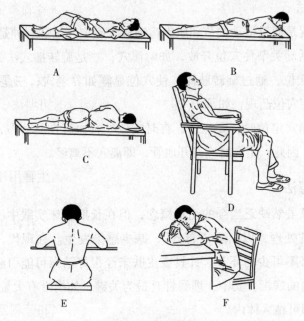

图9-5　埋线体位

三、腧穴的揣定

腧穴的正确定位是埋线疗法施术成功和取效的关键之一。医生一旦根据取穴和配穴原则确定了治疗处方，就应按照处方要求，在选定穴位上进行定穴。以确定穴位的解剖位置。同时通过这些方法，提高局部痛阈，减轻进针时的疼痛，并激发经气。临床时，常用的定穴方法有以下几种。

1. 按压法

是用手指尖端在穴位处进行按压探测，了解穴位的基本情况。在临床上最为常用。如在腕上2寸处的外关穴先通过按压，确定桡骨和尺骨之间的距离后，选定两者之间的位置为外关穴。

2. 指切法

用左手拇指指甲置于穴位上，用力掐之，以宣散气血，避免疼痛，固定穴位。

3. 掐拨法

有的穴位在肌腱、韧带、血管及肌肉边缘处，可用分拨法进行揣测。即用手指尖或指甲前后左右推拨，使其分开而显露穴位，如内关在腕上2寸两筋间，医生可用指尖分拨，寻找穴位。

4. 运动法

运动法就是通过运动关节和肌肉运动揣摩确定穴位。一种是屈伸揣穴法，即上下屈伸活动关节使穴位开放，如解溪穴；二是旋转揣穴法，即对一些被骨骼所阻的穴位，通过旋转肢体，使穴位显露如养老穴；三是动肌揣穴法，即鼓起肌肉使穴位凸现，如承山穴。

在进行腧穴定位时，要注意，有时穴位处有血管在此分布，故直接刺入会引起出血，因此，定穴时应避开血管，即离穴不离经。

四、消毒法

古代医家虽然缺乏当今的消毒概念，但在长期临床实践中已认识到对针具进行必要的处理，以去除"毒气"，减少感染发生。在现代，消毒更成为针刺的一个必不可少的环节。针具或皮肤未经很好消毒可能引起感染或带进包括肝炎在内的病毒。其中，埋线针具最为关键，如携带有大量细菌和病毒，消毒不严，即可植入体内。

针刺前的消毒灭菌范围应包括室内、器具、医生的手指、病人的施针部位和针刺时的消毒。

（一）室内消毒

埋线室应干燥通风，避免潮湿。治疗台上的床垫、枕巾、毛毯、垫席、床单等物品，要经常换洗晾晒。治疗室内保持空气流通，卫生洁净，并定期用紫外线消毒灯照射消毒。

（二）器具材料消毒

埋线的器具包括针具、持针钳、血管钳、镊子等。材料包括治疗线体等，其中用于注线法的一次性埋线针用后即弃，现在已用不着消毒，但其他埋线方法的器具和材料均需消毒，用后即应消毒，治疗线体已消毒包装，但开包以后的线体及未用完的线体也存在消毒问题。一般的消毒方法包括以下几种。

（1）高压消毒

埋线使用的器具一般应采用高压消毒。具体方法是：将埋线器具统一打包或放于金属盒内，放在高压蒸气锅内，于15磅汽压，120℃高温下，保持15分钟以上。暂时不用的器具也应定期高压消毒，夏天3天，冬天1周。

（2）煮沸消毒

在条件不具备情况下，可将针具置于净水锅内，煮沸后再煮15分钟以上。一般可在此水中加入重碳酸钠，使成2%的溶液，可提高沸点至120℃，并能减低沸水对针具的腐蚀作用。另外玻璃罐具也可用此法消毒。

（3）酒精消毒

在应急的情况下，采用75%酒精浸泡20～30分钟。另外，对一些不宜用高压或煮沸消毒的材料如埋线治疗线体，也可用酒精浸泡消毒。将器具放在75%酒精内浸泡30～60分钟，取出擦干后使用。治疗线体则在打开包装后，将线体剪成线段，放入75%酒精内浸泡后使用。

近年，临床已推广使用由工厂采用环氧乙烷消毒过的一次性埋线针，应该大力推广。

（三）术者手的消毒

术者的指甲应每天修剪，术前用肥皂认真清洗，再用涂擦消毒法，将消毒剂放入手掌内依次涂擦双手，顺序为：①手掌对手掌；②手指交错，掌心擦掌心；③手指交错，掌心擦手背，两手互换；④两手互握，互擦指背；⑤指尖摩擦掌心，两手互换；⑥拇指在掌中转动，两手互换。每一步骤来回3次涂擦时间2分钟。双手自然干燥。消毒后才可进行埋线操作。

（四）穴位皮肤消毒

先用3%碘酊纱球涂擦手术区皮肤，待干后，再用70%酒精纱球涂擦两遍，脱净碘酊。每遍范围逐渐缩小，最后用酒精纱球将边缘碘酊擦净。也可用碘伏消毒。消毒时用环形或螺旋形消毒，从穴位中心部开始向周围离心形涂擦。消毒后，应等到酒精蒸发后才可施针。取针后，可用一较干之酒精棉球或高温消毒过的干棉球按压针孔。

第十章
埋线的基本操作程序

穴位埋线疗法作为一种有创治疗方法，十分强调操作规范，因此，掌握其基本的操作程序十分必要。由于现在埋线疗法均以注线法（又称微创埋线法）为多，故介绍操作程序以注线法为主，其他方法为辅。

一、置线法

置线法就是将治疗线体放置在埋线针管前端的方法。准备针具和线体。左手拿埋线针，右手拿镊子，镊取一段治疗线体，将线体一端对准埋线针的斜面针管口，缓慢送入线体，将其置于埋线针针管的前端，用镊子将线体推入针管（图10-1）。应注意：①由于斜面针管口太细，本身又属于白色的金属体，容易反光，故针管背景不

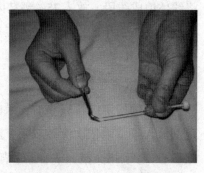

图10-1　置线法

应为天空和鲜艳的东西，以免晃眼而影响置线；②镊子夹线时，要夹线体的近端，不能夹远端，因为夹远端易致线体的近端摆动，影响线体对准斜口。③线体应完全送入埋线针口，不可露在针尖外面。以免进针时露在外面的线体成角，阻挡进针。如镊子送线时遗露部分线体，可用镊子将线体顶入针口。

二、持针法

持针法是术者操持埋线针以保持其一定角度有利于进针的方法。临床常用右手持针，称之为刺手。持针时，医者应全神贯注，运气于指下，不要左顾右盼，分散精力，以免影响进针质量，造成病人不必要的痛苦（图10-2）。

1. 夹持法

医者右手拇指伸直，食指第二节弯曲90度，二指共同夹住埋线针针柄，

中指伸直扶住埋线针针体的上1/3处，使埋线针与皮肤呈45度角。此法适用于注线法的斜刺法。

2. 执笔法

医者右手拇指伸直，食指第二节弯曲90度，二指共同夹住埋线针针柄，中指弯曲90度扶住埋线针针体的上1/3处，使埋线针与皮肤呈90度角，其势如执毛笔法。此法适用于注线法的直刺法。

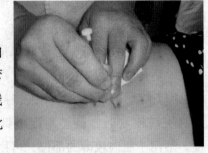

图10-2 持针法三、押手法

三、押手法

押手法是医者在穴位旁利用一定手法，协同刺手进行进针的方法。临床多用左手进行，称为押手。押手的使用，可以起到揣穴定位，爪切固定、减轻疼痛、激发经气的作用。

1. 指按法

用左手拇指或食指指定穴位，爪切穴位，并轻度按压至肌层。适用于一般穴位。

2. 掌按法

用左手手掌按压穴位左下方或下方，以固定穴位，协同进针的方法。适用于腰背部等较广阔的部位。

3. 舒张法

用左手拇指、食指按住穴位两侧，并用力将皮肤撑开，以固定穴位，便于进针。适用于肌肉松弛、肥厚处的穴位。

4. 提捏法

医者用左手拇指和食指捏住穴位处皮肤，将埋线针针尖从提捏处进针。适于皮薄、松弛部位。

四、进针法

进针法是指将埋线针刺入皮肤的方法。进针用右手持针操作，注线法的进针法主要有直刺法、斜刺法和平刺法三种。

医者右手拇指和食指捏住一次性埋线针针柄，中指扶住针管上1/3段，将针尖对准穴位，距穴位1~2毫米处，然后双前臂及手指鼓劲，互相协调，共同用力，使用暴发力，猛然一抖，即可一下突破皮肤，这种暴发力只限于

1~2cm的范围，不致于因突然突破皮肤阻力后，由于惯性，使穿刺针一下刺入过深，损伤深部组织及内脏。而且由于进针快，患者还未感觉到痛，针尖已经进入皮内。进针时分直刺法、斜刺法和平刺法三种进针法。直刺法采用执笔持针法，使埋线针与皮肤保持垂直状态进针，适用于肌肉丰富的部位，可用于注线法（图10-3）；斜刺法可用夹持持针法，进针在突破皮肤后，调整角度进针到一定深度。适用于肌肉较薄的部位，可用于注线法和植线法（图10-4）。平刺法主要用于皮下埋线法，进针突破皮肤后，将针放倒，沿皮下进针到需要的深度（图10-5）

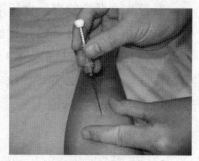

图10-3　直刺法

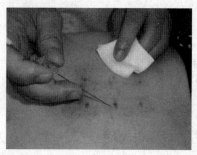

图10-4　斜刺法

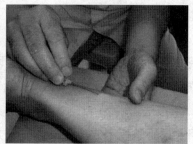

图10-5　平刺法

五、行针手法

埋线疗法特别是微创埋线法操作方法都需要均要求针具对穴位进行必要的针刺手法，就是"行针"。埋线疗法使用行针手法的目的，一是加强针感；二是催气；三是使之产生循经感传；四是进行补泻手法。一般埋线疗法的行针基本手法有以下几种：

1. 提插法

本法主要用于注线法，其次为植线法和切埋、割埋及扎埋法的一部分程序。当针具进入一定深度后，施行上下进退的动作，反复上提下插，提插的幅度、频率应视病情和穴位局部情况而定，如穴下有血管和神经干，就应小心慎行，提插幅度不宜过大过快，以患者感到酸胀为宜。在埋线与小针刀法结合时，进行切割和纵行切开法也属提插法范畴。切埋法、扎埋法中血管钳刺激时可部分用提插法。

2．摇摆法

本法主要用于注线法。也可用于植线法、切埋法、割埋法及扎埋法的一些程序。即将针体刺入穴位后，上下或左右摇动针体，以加强针感，或使针感向一定方向传导，切、割、扎埋法中血管钳及探针常使用此法与小针刀法结合，其横行剥离也属摇摆法。

3．牵拉法

主要用于穿线法。用三角针将羊肠线从穴位两侧穿过后，双手拉住两侧羊肠线，左右来回牵拉，使之产生针感。

4．弹拨法

主要用于切埋、割埋法，用血管钳或探针左右弹拨，使之产生酸胀感，注线法和植线法也可用弹拨法，与小针刀法结合时，可使软组织的粘连及挛缩得到解除。

5．扫散法

主要用于皮下埋线法。将埋线针刺入穴位皮下，沿皮下进针到需要的深度，再以针眼为中心，像浮针一样将针头左右摇摆，使针体进行扇形扫散。

六、辅助手法

埋线操作时的手法，由于疾病的不同，可以采用的手法也可不同，特别是对软组织损伤者，多采用一些小针刀手法。除上述行针手法外，尚有许多辅助性手法。其中的提插法和摇摆法中，又分了多种小手法。

（一）提插法

提插法是指将埋线针上提和下插交替进行的行针手法（图10-6）。

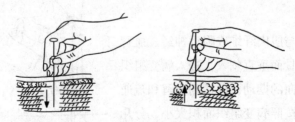

图10-6　提插法

1．单纯提插

本法相当于小针刀的纵行切割法。将刀口线与肌肉纤维或附近神经、血管平行，在进针处一提一插反复进行操作。此法可产生针刺时的提插作用，以增加刺激量，促使得气，并可使局部已粘连组织得到切割。

2. 横行提插

将刀口线与肌肉纤维或附近神经、血管平行，进行提插，上提后将针横向移动，再行提插，这样边移边提插，直至病变部位边缘，主要用于肌纤维上呈横行的粘连部位。

3. 纵行提插

将刀口线与肌肉纤维或附近神经、血管平行，进行提插，上提后将针纵向移动，再行提插，这样沿纵轴方向切割，边移边提插，直至病变部位边缘，主要用于肌纤维上呈纵行的粘连部位。

4. 分散提插

将刀口线与肌肉纤维或附近神经、血管平行，进行散乱的提插和点刺，这样边移边提插，直至病变部位边缘，使板结的粘连剥开，破坏其病变组织。主要用于面积较大的粘连部位，并可改善局部的紧张状态。相当于通透剥离法和捣刺法。但提插时，只限于病变组织中使用，免伤健康组织。

5. 切割提插

将刀口线与肌肉纤维或附近神经、血管平行进针，到达病变部位时，将刀口线调转成90度角，进行提插切割，以切断少量紧张、挛缩的肌纤维而缓解症状。主要用于肌肉纤维过度紧张或痉挛引起的疼痛。相当于针刀的横切法。

（二）摇摆法

摇摆法是指将埋线针进行横行或纵行的摆动的手法（图10-7）。

1. 纵摆法

将刀口线与肌肉纤维或附近神经、血管平行，针体与骨面垂直刺入，进入病变组织后，再进行纵向的摆动，以达到松解和疏通的目的。并可按照病变组织面积大小，分几条线进行摆动疏剥。相当于小针刀的纵行疏通剥离法。主要用于肌腱、韧带在骨面的附

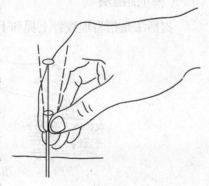

图10-7 摇摆法

着点处发生粘连，出现瘢痕而引起的病痛。

2．横摆法

将刀口线与肌肉纤维或附近神经、血管平行，将针体垂直骨面刺入，刺入病变组织后，再进行横向的摆动或撬动，以铲剥粘连的软组织。相当于小针刀的横行剥离法。其摆动支点可以是皮肤处或是针尖处。主要用于当肌肉与韧带损伤后与相邻的骨面发生粘连时，牵拉刺激产生的疼痛。

（三）划割法

利用针具的斜面，将刀口线方向与划割组织纤维方向垂直，针体向刀口面对的方向摆动，将病变组织划开（图10-8）。适用于对不同深度及各层次软组织的划割。操作时，应注意划割方向应与局部神经、血管的循行方向一致。

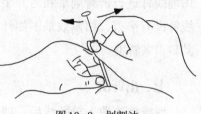

图10-8　划割法

（四）捻转法

进针后，右手拇指和食指拿住针柄，进行前后搓动，将针体进行左右环形捻转，使之产生针刺得气的感觉（图10-9）。

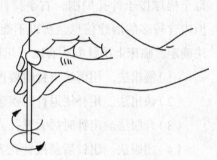

图10-9　捻转法

（五）旋转法

以针尖为中心，将针体和针柄进行环形旋转，借以加大刺激量，扩大松解范围。主要适用于疼痛及压痛较局限，部位较浅，解剖关系较简单处（图10-10）。

（六）留针法

将针刺入，产生得气感后，不急着出针，使之留置一定时间，并在5～10分钟时间进行一定的手法，以使针感得到较长时间的发挥，更好促进经络气血运行。

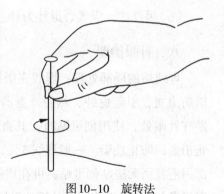

图10-10　旋转法

实际上，在应用以上手法时，常根据情况将两种或两种以上方法同时进行。对软组织损伤产生粘连、结疤、挛缩病变者，以纵摆、横摆、切割提插等手法为主，以发挥其针刀的效果；对内脏疾病，则多以单纯提插、捻转、旋转、留针等手法为主，以发挥其针刺的效果；同时辅以埋线之法，可起到整体和长期的续效效应。

但是，使用埋线针实行针刀手法，也有一些局限。由于一次性埋线针呈空心状态，韧度不及针刀，在进行针刀手法时，不要用力过猛，以免弯针，可在先埋线后，将针芯插入针管，以增加硬度和韧度；针尖过于尖锐，可能在使用手法时，使其卷刃，故使用骨膜处提插时注意不要用力过猛；而且，用埋线针进行铲磨削平和凿开手法时，也难以解决；在进行切割方法时，埋线针没有平刃，切割效果不如针刀，常在加强提插时，利用多次提插和使用其斜刃来解决。

七、出针法

埋线疗法埋入羊肠线后，即可出针。出针时，先以左手拇指和示指用消毒干棉球按于针孔周围，右手持针退出。出针虽只是一个简单的操作动作，但内含较多的治疗信息，所以不能完全忽视它的作用。一般主要根据补泻方法确定。临床上出针方法有以下几种：

（1）慢出法。用泻法出针时要慢慢地分层而退。

（2）快出法。用补法退针时疾速提至皮下。

（3）开眼法。出针时摇大针孔为泻。

（4）闭眼法。出针后急按针孔为补。

（5）呼气法。呼气时退针为泻法。

（6）吸气法。吸气时退针为补。

八、针眼护理

埋线后的局部处理：埋线完毕拔出针具后，局部可用消毒棉球压迫片刻，以防出血，引起血肿，然后外盖消毒纱布块，用胶布固定，也可用创可贴敷贴在针眼处，使用创可贴时，其自身的胶布有弹性，可起到加压的作用，防止出血，防止感染。一般埋线3天，切埋、割埋、扎埋法7天后撕去敷料。头部因毛发而无法贴创可贴，可在拔针后，再以2%碘酒消毒，压迫片刻，同时嘱患者3天内不洗头。其他埋线针眼也应注意在3~7天内不沾生水。

第十一章

埋线疗法的操作要点

第一节 埋线的角度、方向与深度

腧穴是一个立体的概念。同一个腧穴，如果角度，方向和深度不同，那么刺达的组织结构、产生的微创埋线进针感应和治疗的效果，有一定的差异。因此，在进行微创埋线操作时，一定应该对针刺时的角度、方向和深度有所了解。

一、角度

微创埋线进针角度，是指进针时针身与皮肤表面所构成的夹角。其角度的大小，应根据腧穴部位、病性病位、手法要求等特点而定。根据身体部位不同，微创埋线进针角度一般分为直刺、斜刺、平刺三类（图11-1）。

（1）直刺：针身与皮肤表面呈90度角垂直刺入，适用于全身大多数腧穴，尤其是肌肉丰厚部位的腧穴，如腰、腹、四肢。

（2）斜刺：针身与皮肤表面约呈45度角倾斜刺入，适宜于不能深刺的腧穴和肌层浅薄的部位，如颈项、背、胸部腧穴。

（3）平刺：针身与皮肤表面约呈15~25度角刺入，甚至沿皮下刺入，适用于皮肉浅薄处，如头面、胸部腧穴，或使用皮下埋线时使用。

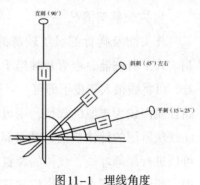

图11-1 埋线角度

二、方向

微创埋线进针方向一般根据经脉循行方向、腧穴分布部位和所要求达到的组织结构等情况而定。微创埋线进针方向主要以穴位所在部位的特点和不同病症治疗的需要而定。

确定埋线针具刺入的方向，主要根据以下几种情况。

（1）埋线结合的疗法不同：如埋线使用腕踝针和浮针法朝向患处方向刺入。

（2）补泻方法：如实行迎随补泻的，要求循经或逆经刺入。

（3）埋线手法：如透穴埋线，以需要进行透穴的穴位决定针刺方向。

（4）针感传导：为使针感到达而将针尖朝向患部方向。如颊车穴为例，若用作治疗颔病、颊痛、口噤不开等症时，针尖朝向颞部斜刺，使针感放射至整个颊部；当治疗面瘫、口眼歪斜时，针尖向口角横刺；而治疗疬腮时，针尖向腮腺部斜刺；但治疗牙痛时则用直刺。

三、深度

注线法埋线植入线体的深度以既有针下气至感觉，又不伤及组织器官为原则。每个腧穴的埋线进针深度，在临床实际操作时，还必须结合患者的年龄、体质、病情、腧穴部位、经脉循行深浅、季节时令、医者针法经验和得气的需要等诸多因素作综合考虑，灵活掌握。正如《素问·刺要论》指出："刺有浅深，各至其理，……深浅不得，反为大贼"，强调微创埋线进针的深度必须适当。埋线深度一般与以下几方面有关。

1. 穴位解剖情况

凡头面及胸背部肌层较薄的腧穴宜浅刺，四肢及臀部肌肉较厚者可深刺。穴下有脏器、血管及神经干者宜浅刺。背部、前胸、颜面部、头面部等处，可将线植入于皮下即可，一则吸收缓慢，二则防止误伤深部组织、脏器。而在肌肉较为丰厚的部位，则可植入与毫针治疗时刺入的等同的深度，由于注线法所用的针体较细，对深部肌肉、组织的创伤较小，出血量也较小，故可以进行深部埋线，线体的埋置深度应该以穴位解剖作为主要依据。一般来说，线体应该埋在皮下组织和肌肉之间，肌肉较为丰厚的部位也可以埋入肌层。对于四肢末端由于组织较少，埋线比较困难，尽量不要埋线，另外，对于肌腱较多的穴位（如内关），埋线时也要慎重，尽量使用较短和相对柔软的线体，以不影响局部活动为度。有些穴位下方有大的血管和神经，对于这些穴位应该避免深刺，以防伤及血管和神经。

2．埋线方法

穿线法进针较浅，植线法、切埋法、割埋法、扎埋法较深，注线法可浅可深。

3．年龄情况

年老体衰及小儿娇嫩之体，均不宜深刺；年轻力壮者可深刺。

4．体质情况

形体瘦弱、气血虚衰宜浅刺，而形体强盛者可深刺穴下1cm处作皮丘，切埋、割埋和扎埋法可扩大局麻范围，用浸润麻醉，但不能使肌肉刺激点受到麻醉，以免影响弹拨肌肉时产生针感。

5．病情情况

阳证、表证、新病、实证宜浅刺，阴证、里证、久病、虚证宜深刺。

微创埋线进针的角度、方向和深度，这三者之间有着不可分割的关系。一般而言、深刺多用直刺，浅刺多用斜刺或平刺。对延髓部、眼区、胸腹、背腰部的腧穴，由于穴位所在处有重要脏腑、器官，更要掌握好埋线进针的角度、方向和深度，以防微创埋线进针意外的发生。

第二节　埋线的得气

一、埋线得气的意义

埋线疗法是以中医学理论为基础，经络学说为指导的穴位刺激疗法，她根植于针刺疗法，所以也强调得气，"刺之要，气至而有效"，得气才能使阴阳平衡，脏腑调和，达到治疗疾病的目的，针至气至，说明经气通畅，通过行针，达到气血调和，神气游行出入自如，脏腑器官、四肢百骸功能才能达到平衡协调，消除病痛。所以可以说，埋线时得气与否决定着埋线的效果。

针具刺入穴位后，应施行一定的手法，使之产生酸胀感，一般用"动留针"的方法，即针具进入穴内，先用手法使之得气，再埋入羊肠线，由羊肠线去延续刺激的疗效。穿刺针可通过提插弹拨切割产生得气，穿线法可通过牵拉羊肠线产生得气，切埋法、割埋法、扎埋法甚至用血管钳、探针弹拨刺激使之产生强烈的得气感。这就要取穴准确、针具刺入角度、方向和深度适宜，对体质虚弱，经气不足，气行缓慢。久待不至者，则用"静留针"方法，进针后不行针，埋入羊肠线，静以久留，以待气至。

二、埋线得气的指征

病人是否得气，在医生和患者都能感觉到，一般说来，得气主要有以下几方面。

1. 患者感受

患者埋线时的感受是得气的主要体征。当埋线针刺入穴位，得气时，患者有酸、麻胀、重、凉、热、触电感、跳跃、蚁走感、气流感、水波感和不自主的肢体活动。一般强壮者得气感觉会强一些，身体较弱者感觉会弱一些；敏感者要强一些，迟钝者要弱一些。肌肉丰满者主要是酸麻胀感为多，肌肉浅薄者可能会痛一些。刺中神经会产生闪电感并向远端放射，刺中骨膜者多会产生酸胀感；腹部埋线多有沉重感；腰背部埋线多酸胀感。总之，患者的得气感觉要因人、因时、因病、因部位而异，不能死搬硬套。

2. 医生感受

病人是否得气，作为埋线的医生也能感受，只是埋线针体较粗，医生需仔细体会才能感知。首先，得气时针下可由原来的松弛感觉变为沉紧感觉。其次，针下得气时可感受到患者的肌肉跳动或蠕动，有的甚至有整个上肢或下肢抽动感；其三是有的原有的肌肉紧张状态变得松弛；再有可见患者出现痛苦表情变为平静。这些体征医生都能体验得到。

三、埋线催气方法

针刺后如无得气感或得气感达不到需要的程度可以使用催气的方法，主要有以下几种。

1. 变向催气法

如针入所需深度后，尚不得气或气至不明显，可将针退至浅层，改变针刺方向再行刺激。

2. 提插催气法

如针入所需深度后，尚不得气或气至不明显，再向前或左右有目的地反复进退提插搜索，以催其气至。

3. 循摄催气法

针后气至不畅，或得气后瞬即消失，可用手指于所针腧穴附近向上下或左右循按、指摄或叩击，以催其气至。

第三节　埋线补泻

"补虚泻实"是针灸治疗总则。《灵枢·九针十二原》说："虚实之要，九针最妙，补泻之时，以针为之"。可见，补泻之法在针灸疗法的重要性。埋线疗法作为针刺疗法的延伸，其治疗疾病，仍需应用补虚泻实的原则。其补泻方法与传统的针灸疗法有许多共同之处。

一、埋线方式补泻法

埋线的方式有多种，有的刺激强，有的刺激弱，这就形成了具有补泻功能的不同层次。一般说来，刺激弱的埋线方式具有补的性质，刺激强的埋线方式具有泻的性质。也就是说，刺激较强的扎埋法、割埋法及切埋法属于泻法范畴；刺激性较弱的穿线法、植线法及注线法属于补法范畴。对身强力壮、实证者可用扎埋法、割埋法和切埋法，对体弱多病、虚证者可用穿线法、植线法及注线法。当然，这也不能太绝对，补泻都是相对而言，如注线法属补法，但注线法中又可分为补泻。

二、取穴补泻法

中医使用中药来治疗疾病，因为它们既有归经，又有主治功能，每样药均有补或泻的性质。临症处方时才能做到补虚泻实的作用。人体腧穴与中药一样，临症时将腧穴进行处方加减，以治疗疾病，那么，腧穴也应该象中药一样，不但有归经，还有主治功能及补泻的性质。只是现在还未对其进行归纳。如足三里穴，它的归经是足阳明胃经，主要功能是健脾益胃，补益气血，足三里穴当然主要的性质就是补了。其他穴位亦然，如三阴交能补阴；气海能补气，血海能补血，而具有泻的性质的穴位如太冲能泻肝；大椎能退热；阴陵泉能祛湿等。临症时可根据穴性选择穴位进行补泻。

三、线体补泻法

埋羊肠线的长短、数量及粗细，会产生不同的刺激量，也会产生不同的补泻效果。临床上常根据病人的体质、年龄、疾病的性质以及所选择穴位而定。一般讲，病人身体强壮，疾病属实证、热证；急性期应使用泻的方法，则选用较粗的而且较长的羊肠线以起到泄实作用。相反，对病属虚证、寒证、缓解期及体弱者应选用较细的而且较短的羊肠线以补虚扶弱。

四、手法补泻法

埋线中的注线法和植线法，进针后针具可以像毫针一样进行补泻，主要有以下几种方法。

1. 迎随补泻

《灵枢·终始》说："泻者迎之，补者随之，知迎知随，气可令和。"这是说，泻实要用逆其经气的方法。补虚要用顺其经气的方法。埋线疗法可用迎随补泻的方法主要是注线法、植线法，可在进针后针具根据补泻要求用迎或逆经脉的方向进针和行针。穿线法也可根据进针与出针的方向来实现补泻，切埋、割埋、扎埋则可利用血管钳刺激的方向来实现补泻。

2. 徐疾补泻

《灵枢·九针十二原》说："徐而疾则实，疾而徐则虚。"使用补法先在浅部候气，得气后，将针缓慢地向内推入到一定深度，退针时疾速提至皮下，用泻法时进针要快，一次就进针应刺的深度候气，待气至后，引气向外，出针时要慢慢地分层而退。埋线疗法中可用此法的主要是注线法、植线法。其余方法也可仿照操作，如切埋法之血管钳刺激即可参照之。

3. 提插补泻

《难经·七十八难》说："得气，因推而内之，是谓补，动而伸之，是谓泻。"即将针反复重插轻提为补，反复重提轻插为泻。用穿刺针、埋线针和血管钳刺激均可采用此法。用穿线法则利用牵拉羊肠线时向左拉用力重，向右拉用力轻为补，相反为泻。

4. 捻转补泻

用捻转补泻法主要适用于注线法，进针得气后，给予捻转，大指向前、示指向后捻为补，示指向前、大指向后捻为泻。

5. 呼吸补泻

病人吸气时进针、转针，呼气时退针为泻法；相反，当呼气时进针、转针，吸气时退针为补法。主要用于注线法、植线法和穿线法。切埋、割埋和扎埋法则以血管钳给予刺激时的进退来确定。

6. 开阖补泻

《素问·针解篇》说："补泻时者，与气开阖相合也。"开阖补泻即指出针后急按针孔为补，出针时摇大针孔为泻。当然，因埋线疗法针具较大，容易出血，出针后应压迫止血，但也可待出血略多后再加按压，还可借出血泻出实邪，虚证则不待出血即加按压。

第四节　埋线的刺激量

埋线的刺激量是指埋线整个过程中对人体产生的刺激强度的总和。埋线疗法是一种穴位内刺激的治疗方法，当针具达到适当的方向和深度时，必须给予一定的刺激量，才能激发和延续针下得气。埋线疗法的刺激量是根据病人的病情和体质，采用不同的方式和强度，主要通过针具刺激方式的不同和羊肠线的规格等来产生不同的刺激量。通过调整刺激量可达到补泻目的，刺激量的调节主要在刺激方式和强弱上，因此，刺激量的调节与变化对疗效可能产生较大的影响。

1. 针具产生的刺激量

由针具产生的刺激量是埋线疗法初期的以机械刺激为主产生的刺激效应，多根据病症来确定其强度。实证、热证、痛证及发作期，应加大刺激量以在大脑皮层形成强烈的兴奋性来压抑、清除和替代病理兴奋灶。强刺激的刺激方式有几个特点：①"快"（局麻时推药加快速度以增强刺激）；②"挤"（在针眼处挤压出血以泄其邪热）；③"动"（埋线时反复牵拉羊肠线或用埋线针具加以提插弹拨，埋线后在穴位每日按摩1～2次）。对虚证、寒证、体弱和缓解期则采用相反的方法，如"慢（局麻时推注药液要慢），"压"（出针时按压针眼不使出血），"静"（埋线时不给予较强刺激，埋线后也不用按压），以此弱刺激方法，起到扶正补虚的兴奋作用。

2. 羊肠线产生的刺激量

埋入羊肠线的长短、数量及粗细，也会产生不同的刺激量，临床上常根据病人的体质、年龄、疾病的性质以及所选择穴位针刺深度而定。一般讲，病人身体强壮，疾病属实证、热证；急性期应给予强刺激，则选用"粗"（羊肠线型号较粗）、"长"（羊肠线长度增加），"多"（埋线段数增加），可相应增加刺激量，起到泻实作用。相反，对病属虚证、寒证、缓解期及体弱者应给予弱刺激，则选用"细"（羊肠线型号细）、"短"（羊肠线线段短）、"少"（埋入线段少），以补虚扶弱。

但是，刺激量的产生还与患者机体的体内功能状态有关（个体差异）。病人只要产生强针感则构成强刺激，反之为弱刺激。对敏感度高的患者，局部反应本已强烈，即使是实证，也应用较轻手法，对敏感度较低的患者，虽为虚证，也可相应使用较强的刺激手法，以加强"催气"作用，使"气至而有效"。有的慢性久病患者，由于病久，经气感应较差，也可使用强刺激，以激发经气，祛顽起痼。如一些小儿麻痹症患者，病久肌肉痿废，如单考虑其病久，体虚，用弱刺激，则无效，但改用扎埋法给予强刺激，可产生较好疗效。

第五节　线体的排列形式

穴位埋线疗法除埋线时的机械刺激作用外，线体对穴位的刺激成为主要的治疗手段，线体埋入后可在穴内形成一定的排列形式，可对穴位产生不同的刺激作用。一般线体在穴位中的排列形式有以下几种。

1. 单列式

即埋入穴位的线体呈"1"或"一"形排列，为注线法中最常见的线体排列方式，一般穿刺针刺入穴位一次即注入一段线体于穴内，于是形成单列式。

2. 并列式

即埋入穴位的线体呈"="形或"--"形排列，是线体在穴内同一平面埋入数根羊肠线并列排列。穿线法把线体穿好后，将两端并列，穿出皮外剪去皮外线端，穴内即可并列两根羊肠线并排植入。切埋法、割埋法也多在进行切开刺激后，一起放入2根以上羊肠线并列于穴内。有的部位也用穿刺针在一个针眼反复进出针，埋入数根羊肠线。

3. 瓦曲式

即埋入的线体呈弯曲的弧形，像房子的瓦片一样。这种排列形式主要见于穿线法。三角针从一侧表皮下针，逐渐深入，再弯上另一侧的表皮，剪去皮外线体后，线体沿针的遂道摆放，即成这种排列形式。

4. 交叉式

即两根线体在穴内同一平面内交叉排列于穴内。如治腱鞘囊肿和斑秃，即在一侧埋入线体后，又在与之垂直的另一侧再埋入一根线体，使之呈"+"字交叉形排列，多用于注线法，也可用于穿线法、切埋法和割埋法。

5. 透穴波浪式

即在透穴时将线体进行连接式波浪式排列，使线体形成"W"形式，多用于穿线法。如肝俞透胆俞透脾俞时，用三角针从肝俞透胆俞出针，又从胆俞原进针刺向脾腧。将两侧线端拉紧，再剪去皮外线头，皮下肠线即形成波浪形的连接形式（图11-2）。

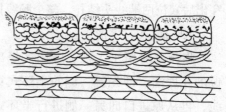

图11-2　透穴波浪式

6. 分层连接式

分层连接式即在一些埋线部位较长较深的位置以及透穴埋线时，接连埋入几根线段。如采用"浮、中、沉"埋线法，即在穴位深部、中部及皮层部针感最强处各留一段线体，而在面、背、腹部表层穴位用穿刺针作透穴埋线时由远而近各留一段线体，亦称"远、中、近"法。其他如腕踝针穴、头针穴区等均可用此方法，以发挥一穴多能、扩大刺激面、激动经气，速效而持久作用。

7. V式

即将线体呈V形埋入腧穴。植线法用埋线针在肠线中段压住刺进穴内，可在穴内呈"V"形埋线，穿刺针不同方向埋入两根线段，穿线法向不同两方放射性穿线也可呈"V"形。

8. Σ式

多用于腰背部穿线，在离脊柱中线旁0.5cm处划4~6点，再距此线5cm处交叉刺4~6点，两旁各点之横行连线即为穿线处。本法多用于小儿麻痹后遗症，但麻痹肌肉往往很薄，羊肠线不能穿得过浅，也不能过深，穿到筋膜及肌层为度。刺激结扎一定长度的Σ形穿线：多用于膝过伸，效果较好。轻度可从直立穴穿至腓肠穴；中度可从殷门穿至腓肠肌或直立穴穿至承山穴；重度的则要从环跳穴穿至承山穴，1次不能超过20针，沿下肢后侧正中线左右分别划点，点距2~3cm。先作上端穴位刺激结扎，然后以羊肠线由上而下逐点连续在肌层穿线，最后在下端穴位作刺激结扎。当羊肠线跨过腘窝时，注意避开大血管及神经。

9. 半环式

多用于扎埋法。穴位切开刺激后，用三角针穿线，从切口进入，经穴下深部肌层至对侧局麻点穿出皮肤，再从出针孔进针，经穴下浅肌层或筋膜层穿出后穴位两端线头结扎，整个肠线排列如半环形。用于一般穴位的结扎。

10. 横"8"字形

临床主要用于大椎、腰阳关等部位的扎埋法，即先行一侧的半环式穿线，再从原进口向另一侧进行半环式穿线，

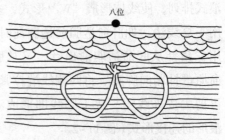

从原切口出针后与另一端线端结扎，看起来就像一个横着的"8"字样（图11-3）。

图11-3　横"8"字形

10. K形单"8"字形

以环跳为方向穿线，另一端线拉向下髎穴方向穿线，结扎于环跳穴处（图11-4）。

11. K形双"8"字形

主要用于环跳穴的扎埋法。其划线标志是由股骨大粗隆向长强穴和向髂嵴中点各划5~8cm长线，切口刺激点取各线中点，行双"8"字形结扎（图11-5）

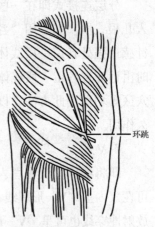

图11-4　K形单"8"字形

12. 圆环式

多用于三角肌部位的扎埋法。从臑俞穴向上绕过肩髃绕一圈结扎（图11-6）。

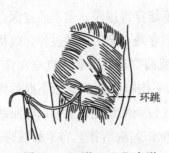

图11-5　K形双"8"字形

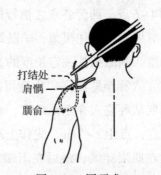

图11-6　圆环式

图11-6

第六节　治疗频率和疗程

埋线疗法的治疗频率及疗程的决定，一是根据疾病的性质、程度而定，二是根据埋线方法和羊肠线吸收情况而定。

1. 病情

一般急性患者可3～5天埋线1次，亚急性可7～10天埋线1次，慢性病可15～30天埋线1次。疗程也是根据病情灵活掌握。一般病变可2～3次为一疗程，慢性者也可3～5次为一疗程，顽固性甚至10次为一疗程。一个疗程完后可间隔休息一定时间，一般以间隔1～2次埋线时间，如每7天埋线1次，疗程的间隔期即为15天，如每1个月埋线1次，则疗程间隔期为2个月。也有人将埋线1次作为一疗程，则根据个人经验来确定。

2. 埋线方式

根据埋线方式确定频率及疗程，主要是按羊肠线吸收情况而定，但如病情需要而羊肠线还未吸收，则应在离开原埋线点1～2cm处埋线。

注线法注入羊肠线段短、吸收较快，刺激弱，埋线频率可3～7天治疗1次，2～5次为一疗程，疗程间隔10～15天左右，植线法相应长一些，可10～15天治疗1次，3～6次为一疗程，疗程间隔20～30天。穿线法可20～30天治疗1次，3～6次为一疗程，疗程间隔30～40天。切埋法、割埋法可30～60天治疗1次，2～4次为一疗程，疗程间隔2～3个月。扎埋法可2个月治疗1次，2～4次为一疗程，疗程间隔3个月。

第十二章
埋线疗效的表现形式和增效环节

第一节　埋线疗效的表现形式

埋线疗法作用于人体，产生疗效的形式多种多样，这些表现形式常与患者的机体敏感性、机体的适应性有密切关系，也与疾病性质有关，而与病期和病变程度不一定有关。有时虽属同一类病证疗效也不一样。疗效的表现形式同样也受选穴、手法、埋线方式的影响，所以，对疗效欠佳者，在选穴、手法及埋线方式略作改变，疗效即有所提高。一般说来，埋线疗法的疗效表现有速效表现、渐进表现、波动表现、反跳表现、适应表现、迟钝表现、连锁表现等。

1. 速效表现

埋线疗法对多种病证有立竿见影的效果，有时，经过局麻后，症状即可缓解。这种速效表现主要见于痛证、运动功能障碍病证等。如埋线治疗胃脘痛时，先找出腹部痛点，在痛点消毒后，用利多卡因刺入皮内作局麻皮丘时，患者感觉皮肤很痛，然而胃痛却马上缓解了，待腰部埋线结束时，胃痛已完全消失了。这种速效反应的原理可能与低级中枢反应有关，埋线时形成的良性兴奋信息在脊髓相同节段中，较快地抑制了相邻的病理兴奋点，从而使疾病得到快速抑制。

2. 渐进表现

同其他针刺方法一样，疗效的渐进表现也在埋线疗法治疗上占有重要的位置。疗效渐进表现过程实际上就是由量变到质变的过程。每次治疗都开始为埋线工具，继而羊肠线向人体内输入源源不断的刺激信息，这种信息在作用于病理信息时，本身就有一个干扰、抑制和替代的过程，使疾病逐渐愈合，对病人来说，第1次治疗乏效，第2次稍效，第3次更为明显，以后逐次好转至消失。因此，就有了埋线疗法一个疗程治疗多步次的规定，以此来逐渐使疗效更为明显和彻底。

3. 波动表现

埋线1次至几次后，症状消失或减轻，但以后又恢复原状，需继续治疗才能逐渐减轻和消失，有的病人甚至波动几次。这种波动表现除患者本身的因素外，就涉及到像药物一样的半衰期。埋线治疗也有其"半衰期"，1次治疗的效果有的只能维持一定时间，这期间如病未愈，"半衰期"一过，治疗信息减弱，病理信息就会重新抬头。因此，要避免这种反复和波动，只有在"半衰期"到来之前，又重复治疗，使之逐渐衰减，直到痊愈，即不会再波动。

4. 延迟表现

延迟表现是指患者在治疗期间没有明显的效果，但在治疗以后的一段时间开始出现疗效。这是埋线疗法"后作用效应"的表现之一。有的患者埋线后，直到半年到一年以后才开始出现效果。

5. 反跳表现

反跳现象就是患者通过埋线治疗后，病痛减轻或消失，但停止治疗后，症状却再次出现，甚至较前加重。这种现象多出现在"速效表现"过后，这是因为初期的速效是依靠低级中枢反射导致的，而在大脑皮层还未形成病理信息的有效压抑，或虽有压抑，但相应患病部位在病理上尚未从根本解决，一旦治疗信息中断，病理信息出现贯性反跳，从而使病情反复甚至加重，待以后治疗信息已在大脑皮层对病理信息从干扰、抑制到替代，病理变化逐渐改善时，病情即向好的方面转化。

6. 适应表现

适应表现有两种情况：一是治疗时间的适应表现，又分针感适应和效果适应，前者是指开始治疗时针感明显，以后治疗针感减弱，后者是指开始治疗时，因为低级中枢的反射，可现"速效表现"，以后治疗，这种"速效"消失。二是治疗过程中的适应表现。即治疗某病时，开始1~2次疗效很好，以后疗效渐渐下降，有了适应性，又称"疲劳"表现，因此，埋线疗法仍要使用"疗程"制，治疗一疗程后，休息一段时间，再开始下一个疗程，目的就是要解决这个"适应表现"。

7. 迟钝表现

迟钝表现，主要表现在两方面，一是针感方面的迟钝，即用针具刺激时，不能及很少出现得气，这种表现可以是个体差异（痛阈高，皮肤电阻高等），也可以是因为病情重，或经气太弱，无力反映出针感，内脏肢体的各条传导途径停滞，不能再产生各层次的变化，并使机体得到改善，当然应排除针入穴位不准的原因。二是表现在疗效上，疾病经过多次治疗均无反应，既不见好转，也不见加重，其原因也可与上述原因大致相同。

8. 连锁表现

在治疗某一种病症时，往往使其他病症亦同时获得缓解或痊愈，这就是连锁反应。如治疗脊柱炎，患者伴有多年的胃炎和失眠都意外地"自愈"，这实际是一种异病同治原则的表现，也是腧穴的协同调整的作用。由于这几种病症病机相同，而埋线可激发体内特定的生化物质组合产生一种特有的泛作用，并通过体液循环在体内广泛分布，当病机或病位相同的几个靶器官生物学特性相似程度较大，属于一个同类集，所以当泛作用在修复其中一个靶器官时，其他几个相应的靶器官也同时受到修复。如上述脊柱炎正位于脊柱中段，在夹脊穴埋线时，针刺部位正在胃俞同一水平夹脊，当然可同时调节胃部疾病，而该患者的失眠正是胃热上冲扰神所致，所以失眠也痊愈了。

第二节　埋线的增效环节

埋线疗法疗效的提高主要在于两方面，一是临床治疗上疗程的缩短，二是治愈程度的提高和治疗范围的扩大。提高其疗效的环节有多种，临床上如能有效地掌握控制这些环节，就可能提高疗效。

1. 辨证因素

辨证论治是中医学的特色和精华所在，它以脏腑、气血证治为基础，以经络辨证为核心，以八纲辨证为纲领。埋线疗法就是在整体观念指导下，根据脏腑经络学说，使用四诊八纲理论，将临床所见的各种不同的证候按脏腑疾患、经络证候和相应组织器官病证的形式进行分析归纳、辨证论治。埋线时，只有明辨疾病的病因病机、病位病性，对疾病作出正确诊断，才能进行正确的埋线治疗，进而提高疗效。如果辨证不明，就会影响其选择正确的埋线方法、手法及腧穴，治疗效果当然会受到影响。因此，辨证是埋线治疗提高疗效的最重要环节。

2．穴位因素

埋线疗法治疗疾病，是通过腧穴进行的。所以，穴位的选取情况也是提高疗效的环节之一：①选取穴位是否正确，是否符合辨证与治则；②许多穴性有较大差异，如足三里、关元偏于补虚，行间、曲池偏于泻实，不能取错；③配穴是否正确，如内关配足三里对增强左心搏血量有较好协同作用，如与外关相配则效差；④穴位位置取得是否正确，如定穴有偏差，也会影响疗效。因此，正确地选穴、配穴、定穴，对提高疗效有较大帮助。

3．埋线方式

因素埋线疗法大致有6种，注线、植线、穿线三法刺激较弱，对一般疾病较为适宜，切埋、割法、扎埋三法刺激性较强，对顽固性疾患及一些特定疾病较为适宜，如顽固性疾病选用较弱刺激的方式，虽可能有一定效果，但往往力不能及，疗效会受到影响。而一般疾病病情轻，变化较大，用较轻刺激方式间隔时间短，选穴配穴可根据病情变化而灵活取舍，如选用刺激较强的方式，治疗间隔时间长，不易随病情变化，且往往矫枉过正，增加病人痛苦。故根据病情选用适当的埋线方式，也是提高埋线疗效的环节之一。

4．补泻手法因素

病有虚实，治有补泻。埋线疗法的补泻分为针具补泻法及羊肠线补泻法。不同的补泻方法对肌体的效应也不同，对其起反应的感受器及传入纤维类别就可能有所差异，而且即使同一感受器因术式不同，其反应特性也不一样，反应在时间、空间上的组合方式也会因此改变，使用补法能使网状内皮细胞吞噬能力增强，泻法却能抑制其吞噬功能，由于补泻时使中枢神经系统功能增强或减弱，从而引起运动时值的延长和缩短。因此，掌握正确的刺激或补泻手法，把握作用规律是改善埋线疗效的重要基础。如果该用补而用泻，则会犯"虚虚"之戒，如该用泻而用补，则会犯"实实"之戒，从而影响疗效。

5．精神因素

精神因素会导致人体患病，也可导致病情加重，这早在前人就有认识，如《三因极一病证方论·三因篇》说"七情，人之常性，动之则先自脏腑郁发，外邪于肢体。"《素问·阴阳应象大论》有"怒伤肝""喜伤心""思伤脾""忧伤肺""恐伤肾"之说。埋线时精神因素（七情）影响疗效主要有患者与医者两方面因素。患者如对自己的病情焦虑，思之惧之，可能加重病情而影响疗效，在埋线操作时，患者如紧张、恐惧，则会导致晕针，影响医者操作，或缺乏对医者的信任，不能坚持治疗，同样会影响疗效。医者在埋线前，也应先向患者做好解释工作，消除其恐惧心理，即如华佗所言："是以善医者先医其心，而后医其身。"操作时应全神贯注，手如握虎，属病者，才能正确地完成其操作。因此，医患的精神因素也是影响疗效的因素。

6. 个体差异因素

个体差异也是影响埋线疗效的因素之一，往往有的人同一种病，病机也一样，选用同一种埋线方式和埋线穴位，但疗效不一样，这可能与个体差异有关。个体差异一般主要指受治疗者的功能状态而言，包括生理、心理、病理、遗传等因素不同的功能状态，对同一治法呈现不同反应。如体质不同，病变性质不同，敏感度不同，耐受性不同，所以，同时用补法，有些引起补的效应，有些却起不到补的效应，正因为有个体差异的存在，所以埋线的方法及手法，选穴均有着较大的灵活性和相对性，在临床上，根据特殊功能状态和各自的差异，制定相适宜的治疗方案，是提高埋线疗效的又一环节。

第十三章
埋线疗法的临床应用

埋线疗法经过广大同仁50多年的努力，攻克了许许多多的难关，创造出了许许多多埋线的技术，丰富了埋线疗法的临床运用，使埋线疗法日益显示出百花齐放的美好前景。其中透穴刺法、皮下刺法、一针多线法等是其代表。

第一节　透穴刺法

透穴刺法是指埋线时将针具从一个腧穴向另一个腧穴透刺埋线的方法。多用于相邻穴位埋线（图13-1）。主要有平透法、斜透法和对透法。

1. 平透法

即以15度以内角度进针进行透刺的刺法。包括皮下针刺法。可用于注线法、植线法和穿线法。使用注线法时，找准穴位，将针以30度角刺入皮下，然后倒针，可见针尖挑起一个皮丘，然后向另一个穴位推进，抵达穴位时进行扫散，然后退针，推入线体。植线法则进针后，向另一穴平刺透入，抵穴后退针。

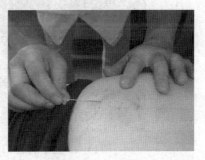

图13-1　透穴刺法

2. 斜透法

即以15度到45度角斜行刺入进行透穴的刺法。主要用于注线法、植线法。针刺时，将针从一穴以15度到15度角进针，斜行刺入肌肉，抵达另一穴的肌层时退针。

3. 对透法

即以90度角从肢体一侧穴刺入，透向肢体另一侧的穴位。产要用于注线法。如从外关穴进针，向内关穴直刺，抵达内关穴下时退针。

4.弯透法

即用弯针从一穴进针，到另一穴出针，使线体呈弧形埋于皮下。穿线法在两穴做局麻皮丘，捏起中间皮肤从皮下平行穿过，剪去皮外线体即可。

第二节　皮下刺法

皮下刺法是指埋线时针具平刺并埋线于皮下的方法（图13-2）。主要用于痛证的止痛和治疗。找准穴位并消毒，将针以30度角快速刺入皮下，然后倒针，可见针尖挑起一个皮丘。将埋线针放平，左手食指轻按于针眼下方，固定皮肤，右手持拿针柄，将针缓缓在皮下推进，进到需要的深度。以针眼为支点，用针体行15度角扇状平扫1~2分钟，扫散后，一边退针，一边将线体推入，针尖有落空感时拔针，使线体埋于皮下（图13-3）。用消毒干棉球按压，外用创可贴覆盖。

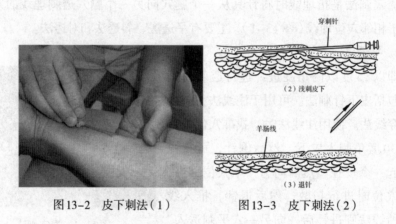

图13-2　皮下刺法（1）　　　　图13-3　皮下刺法（2）

第三节　一针多线法

一针多线法是指将多根线体放置在埋线针中再多层埋入的方法。多用于注线法，治疗顽固性痹症。根据进针角度分为直刺法、平刺法和斜刺法三种。

1.直刺法

将多根治疗线体依次放入针管内（一般2~3根），将针直刺入皮肤到达一定部位后，推出一根线体，然后稍稍退针，再沿另一角度刺入一定深度，推出第二根线体，同法植入第三根线体。

2.平刺法

即以15度以内角度进针的刺法，按皮下针刺法进针到一定深度，先推出一根线体，稍退针，再推入一根线体，再退，再推最后一根线体。

3.斜刺法

即以15度到45度角斜行刺入的刺法，进针到一定深度，先推出一根线体，稍退针，再推入一根线体，再退再推最后一根线体。

第四节　浮沉埋线法

浮沉埋线法就是将深层埋线和表浅的皮下埋线相结合的方法。主要用于颈肩腰腿痛疾病。

1.浮埋法

先找准痛点，在其周围旁开4~6cm处以30度角进针入皮下，倒针后，将针尖向痛点平推1.5寸左右，并进行扫散后埋入线体。

2.沉埋法

先找准痛点，将埋线针直刺进针到得气的深度，加以提插切割，再埋入线体后退针。

第五节　电针法

电针法即是埋线后，在埋线针上加上脉冲电流以治疗疾病的方法。其方法是，将埋线针按常规方法进针，得气后，将针略后退，推入线体，暂不出针。再将另一穴用埋线针埋线，退针推线后留针。再将脉冲针灸治疗仪正负极分别夹于两枚埋线针针体上，通以脉冲电，刺激10分钟左右出针。根据不同的治疗目的，可选用不同的波形，如：止痛用连续波、疏密波；促进血液循环用疏密波；促进渗出液吸收用疏密波、间歇波；兴奋肌肉神经用间歇波、连续波、三角波、锯齿波；刺激结缔组织用连续波。

第六节 注射埋线法

　　用3个或4个5ml一次性注射器、9号针头各抽取生理盐水或药液5ml，排净空气后分别摄取一段0.5cm长的00号羊肠线，置于针头内备用。选取腧穴皮肤常规消毒后，左手固定穴位，右手持针以执笔式将针快速刺入穴内，然后缓慢进针至得气时，抽无回血，即可推注肠线，同时缓慢退针，待推注药物的阻力突然下降而产生落空感时，表明线体已被推出针头而埋入穴内，此时出针，以消毒干棉球按压针孔片刻后，用创可贴贴敷针孔。一般每穴位注入药液约1.5~2ml。若肌肉皮肤薄弱处，如胸、背或腹部不宜直刺者，需平刺或斜刺，将药线埋注在肌肉层。

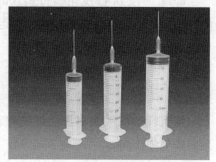

图13-4 注射埋线针具

第十四章
埋线综合疗法

埋线综合疗法主要是将埋线的方法与其他治疗穴位相结合，就是在一些疗法所特有的穴位上进行埋线，或将埋线针运用其他疗法的手法进行治疗的综合性的方法，利用的持久柔和刺激和相关特定穴位互取其长，可以取得意料不到的效果。临床常用的有全息埋线法和针具活用法两种。

第一节　全息埋线法

全息学说认为，人体任一独立部位都能反映人体全身的信息，同样，在人体任一独立部位施治都能治疗全身的疾病。根据这个原理，针灸疗法中的头针、耳针、眼针、面针、手针、足针、腹针等都是根据全息理论产生的。在这些全息穴位中进行埋线，就是利用线体对全息穴位进行持久刺激来治疗疾病的方法。其中，最常见的有头针埋线法、耳针埋线法、第二掌骨侧穴埋线法等。

一、头针穴埋线法

头针疗法产生于20世纪70年代初，它在皮质功能定位相对头皮上进行针刺来治疗疾病。头穴埋线法就是将埋线的方法利用头针的分区进行治疗，目的是运用治疗线体对头穴产生治疗作用。线体的长度一般可选1~2cm长线段。有的穴区较长，可行分段埋线。

1. 体位

多数患者可采用坐位，对体质虚弱，精神紧张及有晕针史病人可取平卧或侧卧位埋线。

2. 选穴

多运用头针取穴方法选穴，即根据病情分析出所属穴区，然后在该穴区埋线。如治疗胃炎可选胃区；肺炎选胸腔区：中风瘫痪选运动区、感觉区等（图14-1）。

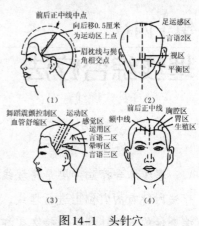

图14-1 头针穴

3. 操作方法

明确诊断后，选好刺激区，定准埋线位置，最好在进针点剪去约1cm见方的头发，暴露进针点，行常规头皮消毒后，用利多卡因进行皮内局麻，作一0.5～1cm大皮丘，再将装好治疗线体的穿刺针沿头皮以15度角刺进头皮（进针阻力大，可先用三棱针刺破表皮），倒针沿皮下帽状肌平行刺入至规定区域，然后边退针边推入线体，出针后用消毒棉球加压针眼，以防出血。如穴区线太长，可分段接力埋线（图14-2）。

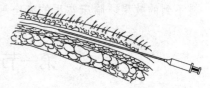

图14-2 头穴埋线

4. 疗程

头穴区埋线一般每2周1次，最多不超过30天1次，3次埋线为一疗程。

5. 适应证

凡是头针疗法能治疗的疾病，均可用本法治疗。主要用于中风后遗症、眩晕、腰腿痛、夜尿、扭伤、关节痛等病证。

6. 禁忌证

未满5岁的儿童由于头部娇嫩和耐受力差，不宜用此法，头颅骨缺损、外伤性颅脑损伤、相应头皮皮肤疾患均不宜用本法。精神高度紧张、过度疲劳或过饥过饱者、习惯性晕针者慎用。

7. 注意事项

（1）治疗时需掌握适当刺激量，手法要轻巧柔和，以免晕针。精神紧张、体质较弱者可卧位治疗。

（2）刺激区应严格消毒，埋线后5～7天内不能洗头，防止感染。

（3）头部血管丰富，易出血，退针时应用消毒干棉球压住针眼，缓缓出针，再按压片刻，以防出血或形成皮下血肿。

（4）中风出血期如脑出血及血压过高，应待病情稳定后治疗。脑血栓形成者宜早治。对高热、急性炎症及心衰患者应慎用此法。

（5）埋线几天内，患者可在埋线对侧或同侧身体及全身出现热感，或麻、胀、无力，及抽动等感觉，有的在一个部位出现块状或带状反应，均属正常反应。

（6）如上次埋入的羊肠线尚未吸收，可延期埋线，或在旁边埋线。

二、耳针穴埋线法

耳针疗法是指用毫针或其他方法刺激耳郭上的穴位，以防治疾病的一种方法，它根据耳郭与人体各部存在着一种生理的内在联系，在病理上也会表现出一定的反应规律而确定。埋线疗法与耳针的结合，也就是在耳穴中进行埋线治疗，利用线体对耳穴的持久而柔和刺激，来代替毫针或其他刺激，以提高疗效，节省时间，减少病人痛苦。

1. 针具和材料

耳穴埋线多用7号埋线针或用7号注射针头（将毫针剪去针尖后作针芯）。治疗线体可用00号或更细者，长度可用0.3~0.5cm，用于透穴可根据穴位情况调整长度。

2. 体位

可用侧伏坐位，或侧卧位。

3. 选穴

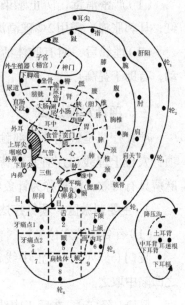

耳穴埋线选穴有以下几种：①辨证选穴，即根据中医的辨证学说选相关耳穴。如皮肤病因"肺主皮毛"选用肺穴；③对应取穴，根据病变部位选取相应耳穴。如胃病取胃穴、膝关节痛取膝穴；④西医理论取穴，即根据西医理论选取穴位，如取肾上腺治疗关节痛（图14-3）。

图14-3　耳针穴

4. 操作方法

明确诊断后，拟定处方，按处方在穴区内寻找反应点。耳郭用常规消毒，耳穴用利多卡因作局麻皮丘，用装有治疗线体的埋线针从穴旁向穴下以45度角刺入穴位皮下，不穿过软骨，注入线体于皮下，退针后压迫止血，消毒后用胶布盖住针眼，如需透穴，可用相应较长的线体，从此穴进针，平刺至彼穴下，推入线体即可。

5．疗程

在耳穴埋线应根据线体的吸收情况而定，一般应在15天至1个月左右，2或3次为一疗程。

6．适应证

凡能用耳针治疗的疾病均可应用本法治疗。如各种疼痛、炎症、功能紊乱过敏及各种急慢性病。

7．禁忌证

有习惯性流产的孕妇及耳郭肿胀、感染有冻疮者不宜用耳穴埋线。对年老体弱的高血压患者及动脉硬化者，宜慎用，如需用则手法宜轻。

8．注意事项

（1）严密消毒，防止感染。埋线前后耳郭均应严格消毒，如埋线后针眼红，耳郭胀痛，需用2％碘酒涂搽，并服用消炎药物。

（2）埋线后，对有肢体活动障碍者，可每天定时配合适量的患侧肢体活动，有助于提高疗效。

三、项针穴埋线法

项针疗法是针刺项颈部腧穴以治疗头项部疾病的一种特定部位针法。在项针穴位上埋线治疗有其独特的疗效，尤以治疗中、西医药治疗无效的延髓麻痹具有特效，而被称为针灸绝招。

1．主要刺激区。项针疗法的穴位共15穴。

（1）有名称的穴位3个。

哑门（经穴）：后正中线，入发际上0.5寸之凹陷中取之。

风府（经穴）：在后正中线上，后发际直上1寸处取之。

下脑户（奇穴）：在后正中线上，枕骨粗隆下方取之。约风府穴上1寸处。

（2）无名称穴位12个。以两完骨穴（乳突后下方凹陷中取之）为两点，沿颅骨底作一连线，分成12等份，每1等份为1个穴位（图14-4）。

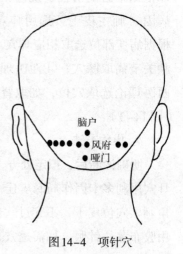

图14-4　项针穴

2．取穴配方

一般采用多针刺法，上述15个穴位多全部取用。亦可根据症情或患者身体状况，减去部分穴位，或加用体穴。

3．操作方法

（1）多用7~9号埋线针和00或000号线体。

（2）令患者正坐，头略向前倾；或取伏坐位。常规消毒后，快速刺入。针刺方向除脑户一穴稍偏下斜刺外，其余诸穴与皮肤垂直进针，针深约1寸左右。

（3）采用提插捻转之复合补泻手法，要求有酸胀重之感应。行针1~2分钟左右。

（4）行针后，边退针，边推入线体。出针后，外盖创可贴保护针眼。

4．注意事项

（1）体质弱、初次针刺或惧针者、孕妇等，慎用本疗法。

（2）鉴于本疗法穴区与延髓较为贴近，操作时应谨慎从事，禁忌深刺，以免造成针刺事故。初学者慎用本法。

5．适应证

（1）主要用于脑血管意外后遗症、癫痫、颈椎病、神经官能症等。

（2）对震颤麻痹（帕金森综合征）、高血压、脑震荡后遗症、哮喘、慢性鼻炎、感冒、偏头痛等也有一定的疗效。

四、脊针穴埋线法

脊针穴埋线法是利用脊针穴位进行埋线以治疗疾病的一种方法。脊椎与经络有广泛的联系。足太阳经"挟脊"；足少阴经"贯脊"；足阳明经筋"上循胁属脊"；督脉"挟脊""贯脊"，诸阳经并与此交会。脊椎通过经络系统与五脏六腑相联系，针刺可以调节全身脏腑气血，以治疗疾病。

1．脊针穴位（图14-5）：

脊椎穴位均位于脊椎棘突下两旁，分布于颈椎、胸椎、腰椎、骶椎4段。

（1）颈夹脊穴1~3穴分别位于第4、5、6颈椎棘突下旁开0.5寸处。每侧3个穴，双侧共6个穴位。

（2）胸夹脊穴1~12穴分别位于第1~12胸椎棘突下旁开0.5寸处。每侧12个穴，双侧24个穴位。

（3）腰夹脊穴1~5穴分别位于第1~5腰椎棘突下旁开0.5寸处。每侧5个，双侧共10个穴位。

（4）骶夹脊穴位于第1骶椎棘突（假棘突）下旁开0.5寸。

2．取穴原则：

（1）对症取穴根据病症和穴位主治不同，按病症选取相应的穴位。

（2）压痛点取穴可用推法和压法检查压痛点。疾病压痛点与取穴有一定规律。

①呼吸系统：胸椎1~5。

②循环系统：胸椎5~8。

③消化系统：胸椎5~12。

④神经系统：颈椎4~6，胸椎6~8。

⑤运动系统：（上肢）胸椎1~3；（下肢）腰椎1~5。

⑥代谢系统：胸椎8~9，腰椎1~4。

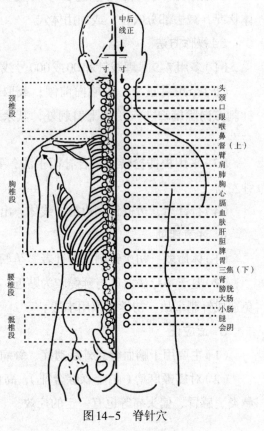

图14-5 脊针穴

⑦内分泌系统：颈椎4~6，胸椎3~5。

⑧五官疾患：颈椎4~6。

⑨泌尿生殖系统：腰椎1~5，骶椎1。

⑩产科泌乳：胸椎6~7。

3．操作

病人俯卧位，常规消毒，术者持埋线针与椎体呈75角度。（针尖向着脊椎方向）刺入椎体下方，根据病人胖瘦刺入1寸左右，行捻转手法，使针感沿肋间或脊椎传导。如无感传，可调整针刺方向，再行手法，得气后边退针边推入线体，出针后用创可贴覆盖针眼。

4．适应证

（1）支气管炎、哮喘 用脊针疗法。取胸椎6，配胸椎3、5。

（2）胃炎、胃溃疡、胃痉挛用脊针疗法。取胸椎6，配胸椎12。

（3）糖尿病、尿崩症、前列腺炎、遗尿、遗精、阳痿、闭经用脊针疗法。取胸椎6，配腰椎1、4。

（4）中风偏瘫、外伤截瘫、小儿麻痹后遗症用脊针疗法。取胸椎6椎，配胸5椎、腰椎4、骶椎3。

5．注意事项：

严格掌握进针深度和角度，免伤内脏及引起外伤性气胸。

五、第二掌骨侧穴埋线法

生物全息疗法是根据生物全息理论在以第2掌骨侧为主的对应部位进行刺激的一种疗法。根据生物全息理论，人的机体任何一部分都在不同程度上包含有整体的信息，也就是说，每个局部都是整体的缩影。由此推论，在第2掌骨侧，从远端到近端，分别分布有头、颈、腰、胃……小腿、足等位点，以与内脏及肢体器官相对应，每个位点（穴位）均可反应相应内脏或器官的病情，同时，在该穴进行刺激可治疗相应内脏及器官疾患。埋线疗法用穿刺针和羊肠线在该穴代替毫针针刺，可延长刺激时间，提高和巩固疗效（图14-6）。

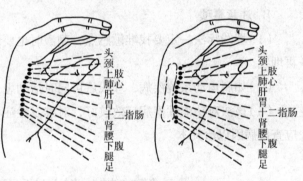

图14-6　第二掌骨侧穴

1．针具和材料

埋线疗法可用9号穿刺针，羊肠线用00号或0号0.5~1cm。

2．体位

一般用坐位，也可用侧卧位及仰卧位。

3．选穴

可根据患病部位选取相应名称的穴点，如头痛取同侧对应穴点"头"。也可根据中医学关于脏腑与各个部位之间的关系取穴。如神志病、血脉病、舌病取"心"，眼病取"肝"。

4.操作

根据疾病部位选出相应穴点，用拇指或探棒按压穴找出麻胀酸痛最明显之处，作一记号，在穴处作严格消毒后作局麻皮丘，用9号穿刺针装入羊肠线0.5cm，在第2掌骨内侧凹槽中紧靠骨面处直刺入1~2cm，头穴向上呈30度角刺入，待有酸麻胀痛后注入羊肠线。退针后外盖敷料。

5.疗程

15~20天埋线1次，3次为一疗程。

6.适应证

对各种功能性疾病和疼痛有较好疗效。如神经官能症、神经性头痛、三叉神经痛、牙痛、扁桃体炎、鼻炎、胃痉挛、月经不调等，凡针灸适应证均可用此法。

7.禁忌证

本疗法无特殊禁忌证，但对孕妇不能使用腰腹等相应穴点。

8.注意事项

（1）埋线疗法一定要找准敏感点，刺激时也要刺准，使之达到较强的针感再埋线。

（2）如属运动系统疾病，埋线后可同时活动患处。

（3）该法对功能性疾病疗效较好，对继发性症状也有效，但在症状改善后应查出病因以治其本。

第二节　针具活用法

针具活用法是指用埋线针代替其他针具实施治疗手法以治疗疾病的方法。临床主要有小针刀和水针刀。小针刀法在手法上是在使用埋线疗法的同时佣施以针具的疗法，使之既吸取针具疗法的优点，又发挥埋线疗法的优点，二者相得益彰，以期取得较好疗效。这种结合一般有小针刀疗法、水针刀疗法。浮针疗法既可属穴位上的结合，也可属手法上的结合，故列于后者。

一、小针刀活用法

小针刀疗法是应用特制的小针刀具刺入特定部位，进行手法刺激以治疗疾病的一种方法。该疗法根据慢性软组织损伤的病因病理学，在产生病理变化局部施用针刀手法，解除其粘连、结疤、挛缩的病理变化以治疗疾病。近年来通过实践，也可通过对穴位进行针刀刺激而治疗一些其他科疾病。埋线疗法与针刀疗法相结合，是以穿刺针代替小针刀，刺入相应部位后施行小针刀手法，然后注入羊肠线，这样既可解除局部的病理变化，又通过羊肠线的刺激，避免产生再粘连，并延长其刺激效应。对一般穴位则可通过穿刺针的小针刀手法产生刺激感应后，用羊肠线产生续断作用。

1. 针具与材料

本法多用12号穿刺针和1~2号羊肠线1~2cm。

2. 体位

根据施行手术部位而确定，尽量选用卧位。

3. 选穴

可根据病情选用：①病变的压痛点；②最安全的闭合性手术入路点；③直达病所的捷径；④需要治疗的组织体表投影点；⑤相应穴位；⑥皮下阳性反应点（如压痛敏感点、条索状物等）。

4. 操作

找准压痛点或其他进针点，严格消毒后，局部作局麻皮丘，用三棱针切破皮肤，将埋线针加线沿肌肉、神经纤维走行根据针刀的定向操作加压分离刺入，产生酸胀感或达骨面后（如为疼痛感觉应退针避开再刺），施行纵行疏通，横行剥离，通透剥离等针刀手法（具体操作手法参见"第十章：埋线疗法的操作程序"），觉针下轻松感后，再注入羊肠线，退针后外敷敷料。

5. 疗程

一般10~15天治疗1次，3次为一疗程。

6. 适应证

本法适于躯干四肢软组织损伤，病理性损伤后遗症，颈、腰椎病，骨质增生等。也可用于其他科的疑难杂症如皮炎、支气管哮喘、慢性咽喉炎、慢性胆囊炎、前列腺炎等许多病证。

7. 禁忌证

全身性禁忌证：正在患发热疾患者；一切内科病发作期；血友病、血小板减少及出、凝血时间不正常者；体弱、疲劳、未进食者；高血压、糖尿病未控制症状者；骨质疏松、甲亢等。局部禁忌：施术部位皮肤有炎症及感染者，施术部位有重要神经、血管或重要的器官而无法避开者。

8．注意事项

（1）要刻苦学习解剖知识，准确选择适应证。

（2）严密无菌操作。

（3）防止晕针、断针和术后出血。

二、水针刀活用法

水针刀疗法是运用一种特定的工具，在相应部位进行水针及针刀综合操作以治疗疾病的方法。在进行水针刀疗法的同时，给予埋线治疗，一方面可发挥药物对疾病的药物效应，另一方面对患处进行松解减压治疗，同时也可通过羊肠线对穴位的有效刺激，共同产生较长时间的生物物理和化学作用，这种刺激可大大激发全身之经气和精气，调节身体有关脏腑及器官运动，使经络保持平衡及气血的旺盛，则各种疾病自然痊愈。

1．针具与材料

水针刀疗法应用的针具有刃有管，外可进行小针刀治疗，内可进行水针注射。有扁圆刃、马蹄、鹰嘴、缨枪、锐利等多种型号，可用于埋线者是锐利水针刀，同时也可用9～12号穿刺针在行水针刀法后，给予埋线。羊肠线根据病情和病位选用0、1、2号不等，剪成1、1.5、2cm长线段，也可将羊肠线浸泡于相关药物内。水针所用药液也根据病变需要而定。

2．体位

根据患病所在部位选择相应体位，如颈项手术用俯伏坐位，腰部手术用俯卧位等。

3．选穴

根据"以痛为腧"选取相应痛点或腧穴。

4．操作

找准痛点或病灶部位或腧穴，常规消毒局麻后，用锐利型水针刀刺入病灶处，注入药物后行松解术，然后注入羊肠线，退针后外盖敷料。

5．疗程

15～20天治疗1次，2或3次为一疗程。

6．适应证

脊柱相关性疾病，各种软组织损伤造成的粘连、挛缩、瘢痕者，腱鞘炎、滑囊炎、增生性关节炎、外伤后遗症、神经痛、各种内、外、妇科常见病、疑难病、男性病、中风后遗症等。

7. 禁忌证

体内恶性病变，全身发热性疾病，严重内脏疾患发作者，施术部位有红、肿、热或深部脓肿不宜用此法。此外，急性软组织损伤、凝血机制不全、传染病如肾结核、淋病、对药物严重过敏者均不用此法。

8. 注意事项

（1）严格无菌操作。

（2）严防折针、断针。

（3）避开局部血管神经。

（4）所用药物应注意药物的配伍和适应证、注意事项及是否有过敏史。

（5）孕妇不能在腰骶部用手法及药物。

三、浮针活用法

浮针疗法是以局部病症为基准，在病痛周围进针，针尖对准病灶或痛点，沿皮下针刺以治疗疾病的一种方法。它与腕踝针一样针刺于皮下，不求得气。近来浮针疗法又出现一种一次性浮针，使浮针内容和方法更为充实和完善。埋线疗法与

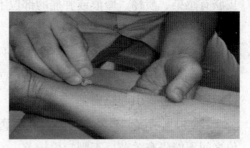

图14-7　浮针法

浮针的结合，在针刺部位、手法均与浮针同，但针后可将治疗线体代替浮针埋入皮下，更可起到延续疗效以期巩固的作用（图14-7）。

1. 针具与材料

埋线用于浮针疗法，一般使用9号穿刺针。羊肠线则可用00号、0号、1号羊肠线剪成2~3cm线段或剪成1cm线段分段埋入皮下。

2. 体位

根据病灶或痛点所在位置，确定不同的埋线体位。

3. 选穴

根据病灶或痛点确定进针点，一般距病灶或痛点10厘米左右为进针点。

4. 操作

选定痛点或病灶，在距痛点10cm处常规消毒，用利多卡因作一局麻皮

丘，用装有治疗线体的埋线针以30度角从皮丘中央刺入皮下，向痛点刺进约4～7cm，对范围较大的疼痛疾患，按浮针扫散法进行扫散手法，然后注入羊肠线，退针后针眼处外盖敷料。

5．疗程

该法可15～20天埋线1次，2或3次为一疗程。

6．适应证

浮针疗法主要适用于疼痛性疾病：①四肢部位软组织损伤；②躯干部非内脏病变引起的疼痛；③内脏疼痛；④头面部疼痛和非疼痛性疾病。埋线疗法与浮针疗法结合的适应证与上述大致相同。

7．禁忌证

妇女怀孕3个月不宜在小腹部埋线，怀孕3个月以上，腹部、腰骶部也不宜针刺，妇女行经时不宜针刺。有自发性出血或损伤后出血不止者不宜埋线。皮肤有感染、溃疡、瘢痕或肿痛的部位不宜针刺。

8．注意事项

（1）过于饥饿、疲劳、精神紧张时不宜埋线。

（2）应注意严格消毒。对糖尿病人应加倍小心，慎防感染。埋线后应避免汗液和生水进入引起感染。

（3）根据情况，进针点可选择在离病灶较高的地方，但其进针点和病痛部位之间不能隔有关节，否则疗效较差。

四、腕踝针活用法

腕踝针是从腕部和踝部取相应的点进行皮下针刺来治疗疾病的一种针刺疗法。本疗法是把病症表现的部位归纳在身体两侧的6个纵区，在两侧的腕部和踝部各定6个进针点，以横膈为界，按区选点进行治疗。具有疏通经络，调和脏腑功能的作用。适用于多种痛证及脏腑疾患（图14-8）。

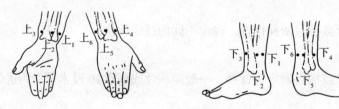

图14-8　腕踝针穴

1. 分区。

以前后正中线为标线，将身体两侧面由前向后划为六个纵行区。

1区：前正中线两侧的区域，包括额部、眼、鼻、舌、咽喉、气管、食管、心脏、腹部、会阴部。

2区：躯体前面的两旁（1区的两侧），包括颞部、颊部、后牙、颌下部、乳部、肺、侧腹部。

3区：躯体前面的外缘（2区的外缘），范围狭窄。包括沿耳郭前缘的头面部、胸腹部、沿腋窝前缘向下的垂直线。

4区：躯体前后面交界处，包括头项、耳以及腋窝垂直向下的区域。

5区：躯体后面的两旁（与2区相对），包括头、颈后外侧、肩胛区、躯干两旁、下肢外侧。

6区：躯体后正中线两侧的区域（与1区相对），包括后头部、枕项部、脊柱部、骶尾部、肛门等。

四肢分区：当两上、下肢处于内侧面向前的外旋位、两下肢靠拢时，四肢的内侧面相当于躯干的前面；外侧面相当于躯干的后面；前面靠拢的缝相当于前正中线；后面靠拢的缝相当于后正中线，这样四肢的分区就可按躯干的分区类推。

又以胸骨末端和肋弓交界处为中心划一条环绕身体的水平线称横膈线，将身体六区分成上下两半，横膈线以上各区加"上"字，横膈线以下各区加"下"字。如上1区、下1区，以此类推。

进针点及其适应证：按分区查明病症所在区，即在腕踝部选取相应同一区的进针点。腕与踝部各有六个点，分别代表上下六个区。主治在各区内分布的脏腑及部位的疾病。

2. 分区治疗点

（1）腕部：进针点共6个，约在腕横纹上二横指（内关、外关）一圈处。从掌间尺侧至桡侧，再从腕背桡侧至尺侧，依次称作为上1、上2、上3、上4、上5、上6。

上1：位置：在小指侧的尺骨缘前方，用拇指端按压觉凹陷处。

上2：位置：在腕掌侧面的中央，掌长肌腱与桡侧腕屈肌腱之间，即内关穴。

上3：位置：靠桡动脉外侧。

上4：位置：手掌向内，在拇指侧的桡骨缘上。

上5：位置：腕背的中央，即外关穴。

上6：位置：小指侧尺骨缘背。

（2）踝部：踝部进针点，共有六个。约在内、外踝最高点上三横指（相当悬钟、三阴交）一圈处，从跟腱内侧起向前转到外侧跟腱依次为下1、下2、下3、下4、下5、下6。

下1：位置：靠跟腱内缘。

下2：位置：在内侧面中央，靠胫骨后缘。

下3：位置：胫骨前缘向内1cm处。

下4：位置：胫骨前缘与腓骨前缘的中点。

下5：位置：在外侧面中央。

下6：位置：靠跟腱外缘。

3．操作方法

准备治疗线体2cm，装入埋线针前端。选定进针点后，皮肤常规消毒，医生左手固定进针点上部（拇指拉紧皮肤），右手拇指在下，食、中指在上夹持埋线针针柄，针尖斜面在上，针与皮肤呈30度角，快速进入皮下，针体贴近皮肤表面，针体沿皮下表层刺入一定深度，以针下有松软感为宜。若病人有酸、麻、胀、沉感觉，说明针体深入筋膜下层，进针过深，须要调针至皮下浅表层。针刺深度约为1.5寸。针刺方向一般朝上，如病变在四肢末端则针刺方向朝下。针刺到位后，缓慢退针，同时推入治疗线体。出针后针眼用创可贴覆盖。

4．注意事项

（1）选进针点时：对局部病症，选病症所在的同侧分区的进针点，对全身性病症，如失眠、盗汗等可选两侧相应（上1）进针点。

（2）腕踝针进针一般应不同，进针痛时要调针，至不痛为度。调针时应将针退至皮下表浅部位，再重新进针。或检查针尖是否沿纵行直线方向插入。

（3）若出现头昏，心慌等症需将针退出以防晕针。

第十五章
埋线疗法的特殊情况及处理

　　埋线后,患者多会出现一些反应,一般有正常反应与异常反应之分。正常反应产生的原因主要有:①穴位局部组织损伤造成的无菌性炎症反应;②治疗线体的物理刺激反应;③异体或异类蛋白埋植造成的变态反应。异常反应则多由于术者操作不当,损伤血管和神经,或消毒不严,术后伤口保护不好,造成感染,均属于异常情况。

第一节　正常反应

　　埋线使用的线体是异性蛋白,其中羊肠线是异体蛋白,PGLA高分子线体则是异类蛋白,所以埋线后的反应主要是异性蛋白产生的免疫反应。在应用来源于植物的PGLA高分子线体,尽管无类似羊肠线的过敏排异反应,但上述的反应仍然存在。这种因对异体或异类蛋白产生的反应在埋线医学中属于正常的良性反应。这种反应主要有局部反应和全身反应两种。

一、局部反应

1. 红肿疼痛

　　由于刺激损伤及羊肠线(异性蛋白)刺激,在1~5天内,局部可出现红、肿、痛、热等无菌性炎症反应,一般36小时左右达到高峰。它与感染导致的症状的区别在于,正常反应在1~5天内,而感染引起的红肿热痛则往往在4天左右才出现。

2. 局部发热

　　施术后患肢局部温度也会升高,可持续3~7天。

3. 渗出液

　　少数病例反应较重,切口处有少量渗出液,亦属正常现象。

埋线后的正常局部反应多发生在埋线后1~5天内，一般不需处理，3天左右即逐渐消失。若疼痛较重，可适当服用一点解热镇痛药。红肿厉害可用百多邦软膏外涂，若渗液较多凸出于皮肤表面时，可将乳白色渗液挤出，用70%酒精棉球擦去，覆盖消毒纱布。并用清淡饮食，禁辛辣，加强营养，更有助于线体的吸收。

二、全身反应

1. 体温升高

少数病人可有全身反应，即埋线后4~24小时内体温上升，一般约在38度左右，局部无感染现象，持续2~4天后体温恢复正常。埋线后还可有白细胞总数及中性多形核细胞计数的增高现象，应注意观察。出现这些反应，低热或未影响工作学习生活者无须特殊处理。严重者可对症处理。患者应注意休息，多喝白开水。

2. 食欲改变

对于一些平素饮食不节，并伴有肥胖的人来说，埋线选择某些穴位后往往会出现食欲抑制，而对于一些食欲比较差的患者，或伴有胃病的患者，可能出现食欲增加，吃饭香，消化得快，腹部饱胀感消失。值得注意的是，某些一直采用节食的肥胖患者在进行微创埋线后，可能出现一过性食欲增加，这是机体对非正常减肥方式的反应。一般可不予处理。

3. 全身倦怠

一些人在首次埋线后全身倦怠，乏力懒言，不愿活动，但经一段时间治疗后困倦乏力感消失。多出现在一些身体比较虚弱，或体力透支的患者。另有部分体质健壮患者经治疗后，精力旺盛，体轻身健，即便睡眠不多白天也精神旺盛。

4. 睡眠改变

一些患者埋线后，感到疲倦，想睡觉，睡眠时间延长，但一些体质偏于阴虚的患者，埋线后却会出现兴奋、睡眠减少，以及烦躁等反应。此类反应在继续治疗后可逐渐好转。一般不需处理。

5. 症状加重

在埋线治疗时可能出现正气蓄积、正邪相争等反复出现的情况，多表现为原有症状暂时性加重。经过一段时间的继续治疗，这些症状又渐渐减轻，同时伴随身体状况的好转和原有疾病的减轻或痊愈，这些反应就是埋线治疗的排病反应。

6."排毒"反应

一些可能产生分泌物的器官在埋线后，可能出现一些分泌物增多的现象。如：

（1）排出黏液。有鼻炎者，有鼻涕增加现象；咽炎者，可有黏液性痰液排出；有气管炎、肺炎患者，会有大量黏痰排出。

（2）排汗、排脓点、排痧粒。一部分人埋线后，会有冷汗排出，出汗量增加；有的脸部颈下皮肤有痤疮样的脓点；有时有颗粒样细小的质较硬痧粒排出。

（3）恶心呕吐反应。这种反应多发生在胃炎和胃溃疡患者，在埋线后可能出现一过性的恶心呕吐反应，随着疾病的好转，这些反应会逐渐消失。

（4）尿便反应。在埋线治疗过程中还可能出现大便次数一过性的增加或减少，或者大便性状的改变。曾有便秘患者，治疗后出现一过性便秘严重，然后排除大量粪便。还有患者大便从正常状态一过性变为黏滞状，或暂时性腹泻。这些大便腥臭味特重。排出的小便也会发黄发臭，有较大的尿骚味，这些反应都是一过性的，应该继续埋线治疗，一般不能采用抗生素治疗。

（5）阴道排异反应。有的女性患者，埋线后阴道分泌物增加，主要是排出浓涕样黏稠物和黑紫色血块。前种情况多出现在妇科有炎症、有囊肿的女性身上。后者则多出现在子宫寒症、痛经、肌瘤、子宫内膜损伤及异位患者。

由于埋线后大都会多多少少出现一些上述反应，所以有的人将之称为"排病反应"，埋线治疗中的排病反应是人体内正邪相争的外在表现。微创埋线通过激发人体的正气，达到祛除病邪恢复体内阴阳平衡的健康状态。微创埋线材料植入穴位后，能够通过经络传导激发人体自然的抗病能力。经过经气的疏通和调节，正气也存在不断蓄积的过程，表现为疲乏思睡，食欲增加等表现。当正气被调动和激发后，可能出现正邪相争，通过发汗、排泄等途径排除病邪的生理反应。

应该正确认识埋线过程中出现的排病反应，包括对患者的教育，不要当作新增症状进行画蛇添足的药物治疗，或因为排病反应而中止治疗，更不是埋线治疗的不良反应，及时或预先对患者进行告知是非常必要的。

第二节　异常情况

一、晕针

晕针是指在埋线过程中患者出现的晕厥现象。

1. 原因

患者体质虚弱、精神过度紧张、或过饥、过饱、过劳、大汗、大出血、严重腹泻或体位不当，或医者手法过重，均可导致自主神经紊乱，产生脑干暂时性缺血而出现晕针。

2. 表现

患者在治疗过程中，突然头晕、视力模糊、眼前发黑、耳鸣、面色苍白、心慌气短、恶心呕吐、多汗，重者四肢发冷、神志昏迷、唇甲青紫、二便失禁、脉微细欲绝、血压下降、呼吸表浅。

3. 处理

应立即停止埋线操作，使患者平卧，头部稍低，松开衣带，注意保暖。轻者静卧片刻，给饮温开水或糖水后，即可恢复正常。重者可在上述处理的基础上，针刺人中、内关、素髎、涌泉、灸百会、关元、气海等穴。若仍不省人事，呼吸细微，脉细弱者，可考虑配合其他治疗及急救措施。

4. 预防

对初次埋线和精神紧张者，应向病人作好解释工作，消除疑虑，施术前应尽量采取卧位，并正确选择舒适易持久的体位。对饥饿、过度疲劳应待其食后和恢复体力后再行埋线，体质太弱可暂不手术。埋线过程中要随时观察病人表情变化，一旦出现晕针前兆症状如出汗、头晕、心悸，即应及时采取晕针的处理措施。

二、出血

出血是指埋线时针具刺伤体内血管，引起针眼出血或皮下出现青紫和血肿。

1. 原因

埋线用的针具刺入穴内常刺伤血管而引起出血。人体皮下血管网较多，皮下脂肪层薄者尚可看清血管分布而避开之，而皮下脂肪层厚者皮下血管多不易辨认，故易引起刺破血管而导致出血和青紫、血肿。

2. 表现

针具刺破血管时常出现疼痛，出针后开始出血，出血情况多有4种，一是快出血，即取针后立即从针眼处涌出血液，多见于刺破表浅血管者，二是慢出血，即出针后并不马上流出血液，而是隔一会儿出现出血；三是明出血，即取针后血出在体外；四是暗出血，即取针后皮出在皮下、肌肉层，局部出现肿胀与包块，多见于刺破较深的血管。

3. 处理

针后出现不管何种出血，应立即用干棉球或用碘酒棉球压于出血处止血，一般可自行消退。若局部疼痛肿胀较剧，青紫面积大、血肿大且影响到活动功能时，可先行冷敷加压止血后，24小时后再行热敷，必要时可结合使用止血药。

4. 预防

埋线前应先仔细观察皮下血管的走向，如局部有皮下血管，进针时应避开，同时应了解进针深层是否有大的血管，进针时避开血管并注意进针深度。进针时手法要轻巧，患者如出现疼痛，应即退针改变角度以避免刺中血管。

三、弯针

弯针是指针具刺入机体后出现弯曲现象，包括针身的弯曲和针尖的弯曲两种情况。

1. 原因

造成弯针主要有以下原因：①进针技术不熟练。进针用力过猛，夹持穿刺针的左右手用力不协调，三角针穿过皮肤时未能沿三角针弧线进针，角度改变等。②进针时速度过快，或进针时皮肤阻力大惯性使针具猛然刺入，针尖触及骨面等均可能导致。

2. 表现

埋线针进针时因皮肤阻力大，进针时手法配合不当，可使针体中部出现弯曲；如因进针惯性太大，针入过深，可感觉到刺到骨骼，出针后针尖卷屈。三角针进针角度未掌握好，也会导致三角针弯曲。

3. 处理

发现弯针后应立即将针拔出，更换针具，重新刺入。如系穿刺针和埋线针中段弯曲呈角度较小的弧形弯曲，可用手指夹持反向纠正，如弯曲角度较大，则不能再用，三角针一旦出现弯曲，则不宜再用，以免出现断针。

4. 预防

医者应熟练地掌握进针技术，进针时左右手应协调。如皮肤阻力大，可用三棱针切开皮肤，再将针从切口刺入。如进针后感到针尖触及骨面，不能再进针应退针后重新刺入。三角针进针时应顺着其弧度进针，不能改变角度进针。

四、断针

断针是指埋线过程中针体出现折断的现象。

1. 原因

埋线针的折断原因主要是皮肤阻力大，双手进针不协调造成；三角针折断的原因主要是进针时未能顺着其弧度刺入，挑起角度过大而成。同时针具的锈蚀和反复弯曲也是断针的原因。

2. 表现

埋线针的折断主要在针柄与针身结合处，由于进针时双手不协调，拿针柄的右手用力过猛，使针柄和针身不在同一纵轴线上而突然折断。植线针折断部位主要在挂线的缺口上，由于皮肤阻力大，进针时用力不在一条轴线上，加上用力过猛，缺口处则易折断。三角针则多在出针时用力角度改变导致从针的前半部折断。

3. 处理

埋线针柄处折断常在体外，不易构成危险，折断后将针身退出皮肤即可，植线针及三角针则易于折断在体内，此时，如针眼外尚可见一断端，应嘱患者不要动，不要收缩肌肉，用一钳子取出即可。如断针已入体内，则在嘱患者不要动后，需用X线定位后手术取出。

4. 预防

埋线前必须检查针具的质量，特别应检查是否有锈蚀、折痕，埋线针柄结合处是否松动，有则应弃之不用。医者进针应熟练，双手用力要协调。植线针进针前可用三棱针切开皮肤减少皮肤阻力，再在针眼处进针三角针进针时要顺着其弧度，不能增加和减少角度。

五、感觉异常

感觉异常是指埋线时进针后患者产生疼痛，麻木等异常的感觉。

1．原因

针具刺入人体后，如刺中神经就会出现麻木及闪电感；刺中血管，就会产生疼痛感觉。

2．表现

当针具刺入人体后，患者感觉肢体出现闪电和放射感，这是刺中神经的表现，如感觉疼痛和局部发热感，这多是刺中血管的表现。严重者出针后还会遗留这种感觉，有时会影响活动。刺中血管则会导致出血。

3．处理

根据产生异常感觉的原因，调整针具刺入的角度，以避开神经和血管。如遗留异常感觉，可在该处施用热敷，但如刺破血管，则应加压止血，以逐渐改善症状。

4．预防

熟练掌握进针技术，进针要缓慢，不宜用猛力。进针前应避开血管和神经，一旦有麻木感、闪电感、疼痛感，应立即退针，不宜施用手法，以免损伤神经，引起分布区长期麻木或无力，仅触电样放射感，一般可自行消失，无须特殊处理。如出现感障碍或肌群瘫痪需取出线体并给予适当处理。如刺中血管导致出血应该施以按压。

六、感染

感染是指由于埋线前后消毒不严或针眼保护不好导致局部组织产生细菌感染。

1．原因

导致感染的原因主要因为治疗中无菌操作不严格，或术后伤口保护不好而造成。

2．表现

伤口感染多在埋线后3~4天出现局部红肿，疼痛加剧。埋线部位表浅者还可能出现化脓，羊肠线往往随着脓液流出，严重者可同时导致发热，白细胞增多等。

3．处理

仅仅红肿可局部外敷清凉消炎膏。严重红肿需配合口服消炎药。形成溃烂则需要配合局部清创处理，并将已感染的羊肠线取出来甚至静脉抗菌消炎处理。

4.预防

埋线前一定要作好针具、羊肠线和皮肤的消毒工作，医者的手应反复消毒，必要时需戴上消毒手套。术后患者要切实保护好伤口，不要沾冷水和污物，如敷料脱落，应及时消毒后再盖上敷料。

七、过敏反应

过敏是指羊肠线埋入人体后产生的一种变态反应。羊肠线有千分之四的过敏率。

1.原因

羊肠线引起较强烈的局部组织反应与其蛋白成分、加工杂质和掺入的重金属铬有关。蛋白分子可以引起免疫反应，特别是在某些过敏体质的个体上，比较容易产生免疫反应。加工杂质和掺入的重金属铬，也是形成组织反应和感染的原因之一。

2.表现

埋线后，局部出现瘙痒、丘疹，或红肿发热，甚至伤口处脂肪液化，羊肠线溢出。

3.处理

瘙痒严重者可用抗过敏的软膏外涂，红肿发热可局部用抗感染处理，必要时取出羊肠线，严重者可配用口服抗过敏药物。

4.预防

埋线疗法后出现变态反应，本是该法治疗原理中的一种刺激效应，特别是使用羊肠线埋线时，最易出现过敏反应，所以提倡使用PGLA线体埋线，可以减少这种反应。如仍出现反应过重，可改用其他治疗方法。对于敏感体质病人应随时回访，密切关注其种种不适及异常，并及时做出相应处理。

八、硬结

硬结是因机体对线体吸收障碍引起的皮下包块，它本属于埋线疗法的一种正常反应，但由于部分原因是由于埋线过浅引起，故放入"异常情况"处理。

1.原因

埋植羊肠线形成的结节主要与其吸收有关。羊肠线有平制及铬制两种。

平制线系指不经铬盐处理而制成的羊肠线，其在体内的强度在5~10天内丧失。残留物可在70天内完全消失。羊肠线经铬盐处理后增强了其抗机体吸收的能力，其强度在植入体内后14~21天完全丧失。残留物的吸收则需90天以上。线体的动物来源，消毒方法和植入层次也会影响线体吸收。由于羊肠线吸收是通过蛋白酶来分解的，在患者方面，年龄、性别和营养状况也会影响线体吸收，术后1周或更长时间，缝线部位皮肤总有硬结，这种情况多见于刺入过浅形成脂肪液化而被包裹，刺激皮肤组织产生慢性炎症反应所致。如患者较为瘦弱及特殊部位均可出现。

2. 表现

线体在体内停留时间的延长，吸收缓慢或不吸收，形成纤维缠结，往往数月才能吸收，在体表触摸时可以感觉到结节存在，有的甚至不能吸收。

3. 处理

对时间短者无须特殊处理，结节在1~3月内可自行被人体吸收，有的硬结有的要半年时间才能消失，尽管结节的存在对身体并无太大影响，但往往导致患者疑虑，所以应该尽量避免。患者应注意不宜用手挤压，避免造成感染。治疗上可局部理疗、局部外涂一些去炎松软膏并加以热敷等，一般均可自行吸收而不留后遗症。如同时局部有红肿现象，可用高锰酸钾粉以1：5000的比例用温水泡浴，它可促进血液循环，还可以用百多邦软膏外涂，可以起去肿消炎的作用，用清淡饮食，禁辛辣，加强营养，更有助于羊肠线的吸收。也可用小针刀将硬结切开，外用硫酸镁液热敷或用正红在油外捺后加以热敷。如果效果不佳，则可以考虑去除缝线。

4. 预防

线体硬结多出现在表浅的穴位埋线，特别是穿线法容易出现。因此，埋线不宜过浅，刺入脂肪和筋膜层之间后推线。最好埋在肌层内，比较容易吸收。如穴位表浅，宜选用较细的线体。提倡使用PGLA线体。

九、排异反应

排异反应是异体蛋白进入有免疫性宿主不可避免的结果，与个人体质有关。

1. 原因

取自羊肠黏膜下层的黏膜加工而成的羊肠线，在体内的降解和吸收主要取决于给巨噬细胞的活动提供能量的组织蛋白酶的存在情况，人体组织对羊肠线的吸收有明显的个体差异。原因主要是患者体质对羊肠线的排异引起。由于羊肠线吸收是通过蛋白酶来分解的，在患者方面，年龄、性别和营养状况也会影响线体吸收。操作手法原因：患者双侧排异反应不一样，消退速度亦不一样。右侧三阴交刺入过浅，造成局部脂肪液化，引起严重水肿。埋线时间原因：患者出现轻度排异反应后未将埋线间隔时间延长；穴位原因：对于敏感体质患者的敏感穴位未避免。

2. 表现

多数人对羊肠线的排异反应较轻、但少部分排异反应强的，可出现术后一段时间"昌线头"现象，在排线时出现局部红肿，针眼处出现褐色的小泡，反复流脓，创口不愈合，线体不接收。还易引起反复感染。

3. 处理

患者对羊肠线的排异，使线体不被吸收，根本的办法是去掉线体，创口将自然愈合。如果局部红肿可用1：5000的高锰酸钾溶液湿敷，每次10分钟，然后涂少许抗生素药膏，每日两次。如化脓则应去掉针眼处的脓头，夹出线体，给予引流，创口会很快愈合。

4. 预防

出现轻度排异反应时，及时延长埋线间隔时间，避免敏感穴位。要防止人体对线体的排异反应，以致于对线体不被吸收，根本的方法是改用PGLA线体。可以较好地避免这种排异反应。如仍不能避免，则应改用其他治疗方法。

十、创伤

创伤是埋线疗法施术过程中的几种事故性异常情况，一般是指针具刺中内脏、脊髓、神经、血管等。

（一）创伤性气胸

1. 原因

医者操作欠细致，或进针技术不熟练，或解剖层次结构不清，或病人突然翻动体位，针刺过深损伤肺脏，造成气胸。

2. 表现

患者突然出现胸闷胸痛、心悸、呼吸困难、发绀、胸肋间隙变窄，呼吸音减弱或消失，患侧胸部叩诊呈鼓音，心浊音界缩小，触诊可有气管向健侧移位，X线透视可进一步确诊。

3.处理

轻者应镇咳、抗感染，重者当立即采取急救措施，迅速进行排气、输氧、抗休克等。

4.预防

针具刺入时思想必须集中，选好适当体位，根据病人体型的肥瘦，掌握进针深度。医者应熟练掌握进针技术，胸背部腧穴可采取斜刺、横刺，如用穿刺针、埋线针不好掌握惯性，可改用穿线法，或用三棱针先刺破皮后，再进针。

（二）刺伤肝、脾、肾

1.原因

在肝、脾、肾等内脏相应的部位针刺过深，一旦医者技术不熟练，或操作不仔细，或解剖层次不清，易伤内脏，特别对肝脾肿大及肾下垂者，更应注意。

2.表现

刺伤肝脾引起出血时，病人可有肝区或脾区疼痛，向背部放散。如果出血不止，腹膜受到刺激，可伴有腹痛、腹肌紧张、腹部压痛或反跳痛等症状。刺伤肾脏时，有腰痛、肾区痛及叩击痛，并有血尿出现。出血严重时会并发血压下降以致休克等全身症状。

3.处理

埋线针具较毫针粗大，刺中内脏一般比毫针伤害更重，后果更严重，故应加强观察，注意病情及血压变化，加用止血药或局部作冷敷止血，如遇严重的损伤并有休克出现时，必须迅速急救处理。

4.预防

在肝脾肾区投影部位埋线时，应了解该处解剖情况，进针时要仔细，操作应熟练，不能刺入过深，特别要防止进针时的贯性突入。对有肝脾肿大及肾下垂的患者，应特别注意在其下界穴位的针刺深度，以免出现意外。

（三）刺伤脑脊髓

1.原因

临床多见于刺伤延髓，主要由于深刺风府、哑门，或深刺风池、颈华佗夹脊等穴。因方向不当，针时损伤延脑。如刺背正中线第1腰椎以上督脉穴位，或斜刺夹脊穴，背部穴过深，则可刺伤脊髓。

2. 表现

如刺伤延髓，可出现抽搐；如刺伤脊髓，轻者可出现触电样感觉，并向肢端放射，重者可产生暂时性肢体瘫痪。严重者可出现头痛、恶心呕吐，甚至神志昏迷。

3. 处理

轻者应加强观察，安静休息，渐能恢复。如术后出现头痛、恶心呕吐、神志昏迷者，应及时抢救。

4. 预防

医生应熟悉穴位之组织解剖，结构层次，严格控制针刺深度，如哑门、风府埋线，不能过深乱捣。在夹脊穴埋线时，应注意进针角度，不能过深，如出现触电感应马上退针。

（四）刺伤神经

1. 原因

刺伤神经的主要原因，一是对埋线部位的神经分布不熟悉，二是进针和施术技术不熟练，从而导致神经干受到损伤。

2. 表现

刺伤神经根、神经干，会出现触电样放射感。如感觉神经损伤，会出现神经分布区皮肤感觉障碍；如运动神经损伤，会出现所支配的肌肉群瘫痪；如损伤了坐骨神经、腓神经，会引起足下垂和拇趾不能背屈。

3. 处理

如出现上述现象，应及时抽出羊肠线并给予适当处理，如应用维生素B类药物治疗。如仅出现触电样感觉及放射感，一般可自行消失，不需特殊处理。

4. 预防

医者应对人体解剖有较完整的了解，特别对施术的腧穴下的神经分布应十分熟悉；进针后及刺激时，应放慢速度和强度，一旦出现放射感时，应及时退针。

（五）伤及关节

1. 原因

主要有两方面原因，一是埋线时刺入关节腔，将线体埋入了关节腔内；

二是在关节及附近埋线后产生的局部炎症蔓延至关节。

2．表现

关节红肿，关节活动出现障碍。

3．处理

积极抗感染及手术取出关节内线体。

4．预防

避开关节。及时控制炎症蔓延。

（六）刺伤血管

参见本节"出血"。

第十六章
适应证、禁忌证及注意事项

一、适应证

埋线疗法适应证很广泛，一般来说，凡能用针刺疗法治疗的疾病，均可应用埋线疗法治疗。根据文献报道及临床实践，常见的适应证有以下几类。

1. 疼痛性疾患

包括神经性疼痛、慢性炎变性疼痛、内脏疼痛等。如头痛、三叉神经痛、偏头痛、坐骨神经痛、关节炎性疼痛、胃脘痛、心绞痛等。

2. 功能性疾患

包括神经性、精神性、内分泌性及内脏功能失调性等疾病。如眩晕、舞蹈症、神经官能症、心律不齐、高血压、胃肠神经官能症、神经衰弱、失眠、功能性子宫出血、月经不调、阳痿、遗精、不孕症、癔症、癫痫、精神分裂症、面肌痉挛、面神经麻痹、咽部异感症等。

3. 慢性疾病

包括内、外、妇、儿、五官、皮肤等各科慢性疾病。如内科的支气管炎、支气管哮喘、慢性胃炎、胃及十二指肠溃疡、胃下垂、中风、坐骨神经痛等。外科的颈椎病、肩周炎、慢性阑尾炎、胆囊炎等；妇科的月经不调、带下病、不孕症、子宫出血、经前期紧张综合征，更年期综合征；儿科的小儿脑瘫、百日咳、小儿遗尿、儿童多动症等；皮肤科的银屑病、神经性皮炎、荨麻疹等；五官科的鼻炎、视神经萎缩等。

4. 其他

随着临床实践及研究的发展，现在临床上除以上慢性疾病外，对急性病、传染性病等均可应用。如流行性感冒、乙型及甲型肝炎、心绞痛、肾绞痛、百日咳、肺结核等。

二、禁忌证

一般说来，人体所有穴位，除去如神阙、乳中等穴位不能埋线外，一般没有绝对的禁忌证，关键在于既要小心谨慎，认真负责，又有熟练的操作手法和正确掌握埋线方向角度及深度。但下列几种情况则应予注意。

1. 5岁以下儿童患者禁用或慎用埋线。

2. 神志不清、身体极度衰弱肺结核活动期、骨结核者、严重的心脏病患者不宜使用，如必要时，不宜强刺激，埋入的线体不宜长。

3. 精神紧张、过劳或过饥者，禁用或慎用埋线，避免发生晕针。

4. 妇女有习惯性流产者应禁用。

5. 孕妇的腹部、腰部及合谷、三阴交等穴一般不宜埋线治疗，以免引起流产或早产。月经期慎用。

6. 皮肤局部感染或溃疡处不宜埋线，以免引起感染等不良后果。

7. 关节腔内不宜埋线，以免影响关节活动及关节腔内发生感染。

8. 禁针部位。

9. 有出血倾向性疾病者。

三、注意事项

1. 操作前及时把各种可能的并发症向患者交代，消除患者恐惧心理。并详细询问病史、查体。有条件者行过敏试验。

2. 严格无菌操作，防止感染发生。

3. 微创埋线针为一次性使用，请勿重复使用，避免交叉感染。

4. 严禁将羊肠线埋进血管内，以免引起不良后果。

5. 治疗线体不宜埋于脂肪组织之中，以防脂肪液化，流出渗液。线头不可暴露在皮肤外面，以防感染，如局部化脓流水或露出线头，可抽出线体，放出脓液，外盖敷料并作抗感染处理。

6. 根据不同部位掌握埋线的角度和深度，埋线针不要伤及内脏、脊髓、大血管和神经干，更不要直接结扎神经干和大血管，以免造成组织的损伤。

7. 在一个穴位上作多次治疗，应偏离前次治疗的部位；

8. 头眼部血管丰富，易出血，埋线时要缓慢进出针，出针后用干棉球按压针眼片刻，防止出血和皮下血肿出现。

9. 若遇患者紧张，肌肉绷紧，起针困难时，应轻轻敲击穴位周围，待患者放松时拔出。棉签按压数秒钟至几分钟，并用胶布和棉球贴住针孔。

10. 治疗时线体应该一次性用完，剩余线体应丢弃。

11. 注意术后反应，有异常现象应及时处理。

12. 埋线后应休息3~7天，局部不要沾水，夏天每天应更换敷料。如有感染，应按炎症处理。

13. 通过埋线，患者症状控制后，最好再埋线1~2次以巩固疗效。有慢性病要埋线3~4次后才开始见效，患者不应随意停止治疗。

14. 用扎埋法时应注意：①结扎穴位要抓住重点，分次进行，一次结扎不宜太多；②结扎不能妨碍正常活动。结扎松紧要适当，不能过深或过浅，一般病程短、体质壮者线可穿得浅些，扎得紧些，病程长体质弱者及肌腱移行处线穿得深些，扎得松些。肌腱部位则只穿线而不结扎；③结扎后有少量出血，一般加压包扎即可。若出血多而不止，可能损伤血管，则要抽线后加压止血；④结扎后一般可有轻度疼痛，持续约3~5天，如持续性剧痛，活动受限制，可能系结扎过紧所致，应将结扎线剪断放松，可不必抽线。

第十七章
常用腧穴

第一节　头颈部腧穴

迎香（手阳明大肠经）

[**定位**] 在鼻翼外缘中点旁开5分，当鼻唇
　　　　沟中（图17-1）。

[**主治**] 鼻塞，鼻渊，鼻衄，口歪，面痒，
　　　　面肿。

[**解剖**] 浅层有眶下神经分布；深层有面
　　　　神经颊支、颧支和面动脉分布。

[**操作**] 注线法（微创法）、植线法。

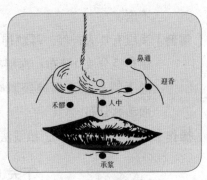

图17-1　头颈部腧穴

四白

[**定位**] 目正视，瞳孔直下，当眶下孔凹
　　　　陷中（图17-2）。

[**主治**] 目赤肿痛，目翳，口眼歪斜，眼
　　　　睑瞤动，头痛眩晕。

[**解剖**] 浅层有眶下神经分布；深层有眶
　　　　下神经、动脉经过，并有面神经
　　　　颧支分布。

[**操作**] 注线法（微创法）、植线法。

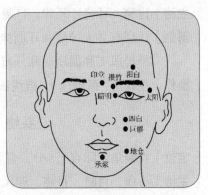

图17-2　头颈部腧穴

地仓（足阳明胃经）

[**定位**] 在巨髎穴直下，口角旁4分（图17-2）。

[**主治**] 口角歪斜，流涎，唇𬌗动。

[**解剖**] 浅层有眶下神经、颊神经（下颌神经分支）分布；深层有面神经颊支，颌面动脉分布。

[**操作**] 注线法（微创法）、植线法。

颊车（足阳明胃经）

[**定位**] 在下颌角前上方一横指凹陷中（图17-3）。

[**主治**] 口眼歪斜，颊肿，齿痛，口噤不语。

[**解剖**] 浅层有耳大神经。耳颞神经（下颌神经分支）分布；深层有面神经下颌支、下颌神经肌咬支和面动脉分布。

[**操作**] 注线法（微创法）、植线法。

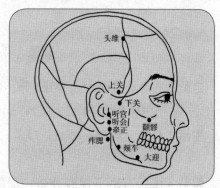

图17-3 头颈部腧穴

下关（足阳明胃经）

[**定位**] 在颧弓与下颌切迹之间的凹陷中，合口有孔，张口即闭（图17-3）。

[**主治**] 齿痛，耳鸣，耳聋，口眼歪斜，牙关开合不利。

[**解剖**] 浅层有耳大神经和耳颞神经分布；深层有面神经颧支经过，并有下颌神经肌支和颞浅动脉分布；再深层卵圆孔处有下颌神经干经过。

[**操作**] 注线法（微创法）、植线法。

头维（足阳明胃经）

[**定位**] 在额角发际直上5分，督脉神庭穴旁开4.5寸（图17-3）。

[**主治**] 头痛，目眩，目痛，迎风流泪，眼睑𬌗动。

[**解剖**] 浅层有眶上神经（眼神经分支）和耳颞神经分布。

[**操作**] 注线法（微创法）、植线法。

颧髎（手太阳小肠经）

[**定位**] 在目外眦直下，当颧骨下缘凹陷中（图17-3）。

[**主治**] 口眼歪斜，眼睑瞤动，齿痛，目黄。

[**解剖**] 有眶下神经分布；深层有面神经颧支和下颌神经的肌支分布。

[**操作**] 注线法（微创法）、植线法。

听宫（手太阳小肠经）

[**定位**] 在耳屏前，下颌骨髁状突的后方，张口呈凹陷处（图17-3）。

[**主治**] 口眼歪斜、眼睑瞤动、齿痛、唇肿。

[**解剖**] 有耳颞神经和颞浅动脉的分支分布；深层有面神经的分支分布。

[**操作**] 注线法、植线法。

攒竹（足太阳膀胱经）

[**定位**] 在眉毛内端，当眶上切迹处（图17-4）。

[**主治**] 头痛，目眩，眉棱骨痛，目赤肿痛，视物不明，流泪，眼睑瞤动，口眼歪斜。

[**解剖**] 有滑车上神经和动脉的分支；深层有面神经颞支和额动脉分支。

[**操作**] 注线法（微创法）、植线法。

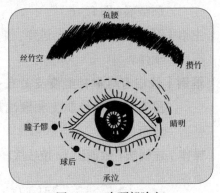

图17-4 头颈部腧穴

天柱（足太阳膀胱经）

[**定位**] 在督脉哑门穴旁1.3寸处，当斜方肌的外缘定穴（图17-6）。

[**主治**] 头痛，项强，鼻塞，肩背痛。

[**解剖**] 有第3颈神经后支和枕动脉的分支；深层有枕大神经和枕动脉本干经过。

[**操作**] 注线法（微创法）、植线法。

翳风（手少阳三焦经）

[**定位**] 在乳突前下方，平耳垂后下缘的
凹陷中（图17-5）。

[**主治**] 耳鸣，耳聋，颊肿，口眼歪斜，
牙关紧闭，颊肿，瘰疬。

[**解剖**] 浅层有耳大神经、面神经耳支和
耳后静脉；深层有面神经干通
过，并有舌咽神经腮腺支、耳
后动脉和翼静脉丛分布。

[**操作**] 注线法（微创法）、植线法。

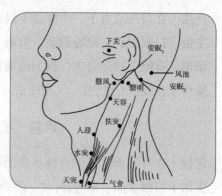

图17-5　头颈部腧穴

角孙（手少阳三焦经）

[**定位**] 将耳廓前后对折，在耳尖所到的
颞颥部（图17-6）。

[**主治**] 耳部肿痛，目翳，齿痛，唇燥，
项强。

[**解剖**] 浅层有耳颞神经皮支分布；深
层有耳颞神经肌支和颞浅动脉
分布。

[**操作**] 注线法（微创法）、植线法。

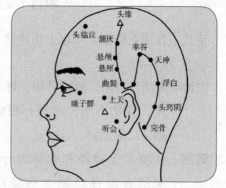

图17-6　头颈部腧穴

耳门（手少阳三焦经）

[**定位**] 在头部，折耳郭向前，当耳尖直上入发际处（图17-3）。

[**主治**] 颊肿，目翳，齿痛，项强。

[**解剖**] 浅层有耳颞神经皮支分布；深层有耳颞神经肌支和颞浅动脉分布。

[**操作**] 注线法（微创法）、植线法。

丝竹空（手少阳三焦经）

[**定位**] 在眉梢凹陷中（图17-4）。

[**主治**] 头痛，目眩，目赤痛，眼睑瞤动，齿痛，癫痫。

[**解剖**] 浅层有上颌神经颧颞支和颞浅动脉分布；深层有面神经颞支和颞浅动脉肌支分布。

[**操作**] 注线法（微创法）、植线法。

听会（手少阳三焦经）

[**定位**] 在面部，当耳屏间切迹的前方，下颌骨髁状突的后缘，张口有凹陷（图17-3）。

[**主治**] 耳鸣，耳聋，面痛，齿痛，口眼歪斜。

[**解剖**] 浅层有耳颞神经、耳大神经和颞浅动脉分布；深层有面神经丛、下颌神经肌支和舌咽神经腮腺支分布。

[**操作**] 注线法（微创法）、植线法。

上关（足少阳胆经）

[**定位**] 在耳前，下关直上，当颧弓上缘凹陷中（图17-6）。

[**主治**] 头痛，耳鸣，耳聋，口眼歪斜，齿痛，瘈疭，惊痫。

[**解剖**] 浅层有上颌神经颧颞支和颞浅动脉分布；深层有面神经颞支和上颌动脉分布。

[**操作**] 注线法（微创法）、植线法。

率谷（足少阳胆经）

[**定位**] 在头部，当耳尖直上入发际1.5寸处，角孙穴直上方（图17-6）。

[**主治**] 偏头痛，眩晕，呕吐，小儿急、慢惊风。

[**解剖**] 有耳颞神经、枕大神经和颞浅动脉分布；深层有下颌神经肌支分布。

[**操作**] 注线法（微创法）、植线法。

完骨（足少阳胆经）

[**定位**] 在头部，当耳后乳突的后下方凹陷处（图17-6）。

[**主治**] 头痛、颈项强痛、齿痛、口眼歪斜、疟疾、癫痫。

[**解剖**] 浅层有枕小神经、耳大神经、耳后动脉；深层有副神经、颈神经丛肌支和枕动脉分布。

[**操作**] 注线法（微创法）、植线法。

阳白（足少阳胆经）

[**定位**] 在前额部，当瞳孔直上，眉上1寸（图17-2）。

[**主治**] 头痛，目痛，目眩，外眦疼痛，眼睑瞤动，雀目。

[**解剖**] 浅层有眼神经的眶上神经和颞浅动脉分布；深层有面神通颞支和眶上动脉分布。

[**操作**] 注线法（微创法）、植线法。

风池（足少阳胆经）

[**定位**] 在项部，当枕骨之下，与风府相平，胸锁乳突肌与斜方肌上端之间凹陷中（图17-7）。

[**主治**] 头痛，眩晕，颈项强痛，目赤痛，鼻衄，鼻渊，耳鸣，感冒，癫痫，疟疾。

[**解剖**] 浅层有枕小神经分布；深层有枕大神经和枕动脉分布。

[**操作**] 注线法（微创法）、植线法。

哑门（督脉）

[**定位**] 在项部，当后发际正中直上0.5寸处。第1颈椎下（图17-7）。

[**主治**] 癫狂，痫证，暴喑，中风，舌强不语。

[**解剖**] 有枕动、静脉分支。并分布有第三枕神经和颈髓3~5神经后支。

[**操作**] 注线法（微创法）、植线法。

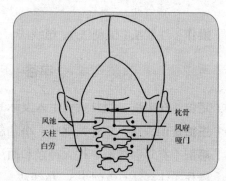

图17-7　头颈部腧穴

风府（督脉）

[**定位**] 在项部，当后发际正中直上1寸处，枕外粗隆凸直下，两侧斜方肌之间凹陷中（图17-7）。

[**主治**] 头痛，项强，眩晕，鼻衄，咽喉红肿，中风不语，癫狂。

[**解剖**] 有枕动、静脉分支。并分布有第三枕神经和颈髓3~5神经后支。

[**操作**] 注线法（微创法）、植线法。

百会（督脉）

[**定位**] 在头部，当前发际正中直上 5 寸，或两耳尖连线中点处（图 17-8）。

[**主治**] 头痛，眩晕，中风不语，癫狂，鼻塞，脱肛，阴挺。

[**解剖**] 穴处有眶上静脉、滑车上静脉、前额浅静脉、枕静脉、头顶有顶导血管分布。有滑车上神经、眶上神经、额颞神经、耳颞神经、枕小神经、枕大神经等。

[**操作**] 注线法（微创法）、植线法。

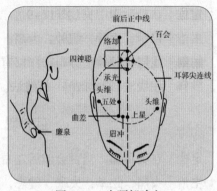

图 17-8　头颈部腧穴

上星（督脉）

[**定位**] 在头部，当前发际正中直上 1 寸（图 17-9）。

[**主治**] 头痛，目痛，鼻渊，鼻衄，癫狂。

[**解剖**] 穴处有滑车上动、静脉通过，有颅骨导血管–额导血管穿颅骨而出分布此处。布有滑车上神经和眼神经。

[**操作**] 注线法（微创法）、植线法。

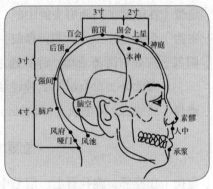

图 17-9　头颈部腧穴

廉泉（任脉）

[**定位**] 在颈部，当前正中线上，喉结上方，舌骨上缘凹陷中处。（图 17-8）。

[**主治**] 舌下肿痛，流涎，舌强不语，暴喑，吞咽困难。

[**解剖**] 浅层有颈横神经分布；深层有下颌神经肌支、舌下神经、舌动脉和甲状腺上动脉分布。

[**操作**] 注线法（微创法）、植线法。

承浆（任脉）

[**定位**] 在颏唇沟中央（图17-9）。

[**主治**] 口歪，面肿，龈肿，齿痛，流涎，癫狂。

[**解剖**] 浅层有颏神经分布；深层有面神经下颌支和下唇动脉分布。

[**操作**] 注线法（微创法）、植线法。

四神聪（经外奇穴）

[**定位**] 在头顶部，当百会前后左右各1寸，共4穴（图17-8）。

[**主治**] 头痛，眩晕，失眠，健忘，癫痫。

[**解剖**] 有枕大神经、滑车上神经、耳颞神经分布，并有枕动脉、颞浅动脉、额动脉的吻合网分布。

[**操作**] 注线法（微创法）、植线法。

印堂（经外奇穴）

[**定位**] 在额部，当两眉头的中间（图17-2）。

[**主治**] 头痛，眩晕，鼻渊，鼻衄，小儿惊风，产后血晕。

[**解剖**] 穴处有滑车上动、静脉通过，有颅骨导血管-额导血管穿颅骨而出分布此处。布有滑车上神经和眼神经。

[**操作**] 注线法（微创法）、植线法。

鱼腰（经外奇穴）

[**定位**] 在额部，瞳孔直上，眉毛中（图17-4）。

[**主治**] 目赤肿痛，眼睑瞤动，眼睑下垂，眉棱骨痛。

[**解剖**] 浅层有眶上神经分布；深层有面神经颞支和额动脉分布。

[**操作**] 注线法（微创法）、植线法。

太阳（经外奇穴）

[**定位**] 在颞部，当眉梢与目外眦之间，向后约一横指凹陷处（图17-10）。

[**主治**] 头痛，牙痛，目赤肿痛，面瘫。

[**解剖**] 有颞浅静脉的额分布，并有颞筋膜间静脉丛、颧眶动静脉，颞深动、

静脉通过。分布有颞神经、面神经、深层有颧颞神经。

[**操作**] 注线法（微创法）、植线法。

牵正（经外奇穴）

[**定位**] 在面颊部，耳垂前0.5~1寸处
（图17-10）。

[**主治**] 口眼歪斜、口疮。

[**解剖**] 浅层有耳大神经分布；深层有面
神经颊支、下颌神经咬肌动脉
分布。

[**操作**] 注线法（微创法）、植线法。

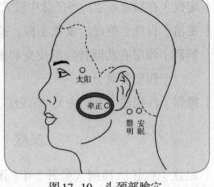

图17-10 头颈部腧穴

翳明（经外奇穴）

[**定位**] 在项部，当翳风后1寸（图17-10）。

[**主治**] 头痛、眩晕、目疾、耳鸣、失眠。

[**解剖**] 有耳大神经和枕小神经；深层有副神经、颈神经后支、耳后动脉分
布；再深层有迷走神经干、副神经干和颈内动、静脉经过。

[**操作**] 注线法（微创法）、植线法。

第二节　胸腹部腧穴

中府（手太阴肺经）

[**定位**] 在胸前壁外上方，任脉华盖穴旁
开6寸，平第1肋间隙（图17-
11）。

[**主治**] 咳嗽，气喘，胸痛，肺胀满，肩
背痛。

[**解剖**] 浅层有头静脉经过，锁骨上神经
中间支、第1肋神经外侧皮支分
布；深层有胸前神经内侧支和外侧

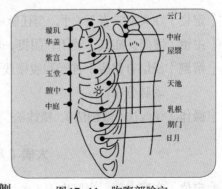

图17-11 胸腹部腧穴

支、胸骨峰动脉和胸外侧动脉分布。

[操作] 注线法（微创法）、植线法、穿线法。

梁门（足阳明胃经）

[定位] 在脐上4寸，当任脉中脘穴旁开2寸（图17-12）。

[主治] 胃痛，呕吐，食欲不振，遗尿，水肿。

[解剖] 浅层有肋间神经前皮支和胸腹壁静脉分布；深层有肋间神经、动脉和腹壁静脉分布。

[操作] 注线法（微创法）、植线法、穿线法、切埋法、割埋法。

天枢（足阳明胃经）

[定位] 在任脉神阙穴旁开2寸（图17-12）。

[主治] 绕脐腹痛，腹胀，肠鸣，痢疾，泄泻，便秘，肠痈，月经不调，痛经，水肿。

[解剖] 浅层有肋间神经前皮支和腹壁浅动、静脉分布；深层有肋间神经、动脉和腹壁上、下动脉分布。

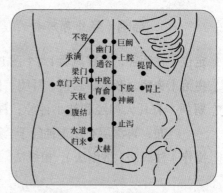

图17-12　胸腹部腧穴

[操作] 注线法（微创法）、植线法、穿线法、切埋法、割埋法。

归来（足阳明胃经）

[定位] 在天枢穴直下4寸，当任脉中极穴旁开2寸（图17-12）。

[主治] 腹痛，疝气，经闭，阴挺，白带，阴冷肿痛。

[解剖] 浅层有髂腹下神经和腹壁浅动、静脉分布；深层有肋下神经和腹壁下动脉分布。

[操作] 注线法（微创法）、植线法、穿线法、切埋法、割埋法。

大横（足太阴脾经）

[定位] 在腹中部，当脐中上3寸，距前正中线6寸（图17-13）。

[**主治**] 腹痛、腹泻、大便秘结。

[**解剖**] 浅层有第10肋间神经外侧皮支
分布；深层有第10肋间神经、
动脉。

[**操作**] 注线法（微创法）、植线法、穿
线法、切埋法、割埋法。

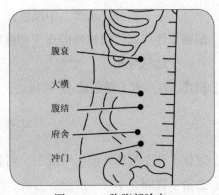

图17-13　胸腹部腧穴

中极（任脉）

[**定位**] 在腹下部，前正中线上，当脐下4
寸（图17-14）。

[**主治**] 崩漏，月经不调，经闭，带下，
阴挺，阴痒，阳痿，遗精，遗
尿，小便不利。

[**解剖**] 有腹壁浅动、静脉分支及腹壁下
动、静脉分支通过，布有髂腹
下神经的分支及第十二脊神经
的皮神经节。

[**操作**] 注线法（微创法）、植线法、穿线
法、切埋法、割埋法。

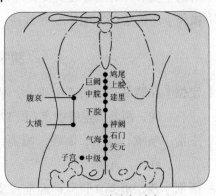

图17-14　胸腹部腧穴

关元（任脉）

[**定位**] 在下腹部，前正中线上，当脐下3寸（图17-14）。

[**主治**] 小便频数，尿闭，崩漏，月经不调，经闭，带下，阴挺，产后出血，
疝气，小腹痛，泄泻，脱肛，中风脱证，虚劳羸瘦。

[**解剖**] 有腹壁浅动、静脉分支及腹壁下动、静脉分支通过，布有髂腹下神经
的分支及第十二脊神经的皮神经节。

[**操作**] 注线法（微创法）、植线法、穿线法、切埋法、割埋法。

气海（任脉）

[**定位**] 在下腹部，前正中线上，当脐下1.5寸（图17-14）。

[**主治**] 腹痛，泄泻，便秘，遗尿，崩漏，疝气，遗精，月经不调，经闭，带

下，痛经，水肿，中风脱证。

[**解剖**] 浅层有肋间神经前皮支和腹壁浅动脉分布；深层有肋间神经和腹壁下动脉分布。

[**操作**] 注线法（微创法）、植线法、穿线法、切埋法、割埋法。

中脘（任脉）

[**定位**] 在上腹部，前正中线上，当脐上4寸（图17-14）。

[**主治**] 胃痛，呕吐，呃逆，吞酸，腹胀，泄泻，黄疸，癫狂。

[**解剖**] 浅层有肋间神经前皮支分布；深层有肋间神经和腹壁上动脉分布。

[**操作**] 注线法（微创法）、植线法、穿线法、切埋法、割埋法。

膻中（任脉）

[**定位**] 在胸部，当前正中线上，平第4肋间，两乳头连线中点（图17-15）。

[**主治**] 咳嗽，气喘，胸痛，噎嗝，呕吐，乳痈，乳少。

[**解剖**] 浅层有第4肋间神经前皮支分布；深层有第4肋间神经和胸廓内动脉前穿支分布。

[**操作**] 注线法（微创法）、植线法、穿线法、切埋法、割埋法。

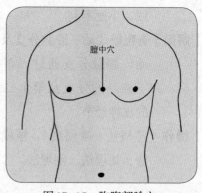

图17-15 胸腹部腧穴

天突（任脉）

[**定位**] 在颈部，当前正中线上，胸骨上窝中央（图17-5）。

[**主治**] 咳嗽，气喘，暴喑，噎嗝，咽喉肿痛，梅核气，瘿气。

[**解剖**] 有颈横神经和颈静脉弓属支分布，深层有舌下神经降支和甲状腺下动脉分布。

[**操作**] 注线法（微创法）、植线法。

第三节　腰背部腧穴

风门（足太阳膀胱经）

[**定位**] 在第2胸椎棘突下，督脉旁开1.5寸处（图17-16）。

[**主治**] 伤风咳嗽，发热头痛，项强，腰背痛。

[**解剖**] 浅层有第2、3胸椎后支的皮支及其伴行动、静脉；深层有副神经、肩胛背神经、第2、3胸神经后支及肩胛背动脉分支。

[**操作**] 注线法（微创法）、植线法、穿线法、切埋法、割埋法。

肺俞（足太阳膀胱经）

[**定位**] 在第3胸椎棘突下，督脉旁开1.5寸处（图17-16）。

[**主治**] 咳嗽，气喘，咳血，骨蒸潮热，盗汗。

[**解剖**] 布有肋间动、静脉后支的`内侧支，并有胸神经后支内侧皮支及深层的外侧支通过。

[**操作**] 注线法（微创法）、植线法、穿线法、切埋法、割埋法。

厥阴俞（足太阳膀胱经）

[**定位**] 在第4胸椎棘突下，督脉旁开1.5寸处（图17-16）。

[**主治**] 咳嗽，胸闷，心痛，呕吐。

[**解剖**] 布有肋间动、静脉后支的`内侧支，并有胸神经后支内侧皮支及深层的外侧支通过。

[**操作**] 注线法（微创法）、植线法、穿线法、切埋法、割埋法。

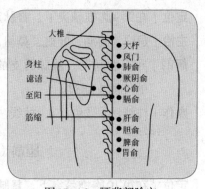

图17-16　腰背部腧穴

心俞（足太阳膀胱经）

[**定位**] 在第5胸椎棘突下，督脉神道旁开1.5寸处（图17-16）。

[**主治**] 心痛，惊悸，健忘，失眠，心烦，咳嗽，吐血，梦遗，癫痫。

［**解剖**］布有肋间动、静脉后支的`内侧支，并有胸神经后支内侧皮支及深层的外侧支通过。

［**操作**］注线法（微创法）、植线法、穿线法、切埋法、割埋法。

督俞（足太阳膀胱经）

［**定位**］在第6胸椎棘突下，督脉灵台旁开1.5寸处（图17-16）。

［**主治**］心痛，胸闷，腹痛，寒热，气喘。

［**解剖**］布有肋间动、静脉后支的`内侧支，并有胸神经后支内侧皮支及深层的外侧支通过。

［**操作**］注线法（微创法）、植线法、穿线法、切埋法、割埋法。

膈俞（足太阳膀胱经）

［**定位**］在第7胸椎棘突下，督脉至阳穴旁开1.5寸处（图17-16）。

［**主治**］呕吐，呃逆，饮食不下，气喘，咳嗽，吐血，潮热，盗汗。

［**解剖**］布有肋间动、静脉后支的`内侧支，并有胸神经后支内侧皮支及深层的外侧支通过。

［**操作**］注线法（微创法）、植线法、穿线法、切埋法、割埋法。

肝俞（足太阳膀胱经）

［**定位**］在第9胸椎棘突下，督脉筋缩穴旁开1.5寸处（图17-16）。

［**主治**］黄疸，胁痛，吐血，鼻衄，目赤，眩晕，雀目，癫狂，痫症，脊背痛。

［**解剖**］布有肋间动、静脉后支的`内侧支，并有胸神经后支内侧皮支及深层的外侧支通过。

［**操作**］注线法（微创法）、植线法、穿线法、切埋法、割埋法。

胆俞（足太阳膀胱经）

［**定位**］在第10胸椎棘突下，督脉中枢穴旁开1.5寸处（图17-16）。

［**主治**］黄疸，口苦，胸胁痛，肺痨，潮热。

［**解剖**］布有肋间动、静脉后支的`内侧支，并有胸神经后支内侧皮支及深层的外侧支通过。

［**操作**］注线法（微创法）、植线法、穿线法、切埋法、割埋法。

脾俞（足太阳膀胱经）

[**定位**] 在第11胸椎棘突下，督脉脊中穴旁开1.5寸处（图17-16）。

[**主治**] 腹胀，黄疸，呕吐，泄泻，痢疾，便血，水肿，脾胃虚弱，背痛。

[**解剖**] 布有肋间动、静脉后支的、内侧支，并有胸神经后支内侧皮支及深层的外侧支通过。

[**操作**] 注线法（微创法）、植线法、穿线法、切埋法、割埋法。

胃俞（足太阳膀胱经）

[**定位**] 在第12胸椎棘突下，督脉旁开1.5寸处（图17-16）。

[**主治**] 胸胁痛，胃脘痛，腹胀，肠鸣，反胃，呕吐，脾胃虚弱。

[**解剖**] 布有肋间动、静脉后支的内侧支，并有胸神经后支内侧皮支及深层的外侧支通过。

[**操作**] 注线法（微创法）、植线法、穿线法、切埋法、割埋法。

肾俞（足太阳膀胱经）

[**定位**] 在第2腰椎棘突下，督脉命门穴旁开1.5寸处（图17-16）。

[**主治**] 遗精，阳痿，遗尿，月经不调，白带，肾虚腰痛，目昏，耳鸣，耳聋，水肿。

[**解剖**] 布有肋间动、静脉后支的内侧支，并有胸神经后支内侧皮支及深层的外侧支通过。并有腰神经后支的外侧皮支，以及腰动、静脉。

[**操作**] 注线法（微创法）、植线法、穿线法、切埋法、割埋法。

大肠俞（足太阳膀胱经）

[**定位**] 在第4腰椎棘突下，督脉腰阳关穴旁开1.5寸处（图17-17）。

[**主治**] 腹痛，腹胀，肠鸣，便秘，泄泻，腰痛。

[**解剖**] 布有肋间动、静脉后支的内侧支，并有胸神经后支内侧皮支及深层的外侧支通过。并有腰神经后支的外侧皮支，以及腰动、

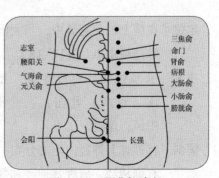

图17-17　腰背部腧穴

静脉背侧分支。

[操作] 注线法（微创法）、植线法、穿线法、切埋法、割埋法。

关元俞（足太阳膀胱经）

[定位] 在腰部，当第5腰椎棘突下，旁开1.5寸（图17-17）。

[主治] 腹胀、泄泻、小便不利、遗尿、消渴、腰痛。

[解剖] 浅层有第5腰神经和第1骶神经后支皮支及其伴行动、静脉分布；深层有第5腰神经后支的肌支和腰最下动脉背侧支分支分布。

[操作] 注线法（微创法）、植线法、穿线法、切埋法、割埋法。

膀胱俞（足太阳膀胱经）

[定位] 在第2骶椎棘突下，督脉旁开1.5寸处（图17-17）。

[主治] 小便不通，遗尿，泄泻，便秘，腰脊强痛。

[解剖] 布有肋间动、静脉后支的`内侧支，并有胸神经后支内侧皮支及深层的外侧支通过。并有腰神经后支的外侧皮支，以及腰动、静脉。

[操作] 注线法（微创法）、植线法、穿线法、切埋法、割埋法。

会阳（足太阳膀胱经）

[定位] 在骶部，尾骨端旁开0.5寸（图17-17）。

[主治] 阳痿、遗精、带下、痢疾、泄泻、痔疾。

[解剖] 浅层有肛门神经分布；深层有臀下神经和臀上、下动脉分支分布。

[操作] 注线法（微创法）、植线法、穿线法、切埋法、割埋法。

肩井（足少阳胆经）

[定位] 在肩上，前直乳中，当大椎与肩峰连线中点（图17-18）。

[主治] 头项强痛，肩背疼痛，上肢不遂，难产，乳痈，乳汁不下，中风，瘰疬。

[解剖] 有锁骨上神经内侧支分布；深层有副神经、肩胛背神经和颈横动

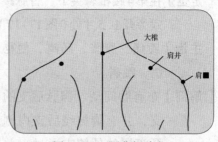

图17-18 腰背部腧穴

脉分布。

[**操作**] 注线法（微创法）、植线法、穿线法。

腰阳关（督脉）

[**定位**] 在腰部，当后正中线上，第4腰椎棘突下凹陷中（图17–17）。

[**主治**] 月经不调，遗精，阳痿，腰骶疼痛，下肢痿痹。

[**解剖**] 浅层有腰神经后支的皮支分布；深层有腰神经后支和腰动脉分布。

[**操作**] 注线法（微创法）、植线法、穿线法、切埋法、割埋法。

命门（督脉）

[**定位**] 在腰部，当后正中线上，第2腰椎棘突下凹陷中（图17–17）。

[**主治**] 遗精，阳痿，月经不调，带下，泄泻，腰脊强痛。

[**解剖**] 此处有腰动、静脉后支，深处有一对粗大肾动脉干，布有腰神经后支
的内侧支，以及尾骨神经分支。

[**操作**] 注线法（微创法）、植线法、穿线法。

脊中（督脉）

[**定位**] 在背部，后 正中线上，第11胸椎
棘突下凹陷中（图17–19）。

[**主治**] 泄泻、黄疸、痔疾、癫痫、小儿疳
积、脱肛、腰脊强痛。

[**解剖**] 浅层有胸神经后支；深层有胸神经
后支和肋间后动脉背侧支分布。

[**操作**] 注线法（微创法）、植线法、穿
线法。

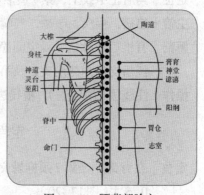

图17–19 腰背部腧穴

至阳（督脉）

[**定位**] 在背部，当后正中线上，第7胸椎棘突下凹陷中（图17–19）。

[**主治**] 胁肋胀痛，黄疸，咳喘，背痛，脊强。

[**解剖**] 浅层有胸神经后支的皮支分布；深层有胸神经后支和肋间后动脉背侧
支分布。

[**操作**] 注线法（微创法）、植线法、穿线法。

灵台（督脉）

[**定位**] 在背部，当正中线上，第6胸椎棘突下凹陷中（图17-19）。

[**主治**] 咳嗽、气喘、疔疮、背脊疼痛。

[**解剖**] 同脊中穴。

[**操作**] 注线法（微创法）、植线法、穿线法。

身柱（督脉）

[**定位**] 俯卧，在第3胸椎棘突下（图17-19）。

[**主治**] 咳嗽，气喘，癫痫，头痛，身热，脊背强痛。

[**解剖**] 有第三肋间动脉后支，棘间皮下静脉丛，布有第三胸神经后支内
侧支。

[**操作**] 注线法（微创法）、植线法、穿线法。

大椎（督脉）

[**定位**] 当后正中线上，第7颈椎棘突下凹陷中（图17-19）。

[**主治**] 热病，疟疾，咳嗽，气喘，骨蒸潮热，头痛项强，脊背强急，癫痫。

[**解剖**] 有椎后静脉丛、棘突间静脉丛、颈横向联合动、静脉分支。第一胸神
经后支的内侧皮支，及第八颈神经的后支分布。

[**操作**] 注线法（微创法）、植线法、穿线法、切埋法、割埋法。

定喘（经外奇穴）

[**定位**] 在背部，当第7颈椎棘突下旁开
0.5寸（图17-20）。

[**主治**] 哮喘，咳嗽，风疹，颈项强痛。

[**解剖**] 浅层有颈神经后支的皮支分布；
深层有颈神经后支的肌支、副神
经和颈横动脉、颈深动脉分布。

[**操作**] 注线法（微创法）、植线法、穿
线法、切埋法、割埋法。

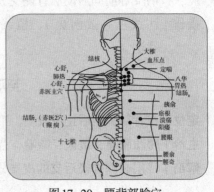

图17-20　腰背部腧穴

腰眼（经外奇穴）

[**定位**] 在第4腰椎棘突下，旁开3.5寸至4寸之间的凹陷中（图17-20）。

[**主治**] 腰痛，月经不调，带下。

[**解剖**] 浅层有第3腰神经后支的皮支分布；深层有第4腰神经后支和腰动脉分布。

[**操作**] 注线法（微创法）、植线法、穿线法、切埋法、割埋法。

夹脊（经外奇穴）

[**定位**] 在背腰部，当第1胸椎至第5腰椎棘突下两侧，后正中线旁开0.5寸，一侧17穴，左右共34穴（图17-19）。

[**主治**] 上胸背部穴主治心、肺、上肢病证；下胸背部主治脾胃、肠道病证；腰背部穴位主治腰、腹及下肢疾病。

[**解剖**] 浅层有胸或腰神经后支的皮支分布；深层有胸或腰神经后支和肋间后动脉、腰动脉分布。

[**操作**] 注线法（微创法）、植线法、穿线法、切埋法、割埋法。

十七椎（经外奇穴）

[**定位**] 在腰部，当后正中线上，第5腰椎棘突下（图17-20）。

[**主治**] 腰腿痛，下肢瘫痪，崩漏，月经不调。

[**解剖**] 浅层有第5腰神经后支的皮支分布；深层有第5腰神经后支的肌支和腰动脉分布。

[**操作**] 注线法（微创法）、植线法、穿线法、切埋法、割埋法。

腰奇（经外奇穴）

[**定位**] 在骶部，当尾骨端直上2寸，骶角之间凹陷中（图17-20）。

[**主治**] 癫痫、头痛、失眠、便秘。

[**解剖**] 有臀中皮神经；深层有骶神经后支和骶中动脉分布。

[**操作**] 注线法（微创法）、植线法、穿线法、切埋法、割埋法。

第四节　上肢腧穴

尺泽（手太阴肺经）

[**定位**] 仰掌微屈肘，在肘横纹中，肱二头
　　　　肌腱桡侧凹陷中（图17-21）。

[**主治**] 咳嗽、气喘、咳血、潮热、咽喉肿
　　　　痛、胸部胀满、吐泻、乳痛、肘臂
　　　　挛痛。

[**解剖**] 有桡侧副动脉前支通过，布有前臂
　　　　外侧皮神经、桡神经。

[**操作**] 注线法（微创法）、植线法。

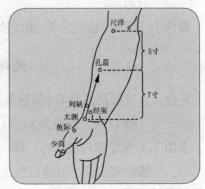

图17-21　上肢腧穴

孔最（手太阴肺经）

[**定位**] 在前臂掌侧，当尺泽穴与太渊穴的连线上，腕横纹上7寸（图17-21）。

[**主治**] 咳嗽、气喘、咽喉肿痛、失音、痔疮疼痛、肘臂挛痛。

[**解剖**] 浅层有头静脉经过和前臂外侧皮神经、桡神经浅支分布；深层有桡神
　　　　经浅支和桡动脉经过，并有正中神经肌支、桡动脉深支和桡侧返动脉
　　　　分布。

[**操作**] 注线法（微创法）、植线法、穿线法、切埋法、割埋法。

列缺（手太阴肺经）

[**定位**] 在桡骨茎突上方，腕横纹上1寸5分（图17-21）。

[**主治**] 偏正头痛、项强、咳嗽、气喘、咽喉肿痛、半身不遂、口眼歪斜、齿
　　　　痛、手腕无力。

[**解剖**] 浅层有前臂外侧皮神经浅支分布；深层有桡神经深支、正中神经肌支
　　　　和桡动脉分布。

[**操作**] 注线法（微创法）、植线法。

鱼际（手太阴肺经）

[**定位**] 在第一掌骨中点，当赤白肉际处取穴（图17-21）。

[**主治**] 咳嗽、咳血、咽喉肿痛、发热、失音、肘臂手指挛痛、掌心热。

[**解剖**] 有头静脉的小静脉支，布有桡神经浅支。

[**操作**] 注线法（微创法）、植线法、切埋法、割埋法。

合谷（手阳明大肠经）

[**定位**] 侧拳，在手背部第1、2掌背之间，约平第2掌骨中点处（图17-22）。

[**主治**] 头痛，目赤肿痛，齿痛，咽喉肿痛，鼻衄，鼻渊，口眼歪斜，牙关紧闭，痄腮，滞产，闭经，便秘，痢疾，高热，抽搐，高热无汗，多汗，小儿惊风，疟疾。

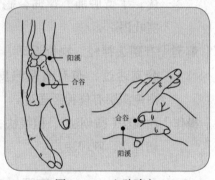

图17-22　上肢腧穴

[**解剖**] 浅层有桡神经浅支、手背静脉网和掌背动脉分布；深层有尺神经深支和食指桡侧动脉分布。

[**操作**] 注线法（微创法）、植线法。

阳溪（手阳明大肠经）

[**定位**] 在腕背桡侧，拇指翘起时，当拇长伸肌腱与拇短伸肌腱之间的凹陷中取穴（图17-22）。

[**主治**] 头痛，目赤，喉痛，耳鸣，耳聋，目赤肿痛，手腕痛。

[**解剖**] 有头静脉分支，桡动、静脉及其腕背支分支，布有桡神经浅支。

[**操作**] 注线法（微创法）、植线法。

手三里

[**定位**] 侧腕屈肘，在阳溪穴与曲池穴连线上，曲池穴下2寸处（图17-23）。

[**主治**] 齿痛颊肿，上肢不遂，手臂麻木，腹痛吐泻。

[**解剖**] 浅层有前臂外侧皮神经分布；深层有桡神经深支经过，并有桡神经肌

支和桡侧返动脉分布。

[**操作**] 注线法（微创法）、植线法、穿线法、切埋法、割埋法。

曲池（手阳明大肠经）

[**定位**] 屈肘，在肘横纹桡侧端与肱骨外
上髁连线的中点（图17-23）。

[**主治**] 发热，咽喉肿痛，齿痛，上肢不
遂，手臂肿痛，瘰疬，瘾疹，腹
痛吐泻。

[**解剖**] 有副头神经、桡侧返动、静脉的
分支通过，布有前臂侧皮神经，
内侧深层有桡神经通过。

[**操作**] 注线法（微创法）、植线法、穿线法、
切埋法、割埋法。

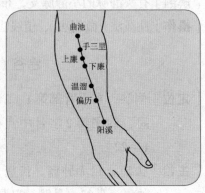

图17-23　上肢腧穴

肩髃（手阳明大肠经）

[**定位**] 在肩蜂前下方，当肩蜂与肱骨大
结节之间（图17-24）。

[**主治**] 肩臂疼痛，上肢不遂，风热瘾疹，
瘰疬。

[**解剖**] 有旋前和旋后动、静脉通过，布
有锁骨上神经后支及腋神经肌支。

[**操作**] 注线法（微创法）、植线法、穿线
法、切埋法、割埋法、扎埋法。

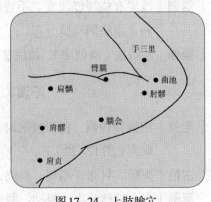

图17-24　上肢腧穴

少海（手少阴心经）

[**定位**] 屈肘，在肘横纹尺侧端，与肱骨内上髁之间（图17-25）。

[**主治**] 心痛，臂麻，手颤，肘挛，瘰疬。

[**解剖**] 有贵要静脉，并有尺侧下副动、静脉和尺动、静脉通过。有前臂内侧
皮神经，深层有尺神经，偏桡侧处有正中神经通过。

[**操作**] 注线法（微创法）、植线法。

通里（手少阴心经）

[**定位**] 仰掌，在腕横纹尺侧端，当尺侧腕屈肌腱的桡侧凹陷中（图17-25）。

[**主治**] 心痛，心烦，失眠，健忘，怔忡，心悸，癫痫，胁痛，掌中热。

[**解剖**] 有前臂内侧皮神经，深层有尺神经、尺动脉的分支通过，并有尺神经、尺动脉的本干经过。

[**操作**] 注线法（微创法）、植线法。

神门（手少阴心经）

[**定位**] 在腕横纹尺侧端，当尺泽腕屈肌腱的桡侧凹陷中（图17-25）。

[**主治**] 心痛，心烦，失眠，健忘，心悸，癫狂、痫证，胁痛，掌中热。

[**解剖**] 浅层有前臂内侧皮神经；深层有尺神经、尺动脉的本干经过。

[**操作**] 注线法（微创法）、植线法。

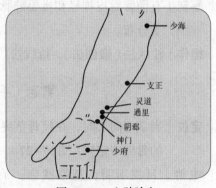

图17-25　上肢腧穴

后溪（手太阳小肠经）

[**定位**] 握拳，在第5掌指关节尺侧后方，当横纹头赤白肉际（图17-26）。

[**主治**] 头项强痛，目赤，耳聋，癫狂，痫症，疟疾，热病，腰痛，肘臂及手指挛痛。

[**解剖**] 有尺神经手背支和掌背动脉通过；深层有尺神经的深支和小指尺侧动脉的分支分布。

[**操作**] 注线法（微创法）、植线法。

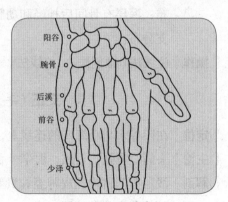

图17-26　上肢腧穴

腕骨（手太阳小肠经）

[**定位**] 在手背尺侧，当第五掌骨基底与三角骨之间的凹陷处（图17-26）。

[主治]头项强痛，目赤，耳聋，目翳，黄疸，热病汗不出，疟疾，指挛臂痛。

[解剖]浅层有尺神经手背支和掌背动脉；深层有尺神经分支和尺动脉分支分布。

[操作]注线法（微创法）、植线法。

阳谷（手太阳小肠经）

[定位]在手腕尺侧，当尺骨茎突与三角骨之间凹陷中（图17-26）。

[主治]头痛、目眩、耳鸣、耳聋、热病、癫狂、痫症、腕痛。

[解剖]有前臂后皮神经和贵要静脉属支分布；深层有骨间后神经和动脉的分支分布。

[操作]注线法（微创法）、植线法。

养老（手太阳小肠经）

[定位]当掌心向心时，在尺骨茎突桡侧缘的骨缝中定穴（图17-27）。

[主治]目视不明，急性腰痛，肩、背、肘、臂酸痛。

[解剖]有前臂后皮神经和贵要静脉属支分布；深层有骨间后神经和动脉的分支分布。

[操作]注线法（微创法）、植线法。

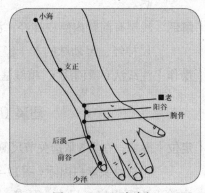

图17-27　上肢腧穴

支正（手太阳小肠经）

[定位]在阳谷穴与小海穴的连线上，阳谷穴上5寸处（图17-27）。

[主治]头痛，项强，目眩，肘挛，手指痛，热病，癫狂。

[解剖]浅层有前臂内侧皮神经和贵要静脉属支分布；深层有骨间后神经和动脉的分支分布。

[操作]注线法（微创法）、植线法、穿线法、切埋法、割埋法。

小海（手太阳小肠经）

[定位]屈肘，当尺骨鹰嘴与肱骨内上髁之间凹陷中（图17-27）。

[**主治**]头痛，目眩，耳鸣，耳聋，颊肿，癫痫，颈项肩臂外侧疼痛。

[**解剖**]浅层有前臂内侧皮神经和贵要静脉属支分布；深层有骨间后神经和动
脉的分支。

[**操作**]注线法（微创法）、植线法。

肩贞（手太阳小肠经）

[**定位**]在腋后皱襞直上1寸。

[**主治**]肩胛疼痛，手臂痛不能举，缺盆中痛，瘰疬，耳鸣，耳聋（图17-24）。

[**解剖**]浅层有第2肋神经外侧皮支；深层有腋神经、桡神经和旋肱后动脉的
分支分布。

[**操作**]注线法（微创法）、植线法、穿线法、切埋法、割埋法、扎埋法。

天宗（手太阳小肠经）

[**定位**]肩胛冈下窝的中央，约在肩胛冈
下缘与肩胛骨下角连线的上1/3
折点处（图17-28）。

[**主治**]肩胛疼痛，肘臂后外侧痛，颊颔
肿痛，气喘，乳痈。

[**解剖**]有第4、5胸神经后支的皮支重
叠分布；深层有肩胛上神经的
分支和肩胛动脉网分布。

[**操作**]注线法（微创法）、植线法、穿线
法、切埋法、割埋法、扎埋法。

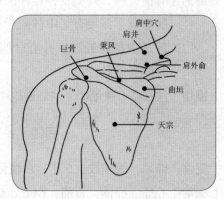

图17-28 上肢腧穴

肩外俞（手太阳小肠经）

[**定位**]在第1胸椎棘突下，督脉陶道穴旁开3寸（图17-28）。

[**主治**]肩背酸痛，颈项强直，肘臂冷痛。

[**解剖**]浅层有第1胸神经后支的皮支分布；深层有副神经、肩胛背神经和肩
胛上动脉的分支。

[**操作**]注线法（微创法）、植线法、穿线法、切埋法、割埋法、扎埋法。

曲泽（手厥阴心包经）

[**定位**] 仰掌，肘部微曲，在肘横纹上，当肱二头肌腱的尺侧缘（图17-29）。

[**主治**] 心痛，心悸，烦躁，胃痛，呕吐，热病，肘臂挛痛。

[**解剖**] 有正中神经和贵要静脉通过，深层有肱动、静脉通过。有正中神经主干。

[**操作**] 注线法（微创法）、植线法。

郄门（手厥阴心包经）

[**定位**] 仰掌，腕横纹上5寸，在桡侧腕屈肌腱与掌长肌腱之间（图17-29）。

[**主治**] 心痛，心悸，呕血，咳血，衄血，疔疮，癫疾。

[**解剖**] 有前臂内、外侧皮神经和前臂正中静脉分布，深层有正中神经干及其伴行的正中动脉经过，并有骨间前神经、骨间前动脉分布。

[**操作**] 注线法（微创法）、植线法。

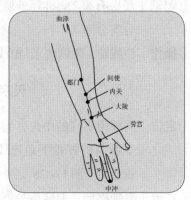

图17-29　上肢腧穴

间使（手厥阴心包经）

[**定位**] 仰掌，腕横纹上3寸，在桡侧腕屈肌腱与掌长肌腱之间（图17-29）。

[**主治**] 心痛，心悸，胃痛，呕吐，热病，烦躁，癫狂，痫证。

[**解剖**] 有前臂内、外侧皮神经和前臂正中静脉分布；深层有正中神经干及与其伴行的正中动脉经过，并有骨间前神经和骨间前动脉分布。

[**操作**] 注线法（微创法）、植线法。

内关（手厥阴心包经）

[**定位**] 仰掌，腕横纹上2寸，在桡侧腕屈肌腱与掌长肌腱之间（图17-29）。

[**主治**] 心痛，心悸，胃痛，呕吐，胸闷，胸痛，失眠，眩晕，偏头痛，疟疾，上肢痹痛，烦躁，癫狂，痫证。

[**解剖**] 同"间使"。

[**操作**] 注线法（微创法）、植线法。

大陵（手厥阴心包经）

[**定位**] 仰掌，在腕横纹上，在桡侧腕屈肌腱与掌长肌腱之间（图17-29）。

[**主治**] 心痛，心悸，呕吐，胃痛，胸胁痛，癫狂，手腕痛。

[**解剖**] 浅层有腕掌侧浅静脉网和正中神经皮支分布；深层有正中神经和腕掌侧动脉网分布。

[**操作**] 注线法（微创法）、植线法。

液门（手少阳三焦经）

[**定位**] 在手背部，当第4、第5指间，指蹼缘后方赤白肉际处（图17-30）。

[**主治**] 头痛、目赤、耳聋、耳鸣、喉痹、疟疾、手臂痛。

[**解剖**] 有指背神经和掌背动脉分布。

[**操作**] 注线法（微创法）、植线法。

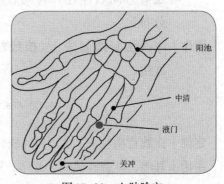

图17-30 上肢腧穴

中渚（手少阳三焦经）

[**定位**] 握拳，在手背第4、5掌骨小头之间凹陷中，约当液门穴后1寸处（图17-30）。

[**主治**] 头痛，目赤，耳鸣，耳聋，咽喉肿痛，热病，肘臂痛，手指不能屈伸。

[**解剖**] 有尺侧手背静脉网和第四掌背动、静脉通过，布有尺神经手背支和桡神经浅支的分支。

[**操作**] 注线法（微创法）、植线法。

阳池（手少阳三焦经）

[**定位**] 在腕背横纹上，指总伸肌腱尺侧凹陷中（图17-30）。

[**主治**] 手腕痛，肩臂痛，疟疾，耳聋，消渴口干。

[**解剖**] 有腕背静脉网，腕背动、静脉。尺神经手背支和前臂背侧皮神经末支。

［**操作**］注线法（微创法）、植线法。

外关（手少阳三焦经）

［**定位**］在腕背横纹上2寸，当尺桡骨之间（图17-31）。

［**主治**］热病，头痛，颊肿，耳鸣，耳聋，目赤肿痛，胁痛，手指痛，手颤，肘臂屈伸不利。

［**解剖**］浅层有前臂背侧皮神经分布；深层有骨间后神经和骨间后动脉分布。

［**操作**］注线法（微创法）、植线法。穿线法。

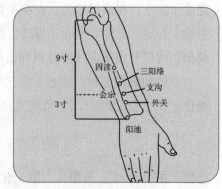

图17-31　上肢腧穴

支沟（手少阳三焦经）

［**定位**］在腕背横纹上3寸，当尺桡骨之间（图17-31）。

［**主治**］耳鸣，耳聋，热病，暴喑，胁肋痛，呕吐，便秘，肩背酸痛。

［**解剖**］同"外关"。

［**操作**］注线法（微创法）、植线法。穿线法。

四渎（手少阳三焦经）

［**定位**］在前臂背侧，当阳池与肘尖连线上，肘尖下面5寸，尺骨与桡骨之间（图17-31）。

［**主治**］耳聋、暴喑、齿痛、手臂痛。

［**解剖**］浅层有前臂背侧皮神经分布；深层有骨间背侧神经和骨间后动脉的分支分布。

［**操作**］注线法（微创法）、植线法。穿线法。

肩髎（手少阳三焦经）

［**定位**］在肩峰后下方，上臂外展时，当肩髃穴后寸许凹陷中（图17-32）。

［**主治**］臂痛，肩重不能举。

[**解剖**] 有锁骨上神经外侧支分布；深层
有腋神经和旋肱动脉肌支分布。

[**操作**] 注线法（微创法）、植线法。

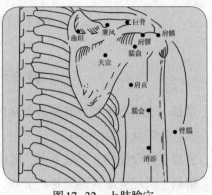

图17-32 上肢腧穴

腰痛点（经外奇穴）

[**定位**] 在手背侧，当第2、3掌骨及第4、
5掌骨之间，当腕横纹与掌指关
节中点处，一侧2穴，左右共4
穴（图17-33）。

[**主治**] 急性腰扭伤。

[**解剖**] 浅层有桡神经浅支的手背支和尺神经手背支分布；深层有桡神经肌支
和掌背动脉分布。

[**操作**] 注线法（微创法）、植线法。

落枕（经外奇穴）

[**定位**] 在背侧，当第2、3掌骨间，指掌关节后约0.5寸处（图17-33）。

[**主治**] 落枕。

[**解剖**] 浅层有桡神经手背支和手背静脉网；深层有尺神经深支和掌背动脉分
布。

[**操作**] 注线法（微创法）、植线法。

八邪（经外奇穴）

[**定位**] 在手背侧，微握拳，第1至第
5指间指蹼间后方赤白肉际处，
左右共8穴（图17-33）。

[**主治**] 手背肿痛、手指麻木、烦热、目
痛、毒蛇咬伤、手背肿痛。

[**解剖**] 浅层有桡神经浅支的手背支、尺
神经手背支的手背静脉网；深
层有尺神经肌支和掌背动脉分布。

[**操作**] 注线法（微创法）、植线法。

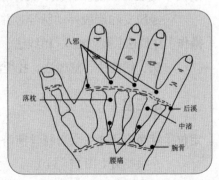

图17-33 上肢腧穴

第五节　下肢腧穴

髀关（足阳明胃经）

[**定位**] 当髂前上棘与髌底外侧端的连线上，屈股时平会阴，居缝匠肌外侧凹陷处（图17-34）。

[**主治**] 髀股痿痹、下肢不遂、腰腿疼痛、筋急不得屈伸。

[**解剖**] 浅层有股外侧皮神经分布，深层有臀上神经、股神经肌支和旋股外侧动脉分布。

[**操作**] 注线法（微创法）、植线法、穿线法、切埋法、割埋法、扎埋法。

伏兔（足阳明胃经）

[**定位**] 当髂前上棘与髌底外侧端的连线上，髌底上6寸（图17-34）。

[**解剖**] 浅层有股前皮神经和股外侧皮神经；深层有股神经分支和旋股外侧动脉经过并分布。

[**操作**] 注线法（微创法）、植线法、穿线法、切埋法、割埋法、扎埋法。

梁丘（足阳明胃经）

[**定位**] 在髂前上棘与髌骨外上缘的连线上，髌骨外上缘上2寸的凹陷处（图17-34）。

[**主治**] 胃痛，膝肿，下肢不遂，乳痈。

[**解剖**] 浅层有股前皮神经（股神经分支）和股外侧皮神经分布；深层有股神经肌支和旋股外动脉经过并分布。

[**操作**] 注线法（微创法）、植线法、穿线法、切埋法、割埋法、扎埋法。

足三里（足阳明胃经）

[**定位**] 犊鼻穴下3寸，当胫骨前嵴外侧一横指处（图17-34）。

[**主治**] 胃痛、腹胀、呕吐、肠鸣、泄泻、便秘、痢疾、消化不良、

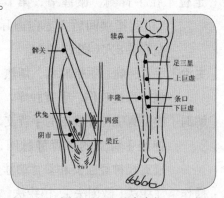

图17-34　下肢腧穴

头晕、癫狂、腰腿酸痛，水肿，疳积、虚劳羸瘦。

[**解剖**] 有胫动、静脉通过，布有腓肠外侧皮神经及隐神经分支，深层下当腓深神经。

[**操作**] 注线法（微创法）、植线法、穿线法、切埋法、割埋法、扎埋法。

上巨虚（足阳明胃经）

[**定位**] 在足三里穴下3寸，当胫骨前嵴外则一横指处（图17-34）。

[**主治**] 腹痛，痢疾，肠鸣，腹胀，便秘，泄泻，中风瘫痪，脚气。

[**解剖**] 浅层有腓肠外侧皮神经分布；深层有腓深神经肌支和胫前动脉分布；小腿骨间膜深面有股神经和胫后动脉经过并分布。

[**操作**] 注线法（微创法）、植线法、穿线法、切埋法、割埋法、扎埋法。

下巨墟（足阳明胃经）

[**定位**] 上巨虚穴下3寸（图17-34）。

[**主治**] 小腹痛，腰脊痛引睾丸，乳痈，下肢痿痹，泄泻，大便脓血。

[**解剖**] 同足三里。

[**操作**] 注线法（微创法）、植线法、穿线法、切埋法、割埋法、扎埋法。

丰隆（足阳明胃经）

[**定位**] 在外踝高点上8寸，当条口穴外侧一横指处（图17-34）。

[**主治**] 痰多，哮喘，咳嗽，胸痛，头痛，头晕，咽喉肿痛，便秘，癫狂，痫症，下肢痿痹、肿痛。

[**解剖**] 有胫前浅静脉以及大、小隐静脉的交通支，深层有胫前动脉。布有腓浅神经过敏，腓深神经、腓肠外侧皮神经及隐神经的分支。

[**操作**] 注线法（微创法）、植线法、穿线法、切埋法、割埋法、扎埋法。

解溪（足阳明胃经）

[**定位**] 在足背踝关节横纹的中央，当拇长伸肌腱与趾长伸肌腱之间（图17-35）。

[**主治**] 头痛，眩晕，面浮肿，腹胀，便秘，下肢痿痹，癫疾。

[**解剖**] 穴处有胫前静脉，可触及足背静脉搏动，有腓浅神经、腓深神经、足

背中间皮神经。

[**操作**] 注线法（微创法）、植线法。

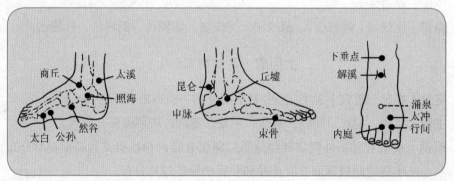

图 17-35　下肢腧穴

内庭（足阳明胃经）

[**定位**] 在足背面，第 2、3 趾间的缝纹端（图 17-35 ）。

[**主治**] 齿痛，口歪，喉痹，鼻衄，腹痛，腹泻，痢疾，足背肿痛，热病。

[**解剖**] 分有足底内侧神经的趾足底总神经，有足背静脉网，布有腓浅神经足
　　　　背支。

[**操作**] 注线法（微创法）、植线法。

公孙（足太阴脾经）

[**定位**] 在足内侧，第 1 跖骨基底部前下缘，当赤白肉际处（图 17-35 ）。

[**主治**] 胃痛，腹胀，呕吐，饮食不化，肠鸣，腹痛，泄泻，痢疾。

[**解剖**] 浅层有足背内侧皮神经、隐神经分布；深层有足底内侧神经和足底内
　　　　侧动脉分支分布。

[**操作**] 注线法（微创法）、植线法。

商丘（足太阴脾经）

[**主治**] 在内踝前下方凹陷中，当舟骨结节与内踝高点连线的中点取穴（图
　　　　17-35 ）

[**解剖**] 浅层有隐神经和大隐静脉分布；深层有内踝前动脉分布。

[**操作**] 注线法（微创法）、植线法。

三阴交（足太阴脾经）

[**定位**] 在内踝高点上3寸，当胫骨内侧的
后缘处（图17-36）。

[**主治**] 脾胃虚弱，肠鸣腹胀，泄泻，消
化不良，月经不调，经闭，崩漏，
带下，阴挺，不孕，难产，遗精，
阳痿，阴茎痛，水肿，小便不利，
遗尿，疝气，足痿，痹症，脚气，
失眠。

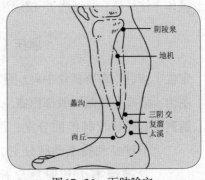

图17-36　下肢腧穴

[**解剖**] 浅层有隐神经和大隐静脉分布；深层有胫神经和胫后动脉的分支分布。

[**操作**] 注线法（微创法）、植线法、穿线法。

地机（足太阴脾经）

[**定位**] 在阴陵泉下3寸，当胫骨后缘处（图17-36）。

[**主治**] 腹胀，腹痛，泄泻，痢疾，水肿，小便不利，遗精，月经不调，痛经。

[**解剖**] 浅层有隐神经和大隐静脉分布；深层有胫神经和胫后动脉的分支分布。

[**操作**] 注线法（微创法）、植线法、穿线法。

阴陵泉（足太阴脾经）

[**定位**] 在茎骨内侧髁下缘，胫骨后缘与腓肠肌之间的凹陷中（图17-36）。

[**主治**] 腹胀，泄泻，水肿，黄疸，小便不利或失禁，遗精，阴茎痛，膝痛。

[**解剖**] 有大隐静脉及其分支胫后静脉通过，深层有膝下内侧动脉，小腿内侧
皮神经，最深层有胫神经。

[**操作**] 注线法（微创法）、植线法、穿线法。

血海（足太阴脾经）

[**定位**] 在髌骨上缘上2寸，当股四头肌内
侧头的隆起处（图17-37）。

[**主治**] 月经不调，经闭，痛经，崩漏，皮
肤湿疹，瘾疹，丹毒，股内侧痛。

[**解剖**] 有股神经前皮支和大隐静脉属支；

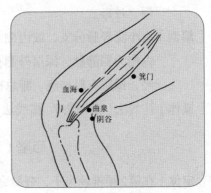

图17-37　下肢腧穴

深层有股神经肌支和膝上内侧动脉分布。

[**操作**] 注线法（微创法）、植线法、穿线法、切埋法、割埋法、扎埋法。

承扶（足太阳膀胱经）

[**定位**] 俯卧，在臀横纹中央（图17-38）。

[**主治**] 痢疾，腰骶臀股部疼痛。

[**解剖**] 有股后皮神经的分支；深层有臀下神经和臀下动脉分支，并有坐骨神经本干和股后皮神经本干经过。

[**操作**] 注线法（微创法）、植线法、穿线法、切埋法、割埋法、扎埋法。

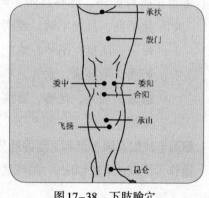

图17-38 下肢腧穴

殷门（足太阳膀胱经）

[**定位**] 在承扶与委中穴连线上，承扶穴下6寸处（图17-38）。

[**主治**] 腰脊强痛，不可俯仰，大腿疼痛。

[**解剖**] 有股后皮神经；深层有坐骨神经和股深动脉的分支分布，并有坐骨神经本干经过。

[**操作**] 注线法（微创法）、植线法、穿线法、切埋法、割埋法、扎埋法。

委中（足太阳膀胱经）

[**定位**] 腘窝横纹中央（图17-38）。

[**主治**] 腰痛，髋关节屈伸不利，腘筋挛急，下肢痿痹，半身不遂，腹痛，吐泻，丹毒。

[**解剖**] 有小隐静脉分支、股内侧浅静脉，以及深浅静脉之间的交通支，深层内侧为腘静脉，深层外侧有腘动脉。布有股后皮神经、腓肠外侧皮神经，深层有胫神经、腓总神经。

[**操作**] 注线法（微创法）、植线法、穿线法。

志室（足太阳膀胱经）

[**定位**] 在第2腰椎棘突下，督脉命门穴旁开3寸（图17-39）。

[**主治**] 遗精，阳痿，小便不利，
水肿，腰脊胀痛。

[**解剖**] 有第1、2腰神经后支外
侧皮支及其伴行动、静
脉；深层有第1、2腰神
经后支的肌支和第1、2
腰背动脉分支分布。

[**操作**] 注线法（微创法）、植线
法、穿线法、切埋法、
割埋法、扎埋法。

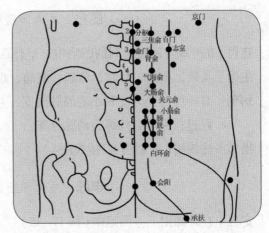

图17-39　下肢腧穴

秩边（足太阳膀胱经）

[**定位**] 在臀部，平第4骶后孔，骶正中嵴旁开3寸（图17-39）。

[**主治**] 腰腿痛、下肢痿痹、阴痛、痔疾。

[**解剖**] 浅层有臀中皮神经分布；深层有臀下神经和动脉分支分布，并有股后
皮神经和坐骨神经经过。

[**操作**] 注线法（微创法）、植线法、穿线法、切埋法、割埋法、扎埋法。

承山（足太阳膀胱经）

[**定位**] 在腓肠肌肌腹下方，伸小腿时，当肌腹下出现人字纹处（图17-38）。

[**主治**] 腰痛，腿痛转筋，痔疾，便秘，脚气。

[**解剖**] 有腓肠内侧皮神经分支分布；深层有胫神经和胫后动脉分支，并有腓
肠内侧神经本干、小隐静脉、胫神经干和胫后动脉本干经过。

[**操作**] 注线法（微创法）、植线法、穿线法、切埋法、割埋法。

飞扬（足太阳膀胱经）

[**定位**] 在昆仑穴直上7寸，当承山穴外下方处（图17-38）。

[**主治**] 头痛，目眩，鼻塞，鼻衄，腰痛，腿软无力。

[**解剖**] 有腓肠外侧皮神经分支和小隐静脉属支分布；深层有胫神经和腓动脉
分支。

[**操作**] 注线法（微创法）、植线法、穿线法、切埋法、割埋法。

昆仑（足太阳膀胱经）

[**定位**] 在外踝与跟腱之间的凹陷中，平外踝高点取穴（图17-38）。

[**主治**] 头痛，项强，目眩，鼻衄，癫痫，难产，腰骶疼痛，足跟肿痛。

[**解剖**] 有腓肠神经分支和小隐静脉属支，并有腓肠神经本干和小隐静脉本干经过；深层有外踝后动脉分支。

[**操作**] 注线法（微创法）、植线法。

申脉（足太阳膀胱经）

[**定位**] 在外踝正下方凹陷中（图17-35）。

[**主治**] 痫症，癫狂，头痛，眩晕，失眠，腰腿疼痛。

[**解剖**] 浅层有足背外侧皮神经分支和小隐静脉属支分布；深层有腓深神经肌支和腓动脉跟外侧支分布。

[**操作**] 注线法（微创法）、植线法。

太溪（足少阴肾经）

[**定位**] 在内踝与跟腱之间的凹陷中，平内踝高点取穴（图17-35）。

[**主治**] 月经不调，遗精，阳痿，小便不利，咽喉肿痛，齿痛，耳鸣，耳聋，失眠，咳血，气喘，消渴，腰痛，足跟痛。

[**解剖**] 有隐神经分支和大隐静脉属支；深层有胫神经和胫动脉分支，并有胫神经干和胫后动脉干经过。

[**操作**] 注线法（微创法）、植线法。

照海（足少阴肾经）

[**定位**] 在内踝下缘凹陷中（图17-35）。

[**主治**] 月经不调，赤白带下，阴挺，阴痒，疝气，小便频数，癃闭，便秘，咽喉干痛，癫痫，失眠。

[**解剖**] 有隐神经分支和大隐静脉属支；深层有足底内侧神经肌支和胫后动脉的跟内侧支分支。

[**操作**] 注线法（微创法）、植线法。

复溜（足少阴肾经）

[**定位**] 在太溪穴直上2寸，当跟腱的前缘取穴（图17-35）。

[**主治**] 水肿，腹胀，泄泻，盗汗，热病汗不出，下肢痿痹。

[**解剖**] 浅层有隐神经分支、小腿内侧皮神经和大隐静脉属支；深层有胫神经肌支和胫后动脉分支分布。

[**操作**] 注线法（微创法）、植线法。

环跳（足少阳胆经）

[**定位**] 在腹外侧部，侧卧屈侧，当股骨大转子最高点与骶管裂孔边线的外1/3与中1/3交点处（图17-40）。

[**主治**] 下肢痿痹，腰痛，半身不遂，遍身风疹。

[**解剖**] 浅层有臀下皮神经、髂腹下神经、臀上皮神经和股外侧皮神经分布；深层有坐骨神经干经过，并有臀下神经和臀下动脉分布。

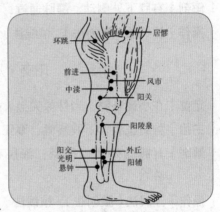

图17-40　下肢腧穴

[**操作**] 注线法（微创法）、植线法、穿线法、切埋法、割埋法、扎埋法。

风市（足少阳胆经）

[**定位**] 在大腿外侧部的中线上，当腘窝横纹上7寸，或直立垂手时，中指尖处（图17-40）。

[**主治**] 下肢痿痹，半身不遂，遍身瘙痒，脚气。

[**解剖**] 浅层有股外侧皮神经分布；深层有股神经肌支和旋股外侧动脉降支分布。

[**操作**] 注线法（微创法）、植线法、穿线法、切埋法、割埋法、扎埋法。

膝阳关（足少阳胆经）

[**定位**] 在膝外侧，当阳陵泉上3寸，股骨外上髁上方的凹陷处（图17-40）。

[**主治**] 膝腘肿痛挛急、小腿麻木。

[**解剖**] 有股外侧皮神经和股后皮神经；深层有坐骨神经肌支和膝上外侧动脉
分布。

[**操作**] 注线法（微创法）、植线法、穿线法、切埋法、割埋法、扎埋法。

阳陵泉（足少阳胆经）

[**定位**] 在小腿外侧，当腓骨小头前下方凹陷处（图17-40）。

[**主治**] 胁痛，口苦，呕吐，黄疸，半身不遂，下肢痿痹，小儿惊风。

[**解剖**] 有膝下外侧动、静脉通过，布有腓浅及腓深神经支。

[**操作**] 注线法（微创法）、植线法、穿线法、切埋法、割埋法。

阳交（足少阳胆经）

[**定位**] 在小腿外侧，当外踝尖上7寸，腓骨后缘（图17-40）。

[**主治**] 胸胁胀满、下肢痿痹、癫狂。

[**解剖**] 有腓肠外侧皮神经；深层有胫神经肌支、腓浅神经肌支和腓动脉
分布。

[**操作**] 注线法（微创法）、植线法、穿线法、切埋法、割埋法。

悬钟（足少阳胆经）

[**定位**] 在小腿外侧，当外踝尖上3寸，腓骨前缘（图17-40）。

[**主治**] 半身不遂，胸腹胀满，颈项强痛，胁肋疼痛，下肢痿痹，脚气。

浅层有小隐静脉的分支，局部有腓动、静脉分支和胫前动、静脉分支。
有腓肠外侧皮神经、腓浅神经。

[**操作**] 注线法（微创法）、植线法、穿线法、切埋法、割埋法。

行间（足厥阴肝经）

[**定位**] 在足背侧，当第1、2趾间，趾蹼缘后方赤白肉际（图17-35）。

[**主治**] 头痛，眩晕，目赤肿痛，口眼歪斜，胁痛，月经过多，痛经，疝气，
小便不利，癫痫，瘈疭，中风，失眠。

[**解剖**] 有趾背神经和趾背动脉分布。

[**操作**] 注线法（微创法）、植线法。

太冲（足厥阴肝经）

[**定位**] 在足背侧，当第1跖骨间隙后方凹陷中（图17-35）。

[**主治**] 头痛，眩晕，目赤肿痛，口眼歪斜，疝气，崩漏，遗尿，癃闭，胁痛，小儿惊风，癫痫，下肢痿痹。

[**解剖**] 浅层有趾背神经和足背静脉网分布；深层有足底外侧神经和第1跖背动脉分布。

[**操作**] 注线法（微创法）、植线法。

中封（足厥阴肝经）

[**定位**] 在足背侧，当足内踝前，商丘与解溪连线之间，胫骨前肌腱的内侧凹陷处（图17-35）。

[**主治**] 疝气、遗精、小便不利、腹痛、内踝肿痛。

[**解剖**] 浅层有隐神经的足背内侧皮神经和隐静脉；深层有腓深神经和足背动脉分布。

[**操作**] 注线法（微创法）、植线法。

曲泉（足厥阴肝经）

[**定位**] 在膝内侧，屈膝，当膝关节内侧面横纹内侧端，股骨内侧髁的后缘，半腱肌，半膜肌上端的前缘凹陷中（图17-37）。

[**主治**] 腹痛，小便不利，月经不调，阴痒，阴挺，带下，遗精，癫狂。

[**解剖**] 浅层有隐神经和大隐静脉分布；深层有股神经肌支、闭孔神经肌支、胫神经肌支和膝内上、下动脉分布；再深层有胫神经干和腘动、静脉经过。

[**操作**] 注线法（微创法）、植线法、穿线法、切埋法、割埋法。

鹤顶（经外奇穴）

[**定位**] 在膝上部，髌底的中点上方凹陷中（图17-41）。

[**主治**] 瘫痪，膝痛，下肢乏力。

[**解剖**] 浅层有股神经前皮支分布；深层有股神经肌支和膝关节动脉网分布。

[**操作**] 注线法（微创法）、植线法、穿线法。

膝眼（经外奇穴）

[定位]屈膝，在髌韧带两侧凹陷中处，在内侧的称内膝眼，在外侧的称外膝眼（图17-41）。

[主治]膝痛，腿脚重痛，脚气，瘫痪。

[解剖]浅层有隐神经分支和股神经前皮支；深层有胫神经关节支和膝关节动脉网分布。

[操作]注线法（微创法）、植线法、

胆囊（经外奇穴）

[定位]在小腿外侧上部，当腓骨小头前下方凹陷中直下2寸（图17-41）。

[主治]急、慢性胆囊炎，消化不良，下肢瘫痪。

[解剖]浅层有腓肠外侧皮神经分布；深层有腓深神经干和胫前动、静脉经过，并有腓浅神经肌支和胫前动脉分布。

[操作]注线法（微创法）、植线法、穿线法、切埋法、割埋法。

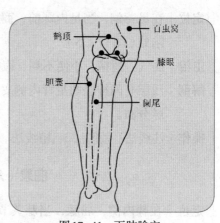

图17-41　下肢腧穴

阑尾（经外奇穴）

[定位]在小腿前侧上部，当犊鼻下5寸，胫骨前缘旁开一横指（图17-41）。

[主治]急慢性阑尾炎、消化不良、下肢痿痹。

[解剖]浅层有腓肠外侧皮神经分布，深层有腓深神经干和胫前动、静脉经过，并有腓深神经肌支、胫神经肌支和胫前动脉分布。

[操作]注线法（微创法）、植线法、穿线法、切埋法、割埋法。

八风（经外奇穴）

[定位]在足背侧，第1至第5趾间，趾蹼缘后方赤白肉际处，一足4穴，左

右共8穴（图17-42）。

[**主治**] 足跗肿痛、毒蛇咬伤、脚气、趾痛。

[**解剖**] 有趾背神经腓深神经终末支，八风2、3、4为腓浅神经终末支和趾背动脉分布。

[**操作**] 注线法（微创法）。

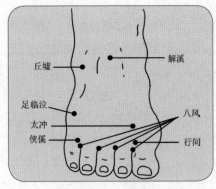

图17-42　下肢腧穴

各　论

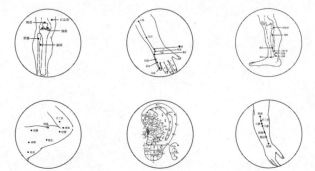

第十八章
内科疾病

第一节 传染性疾病

一、流行性感冒

流行性感冒简称流感，是由流感病毒引起的一种急性呼吸道传染病，中医学称之为"时行感冒"。

【病因病理】

流感病毒分为甲、乙、丙三型，流感大流行均由甲型病毒引起，乙型和丙型呈局部小流行或散发。具有很强的传染性，流感病毒主要侵入呼吸道，在纤毛柱状上皮细胞复制，再侵入其他柱状上皮细胞，引起变性、坏死与脱落。少数情况下，病毒也可能进入血液累及全身而引起呼吸道以外的病理改变和临床证候。体弱多病者易发生流感病毒性肺炎或继发感染而死亡。

中医学认为，感冒的发生是因感受外邪而发病。外邪之中以风邪为主，在气候反常，冷热失调，人体卫气不固之时，风邪乘虚侵入而发病。

【临床表现】

典型流感起病急：潜伏期为数小时~4天，一般为1~2天；高热，体温可达39℃~40℃，伴畏寒，一般持续2~3天；全身中毒症状重，如乏力、头痛、头晕、全身酸痛；持续时间长，体温正常后乏力等症状可持续1~2周；呼吸道卡它症状轻微，常有咽痛，少数有鼻塞、流涕等；少数有恶心、呕吐、食欲不振、腹泻、腹痛等。老人、婴幼儿、有心肺疾病者或接受免疫抑制剂治疗者患流感后可发展为肺炎。本病有集体发病史及接触史，并有较强的传染性。

【治疗方法】

方一 注线法

[**取穴**]大杼(双)、肺俞(双)、肾俞(双)、足三里(双)、关元。合并过敏性鼻炎、鼻窦炎者加迎香(双),合并慢性支气管炎、支气管哮喘者加膻中,合并高血压、冠心病者加心俞(双)。

[**方法**]选用9#一次性微创埋线针,2cm 00号羊肠线。取出线从针头放入针芯内,针头与皮肤呈20~40度角,像注射一样直接快速斜刺入穴位,得气后边推针芯边退针,使线埋入穴位,出针,确认线头无外露,消毒针孔。20天埋线1次,3次为一疗程。

方二 注线法

[**取穴**]肺俞、大椎、双曲池、左合谷、右列缺。高热不退:配身柱、曲池。或加十宣点刺放血;前头痛:配印堂、头维、风池;偏头痛:配太阳、率谷、外关;咳嗽:配天突、太渊、鱼际;咽痛:配天突、鱼际、通里;鼻塞:配印堂、迎香、合谷;体虚:配脾俞、气海、足三里。

[**方法**]埋线前用三棱针在大椎穴位周围快速点刺几针,拔一罐取血3ml左右;两侧风门、肺俞点刺后,每侧风门、肺俞两穴拔一罐,每罐取血3ml左右。埋线时用9号注线针,0号线,大椎用线1.5cm长,直刺进针;肺俞用4线厘米长,由肺俞斜刺进针透风门;曲池用线3cm长,直刺进针;合谷用线3cm长,直刺进针透鱼际;列缺用线3cm长,横刺进针。埋线前局部严格消毒,出针后针口用消毒棉贴上,用胶布固定。

【典型病例】

例1 杨某,男,28岁。

主诉:易感冒10年余。每遇天气变化,寒冷刺激即感冒,每年达10次以上,每次感冒即诱发气管炎、哮喘,需住院输液才能缓解。诊见:咳嗽、痰多、胸闷、气促、恶寒,舌淡红,苔薄白,脉细弱。辨证属气虚外感。予方一埋线疗法治疗,连续治疗2个疗程,随访1年,仅感冒过1次,且症状轻微,只有轻微的咽痒和鼻塞,未作任何治疗2天即自愈。

例2 张某,女,44岁。

头痛、身痛、鼻塞、咳嗽持续一周多经中西药物治疗不见好转,病情更为加重，用方二埋线治疗一次，当操作完毕，头痛、身痛症状立即消除，第三天咳嗽等一切症状全部消失。自诉以前每一月都要感冒一至二次，这次埋线后一个多月还没有感冒，而且精神比以前任何时候都好；一年半来都没有出现过感冒。

【处方精汇】

用注线法加刺络拔罐法。主穴：大椎、足三里、风池、曲池、耳尖。配穴：风门、肺俞、印堂、合谷、鼻通。初期以主穴为主，后期多用配穴。每次取4~5穴。大椎穴埋线后，用火罐拔出血，出血量在5ml左右。然后，再沿脊柱从大椎至命门间两侧膀胱经区，来回拔走罐1~2遍。耳尖穴刺血，挤出10余滴。余穴用常规注线法。每7天治疗1次。穴位可交替使用。

按 语

机体抗病能力下降是导致本病不可忽视的内在因素。正所谓"正气存内，邪不可干"，"邪之所凑，其气必虚"。老年人、婴幼儿、素体虚弱者、久病之人比常人更易患感冒。在临床上合并其他疾病患者不但症状重且有转变其他疾病的可能。因此，宜早期发现和预防。流行期间，应减少集体活动。及早卧床休息，多饮水，防止继发感染。对这些人群采取积极的预防措施，防患于未然，有着重要意义。

埋线治疗各种感冒，临床根据症状取穴配方，均能取得满意的效果。感冒均为风寒湿温邪侵袭肺卫，使肺的宣发之机受阻，所产生表卫调节机能失常的外感证候。使用刺络拔罐可泄六淫之邪、风寒湿热邪顺血而拔出，高热皆可疏解；加上肠线对穴位的刺激，故有良效。但本病传变较快，必要时，还需配合现代医学方法治疗之。

二、肝炎

肝炎（包括病毒性肝炎、血吸虫病、慢性酒精中毒肝炎、药物及化学毒物肝炎、营养不良、循环障碍、胆汁淤积、肠道感染及炎症、代谢性疾病等多种因素导致）是指肝脏有炎症性损害。中医将其归属于"黄疸"、"胁痛"等范畴。

【病因病理】

肝炎（学名：Hepatitis）是肝脏的炎症。肝炎的原因可能不同，最常见的是病毒造成的，此外还有自身免疫造成的。酗酒也可以导致肝炎。肝炎分急性和慢性。慢性肝炎多是从急性病毒性肝炎转变而来，机体自身免疫功能紊乱，长期应用损害肝脏的药物及机体对药物过敏，酗酒以及某种酶的缺乏，代谢紊乱等均可导致本病的发生。

中医学认为，本病主要为感受湿热疫毒之邪所致。脾胃每先受累，聚湿生热。肝胆为湿热所薰蒸，疏泄失畅，胆汁不循常道，浸渍面目，泛溢肌肤而成黄疸。若疫毒化燥生火，内攻脏腑，耗伤营血，蒙蔽心包，则发为急黄。若湿热疫毒留滞不去，正气渐损，则可累及肝肾，形成邪恋正虚之候，病程漫长。

【临床表现】

病毒性肝炎是由肝炎病毒引起的传染病，主要症状为乏力，食欲不振，肝功能异常，部分病人可有发热及黄疸等，有的病程迁延或反复发作成为慢性；少数人发展成为重症肝炎，有些患者出现荨麻疹、关节痛或上呼吸道症状，病毒性肝炎可分为甲、乙、丙、丁、戊五种类型，各型之间无交叉免疫，可同时或先后感染，混合感染或重叠感染，使症状加重。

【治疗方法】

方一　注线法加中药法

[取穴] 肝俞（双）、脾俞（双）、太冲（双）、足三里（双）。

[方法] 局部皮肤消毒，用羊肠线约2cm将其套入埋线针内，刺入所选穴位，待得气后方可将线推入穴位内。刺入深度同针刺深度，针眼处用消毒敷贴固定1~2天。30天埋线1次。同时口服中药，中药的基本方组成：柴胡12g，当归12g，白芍15g，白术15g，茯苓15g，贯众10g，虎杖15g，田基黄30g，佛手10g，黄芪30g，甘草6g。随证加减：湿热重者加黄芩10g，茵陈10g；呕吐严重者加法夏12g；胃脘胀满，食欲不振严重者加莱菔子10g，鸡内金10g。连续服用30天。主治乙型肝炎。

方二　注线法加西药法

[取穴] 肝俞穴、胆俞穴，期门穴、日月穴。

[方法] 序贯开穴（肝俞穴、胆俞穴，然后期门穴、日月穴），应用注线法在上穴埋入羊肠线，1次/周，3个月为1个疗程，同时口服阿德福韦酯胶囊

10mg，1次/天。主治HBeAg阴性乙型肝炎。

方三　注线法

[**取穴**] 期门、足三里、中脘为主穴。肝区隐痛者加太冲。

[**方法**] 操作将大号医用羊肠线剪成1.0～2.5cm的小段，表皮局麻，用12号埋线针置入，在穴位处垂直刺入（期门穴斜刺），达到穴位深度后轻轻上下提插，待病人有强烈的酸、麻、胀感后，埋入线体，用无菌纱布及胶布固定。每周1次，3周为一个疗程。主治肝炎后综合征。

方四　穿线法

[**取穴**] 三阴交（右），期门（右）。纳呆中满者加中脘。

[**方法**] 穴位常规消毒后局麻，用持针器夹住已消毒好的三角缝合针，在穴位的下方进针，上方出针，深度约1cm，长1～1.5cm，两端线头稍稍缩入皮内，以隐隐见点为度。最后覆盖以消毒敷料，并用胶布固定之。1月埋线1次。主治慢性肝炎。

【典型病例】

例1 病例，男，18岁。

主诉：乏力，纳差伴上腹部胀满1年。现病史：1年来时常乏力，不思饮食，口干口苦，上腹部胀满，右胁不适及不定期疼痛（多在劳累后加重）。检查：肝区和上腹右部不同程度的压痛及叩击痛。舌质暗红，苔黄腻，脉弦细滑。患者实验室检查：乙肝病毒标志物（HBSAg，HBeAg，抗-HBc）均为阳性，肝功能检查AI为334U；B超提示肝脾肿大（肝超过正常1cm，脾超过正常2cm）。用上述方一方法治疗3个疗程后，自觉症状基本消失，复查功能结果正常、B超提示肝脾无肿大。

例2 杨某某，男，28岁。

病史：乏力、纳呆、尿黄1周，身目黄染4天入院。

诊断：急性病毒性黄疸型肝炎。经护肝、利胆退黄治疗2个月痊愈出院。出院后由于恋爱受挫，而经常出现疲乏无力、食少、嗳气、腹胀闷、时而肝区隐痛、失眠等症状，多次肝功能及B超检查未见异常改变，体检未发现阳性体征。依方三埋线2次，症状完全消失。随访2年未复发。

【处方精汇】

1. 用注线法

穴取膈俞、肝俞、中脘、气海、足三里、阳陵泉、丰隆。用羊肠线约2cm放入埋线针内，刺入所选穴位，待得气后方可将线推入穴位内。刺入深度同针刺深度，针眼处用消毒敷贴固定，4周为一疗程，连续治疗2个疗程后。主治非酒精性脂肪性肝炎

2. 用注线法

取双侧肝俞和足三里穴进行穴位埋线治疗，局部消毒局麻后，将12号埋线针把羊肠线送入穴位内，退针后外贴创可贴。每14天埋线1次，3个月为1个疗程。主治肝功能正常的慢性乙型肝炎患者。

按 语

埋线治疗病毒性肝炎，有较好的临床疗效，较多肝炎患者经过埋线治疗3次左右，作肝功检查，阳性指标均有不同程度降低，对改善症状和肝功能方面，都具有较好的疗效或奇效。对肝功能正常的慢性乙型肝炎患者可降低患者的病毒复制水平、促进机体生成内源性干扰素、改善患者的临床症状。对肝炎后综合征，属中医学"郁证"范畴，其病机为"土壅（虚）木郁，病位与脾、胃、肝等脏腑有关，通过埋线，可以健脾疏土，舒肝解郁，很快解除症状。对急性肝炎或重症肝炎，必须配合药物综合治疗。临床注重辨证取穴配方，根据部位灵活选针用线，突出操作技能，埋线治疗4~12次，都能收到理想的效果。

三、细菌性痢疾

细菌性痢疾是由痢疾杆菌引起的常见急性肠道传染病，以结肠化脓性炎症为主要病变，中医称之为"肠澼"、"痢疾"等。

【病因病理】

本病多因接触、饮水、食物等经口感染痢疾杆菌，其进入小肠和结肠繁殖，产生毒素，引起毒血症状，作用于结肠黏膜，引起浅表炎症及溃疡，引起出血，若人体抵抗力不足或因各种原因使细菌未被消灭，则形成慢性菌痢。

中医学认为，本病由暑湿疫毒与饮食所伤。湿热积滞蕴于肠道，致大肠传导失司，气血壅滞，肠道的脂膜与血络受损，从而发生下痢赤白，里急后重，腹部疼痛等症。

【临床表现】

腹痛，里急后重，便次增多，大便常有脓血或黏液。急性痢疾发病骤急，可伴恶寒发热；慢性痢疾则反复发作，久治难愈。常见于夏秋季节，多有饮食不洁史。急性菌痢、血白细胞总数及中性粒细胞增高。大便常规检查，可见白细胞及红细胞，并有巨噬细胞。大便培养有痢疾杆菌生长。肠阿米巴病的新鲜大便可找到阿米巴滋养体或包囊。必要时作X线钡剂造影及直肠、结肠镜检查，有助于鉴别。

【治疗方法】

方一　注线法

[**取穴**] 足三里、天枢、上巨虚、内关。配穴：湿热疫毒痢加曲池、内庭；寒湿加气海、大肠俞；胃弱脾虚加脾俞透胃俞、关元。

[**方法**] 局部消毒局麻后，用装有1号羊肠线的埋线针直刺入穴内，腹腰部腧穴埋入羊肠线2cm，四肢部腧穴埋线1cm，刺用泻法，退针后外盖敷料，每7~10天埋线1次，3天为一疗程，慢性者15天埋线1次，5次为一疗程。

方二　注线法

[**取穴**] 大肠（眼）、天枢、止泻、上巨虚。

[**方法**] 在穴位处消毒局麻，用装有00号羊肠线0.5cm的9号穿刺针在眼部大肠穴区沿皮下进针，得气后注入羊肠线，用棉球压迫止血，外盖敷料。余穴用1号羊肠线2cm，装入12号穿刺针，刺入穴内，有酸胀感后注入羊肠线。外盖敷料。10天埋线1次，3次为一疗程。

【典型病例】

例1　黄某，男，47岁。

因腹痛泻痢日十余次就诊。主诉腹痛难忍、泻脓血便每日十数次以上，里急后重，不能自控。经多次服用"黄连素"、"痢特灵"及补液，泻痢不止。查体温38.5℃，大便镜检，脓球，红细胞白血细胞满视野，诊为菌痢。采用方一治疗1次，泻痢和下坠感当即止住。未再复发。

【处方精汇】

用穿线法。取穴天枢、大肠俞、胃俞。局部消毒，在穴位上方和下方局麻成皮丘样。用三角逢合针穿上1号肠线，从穴位一侧进针，穿过皮下，从另一侧出针。剪断肠线。将肠线埋入穴内。急性期每5天埋线1次（避开前次埋线部位）。慢性者10天埋线1次。3次为一疗程。

按 语

患者患本病后，应隔离、休息、进流质或半流质饮食，以素食为宜。口服钾钠饮料，以补充丢失的液体和电解质。对高热、大便次数过多，有明显失水现象者，应及时给予输液。

埋线疗法治疗菌痢，不仅能迅速有效地控制高热、腹痛、下痢等症状，而且大便培养也会随着转阴。临床观察表明，治疗关键在于穴位的选择与配伍必须正确，补泻手法也应得当，才能取得良好疗效。同时，饮食的配合也很重要，宜清淡，不宜多食油腻冷饮。病情重者应配合输液及药物疗法。

第二节　吸系疾病

一、上呼吸道感染

上呼吸道感染是指自鼻腔至喉部之间的急性炎症的总称。中医归属于"感冒"、"咳嗽"、"乳蛾"等范畴。

【病因病理】

上呼吸道感染多由病毒引起，细菌感染常继发于病毒感染之后。通过含有病毒的飞沫、雾滴，或经污染的用具进行传播。常于机体抵抗力降低时，如受寒、劳累、淋雨等情况，原已存在或由外界侵入的病毒或细菌，迅速生长繁殖，导致感染。常继发支气管炎、肺炎、副鼻窦炎，少数人可并发急性心肌炎、肾炎、风湿热等。

中医学认为，本病多因生活起居不当，寒温失调，如贪凉露宿，冒雨涉水等以致外邪侵袭而发病；过度劳累，耗伤体力，肌腠不密，易感外邪而发病；气候突变，六淫之邪肆虐，冷热失常，卫外之气未能及时应变而发病；素体虚弱，卫外不固，稍不慎即可感邪而发病。

【临床表现】

急性起病。早期有咽部不适、干燥或咽痛，继之出现喷嚏、流涕、鼻塞、咳嗽。可伴有头痛、发热、声音嘶哑、乏力、肢体酸痛、食欲减退。鼻、咽、喉明显充血、水肿，颌下淋巴结肿大、压痛。

【治疗方法】

方一 注线法

[**取穴**] 风池、大椎、合谷穴为主穴，鼻塞重加迎香、上星，头痛加印堂、太阳，咳嗽加风门、肺俞。

[**方法**] 每次选取1~2个穴位，3个穴位交替应用，用9号埋线针装入00号羊肠线1cm。先针风池穴，使针感向头颞部放射，后针大椎、合谷穴，强刺激，得气后推入线体，退针，外盖创可贴。每3天埋线1次。通常此法适用于感冒之风热证。

方二 注线法

[**取穴**] 风池、风门、列缺、曲池穴为主穴。鼻塞加迎香，头痛加太阳，纳呆加足三里。

[**方法**] 每次选取1~2个穴位，3个穴位交替应用，用9号埋线针装入00号羊肠线1cm。先针风池穴，使针感向头颞部放射，后针风门、列缺穴，强刺激，得气后推入线体，退针，外盖创可贴。每3天埋线1次。此法适用于感冒之风寒表虚证。

方三 注线法

[**取穴**] 风池、定喘、尺泽穴

[**方法**] 每次选取1~2个穴位，3个穴位交替应用，用9号埋线针装入00号羊肠线1cm。先针风池穴，使针感向头颞部放射，后针定喘、尺泽穴，强刺激，得气后推入线体，退针，外盖创可贴。每3天埋线1次。此法适用于普通感冒。

方四 注线法

[**取穴**] 孔最、合谷、中脘、足三里、支沟为主穴。发热重加大椎；湿重加阳陵泉；腹胀便溏加天枢穴。

[**方法**] 每次选取1~2个穴位，3个穴位交替应用，用9号埋线针装入00号羊肠线1cm。快速进针到穴位，得气后推入线体，退针，外盖创可贴。每3

天埋线1次。此法适用于感冒之暑湿证

【典型病例】

例1 黄某，男，3岁。

患儿2天前受凉后发热，体温40.3℃，伴流涕质清、鼻塞喷嚏，口服先锋Ⅳ胶囊、安乃近片效果不显。诊见：高热、流涕黄稠、咳嗽痰少、口渴多汗、胃纳欠佳，尿黄短，舌红苔薄黄，脉浮数。查体：体温39.5℃，咽红，扁桃体肿大Ⅰ度。血常规无异常。诊断为感冒，证属风热型。此为外感风邪，邪客肺卫，郁而化热，卫阳被遏，肺气失宣，治以辛凉解表、清热宣肺。方以羌膏银翘汤加减：生石膏30g（先煎），羌活、桔梗各3g，银花、连翘、重楼、三叶青、僵蚕各5g，板蓝根、蒲公英各6g，生甘草2g，2剂。2日后复诊热退，流涕黄稠，咳嗽减轻，纳可，二便调，舌红，脉浮，予以疏风清热剂调理，余症悉除。

【处方精汇】

1. 用注线法

取穴：列缺、合谷、大椎、太阳、风池。咳嗽加曲池、尺泽、鱼际；鼻塞者，加迎香；体虚感冒者，加足三里；咽喉疼痛者，加少商；全身酸楚者，加身柱；夹湿者，加阴陵泉；夹暑者，加委中。局部消毒、局麻，用00号线装入9号埋线针管内，刺入穴位内，得气后推入线体，退针。如为风热感冒，在大椎处拔罐出血，少商、委中点刺出血。然后针眼处用创可贴保护。每次选主穴2~3个，配穴随症加减。交替进行。每3天埋线1次。

2. 用注线法。

取穴：足三里、肾俞、肺俞。常规消毒后，局麻，取0~1号羊肠线2cm装入12号埋线针管中，再快速进针到穴位，得气后缓慢退针，推入线体，外用创可贴固定。每15天1次，连治6次为1疗程。

按 语

预防上呼吸道感染的关键：

（1）积极锻炼身体，增强体质；

（2）平时不要穿着过多，气温变化时应增减衣服；

（3）避免与患者接触，在上呼吸道感染流行季节尽量不带孩子去公共场所，必要时可戴口罩或服用板蓝根、大青叶等中药预防；

（4）及时治疗容易诱发上呼吸道感染的疾病，如营养不良、锌缺乏、维生素A缺乏、佝偻病。

病情较重或发热者或年老体弱者应卧床休息，忌烟，多饮水，室内保持空气流通。如有发热、头痛，可选用太阳及耳尖放血。咽痛可用少商放血。鼻塞、流鼻涕可用商阳放血。

二、咳嗽

喉部或气管的黏膜受刺激时迅速吸气，随即强烈地呼气，声带振动发声，这种现象叫咳嗽。是一种保护性的反射动作。也是某些疾病的症状。

【病因病理】

咳嗽是呼吸系统疾病的主要症状，如咽喉炎、支气管炎、肺结核等都可导致咳嗽产生，当异物、刺激性气体、呼吸道内分泌物等刺激呼吸道黏膜里的感受器时，冲动通过传入神经纤维传到延髓咳嗽中枢，引起咳嗽。

中医学认为，咳嗽是因外感六淫，脏腑内伤，影响于肺所致有声有痰之症。《素问·五脏生成篇》："咳谓无痰而有声，肺气伤而不清也；嗽是无声而有痰，脾湿动而为痰也。咳嗽谓有痰而有声，盖因伤于肺气动于脾湿，咳而为嗽也"。

【临床表现】

咳嗽有不同的临床表现。咳嗽时无痰或痰量甚少称为干性咳嗽，可见于急性咽喉炎，支气管炎，早期肺结核。各种原因的胸膜炎等咳嗽时，伴有痰液。可见于肺炎，慢性支气管炎，支气管扩张症，肺脓肿，慢性纤维空洞型肺结核等。骤起咳嗽，多见于吸入刺激性气体、气管或支气管异物，上呼吸道急性炎症等；长期反复发作的慢性咳嗽，多见于慢性支气管炎，支气管扩张症，慢性纤维空洞型肺结核，慢性肺脓肿等；发作性咳嗽见于百日咳，肿瘤等；夜间咳嗽多见于慢性心力衰竭，肺结核等；清晨或体位改变时咳嗽，见于慢性支气管炎、支气管扩张症、肺脓肿等。

【治疗方法】

方一　注线法

[取穴] 孔最、肺俞（均为双侧）。

[**方法**] 将0.40mm×50mm毫针从注射针针尾部穿入，再用止血钳将1~1.5cm长的000号羊肠线从注射针头（8号）针尖部穿入。然后刺入穴位使有得气感，肺俞穴平刺，孔最穴直刺，边退针管边推针芯，埋入羊肠线，外敷无菌敷料，胶布固定24小时。每星期治疗1次，2次为1个疗程。主治喉源性咳嗽。

方二　扎埋法和电针法

[**取穴**] 穴位结扎：于膻中、肺俞、定喘。电疗穴：曲池、天突、丰隆、鱼际、列缺、足三里、三阴交、肾俞、膏肓。

[**方法**] 扎埋法3穴中任取1穴，常规局部消毒后切开穴位，用00号羊肠线结扎，并加强刺激，然后缝合作常规处理。针刺电疗：于穴位结扎后进行。每日选2~4穴，根据寒热虚实行针刺手法，再留针30分钟电疗。连用7日为一疗程。在针刺电疗的同时内服中药。

【典型病例】

例1　患者，女，65岁。

咽痒、干咳1月。1个月前患者曾患感冒，经西药抗炎、止咳化痰等治疗后其他症状缓解，唯留咳嗽迁延不愈。症见干咳无痰，咽痒，痒即作咳。咳嗽呈阵发性，甚则呛咳，自觉咽喉粗糙、毛涩感，咽后壁有淋巴滤泡增生。用方一取双侧孔最、肺俞穴，施以埋线治疗。治疗后2小时咽痒即消失，其他症状亦随之大减，要求再次埋线以巩固疗效。半年后随访未见复发。

例2　高某，女，18岁。

主诉不明原因咳喘已1年多，喉中痰鸣，以夜间为甚，不能平卧，需坐卧位才能短暂入睡，多白色泡沫。查；舌稍红、苔白，脉滑。双肺满布哮鸣音，X光摄片见肺纹理增粗。用方二行穴位结扎手术，术后当天咳喘明显缓解，加服小青龙汤加减10剂痊愈，数年后随访未发。

【处方精汇】

用注线法。取穴：①肺俞，膻中；②定喘，天突、胸腔区（头穴）；③心俞；身柱、中府、璇玑。伴肺气肿、肺心病：①肺俞，心俞，膻中，肾俞；②风门；天突。支气管扩张：①肺俞，身柱，膻中2；②风门，肾俞，天突；③心俞，肝俞，玉堂。埋线时头部穴用0号线，胸部穴除膻中用2号线外，背部穴除肺俞、定喘、心俞用2号线外，均用1号线。每20天至1个月左右治疗1次。

按 语

埋线治疗咳嗽应注意对症治疗，如咳为主加孔最，以喘为主的加鱼际穴；老年体衰久病者加肾俞，关元，或按医者的经验加穴。

一般说来，病程短（在1~2年内），体质较好者，见效快，疗效亦巩固。本法对实证和热证效果较好，对于虚证，如病情已发展到损害心肾两脏者，治疗效果不理想。冬季发病的好治，夏季发病的难治。对慢性咳嗽应掌握好治疗和巩固治疗的时机，一般在发病季节1~2个月治疗1次，也可20天左右治疗1次，待症状显著减轻。可2~3个月治疗1次、再连用多次，才有治本之功。

三、慢性支气管炎

慢性支气管炎是指气管、支气管黏膜及其周围组织的慢性非特异性炎性变化。慢性支气管炎属中医"咳嗽"、"喘证"、"痰饮"等范畴。

【病因病理】

急性支气管炎是由于病毒、细菌感染，或因理化因素刺激所致，病变多限于黏膜。慢性者是由于理化因素刺激或病毒感染、过敏反应等使全身或局部抵抗力减弱所致。病损常波及支气管壁全层。

中医学认为，肺主气司呼吸，肺失宣降而咳喘；脾主运化水湿，运化失常，聚湿成痰，痰阻肺络而咳喘吐痰；肾主纳气，久病及肾，肾不纳气亦喘。

【临床表现】

本病可按病程进展分为急性发作期、慢性迁延期、临床缓解期。典型的哮喘表现为发作性咳嗽、胸闷及呼吸困难。多为缓慢起病，反复急性发作从而加重。主要症状有慢性咳嗽，咳痰，喘息。开始症状轻微，如吸烟，接触有毒气体，过度劳累，气候变化等可引起加重。急性发作期可闻及干、湿性啰音。重者极度呼吸困难，持续数周或更长。合并感染，常为白黏痰，质韧，有时呈米粒状或黏液柱状。

【治疗方法】

方一　穿线法

［取穴］天突、璇玑、风门、肺俞。

［方法］局部常规消毒皮肤，作局部麻醉。术者左手固定穴位处皮肤，右

手持持针器，将带有肠线的三棱针从璇玑穴刺入，穿过皮下脂肪肌膜层，从天突穴出针，反复牵拉肠线，使病人有酸、沉、胀、麻感后再紧贴皮肤处剪断羊肠线。展平皮肤，肠线自然埋于皮下组织内，加盖消毒敷料，用胶布固定。方法从肺俞进针，从风门穴出针埋入羊肠线。

方二　植线法

[**取穴**] 临床发作期：大椎、定喘、风门、膻中、丰隆、足三里、肺俞；临床缓解期：肾俞、脾俞、肺俞、足三里、关元、膻中、丰隆、太溪。以咳为主者加孔最，以喘为主者加鱼际，瘀血明显者加膈俞。

[**方法**] 穴位常规消毒后，局麻，将羊肠线置局麻点上，右手持埋线针，缺口向下压线，以15~45度角度将羊肠线埋入穴位内，深度基本同针刺深度，退针，针眼处放酒精棉球，用创可贴固定1~3天即可。1个半月埋线1次为1疗程（45天吸收完）。

方三　注线法

[**取穴**] 肺俞、膈俞、膻中、肾俞。气喘者加定喘穴；体弱加足三里、膏肓俞；痰多加丰隆穴。

[**方法**] 每次取1~3个穴位，常规皮肤消毒，用羊肠线剪成约1cm长线段。放置在12号腰椎穿刺针管前端，后接针芯，右手持针刺入皮肤内，将针送至穴位肌层内，有针感后将羊肠线埋植在穴位的皮下组织或肌肉层，出针后敷盖消毒纱布，用胶布固定即可。20天治疗1次，3次为一疗程。

方四　扎埋法

[**取穴**] ①丰隆、膻中；②喘息、肺俞；③定喘、肾俞；④足三里、膏肓。

[**方法**] 皮肤常规消毒，局麻，在离穴位1寸处用11号刀尖刺破皮肤，切口长约3~5cm，用蚊式血管钳插入穴位进行刺激至有酸、麻、胀感，然后用穿有羊肠线的大三角针从切口经穴位另一端1寸处穿出皮肤，再用蚊式钳将线从皮下掏出切口处，结扎羊肠线，剪出线头并埋入切口内，局部消毒包扎。每次1组，1次为1疗程。

【典型病例】

例1　刘某，男，62岁。

患者素有慢支炎合并肺气肿，近日因外感风寒引起旧病复发。听诊两肺可闻及明显的干性啰音及散在水泡音和哮鸣音。X线胸透显示肋间隙增宽，肺纹理粗糙，透明度增强。以方一方法埋线两周后，症状明显减轻，三周后咳嗽和肺部病理性杂音消失，胸透肺部亦有改善，随访二年未复发。

例2 张某，男，65岁。

主诉13年前患慢支合并肺气肿，咳嗽、咳痰、喘息到入冬时加重，晚上不能平卧入睡，只能加大平喘药量方可缓解。呼吸急促，双下肢浮肿。听诊双肺布满哮鸣音。X光透视，双肺纹理粗乱，亮度增强。按方二方法施术，分两次1周内做完。同时，加服中西药治疗两个疗程后转入临床缓解期，以补肾健脾化湿为主。共埋线3个疗程而愈，至今4年未复发。

【处方精汇】

1. 用切埋法和穿线法

取穴：膻中、定喘。实证痰阻加肺俞、太渊、丰隆、脾俞；肝火旺加肺俞、尺泽、阳陵泉、太冲；外感引发加肺俞、列缺、合谷；虚证加肺俞、肾俞、足三里、太渊、太溪；瘀血明显者加膈俞。膻中穴用埋藏法，将约0.5cm长的1号羊肠线两段放入基底部，然后用丝线在切口上缝一针，盖上消毒纱布，7日后拆线。定喘穴用穿线法。配穴均采用毫针刺法或灸法，实证用泻法，虚证用补法。主穴均为1次性埋线，配穴每日治疗1次，7日为1疗程。

2. 用注线法

取穴：肺俞，定喘，风门，膻中。痰湿型配天突，丰隆；肺热型配鱼际，尺泽；肾虚型配肾俞、气海；肺气虚型配膏肓俞，足三里；脾虚型配脾俞、足三里。将0号羊肠线放入9号腰穿针针套内（长度1~2cm），以90度角将针快速刺入皮下，得气后，将羊肠线推进穴位处，用胶布固定2~3天即可。30天1次，3次为1个疗程。

3. 用注线法

取八华穴（双）（以丝线测量两乳头之间距离将线折叠成等边三角形，以大椎穴为第一个等边三角形顶点，底边两点为穴位1、2，以后以第一个等边三角形的底边中点为顶点，取第三个等边三角形底边两点为穴位，取得穴位3、4，如此类推，测得脊柱旁左、右各4个穴位，共8个穴即为八华穴）、膻中、足三里（双）：有痰者加丰隆（双）。针刺八华穴需从上向下透针，线埋植较深，直达棘突旁的竖脊肌的肌腹，才缓缓退针，同时推动针芯，将羊肠线留在穴位内；膻中穴平刺得气后同上法操作；丰隆穴操作方法同足三里。

按 语

用埋线疗法疗效不佳的原因一是病人多使用过激素或长期依赖于激素治疗，对本方法不敏感；二是采用穴位结扎方法后局部不吸收或感染后将羊肠线排出；三是有的病人未按要求自行缩短疗程，影响疗效。因此为了提高疗效，应注意避免以上原因。

观察这批病人发现，埋线远期疗效比结合内服药的综合治疗远期疗效要差。表明对于慢支的治疗不能单纯依靠外治或内治方法，而宜内外并治。特别是发作时症状较剧者，可配合西药对症治疗，缓解期可配合中药辨治。

四、支气管哮喘

支气管哮喘（简称哮喘），是一种以肥大细胞、嗜酸性粒细胞和T淋巴细胞为主参与的慢性气道炎症性疾病。属中医学"哮证"、"喘证"、"痰饮"、"肺胀"范畴。

【病因病理】

支气管哮喘是由嗜酸性粒细胞、肥大细胞和T淋巴细胞等多种炎症细胞参与的气道慢性炎症。病因不十分清楚，大多认为是与多基因遗传有关的疾病，同时受遗传因素和环境因素的双重影响；发病机制与变态反应、气道炎症、气道反应性增高及神经等因素相互作用有关。

中医学认为，本病的病因虽多但不外乎外感和内伤两种。如感受风寒、风热之邪或受烟尘、油漆、花粉等异味的影响，均可使肺气失宣，阻塞气道；如反复发作肺气耗损、久则累及脾肾而致脏腑受累导致本病。

【临床表现】

本病发作时喉中哮鸣有声，呼吸困难，甚则张口抬肩，不能平卧或口唇指甲发绀。呈反复发作性。常因气候突变，饮食不当，神志失调，劳累等因素诱发。发作前多有鼻痒、喷嚏、咳嗽，胸闷等先兆。有过敏史或家族史。两肺可闻及哮鸣音，或伴有湿啰音。血嗜酸性粒细胞可增高。痰液涂片可见嗜酸性粒细胞。胸部X线检查一般无特殊改变，久病可见肺气肿征。

【治疗方法】

方一　植线法。

[取穴] 肺俞、脾俞、肾俞。

[方法] 局部常规消毒，在距穴位0.5cm处局麻后，右手持无菌埋线针，呈15度角将2号线2cm快速植入穴位皮下，待线头见不到时再进0.3~0.5cm后快速拔针。

方二　切埋法。

[取穴] 内关、丰隆、膻中、大椎、定喘、肺俞、膈俞。

[方法] 穴位皮下浸润麻醉，按压并轻揉穴位局部皮肤片刻。纵行各切0.5~1cm切口，皮下十字交叉法植入异体长效蛋白药线0.5cm各2根，并各缝合一针。隔日换药1次，7日拆线。口服抗菌消炎止血药物3日。

方三　穿线法

[取穴] 璇玑、膻中、气海。

[方法] 定准施术穴位，用常规消毒，皮下局麻约1.5cm×2.5cm后用缝合针沿所取穴位的皮下组织或肌肉层横向埋入无菌00号羊肠线20cm。再将针孔涂以碘酒，敷上消毒纱布，用胶布固定。一个月后埋线1次，距第2次埋线2个月后作第3次埋线，一个疗程共3次。主治肺肾两虚型哮喘。

方四　穿线法

[取穴] 定喘、大椎。

[方法] 皮肤消毒后，在埋线处做皮内麻醉，用持针器夹住带羊肠线的三角针，从一侧麻醉点刺入，穿过穴位下方的肌层，从对侧局麻点穿出，紧贴皮肤剪掉两端线头，使羊肠线完全埋入皮下组织内，最后敷盖纱布5天。隔30天埋线1次。

【典型病例】

例1　患者，男，14岁。

5年前开始咳喘，喉中哮鸣，喘息不得卧。每年发作数次，四季均发病，而以冬春季为多。5天前因受凉发病，查胸部饱满，叩诊呈过清音，听诊可闻及哮鸣音。X线示"双肺纹理增粗、肋间隙增宽"。按方二行穴位割治埋线术，术后12小时自觉咳嗽、咳痰、气喘明显减轻，72小时后临床阳性体征全部消失。随访1年未曾复发。

例2 张某，男，45岁。

患哮喘26年，每遇气候变化、过劳而气喘加重，胸闷，乏力，纳少，畏风，常口服氨茶碱，偶尔口服强的松，病情迁延反复。采用方四在定喘穴埋线法治疗1次则症状改善，气喘平息，痰塞顿开，食欲渐复，2个月后已如常人。

【处方精汇】

1．用注线法

采用羊肠线0~1号，剪成1cm长短，选用9号埋线针。选穴：膻中，肺俞，定喘，丰隆，配穴肾俞、气海等。皮肤常规消毒后，将已准备好的羊肠线放入埋线针管里，后接针芯，将针快速刺入穴位，出现针感后将针芯向前推入肠线，出针后用创可贴贴住针孔以防被污染，每周治疗1次，3次为1个疗程。

2．用注线法

急性期：大椎、定喘、肺俞、足三里、丰隆。慢性期：肾俞、肺俞、脾俞、足三里、丰隆。以咳为主加孔最；以喘为主加鱼际。穴位局部常规消毒、局麻，将剪好的长2cm1号羊肠线装入16号上颌窦穿刺针内，右手持针与穴位成45~60度，迅速刺入穴位皮下，再将针缓慢刺入适当深度，待患者有强烈的酸、麻、胀、重的感觉后，缓缓将针芯向下推，将线埋入穴位内。拔针后压迫针口，用无菌纱布及胶布固定即可。下肢穴位用0/3号肠线，用9号腰穿针操作。20日1次，3次为1个疗程。

3．用穴位贴敷加埋线法

将药物（主要成分为甘遂、细辛、白芥子、延胡索、麻黄、干姜等）加工成散剂后备用，时间在每年夏季三伏天每伏的第1天开始，使用时将加工好的药物散剂用姜酊调制成糊，并以花生米大小的药饼贴敷在大椎、肺俞、心俞、膈俞各穴位上，每次2小时左右，儿童根据具体情况酌减，每10天1次，每年3~4次；并于当年冬至开始，在上述穴位上埋入消毒好的00号1cm医用羊肠线，每10天1次，每年3次，冬夏配合治疗，连做3年。

按 语

　　临床观察表明，埋线治疗支气管哮喘具有良好疗效，急性期治疗能有效地控制哮喘发作时的症状，减轻或缓解发作时对机体的损害，减少激素的副作用，缩短疗程，提高疗效。

　　要掌握好埋线的时机，应选择其发病期及时、连续埋线，并可选用较粗的羊肠线。病情稳定后，埋线间隔可适当延长 在巩固期应与发病期前预行埋线，并选用较细的羊肠线，以预防发作、巩固疗效。

　　采用穿线法刺激较强和持久，有时疗效好于注线法，必要时尽可能多地采用透穴的方法埋线，便于提高疗效。同时松开可辅以中药治疗往往易于使疾病尽早得以根除。

　　哮喘穴位埋线配方主要有两类穴位，一是控制发作的穴位，例如天突、膻中、璇玑、鱼际和八华穴等等，这些穴位通过埋线可以较长时间刺激穴位、有较持久的平喘作用；另一类为具有补益作用的背俞穴，如肺、脾、肾等俞穴较为常用，为治本之法。

　　哮喘的发作具有一定的季节性，可根据中医"冬病夏治"理论，对春季和不定期发病者可在立春后埋线，夏、秋和冬季发病者分别在立夏、立秋后埋线预防治疗。也可配合三伏天穴位贴敷治疗哮喘，同时采用埋线配合贴敷中药治疗支气管哮喘，这不单是两种方法产生疗效的叠加，它具有长效针灸与药物的双重作用，可以达到扶正固本、增强机体抗病能力、预防哮喘复发，会使总有效率和治愈率大大提高，而且一年期的治疗效果也明显好于单纯穴位贴敷，缩短了疗程。

五、肺炎

　　肺炎是指肺实质的急性肺炎，一般分为大叶性肺炎和支气管肺炎。中医将其归属于"肺炎喘嗽"范畴。

【病因病理】

　　肺炎多由肺的实质感染肺炎球菌、金黄色葡萄球菌、革兰阴性杆菌以及支原体、军团菌等引起。

　　中医学认为，本病多因寒温失常，劳倦或酒醉后当风等导致人体正气不足，卫气不固，复感风热之邪，或风寒入里化热所致。

【临床表现】

1. 大叶性肺炎

多突然发病，以寒战、高热、咳嗽、胸痛、呼吸急促、咳铁锈色痰为主症，听诊有湿性啰音。

2. 支气管肺炎

以发热、咳嗽、气急、鼻翼煽动为主要症状。较大儿童可出现寒战、胸痛、痰中带血。

【治疗方法】

方一　注线法

[**取穴**] 急性期以宣通肺气。清热止咳平喘为主。取穴：大椎、定喘、风门、肺俞、内关、足三里、丰隆。慢性期以补肾健脾、化湿利痰为主。取穴：肾俞、脾俞、肺俞、膻中、关元、足三里、丰隆、太溪。以咳为主加孔最；以喘为主加鱼际；瘀血明显加膈俞。

[**方法**] 中药药线制备：麝香红花酊：麝香2g，藏红花1g，加蒸馏水100ml浓煎，过滤，浓缩至5~10ml，按比例加入医用无水乙醇至含乙醇量75%；将0号羊肠线或00号羊肠线在无菌操作下剪为1~2cm，提前24小时浸泡于麝香红花酊中，用9号埋线针装入药线，以90度角将针快速刺入皮下，然后向下慢慢进针，得气后，套管向外慢慢退出，同时针心向下推动羊肠线至穴下。半个月埋线一次为1个疗程，主治急性期放射性肺炎。

方二　穿线法

[**取穴**] 胸夹脊1、2、3、4穴，配膻中、鱼际、足三里。

[**方法**] 术者在所选夹脊穴部位常规消毒。用0~2号羊肠线，局麻后用三角缝合针从穴位一侧进针，另侧出针。然后紧贴皮肤剪断线头，轻揉局部，使羊肠线完全埋入皮下组织内，覆盖纱布3~5天，四肢部位用植线法。每10~15天埋线一次。

【典型病例】

例1　张某，男，57岁，工人。

患支气管哮喘4年余。7天前受凉后发热，哮喘加重。曾用抗生素、激素、平喘药，疗效甚微。夜不能寐，端坐呼吸，双手前撑，额部冷汗淋漓。

查体：37.2℃，化验血常规，白细胞7×10^9/L，中性0.60，淋巴0.40。两肺底可闻及湿啰音，右重于左。取方二治疗后半个小时，哮喘缓解，当晚睡眠佳，连续治疗6次，患者基本痊愈，随访二年未复发。

【处方精汇】

用注线法。取穴：大椎、肺热穴、肺俞、天突、双曲池、左合谷、右鱼际。用12号、9号注线针，1号、0号线，大椎用线1.5cm长，直刺进针；肺热穴用线3cm长，由第三胸椎下旁开5分处，下0.6寸向上斜刺进针；肺俞用线3cm长，由肺俞斜刺进针透风门；天突用线1.5cm长，由胸骨上窝上0.6寸向下横刺进针；曲池用线2.5cm长，直刺进针；合谷、鱼际各用线2.5cm长，直刺进针分别透鱼际、透合谷。埋线前局部严格消毒，出针后针口用消毒棉贴上，用胶布固定。

按 语

肺炎一年四季均可发生，尤以冬春季是临床最为常见的一种疾病，但支气管肺炎发病为儿童与年老体弱者为多。埋线治疗肺炎的要点，根据临床症状取穴配方，如高热不退、胸痛、咳嗽：①取耳尖、少商、十宣放血；②取大椎、风门、肺俞刺络拔罐取血；喘咳：配定喘、膻中、鱼际；痰多：配中脘、丰隆、足三里；胸闷：配膻中、内关、厥阴俞；头痛：配太阳、风池、三阳络；体虚：配脾俞、气海、足三里。

给儿童作埋线一定要小心谨慎，用9号针，0号线，操作治疗要稳、准、快、捷，埋线操作全过程时间只需几分钟，对儿童的操作时间不要太久；成人用12号针，用1号羊肠线；埋线疗法对儿童、成人肺炎的治疗有很好的疗效。

六、咯血

咯血是指喉部以下的呼吸器官出血，经咳嗽动作从口腔排出，凡因气管、支气管、肺组织出血，经口腔排出者，称为咯血。中医归属于"血证"之"咳血"。

【病因病理】

本病主要涉及西医学的支气管疾病，如支气管扩张症、支气管肺癌等；肺部疾病如肺结核、肺炎、肺栓塞等；心血管疾病如左心衰竭、二尖瓣狭窄等；其他如血液病、钩端螺旋体病、结节性动脉炎等疾病导致肺和支气管的血管破裂而导致出血。

中医病因多指先天禀赋不强，后天嗜欲无节、酒色过度、忧思劳倦、久病体衰时，正气亏耗，为内因，肺为娇脏，喜润恶燥，肺阴不足，失于清肃，气逆作咳而咯血。

【临床表现】

咯血轻者，仅见痰中带血；严重者血从口鼻涌出，可因血块阻塞气道而引起窒息，或因大量出血而休克。出血停止后，还可见持续性血痰。咯血多见于肺结核、支气管扩张，也可见于肺脓肿、肺癌、肺瘀血和血液病患者。

【治疗方法】

方一　注线法

［取穴］孔最。

［方法］将双侧（或单侧）孔最穴区常规皮肤消毒后局麻，用7号或9号埋线针从穴位上垂直刺入，捻转"得气"后留针，将消毒好的黑色马尾线（用75%的酒精浸泡15分钟以上）双股插入针芯孔内；一手向下插马尾，一手轻轻捻转退出针管，马尾即垂直插在穴位中，贴皮剪断马尾；用手指按压穴位处马尾线头即移入皮内；穴位消毒后用敷料覆盖。10~15天（马尾已吸收）可行第二次埋线术，步骤同上。

方二　注线法

［取穴］孔最、尺泽。备用穴：内关、肺俞。

［方法］一般仅用主穴。采用羊肠线00号，剪成1cm长短，选用9号埋线针。皮肤常规消毒后，将已准备好的羊肠线放入埋线针管里，后接针芯，将针快速刺入穴位，出现针感后将针芯向前推入肠线，出针后用创可贴贴住针孔以防被污染，每周治疗1次，3次为1个疗程。主治肺结核引起的咯血。

【典型病例】

例1　景某某，男，58岁。

因肺结核大咯血急诊入院，当即肌注止血定和鲁米那，静推垂体后叶素后8小时内仍咯血不止，总出血量达2200ml左右，给病人急配血，补充血容量，在用止血药同时作马尾埋线术4小时后咯血量减少，次日为血痰及陈旧性血块，第5日又咯鲜血约200ml，以后间断少量咯血，第十二日又行第二次马尾埋线术，患者再未咯血，住院两个月出院，随访一年症状无反复。

【处方精汇】

用植线法。选穴：孔最、肺俞。配穴：丰隆、风门、足三里。局部常规消毒，在距穴位0.5cm处局麻后，右手持无菌埋线针，呈15度角将2号线2cm快速植入穴位皮下，待线头见不到时再进0.3~0.5cm后快速拔针。主治支气管扩张引起的咯血。

按 语

咯血是多种呼吸道疾病的症状。在埋线时，还应同时查找出咯血的原因，并同时进行病因治疗，如果咯血量多较频，应同时配合现代医学的抢救措施，以免延误病情。

孔最穴为手太阳肺经郄穴，文献有治肺痨、气虚、吐血的记载，是临床上治疗咯血的要穴，临床观察中，孔最对肺结核咯血，尤其是浸润型肺结核的出血，止血效果较佳，而对支扩与肺癌的远期疗效较差。此外，该法的使用与提前用止血药物无明显关系，而在埋线后并用其他止血药物较单纯埋线疗效更为显著，马尾埋线法，取材方便，操作简单，但存在消毒和取材的问题，临床上可用羊肠线代之。

第三节　心血管系统疾病

一、高血压

高血压病是一种以动脉血压增高为主要表现的常见疾病，又称为原发性高血压，此病属中医"头痛"、"眩晕"、"中风"等症范畴。

【病因病理】

现代医学认为，高血压多因精神紧张导致反复的应激状态，使大脑皮质下神经中枢功能紊乱，交感神经和副交感神经之间的平衡失调，交感神经兴奋性增加，其末梢释放儿茶酚胺增多，从而引起小动脉和静脉收缩，使血压升高。

中医认为本病是由于情志失调、饮食不节等因素导致脏腑受损、阴阳气血平衡失调，从而形成了虚实夹杂的病证。

【临床表现】

早期高血压病人可表现头晕、耳鸣、心悸、眼花、注意力不集中、记忆力减退、手脚麻木、疲乏无力、易烦躁等症状。后期高血压病人其血压常持续在较高水平，并伴有脑、心、肾等器官受损的表现，早期可无症状，但后期易导致功能障碍，甚至发生衰竭。

【治疗方法】

方一　注线法

［取穴］血压点（在第六、七颈椎棘突之间旁开2cm）、心俞、肝俞、肾俞。头晕者加百会；前头痛者加太阳，印堂；后头痛者加风池；胸闷、心悸、气短者加内关。

［方法］将00号已消毒的约0.5cm~1cm长的羊肠线放入埋线针内。选好穴位，常规消毒后，刺入到所需深度，出现针感后，将羊肠线埋植在穴位的皮下组织或肌层中。一般1个月埋线1次，病情较重者20天埋线1次，5次为1个疗程。瘦人对羊肠线吸收较慢，待病情稳定后，可40~50天埋线1次，一般治疗1~3个疗程。

方二　注线法

［取穴］肝俞、脾俞、肾俞

［方法］每次均选同侧穴位，左右交替使用。将00号铬制羊肠线（0.8~1cm）装入埋线针前端内，穴位局部平刺（肝俞由上向下，脾俞、肾俞由下向上平刺），每个穴位进针约15~20㎜，行轻度提插得气后，边推针芯边退针管，使羊肠线埋入穴位皮下，线头不得外露，消毒针孔，外敷无菌敷料，胶布固定24小时。每2周施术1次，4周为1疗程。

方三　注线法

［取穴］①足三里、血压点；②心俞、曲池。配穴：手三里、内关、膈俞。

［**方法**］将夏枯草100g。杜仲40g，怀牛膝40g，泽泻30g，玄参30g，钩藤30g，益母草20g，槐花20g，共研细末。用75％酒精2000ml浸泡密封2周，过滤液备用。再将1号羊肠线剪成2cm长，放入药液中浸泡7天以上即可使用。每次选一组主穴与1~2个配穴，两组主穴交替使用。将药线2cm放入12号腰穿针尖端，直刺入穴位，得气后，将药线注入，退出腰穿针。外用创可贴固定针眼。20天治疗一次，3次为一疗程。

方四　注线法

［**取穴**］双侧曲池、足三里、肾俞、血海、三阴交。

［**方法**］穴位局部皮肤常规消毒，将羊肠线放入一次性医用埋线专用针内，垂直进针快速刺入穴位，得气后，以针芯推动肠线到穴位内。外盖敷料。两周一次，四次为一疗程。

【典型病例】

赵某，男，50岁。

患者有高血压病史3年，头晕、头痛、心悸、失眠、多梦等症状频繁发作。血压24/14kPa，脉细弦效，舌质红，少苔，诊为高血压（肝肾阴虚型）。采用方一埋线治疗，取穴血压点，心俞、肝俞、肾俞均为双侧。埋线1次后，血压降至18/12kPa，埋线2次后，血压降至16/10kpa，诸症消失，后再埋线4次，随访至今，血压平稳。

【处方精汇】

1. 用注线法

主穴选取双侧心俞、肝俞、肾俞、血压点。肝肾阴虚型，配命门、三阴交；心脉瘀阻型，配膈俞、血海；肝阳上亢型，配太冲、曲池；痰湿中阻型，配脾俞、丰隆。将1~1.5cm长已消毒0号的羊肠线装入9号一次性无菌埋线针垂直刺入穴内1~2cm，待病人有得气感后，推入肠线，针孔局部置以消毒干棉球按压或直接用创可贴贴敷局部。

2. 用注线法。

取穴：血压点、足三里、心俞、曲池。配穴：肾俞、太冲，血压点、心俞、肾俞、曲池、足三里埋入1号线15cm，太冲埋入1号线1cm，心俞向脊柱方向斜刺、其他穴位直刺。

按 语

　　埋线后应注意应以低盐、低脂、低胆固醇食物为宜，适当多吃些新鲜水果和蔬菜，食不易过饱，忌辛辣、刺激之品；保持乐观情绪、心平气和，要控制情绪，避免过度的情绪激动。避免过度劳累，适当加强锻炼，注意休息，保证充足的睡眠。

　　观察结果表明，穴位埋线合用降压药在降低血压、改善临床症状，增加病人依从性等方面都具有显著疗效。疗效以初期患者效果较好，一般不用服其他降压药物即可治愈；中晚期高血压患者则应结合药物治疗方可控制。

二、低血压

　　低血压是体循环动脉压低于正常的总称。一般来说按常规测量法，测得成人肱动脉血压低于 90/60mmHg（12.0/0.8kPa）时，可称为低血压。本病属于中医学中的"眩晕"、"气虚"、"劳倦"范畴。

【病因病理】

　　原发性低血压病的发病机制迄今未明，多数学者认为可能属于中枢神经细胞张力障碍有关的疾病，由于中枢神经系统的兴奋与抑制过程的平衡失调，血管舒缩中枢的抑制过程加强，血管收缩与舒张动态平衡发生障碍，血管舒张占优势，最终导致动脉血压降低。

　　本病多因气血不足，脑失所养，致清阳升通不顺，阴气承接障碍，阴阳失和。病因病机为先天禀赋不足，后天摄生调养不济、劳累过度或突然大失血，以致血脉空虚，气血双亏，失其充养所致。

【临床表现】

　　低血压病人血压经常低于 12.0/8.0kPa，病情轻微时，症状可有头晕、头痛、食欲不振、疲劳、脸色苍白、消化不良、晕车船等，以及情绪自控能力差，反应迟钝或精神不振，严重时表现为站立性眩晕、四肢厥冷、心悸、呼吸困难、共济失调、发音含糊、甚至昏厥、需长期卧床。

【治疗方法】

方一　注线法

　　[取穴] 内关、足三里、血压点、关元透气海、颈夹脊2。心肾不足型配

厥阴俞透心俞、太冲、肾俞；气虚血亏型配郄门、阴交、厥阴俞；痰浊中阻型配膈俞、血海、命门。

[方法] 穴位皮肤消毒，取12号一次性埋线针，装入1~2号羊肠线1~2cm，刺入穴内，得气后注入肠线、退针后外贴创可贴，15天1次。

方二　注线法加穿线法

[取穴] ①内关、足三里；②气海透关元。

[方法] ①组用注线法。用12号埋线针放入1号肠线1cm刺入穴内。内关直刺1.5cm，足三里直刺2cm，注入肠线。②组用穿线法。将2号肠线穿于三角针上，从气海穴上方穿到关元穴下方出针，埋入肠线3cm。两组穴交替使用。15天1次。

【典型病例】

例1　赵某某，女，38岁。

平素血压较低，收缩压在90mmHg，劳累或着急后头晕、四肢无力，躺在床上不能动，经各种治疗办法治疗血压总是不稳，用郄门、膻中、三阴交、厥阴俞埋线后血压升高在110mmHg，头晕减轻，经埋线治疗三次，血压稳定在120mmHg左右。

例2　李某某，男，57岁。

患者患糖尿病多年，经服药后基本控制，但身体极差。近2月来，经常出现头昏，站立及行走时加重，严重时昏倒在地。测血压在8.0~12.0/4.7~6.7kPa之间，经服中西药疗效不满意，要求进行埋线治疗。埋线1次后，已无昏倒现象，血压略有上升，3次后除晨起时有轻微头晕外，已无不适，血压稳定在12.7~14.6/8.2~9.6kPa之间，随访半年未复发。

【处方精汇】

用穿线法和注线法

取穴：肝俞透膈俞；气海透关元；百会、足三里。躯干穴位用透穴法，余穴用注线法。在上下穴位处消毒局麻，用三角针穿上1号羊肠线，从一侧进针，穿过皮下，从另一侧出针，剪断皮外线体，外贴创可贴。百会，用注线针沿皮下肌层刺入，将线体埋入肌层内，足三里直刺，将线体埋入穴内。针眼处外贴创可贴。每月治疗1次。

按 语

慢性低血压多为虚证，故以补益气血、调理肝脾为治。取任脉与多气多血的足阳明经穴为主。足三里、气海、关元均为人身强壮要穴，内关乃治疗循环系疾病的效穴，故对治疗本病有一定疗效，资料表明，埋线后，患者心率减慢，心搏出量增加，血管容积波幅增大，血压也呈上升趋势。临床上，还可酌情选用心，肝、脾，肾等俞穴及百会等穴提升中气，可以较快地调整血压维持正常。

三、冠心病

冠心病是由冠状动脉粥样硬化而致的心肌缺血、缺氧的疾病。中医学称为"厥心痛"、"胸痹"、"真心痛"。

【病因病理】

本病产生的原因，与脂质代谢失常，血流动力学的改变和动脉壁本身的变化有关，由于体内脂质如胆固醇和甘油三酯的堆积和沉淀，血液黏稠度的增加，血流缓慢、冠状动脉血管内壁腔狭窄或闭塞，导致心肌缺血缺氧而引起心脏发生病变。

中医学认为本病因年老心肾阳衰或思虑劳倦伤脾，复以七情内伤，膏粱厚味，寒邪外袭，引起心阳不振，鼓动乏力，血运不畅，心脉瘀阻；或平素心阳不振，寒袭胸阳，心脉失却温煦而滞涩不通；或由中焦痰浊上犯，阻遏胸阳，气机不畅，心脉不通；或由忧思愤懑，气机逆乱，心脉不通；或因心血不足，心脉失养，拘急而痛等均可导致本病的发生。

【诊断要点】

有典型的心绞痛或心肌梗死症状。男性40岁，女性45岁以上的病人，休息时心电图有明显心肌缺血表现，或心电图运动试验阳性，无其他原因可查，并有下列三项中之二项者：①高血压，②高胆固醇血症；③糖尿病。40岁以上病人有心脏增大，心力衰竭，或乳头肌功能失调，伴有休息时心电图明显缺血表现，并有下列三项中之二项者：①高血压；②高胆固醇血症；③糖尿病。

【治疗方法】

方一　注线法

［取穴］厥阴俞、心俞。

［**方法**］穴位常规消毒局麻，选用长度为3~4cm的羊肠线穿入12号腰穿针管内，将针以与皮肤成15度角缓缓刺入穴位，并使已刺入的针体贯穿厥阴俞和心俞穴，作旋转手法刺激5~10分钟，待有针感时，边退针边将羊肠线推入穴内，出针后无菌纱布敷盖，胶布固定，1周内局部保洁。2个月治疗1次，左右侧穴位交替施术。

方二　注线法

［**取穴**］膻中、肺俞、厥阴俞、心俞、内关。伴高血压者配血压点、肝俞。

［**方法**］在穴位上消毒后行局部麻醉，持医用埋线针将已处理好的2~3cm1号羊肠线送入穴位，背俞穴埋线持埋线针以45度角向脊柱方向埋入，埋线后用医用胶布固定48小时。一般1个月埋线1次，病情重者20天埋线1次，5次为1个疗程。瘦人待病情稳定后，可40~50天埋线1次。一般治疗1~4个疗程。

方三　穿线法

［**取穴**］心俞（双）、天池（左）、巨阙共4个穴位。有慢性支气管炎者加膻中穴。

［**方法**］皮肤常规碘酒、酒精消毒，在巨阙穴上、下方各1.5cm处进行局麻，然后用大三角针带1号羊肠线（双），从一皮丘处进针，从另一皮丘处出针，来回上下拉动数次，将羊肠线缝合针端沿皮肤处剪断，用两手指将两皮丘间皮肤捏起转动一下，使羊肠线各残端均埋入皮下，然后无菌包扎。这样留置羊肠线长度为3cm，心俞穴、天池穴、膻中穴操作方法与巨阙基本相同。

方四　植线法

［**取穴**］在胸椎4节~7节的督脉、夹脊、膀胱经内侧线上选取压痛敏感点（或神道、心俞、风门、至阳、夹脊4~7）为主穴；在胸正中线上选取膻中、紫宫或压痛敏感穴，内关、间使、神门，

［**方法**］每次选取主穴2~4个，胸部穴1~2个，上肢穴2个。取优质乳香、没药、川芎、红花、丹参、吴萸、细辛各等份，洗净、烘干后放入磨口瓶中，用95%酒精浸泡30天，取过滤液灭菌后密封浸泡剪好的肠线30天以上，以肠线颜色与药液相近即可应用，主穴使用2号肠线，配穴用0号线。穴区皮肤常规消毒和局麻，用药线的一端置于局麻皮丘上，右手持无菌埋线针缺口向下压线，双手配合以15~45度角将线埋入穴位肌层。用创可贴保护针

眼，每7~10天治疗1次，3次为一个疗程。

【典型病例】

例1 李某，男，52岁，农民。

患者反复出现胸闷、气短、心绞痛症已5年余，近2年来发作频繁并逐渐加重，医院诊为冠心病，近日因心情不好，劳神过度而致心绞痛频繁发作并伴窒息感，坐卧不宁，心电图提示ST—T段呈明显缺血型改变。按方二埋线治疗，取穴：血压点、肺俞、厥阴俞、心俞、肝俞、内关、膻中。埋线1次后症状减轻，4次后能做力所能及的劳动，共埋线10次心电图检查ST-T段恢复正常，随访2年未复发。

例2 张某，男，53岁，教师。

胸闷心慌，发作性心前区不适3月余，于1993年5月诊断为冠心病，心电图ST —T呈缺血性改变。于1993年6月按方三行穴位埋线治疗。胸闷心慌消失。于1994年9月，再次行穴位埋线治疗，病情得到控制。

【处方精汇】

用注线法。

取穴：内关、心俞、膻中、通里、厥阴俞、至阳、足三里、颈夹脊3/4。心血瘀阻配膈俞、阴郄；气阴不足配阴郄、太溪、三阴交；心阳不振配命门（加灸）、巨阙；肝气郁怒配太冲、蠡沟；痰浊壅盛配中脘、丰隆；阳气暴脱配关元（加灸）、气海（加灸）。

方法：选用长度为3.4cm的线穿入12号针内将针以与皮肤成15度角缓缓刺入穴位，并使已刺入的针体贯穿厥阴俞和心俞穴，作旋转手法刺激，待有针感时，边退针边将线推入穴内，1个月治疗1次，6次为一疗程。

按 语

临床实践证明上述诸穴配合运用可迅速解除胸闷、气短、心绞痛之症。羊肠线植入穴位后起到长效持久刺激穴位的作用，坚持按疗程埋线，使这种刺激作用延续数月~1年以上，对心血管的功能恢复和气血瘀滞现象起到了良好的调节和治疗作用，对血液黏度大、高血脂的患者辅以康立达脑血栓片意在溶栓降脂、活血化瘀，再配合饮食调节、低脂肪、低胆固醇、低盐、低糖、忌烟酒。坚持体育锻炼，保持情绪稳定，劳逸结合，此病即可得到较好的疗效和远期控制。

四、心绞痛

心绞痛是冠状动脉供血不足，心肌急剧的、暂时缺血与缺氧所引起的临床综合征。属中医"胸痹""真心痛""厥心痛"范畴。

【病因病理】

心绞痛是冠状动脉供血不足，心肌急剧的、暂时缺血与缺氧所引起的临床综合征，产生疼痛的直接因素，可能是在缺血缺氧的情况下，心肌内积聚过多的代谢产物，如乳酸，丙酮酸，磷酸等酸性物质；或类似激肽的多肽类物质，刺激心脏内植物神经的传入纤维末梢，经 $1\sim5$ 胸交感神经节和相应的脊髓段，传至大脑，产生疼痛感觉，中医学认为，本病多与寒邪入侵，饮食不当，情志失调，年老体虚等因素有关。其病机有虚实两个方面，实则为寒凝气滞、血瘀痰阻，痹阻胸阳，阻滞心脉；虚乃心脾肾亏虚、功能失调。

【临床表现】

临床表现为胸痛，放射至左肩、左臂内侧、无名指及小指或至颈、咽喉部、胸部、有压迫、烧灼感，饱餐、寒冷、体力活动、情绪激动、吸烟为发病诱因。心电图表现为以 R 波为主的导联 ST 段压低，T 波平坦或倒置，休息时心电图亦可见缺血样改变。

【治疗方法】

方一　注线法

[取穴] 第1组：心俞、巨阙。

第2组：郄门、膻中。气滞血瘀者加用太冲、肝俞、血海；痰浊闭阻者加用肺俞、丰隆、足三里；心肾两虚者加用命门、肾俞、气海。

[方法] 2组穴位交替应用。根据各穴常规针刺深度将0号羊肠线剪成 $2\sim8cm$ 长度，用镊子将羊肠线放入埋线针内。快速刺入皮内，得气后将肠线缓慢推进穴内，出针后用创可贴敷盖针孔。膻中沿皮下平刺10cm效果最佳。气海沿皮透刺关元5cm。15日为1个疗程，疗程间隔5日。

方二　穿线法

[取穴] 至阳穴。

[方法] 在至阳穴两侧各1cm处，选择两点。消毒后，用持针器夹住带羊

肠线的缝合针，从右侧点刺入皮肤，穿过第七胸椎棘突下的皮下组织，然后从左侧点穿出。捏起两针孔间的皮肤，紧贴皮肤，剪断两端线头，放开皮肤，轻轻揉按，使肠线完全埋入皮下组织。

方三

[**取穴**] 至阳、内关、足三里。心血瘀阻者加阳陵泉；痰浊内阻者加丰隆；脾气虚者加中脘；合并高血压者加太冲；合并高血脂者加三阴交。

[**方法**] 皮肤常规消毒，将药线从腰穿针尖部置入针腔内，根据病人胖瘦和穴位的不同选用相应长度的药线。刺入选定穴位，将针芯从针尾置入，边进针芯边退针，使肠线埋于穴位皮下。15天1次，3次为1疗程。双穴者每次选1穴，交替治疗。

方四

[**取穴**] 心俞（双）、至阳、厥阴俞（双）、内关（双）。气滞血瘀加膻中、足三里、气海；痰浊壅塞加足三里、丰隆；阴寒凝滞加命门、肾俞（双）；心肾阴虚加肾俞、膀胱俞；气阴两虚加中脘、足三里。

[**方法**] 穴位皮肤常规消毒，腹背俞穴用三角缝合针把3号羊肠线皮下埋藏；四肢穴位用20号腰穿针刺中穴位得气后，把0号羊肠线剪成约10mm长，用针芯送入穴位内。之后，消毒敷料包扎固定。

【典型病例】

例1 张某某，男，55岁。

患有高血压病，1小时前，因劳累后生气，出现胸部压榨性疼痛，向左肩及左上肢放射，表情焦虑，汗出，血压20/12.5kPa，心电图示ST-T段压低，T波双向。治疗用方二，至阳穴埋线。埋线后疼痛即刻减轻，第二天轻压至阳穴2次，每次5分钟 第三天患者疼痛消失，胸部无不适，心电图恢复正常，患者痊愈。

【处方精汇】

用注线法。取穴：厥阴俞透心俞、太冲、内关、肾俞、郄门、膻中、三阴交、阙阴俞、膈俞、血海、足三里、颈夹脊3。埋线时使用0~1号线，12号埋线针，按照埋线常规操作，15天一次。6次一疗程。

按语

使用方三时应注意，穴位埋线一定要根据病人胖瘦，掌握进针深度。至阳穴位于$C_{7\sim8}$胸椎棘突之间，斜向上进针，进针深度以不超过3cm为宜，以免伤及硬脊膜及脊髓。埋线长度一般为1.5~2cm。内关穴进针宜慢，留线宜短，1~1.5cm即可，不可粗暴操作，以免伤及正中神经。个别患者内关穴埋线后出现手麻症状，不必处理，2小时左右即可自行缓解。凡以戊二醛消毒器械者，操作前一定要用无菌生理盐水冲洗干净，以防止遗留持续疼痛。

埋线疗法可以通经活络，益气温阳，化痰行气活血，提高应激能力，改善冠脉血流量，解除血管痉挛，增加心脏的供血、供氧，增加心肌收缩力，功效维持长达1年，可收事半功倍之效。

五、病毒性心肌炎

病毒性心肌炎指心肌因感染病毒导致有局限性或弥漫性的急性、亚急性或慢性的炎性病变。中医归属于"心悸"、"心痛"范畴。

【病因病理】

病毒性心肌炎是心肌发生的局限性或弥漫性炎症，可原发于心肌，也可是全身性疾病的一部分。病因有感染、理化因素、药物等，最常见的是病毒性心肌炎，其中又以肠道病毒，尤其是柯萨奇B病毒感染最多见。

中医学认为本病发病内因是心脏禀质虚弱，复感外邪，内舍于心而发病，因其外邪性质不一样，又有热邪传心，痹证人心的不同，病情发展可致心脏气血阴阳被耗，而出现心气、心阳、心阴、心血等亏虚的证候。

【临床表现】

病毒性心肌炎的病变轻重不一，所以症状也千差万别。轻度病变者可毫无症状，心电图无异常表现，血沉、心肌酶也无升高。常见疲乏、发热、胸闷、心悸、气短、头晕等症状；重者则有明显症状，出现心脏弥漫性扩大，心力衰竭，以致有显著气急，不能平卧；有的严重心律失常，以致发生反复晕厥，甚至猝死。

【治疗方法】

方一 穿线法加植线法

[**取穴**]胸夹脊4、5、6。配内关、膻中、二尖瓣区。

[**方法**] 在所选夹脊穴部位常规消毒。用0~2号羊肠线,局麻后用三棱缝合针从穴位一侧进针,另侧出针。然后紧贴皮肤剪断线头,轻揉局部,使羊肠线完全埋入皮下组织内,覆盖纱布3~5天,四肢部位用植线法。每10~15天埋线一次。

方二 注线法

[**取穴**] ①膻中,足三里,内关;②厥阴俞,神门,心俞。

[**方法**] 穴位皮肤常规消毒局麻,用1号线放入埋线针前端,刺入穴位内,得气后推入肠线,外贴创可贴,两组交替应用,半个月1次。

【典型病例】

例1 刘某某,男,21岁,农民。

患者反复感冒20余天。近5、6天感觉胸闷,胸前区隐痛心悸,全身乏力,恶心,食欲明显下降,经结合心电图检查,诊断为病毒性心肌炎,用激素、能量静滴15天后病情仍无好转。就诊时心率110次/分,律不齐,心音低钝。取胸夹脊4、5、6、配内关、膻中、二尖瓣区。按上述方法治疗一次后,症状减轻,经二次埋线后复查心电图,均报告完全正常。

例2 朱某某,男,15岁。

主诉:上呼吸道感染7天后出现胸闷、心悸、极度乏力、易出汗等症状。心电图发现有早搏等心律失常和心肌损害表现。血沉、心肌酶测定升高。24天后查柯萨奇病毒抗体、抗心肌抗体为阳性。出现疲乏、发热、胸闷、心悸、气短、头晕,严重心功能不全。查体:心率增快,与体温升高不成比例,心界扩大,杂音改变,心律失常。诊断:病毒性心肌炎,经用方二埋线治疗2次症状消失。

【处方精汇】

1.用注线法

内关、神门、夹脊4~5。配穴:心气虚配膻中,足三里。心阴虚配三阴交;心阳虚配足三里、巨阙。将0号羊肠线1cm装入9号埋线针前端,穴位消毒局麻后,刺入穴位。膻中、巨阙用斜刺法,余穴用刺法。探得针感后,推线退针,外盖敷料,7天埋线1次,5次为1疗程。

2.用穿线法和注线法

取穴:上1、上2(腕踝针穴)、心俞透厥阴俞、三阴交。上肢穴用注线法。用装有00号羊肠线的9号埋线针，局麻后向上以30度角刺入皮下，然后沿真皮下向上慢慢推进，不能有痛和麻胀感，达1、4寸左右推入羊肠线（长度约1.5~2.5cm）。退针注线。背穴用透穴穿线法。在两穴上下端消毒局麻后，用三角针穿1号羊肠线，从心俞透向厥阴俞，剪去皮外线头，外盖敷料。每7天埋线1次，5次为一疗程。

按语

　　埋线疗法对心肌炎的心悸、胸闷、气急等症状有良好的改善作用，特别对较轻和恢复期的心肌炎患者有补益阴血、养心安神的作用。

　　治疗期间，患者应卧床休息，不宜劳累，以减轻心脏负荷。进食易于消化食物及富含蛋白质、维生素的食物。保持情绪稳定，排除思想顾虑。

　　病情严重者应结合中西药物治疗。

六、心律失常

　　心律失常是指心律起源部位、心搏频率与节律，以及冲动传导等方面的任何一项异常。可见于冠心病、心肌病、风湿性心脏病，属于中医学"心悸"、"怔忡"范畴。

【病因病理】

　　心律失常在发生机制上大致可分为两类，一是冲动起源异常，形成被动性异位心搏及心律和主动性异位心搏及心律；二是冲动传导上的异常，可因生理性传导阻滞，病理性传导阻滞及冲动传导途径异常引起。从而导致各种频率、节律等方面的失常。

　　中医学认为心律失常多因情志或劳累过度、或久病体虚而致。如突遇惊恐、大怒伤肝，痰热内蕴；或思虑过度，脾气不足，气血不能上滋于心；或阴虚火旺，上扰心神；或心阳不振，不能温养心脉；或水气凌心，心阳被抑；或瘀血阻络，心脉痹阻，均可导致该病。

【临床表现】

　　按其发生机制分为冲动起源异常与冲动传导异常两大类。表现为心率和心律的异常。心率异常主要有快和慢之分，前者包括窦性心律失常致心动过速、过缓、不齐、早搏、阵发性心动过速、心房颤动；后者包括各部位的传导阻滞。常伴气短乏力，眩晕胸闷，舌淡脉细缓或兼结代等。心电图检查可帮助确诊。

【治疗方法】

方一

[**取穴**] 耳穴：心、皮质下；配穴：快速型心律失常选择降率点、神门、耳中；缓慢型心律失常选肾上腺、交感、缘中、兴奋点。头针治疗带：额旁Ⅰ带、额中带透额顶带前1/3；快速型选左额旁Ⅱ带，缓慢型选额顶带后1/3。体穴：内关、郄门、太渊、厥阴俞透心俞、膈俞、膻中、足三里；快速型选神门透灵道、心平透少海、太冲、太溪、三阴交；慢型选神藏、胸1~7夹脊、关元透气海、脾俞、肾俞、后溪。

[**方法**] 消毒后局麻，镊取一段5~80毫米羊肠线置入埋线针前端，刺入穴位或透穴，边推针芯边退针管，将线留植穴内。埋线每周1次，3次1疗程，做1~3疗程，每疗程间隔1周；主穴可埋双线或再复埋1~2次；配穴只埋0~1条线。针刺隔天1次，10次1疗程，做2~3疗程，疗程间隔10天。

方二　注线法

[**取穴**] ①心俞、厥阴俞、内关、神门、足三里、阳陵泉、肺俞、丰隆。②膻中、乳根、巨阙、三阴交、手三里、小肠俞、郄门、天泉。

[**方法**] 穴位消毒局麻后，用0号羊肠线1cm放入9号穿刺针前端，穿刺针刺入穴内肌层，得气后根据虚实施用手法，推线拔针，外盖敷料。上两组穴交替使用，每周埋线1次，6次为1疗程。

方三　注线法

[**取穴**] 心俞、内关、间使、神门。配穴：血虚加足三里、脾俞；阴虚加肾俞、三阴交；水饮加三焦俞、气海俞；痰热加肺俞、尺泽。

[**方法**] 穴位消毒局麻后，用装有0号羊肠线1cm的9号埋线针刺入穴位，行平补平泻法，推线退针，外盖敷料。每次可选主穴2个，配穴2个，10天埋线1次，5次为一疗程。

【典型病例】

例1 刘某，女，42岁。

诉心前区不适、胸闷10年，加重3月。10年前外感后患病毒性心肌炎。

此后易感冒。诱发胸闷、心跳不规则；近3月多次眼前发黑。经常手足凉背冷、失眠纳呆、腹胀便溏。入夜心跳更慢。刻诊：舌质淡胖、脉迟细结代，心电图示心律过缓48次/分，频发室早，部分呈二联律。病毒性心肌炎后遗症、心动过缓、频发室早。中医诊断：胸痹—阳虚寒凝证。经1疗程耳、头、体穴联合埋线（取主穴加慢型配穴），主兼症明显改善，心率已达62次/分，室早<10次/分。连做3疗程。随访四年未发。

【处方精汇】

用植线法。取穴：心俞、内关、郄门。穴位消毒局麻后，将肠线挂于埋线针钩上。心俞穴向下斜刺2cm，植入1号肠线3cm；内关、郄门直刺2cm，植入0号肠线2cm，取出埋线针，外用胶布覆盖。15天埋线1次。

按 语

本法治疗心律失常，取穴多以手厥阴及手少阴经穴为主，配以任脉、足太阳及足太阴等经穴。其机理可能是通过经络、植物神经系统或体表——内脏反射性活动进行调节的结果。故对功能性心律失常疗效较好，对器质性者亦可改善症状，减少复发。对严重心律失常及正处于发作期者，如本法不能及时奏效，宜加用其他疗法。本法对心律失常有双向调整作用，即过缓者心率增加，过速者心率减慢，同时有调整不齐心律之功效。而且观察证实，本法对窦性心动过速，窦性心律不齐，阵发性心动过速治愈率高，对病窦综合征及窦性心动过速效较差。

七、心脏神经官能症

心脏神经官能症是神经官能症的一种特殊类型，临床以心血管系统功能失常为主要表现，中医归属于"心悸"和"怔忡"等范畴。

【病因病理】

本病的发病诱因为精神过度紧张、焦虑、情绪激动、精神创伤、疑虑或过度劳累，使中枢神经功能失调，影响自主神经功能，从而造成心脏血管功能异常，而产生多种类似于心脏疾患的症状。

中医学认为本病病变主要涉及心、肝、胆、脾、肾等脏腑功能，内在因素是心胆气虚、水亏火旺。每当受惊恐、焦虑太过，情绪过激，过度劳伤均可诱发本病。

【临床表现】

以心悸、气短，心前区痛等心脏功能失调症状为主。发病与精神因素有关。多见于体力活动少的青壮年，而尤以女性为主。伴有头晕、失眠、多汗、焦虑、疲乏等神经官能症的表现。体检无器质性心脏病证据。

【治疗方法】

方一　注线法

[**取穴**] 至阳、内关、心俞、郄门、神门、厥阴俞、巨阙。心胆虚怯加胆俞；心脾两虚加脾俞、足三里；阴虚火旺加肾俞、太溪；水气凌心加膻中、气海；心脉瘀阻加膻中、膈俞；善惊加大陵；多汗加膏肓；烦热加劳宫；耳鸣加中渚、太溪；浮肿加水分、中极。

[**方法**] 局部皮肤消毒，使用1号线和12号针，刺入后探寻得气感，推入线体，退针后外贴创可贴。提倡背部腧穴用透穴法。20天埋线一次，连做3次为一疗程。

方二　注线法

[**取穴**] ①心俞、神门、足三里。②膻中、内关、三阴交。

[**方法**] 常规皮肤消毒，用9号腰椎穿刺针装入0号羊肠线刺入穴内，其中心俞、膻中穴羊肠线长度为2cm，余穴为1cm，心俞、膻中、神门穴用斜刺法，余穴为直刺法。到达穴位后，推入羊肠线，退出穿刺针，外敷创可贴，每周注线一次，穴位交替使用，4次为1疗程，

方三　注线法

[**取穴**] ①心俞、内关、膻中、神门、足三里、心舒、肾俞。③厥阴俞、心舒、神堂、大椎、肺俞、大杼、三阴交。

[**方法**] 穴位消毒局麻后，用9号穿刺针装入0号羊肠线2cm，刺入穴内，背部腧穴针尖斜向脊柱、大椎、心舒穴向上斜刺，神堂、膻中向下平刺，四肢穴用直刺法。针入0.8~1寸，推入羊肠线，退出针管，外盖敷料。两组穴位交替应用，每5天埋线1次，5次为一疗程。

【典型病例】

例1　吕某某，女，28岁。

主诉：心悸、失眠、心烦意乱、胡思乱想，曾在各地医院检查治疗，未发现心脏器质性改变，曾服用各种中西药物，效果不佳，诊断心脏神经官能症，用埋线治疗加心理治疗，五天后病人感觉心悸气短减轻，心烦改善，睡眠正常，20天埋线一次，连做3次治疗，诸症消失，随访两年未复发。

【处方精汇】

取穴：内关、膻中、心俞、三阴交。局部皮肤消毒，使用1号线和12号针，刺入后探寻得气感，推入线体，退针后外贴创可贴。提倡背部腧穴用透穴法。20天埋线一次，连做3次为一疗程。

按语

心脏神经官能症的心跳不安、心前区异常搏动或疼痛是很常见的，而许多器质性心脏病变也有这些症状，故临床应严格加以鉴别。埋线疗法对消除该病所产生的心悸、气短及胸痛等症状有良好效果，只是患者应该解除思想顾虑，避免精神刺激，保持心情愉快，才能取得更好的疗效，并防止复发和加重。

用埋线针埋线时，应注意进针的角度和深度，膀胱经上的穴位应向脊柱斜刺0.8~1寸，心舒穴向上斜刺1寸，最好不用捣针及提插法，以免刺入过深，伤及内脏。背部腧穴也可用透穴法，透穴法中最好用穿线透穴法。

八、高脂血症

高脂血症是机体内脂质代谢紊乱的反应，是脂质在体内吸收、合成与转化、代谢、排泄失去了动态平衡的结果。属中医"痰湿"、"血瘀"范畴。

【病因病理】

原发性高脂血症是由于脂质和脂蛋白代谢先天性缺陷以及某些环境因素如饮食过度、缺少运动、肥胖等引起。也可继发于糖尿病、甲状腺功能减退、肾病综合征等多种疾病。

中医学认为高脂血症是由脾虚失运，痰瘀阻络所致，脾失运化，水谷不化精微而生痰浊，气血运化不畅而生瘀血，痰瘀相结，瘀积管壁而成。

【临床表现】

原发性者见于儿童，继发性者多在20岁后发病，多数人无症状仅于体检时发现，也可早年发生冠心病及其他动脉粥样硬化性疾病如中风，周围血管病，常伴有肥胖等症。辅助检查：血脂，血浆总胆固醇<5.2mmol/L是理想水平；5.2~6.2mmol/L为临界；≥6.2mmol/L为过高，血浆甘油三酯<1.7mmol/L为理想；1.7~2.3mmol/L为临界；>2.3mmol/L为过高。

【治疗方法】

方一　注线法

[取穴] 双丰隆穴、双脾俞穴。

[方法] 用穴位常规消毒后皮下局部麻醉，将1号羊肠线（约1.5cm）装入一次性埋线针前端，在局麻处向上斜刺约1.2~1.5cm，捻转得气后，边推针芯边退针管，外敷无菌敷料，胶布固定，2周治疗1次。

方二　注线法

[取穴] 足三里（双）、中脘、丰隆（双）

[方法] 皮肤常规消毒，取备好0/1号羊肠线1cm，装入腰穿针尖部，采用注线法将羊肠线埋藏在穴位内，贴创可贴3日即可。5日内勿洗澡，15日治疗1次，3个月共治疗6次为1个疗程。

方三　注线法

[取穴] 足三里（双）、丰隆（双）、中脘、梁门（双）、天枢（双）、曲池（双）、腹结（双）、上巨虚（双）。

[方法] 常规消毒，将0号羊肠线1cm放入针头内，以针芯推动肠线，垂直进针快速刺入穴位，得气后，缓缓边推针芯边退针管，把羊肠线留在穴位内，足三里、梁门、天枢、丰隆、曲池、腹结、上巨虚用提插泻法，中脘用提插平补平泻法。出针后胶布固定即可。主治肥胖型高脂血症。

方四　注线法

[取穴] 天枢、气海、梁门、大横、中脘、三阴交、阴陵泉、血海、曲池、合谷。脾虚湿盛者加丰隆、公孙、关元；胃热亢盛者加曲池、支沟；肝气郁结者加太冲；冲任不调者加关元、肝俞、肾俞。

[方法] 局部严格常规消毒，将制备好的肠线2cm放入穿刺针针管前端，刺入穴位，得气后，缓慢推针芯同时退针管，将线留在穴位，出针后用消毒干棉球按压针孔片刻以防出血和感染，并用创可贴固定。每次选穴10个，15

天治疗1次。

【典型病例】

病例1　患者，男，55岁。

发现血压升高6年，血脂增高1个月。1个月前在本院门诊查血清TC6.25mmol/L，TG 4.8mmol/L，LDL-C 4.53mmol/L，经埋线治疗3次后，血压控制在120/80mmHg左右，血脂复查：LDL-C 3.78mmol/L，TC 5.35mmol/L，TG3.61mmol/L，HDL-C1.05mmol/L。

【处方精汇】

用注线法。取穴中脘、水分、天枢、大肠俞、梁丘、公孙。配穴：脐上偏胖配梁门、下脘、大横；脐下偏胖配石门、关元、大巨、归来；气虚配足三里；痰湿配丰隆；胃热配曲池；便秘配支沟。局部常规严格消毒，腹部皮下局部麻醉，将0号羊肠线1cm放入9号腰穿针，针尖从局麻针口向下与皮肤成30~40度角进针于皮下1.5cm左右，缓缓推入羊肠线。四肢穴位取3/0号羊肠线快速进针约皮下0.5寸后缓缓推入羊肠线，覆盖消毒纱布，胶布固定。每周埋线1次。主治肥胖型高脂血症。

按语

　　有研究表明，埋线治疗后血脂各项指标均有明显改善，有效改善肥胖型高脂血症患者的血浆脂质代谢紊乱状况，调节血脂水平发生良性变化，降脂减肥结果满意。其中TC，TG，LDL-C治疗后与治疗前比较差异具有统计学显著性意义。在埋线治疗过程中部分患者月经失调明显好转，有的恢复了正常；有的患者胃脘部不适明显好转；有的膝关节疼痛消失。因此穴位埋线疗法实际上不仅仅是对症治疗，它可以对人体脏腑气血经络进行全面的调整，增强机体的气化功能，因而在减肥的同时人体的其他一些疾病也得到了治疗，值得进一步研究。

第四节　消化系统疾病

一、食管炎

食管炎是指食道黏膜浅层或深层组织由于受到不正常的刺激，食道黏膜发生水肿和充血而引发的炎症。中医称其为"噎嗝"和"吞酸"。

【病因病理】

食管炎可由不同的病因引起，如感染、化学刺激、物理性损伤、肿瘤等，造成食管下端括约肌功能障碍，经常处于松弛状态，因此引起反复、持久、多量胃食管反流。一些原因可造成括约肌松弛，如饮酒、吸烟、饱餐、摄入脂肪或巧克力，胃肠插管或食管贲门手术后，腹内压增高，胃潴留等，均可导致胃食管反流。

中医认为，本病多因忧思恼怒或饮酒过度所致。肝郁气滞，横逆犯胃则反酸；肝郁日久化火，肝火灼胃，气逆反作则呃逆频作，胃脘灼痛；肝病及脾，脾失健运，痰湿内生，阻于食管，则饮食难下。

【临床表现】

胸骨后烧灼感或疼痛 为本病的主要症状。症状多在食后1小时左右发生，半卧位、躯体前屈或剧烈运动可诱发，在服制酸剂后多可消失，而过热、过酸食物则可使之加重。胸骨后烧灼感或烧灼痛者，可通过食管腔内pH测定、食管腔内测压，以及胃-食管闪烁显像，以确定有无食管炎。应用食管滴酸试验，则可确定症状是否由食管炎所致。必要时可作食管内镜及活组织检查来明确诊断。

【治疗方法】

方一　注线法

［取穴］①足三里，中脘，胃俞，肝俞；②心俞，天枢，膈俞。

［方法］常规消毒局部皮肤，镊取一段1～1.5cm长已消毒的2/0号羊肠线，放置在9号埋线针针头的前端，左手拇示指绷紧穴位皮肤，右手持针，快速刺入，中脘、足三里、天枢进针1.5寸左右，心俞、胃俞、膈俞进针1寸左右，左右侧穴位交替埋线，1次/7天，连续治疗8次。8周为1个疗程。

方二　注线法

［取穴］督俞、胃俞、膻中、内关、足三里。

［方法］穴位消毒局麻后，用12号穿刺针装入羊肠线，刺入穴位，背俞穴埋入2号羊肠线3cm，针时在穴旁向穴位下肌层进针，膻中向下平刺2cm，四肢穴直刺2cm，埋入1号羊肠线1cm。退针后外盖敷料。15天埋线1次，3次为一疗程。

方三　注线法

[**取穴**] 大椎、膈俞、肝俞、膻中、内关、足三里。

[**方法**] 用12号注线针，1号羊肠线，大椎用线1.5cm，直刺进针；膈俞用线4cm长，由胰俞上斜刺进针透膈俞；肝俞用线4cm长，由胆俞斜刺进针透肝俞；膻中用线3cm长，中庭斜刺进针透膻中；内关、足三里各用线3cm长，直刺进针。埋线前局部严格消毒，出针后针口用消毒药棉胶布固定。15天埋线1次。

【典型病例】

何某某，女，39岁。

患食管炎来我处就诊。自诉胸骨区烧灼样疼痛，胃脘部嘈杂，泛酸，有时出现吞咽困难，6年多来曾服用中西药物治疗无效，我处以埋线配合其他疗法治疗2次，有明显好转，接着又连续埋线治疗3次，一切症状消失，病获痊愈。2年后随访未见复发，身体很健康。

【处方精汇】

躯干穴用穿线法，四肢穴用注线法，取穴：背部敏感点，巨阙透鸠尾，上1（腕踝针穴）、三阴交。穴位消毒局麻后，用穿有2号羊肠线的三角针在穴位上方进针，从穴位下方出针，埋入羊肠线3cm。四肢穴用注线法，用12号穿刺针在上，1处进针至皮下，沿真皮下向上推进4cm，注入1号羊肠线，在针尖处注入1cm，间隔1cm处注入1cm肠线出针。三阴交则直刺埋入1号羊肠线1.5cm1米。20天埋线1次，3次为一疗程。

按 语

研究结果表明，治疗组能有效改善患者烧心、胸痛、咽部异物感等症状；对照组亦能改善烧心、胸痛等症状，但对咽部异物感无明显变化。且3个月后对照组复发率明显高于治疗组，说明此方可以有效治疗并很好控制此病的反复。

埋线治疗食管炎，有较高的疗效。在治疗同时对刺激性食物及酸性食物应尽量少吃，以免加重反流和病情，应细嚼慢咽，忌暴饮暴食、避免饮浓茶、烈酒、浓咖啡和禁食辛辣、过冷、过热和粗糙食物。本病的产生多与胃部疾病有关，在治疗本病的同时，应该治疗脾胃疾病；临床根据症状配穴，气阻：配天突、鸠尾、气海；腹胀胃痛：配胃俞、中脘、公孙。对食管炎治疗能取得理想的效果。

二、膈肌痉挛

膈肌痉挛是膈肌不自主的间歇性收缩运动。中医学称为"呃逆"。

【病因病理】

现代医学认为：本病是膈肌受到物理、化学等刺激引起迷走神经兴奋性增高而产生一侧或两侧膈肌的阵发性痉挛，伴有吸气期声门突然关闭，而产生的一种短促特别的声音。

中医学认为：是由感受外邪、饮食不节、情志不和、正气亏虚致胃失和降、胃气上逆冲动胸膈所致。

【临床表现】

呃逆以逆气上冲、喉间呃呃连声、声短而频、令人不能自制为主证。重症患者昼夜不停，持续数月，甚或间歇发作，迁延数年，称为"顽固性呃逆"。

【治疗方法】

方一　注线法

[取穴] 双侧内关、膈俞、足三里。

[方法] 将00号羊肠线1cm从针尖入口处穿入8号注射针头，将0.38×50mm长针灸针剪去针尖，从注射针的针尾插入针芯。皮肤消毒后将注射针刺入穴位所需深度，出现针感后轻推针灸针，同时退出注射针，将肠线埋入穴位内，局部以无菌干棉球按压片刻即可，每周1次，1次为一个疗程。

方二　埋线加针灸法

[取穴] 膻中

[方法] 针刺法取穴：（1）膈俞、内关；（2）中脘、期门、足三里。两组穴位交替使用，临床可随证加减。每日1次，每次30分钟，10次1个疗程。艾灸取穴：中魁、天突。

埋线取膻中穴。消毒浸润麻醉，手持12号腰穿针作针刺（针芯尖磨平）。将0或1号羊肠线剪成2~3cm长置埋线针斜口内，对准穴位快速刺入皮下，再将针缓慢刺入适当深度达肌层后提插待得气时，把羊肠线埋入穴位深部，然后拔出针用消毒干棉球按压针孔少许，最后用创可贴敷于针孔固定即可。3天后除去创可贴，每隔1周埋线1次，3次为1个疗程。

方三　注线法

[**取穴**] 中脘、膈俞、内关、足三里。

[**方法**] 穴位皮肤消毒局麻后，使用7号埋线针，将可吸收外科缝线即胶原蛋白埋线装入埋线针前端。根据患者胖瘦进针大约10~15mm，当患者有酸麻胀感后边推针芯边退针管，将胶原蛋白线埋植在穴位的皮下组织或肌层内出针后用消毒干棉球按压针孔，予创可贴保护。共治疗1次或2次，两次者须间隔7天后治疗。

方四　注线法

[**取穴**] 双侧膈俞、足三里

[**方法**] 将"00"号羊肠线1厘米从针尖入口处穿入8号注射针头，将0.38 mm×50 mm长针灸针剪去针尖，从注射针的针尾插入针芯，消毒穴位处皮肤，将注射针刺入穴位所需深度，出现针感后轻推针灸针，同时退出注射针，将肠线埋入穴位内，局部以无菌干棉球按压片刻即可。1次为1疗程。

【典型病例】

例1　患者，女，18岁。

主诉：喉中呃声持续20多天。患者因吃冰棍而出现呃逆。日夜不停，饮食困难，食入即吐，夜不能寐。中西医均效果不佳。按方二方法治疗，二诊时自诉症状基本消失，又依前法再针刺1次后痊愈，观察3个月内未复发。

例2　患者，男，62岁。

因"呃逆2天"就诊，查：患者神情倦怠，呃逆频频，胸腹抽掣，舌质红苔薄黄，脉弦滑，中医诊断为"呃逆"，属痰湿内阻，气机上逆，遂用上述方三治疗1次痊愈。

【处方精汇】

用注线法。取双侧内关穴，足三里穴。把药线放入针管内（长度根据穴位深浅而定），常规消毒，右手持埋线针，左手固定穴位。以90度角将针快速刺入皮下。然后向下慢慢进针，深度基本同针刺深度。得气后。套管向外慢慢退出，同时针心向下推动羊肠线至穴下。

按 语

用方二灸法时，轻者灸治1~2次即愈，重者可隔1周，在原部位再灸1次，经2~3次灸治即愈。灸后应保持局部清洁，如灸点有破溃，可涂穿心莲软膏以预防感染。

在治疗的同时应注意在治疗期间，应禁食生冷、辛辣刺激食物，注意情志调节。若呃逆见于危重病后期，多显示预后不良。

三、慢性胃炎

慢性胃炎主要是由幽门螺旋杆菌感染引起的胃黏膜慢性炎症，根据其临床表现可归属于中医学"胃痛"或"胃脘痛"范畴。

【病因病理】

急性胃炎可因多种理化因素刺激或由感染及细菌毒素导致胃的黏膜损伤，引起炎症性改变。慢性胃炎是胃黏膜的上皮遭到反复损害之后，由于胃黏膜特异的再生能力以致黏膜发生了改变，并且最终导致不可逆的固有胃腺体的萎缩，甚至消失。

中医学认为，本病多因长期情志不遂，饮食不节，劳逸失常，导致肝气郁结，脾失健运，胃脘失和，日久中气亏虚，从而引发种种症状。其病位主要在胃，与肝、脾有关，初期多为实证，日久迁延可以表现为虚证或虚实夹杂证。

【临床表现】

急性胃炎发病急，胃痛拒按，频繁呕吐，呕吐酸腐食物，或腹痛欲泻，吐泻后痛减。慢性胃炎临床症状多不明显，或有消化不良症状，如饭后饱胀嗳气等。胆汁返流所致，常有明显持久的上腹不适或疼痛，尤其进餐后为甚。胃镜检查和活体组织检查可以确诊。

【治疗方法】

方一　注线法

［取穴］中脘。

［方法］在中脘上3寸常规消毒后对进针点作局麻，选取长度为2cm的肠线，穿入9号腰穿针内，沿局麻针孔进针，进针时与皮肤呈90度角，针

尖穿破皮肤后针体贴紧皮肤，针尖方向对准中脘徐徐进针，当病者有明显的酸胀痛感时，一手固定推针芯，一手退针管，使肠线浮入穴内，不能露出皮外，出针后用干棉球压迫穴位1~2分钟，防止出血。1星期治疗1次，2次为1疗程。

方二　注线法

[**取穴**] 胃俞、中脘。气滞型加肝俞；湿热型加丰隆；虚寒型加脾俞、足三里；阴虚型加足三里、三阴交；瘀血型加膈俞、血海。

[**方法**] 将羊肠线分别剪成2~5cm长数段，分别放入穿刺针的前端，套上针芯。①单穴多向埋线进针法。首先在穴位中心用毫针直刺，探达肌层筋膜，以得气深度为准做标记，退出毫针，然后在毫针进针部位，将穿刺针刺入，达标记深度时注入肠线。再分别从上或下，从左或右，离穴中心1cm处斜刺进针，使针身与皮肤成15度角，经穴中心过对侧1cm注入肠线。②多向透穴埋线进针法。进针得气深度标准同单穴多向埋线进针法。如中脘透梁门，从中脘左边1cm进针，经中脘到右梁门外1cm注入肠线；同样从中脘右边1cm进针，经中脘至左梁门外1cm注入肠线。中脘透上、下脘，从中脘上1cm进针，经中脘至下脘下1cm注入肠线；从中脘下1cm进针，经中脘至上脘上1cm注入肠线。每月治疗1次，共治疗2次。

方三　穿线法

[**取穴**] 上脘穴与下脘穴、双侧脾俞穴与三焦俞。

[**方法**] 用1号羊肠线1根（1m）剪成3段，分别穿到3根穿线缝针上，常规消毒皮肤，用持针器夹住穿线缝针，针尖自上脘穴进针，透过中脘穴与建里穴至下脘穴出针，向两头牵拉，至有酸、麻、胀感后，收紧两头的羊肠线，平皮肤在针孔处剪断，展平皮肤，使线头缩进皮下，针孔盖无菌敷料。胶布固定。同法在背部两侧的脾俞穴进针，透过胃俞穴自三焦俞穴出针。

方四　注线法

[**取穴**] 脾俞、胃俞、肝俞、足三里、内关、三阴交、至阳、中脘。

[**方法**] 碘伏常规消毒后局麻。然后用12号腰穿针穿入2cm长0号羊肠线刺入穴位，得气后推入肠线，出针后贴创可贴。一般20~30天埋植一次，3~5次为1个疗程。

【典型病例】

例1 患者，男，42岁。

主诉胃痛10余年，常因精神压力过大而使病情加重，经中西医多方治疗，效果不佳，在市人民医院作胃镜检查，诊断为浅表性胃炎（伴黏膜充血、糜烂）。经方三治疗，3天后患者登门致谢，胃痛症状完全消失，随访5年未见复发。

例2 张某，男，30岁。

主诉：胃脘部不适，胃痛隐隐，喜温喜按，空腹痛减，泛吐清水，纳差，神疲乏力。舌淡苔白，脉虚弱。患者长期有饮食不规律史。胃镜检查：浅表性胃炎。中医辨证为脾胃虚弱。使用方四治疗两次，主诉症状均消失。

【处方精汇】

1. 用注线法。

取穴：上脘、中脘、下脘、气海、天枢、足三里、内关。号一次性针头。在所选穴位常规消毒后，用手持针快速刺入穴内，用针芯将羊肠线推进，拔出针管，外盖教料。15～20天埋线1次，5次为1疗程。

2. 用穿线法

上脘、中脘、下脘、胃俞、脾俞、足三里。常规消毒穿刺部位，用缝合针引0～1号羊肠线自上穴刺入，穿出下端穴位，剪断两端肠线，使之留于皮下，用创可贴或无菌纱布覆盖针眼即可。必要时1个月后重复一次。

按语

有人对慢性胃炎埋线患者胃电图及胃肠激素的影响进行研究后发现：穴位埋线可以通过神经体液因素的调节增加胃电幅值，增强胃蠕动力，从而能够促进胃排空，对胃的功能进行了良性调节而有利于疾病恢复。

临床上，治疗慢性胃炎埋线取穴多以任脉穴上中下三脘为核心，下取气海，旁取天枢，四肢取足三里和内关，因此有人称为其为治疗脾胃病的经典处方"脾胃十穴"。应用时可以每穴植入PGLA线体（2/0）1cm即可奏效，一般1次即可显效，连续3～5次症状基本消失。对于初学者，无需辨证，应用此十穴即可获得一定疗效，当然辨证配穴可以获得更好的效果。

由于慢性胃炎患者，大多有不同程度的忧郁、易激、焦虑等神经现象，很易导致植物神经功能紊乱，副交感神经亢进。从而导致疾病多发，影响治疗效果，所以适当地使用暗示疗法能迅速缓解患者因精神因素所引起的症状，从而加快疾病的愈合。如在埋线治疗时把产生的酸、麻、胀、痛及服呋喃唑酮片的小便发黄、服溴化丙胺太林片的口发干等正常反应说成是治疗中的有效表现，使病人信以为真。同时要建立良好医患关系，对病人要亲切，语气要肯定而坚决，并将曾被治愈的病例介绍给患者，让患者自己去采访调查。用于增强患者的治疗信心，从而提高疗效。

四、消化性溃疡

消化性溃疡是一种常见的消化系统疾病。包括胃溃疡和十二直肠溃疡。属中医"胃脘痛"范畴。

【病因病理】

胃溃疡的发生是由于对胃黏膜有损害作用的侵袭因素与黏膜自身防御、修复因素之间失衡的结果，与胃酸和胃蛋白酶对胃黏膜的消化作用有关。其发病与幽门螺杆菌（HP）的感染、胃酸分泌过多，多种因素导致胃黏膜的保护作用减弱及有关。

中医学认为，本病乃因饮食不节、饥饱失常，七情所伤、肝气犯胃，外邪侵袭、寒气客胃，脾胃虚损、升降失常所致。

【临床表现】

本病多呈周期性发作，发作时上腹痛呈节律性，表现为空腹痛即餐后2~4小时或（及）午夜痛，腹痛多为进食或服用抗酸药所缓解，疼痛性质多为灼痛，亦可为钝痛、胀痛、剧痛或饥饿样不适感，常伴有反酸、嗳气、上腹胀等症状。胃镜检查是确诊消化性溃疡首选的检查方法。

【治疗方法】

方一　穿线法和针刺法

［取穴］赤医穴（相当于第6胸椎棘突上缘）；配穴：赤医7穴（相当于第12胸椎棘突上缘），踝边穴（外踝尖下凹陷处），足三里穴。

[**方法**] 常规消毒局麻。然后用不锈钢三角针穿上00号羊肠线，从局麻点刺入皮下组织与肌层之间穿过穴位，从对侧麻醉点穿出，将两端线头紧贴皮肤剪断，放松皮肤，轻轻揉按局部，使羊肠线完全埋入皮下组织。肢布固定。30天治疗1次，1次不愈可多埋1~2次。踝边穴，毫针斜向内上方胫腓关节方向刺入1.5寸，强刺激，使针感上达膝关节以上，下至趾端即可，不留针，每周1次，足三里穴进针1.5寸，行烧山火补法，每隔10分钟行针1次，留针20分钟，或加艾条温和灸，每周2次。

方二　注线法

[**取穴**] 肝俞、胃俞、中脘、内关、足三里、期门、公孙。伴有心烦口干、大便干结等阴虚症状时加脾俞、三阴交、内关；伴有喜温喜按，空腹痛甚，得食痛减，神疲乏力等虚寒症状时加脾俞、（灸）关元。胃脘灼痛，痛势急迫，泛酸嘈杂等肝胃郁热明显的加太冲、内庭。

[**方法**] 穴位皮肤常规消毒，将装有羊肠线的埋线针对准穴位进针，得气后，缓慢地将羊肠线顶入穴内。出针后用胶布垫消毒棉贴盖针眼。每次埋线4-6穴。治疗4次，2次为1个疗程。

方三　注线法

[**取穴**] 脾俞、章门、胃俞、中脘、肝俞、期门

[**方法**] 摄取长1 cm的2号羊肠线一条穿入有针芯的一次性穴位埋线针，将针快速垂直刺入穴位，当患者自觉埋线局部有酸胀感时，缓慢退针，将羊肠线完全埋入于穴位的皮下组织，贴上创可贴固定24小时后可自行撕开。1个月埋线1次，3次为1个疗程，

方四　注线法

[**取穴**] 敏感穴位。配穴：胃痛甚加梁丘；脘胀、腹满、纳善加中脘；反酸明显加太冲；便秘加支沟；乏力加气海；恶心加内关；疼痛牵引及胁肋加太冲；伴饮邪（胃部有振水声）加三焦俞；胃痛喜温喜按加命门；伴上腹灼热疼痛、口臭加内庭；腹痛拒按，痛如针刺，便黑，舌边有瘀点者加膈俞。

[**方法**] 选择分布于腹部及背部的任、督脉、足阳明、足太阴等经穴位，

根据经络循行路线通过按诊选出腹、背及下肢反应最敏感有明显的压痛和条索状结节反应的穴位各1~2个。穴区常规消毒，将2/0号PGLA可吸收线置入一次性微创埋线针，对督脉穴位用斜刺法深度到达脊上韧带，使其有强烈酸胀感，留置线体。四肢穴位用注线法。每7天治疗1次，一般治疗2~3次即愈，最多治疗5次。

【典型病例】

例1 沈某，男。

慢性反复性的上腹部疼痛2年余。多于餐后30分钟至2小时疼痛明显，伴恶心，嗳气，反酸。喜冷饮，口干烦躁，便秘溲赤。根据胃镜检查诊断：胃溃疡。按方一埋线1次后，症状明显减轻，2次后症状完全消失而痊愈。

例2 李某，男，36岁。

自诉5个月前无明显诱因出现上腹部胀闷疼痛，攻窜两胁，遇情志不遂则加重，喜太息，伴有嘈杂、嗳气，偶有恶心，大便时干时稀，胸闷气短。在当地医院就诊，被诊断为胃溃疡。口服西药效果不明显。采用方二穴位埋线法治疗1次后症状改善明显，继续巩固治疗，2次后复查，患者症状基本消失，胃镜显示：胃溃疡愈合期。

【处方精汇】

用穿线法。取穴：中脘、上脘、两侧胃俞、脾俞。常规消毒皮肤，局部麻醉，然后持三角针穿上1号医用外科肠线，从中脘穴进针，沿皮下脂肪经上脘穴出针，背部两侧从胃俞穴进针经脾俞穴出针，剪断肠线，勿使线头露出伤口，敷盖消毒纱布用胶布固定1星期。内服痢特灵7天，0.2g，1日3次，并嘱患者半年内禁食生、冷、硬、酒、辣椒、糯米、蕃薯、芋头等食品，以提高疗效。

用注线法。以刮痧板沿任脉、胃经两条经脉（上起胸剑联合，下至肚脐）和督脉、膀胱经两条经脉（上起第8胸椎，下至第12胸椎）自上而下反复刮拭数次，直至出现紫红色的瘀点、瘀斑；在任脉、胃经上各选择一瘀血明显处为埋线之穴，在督脉、膀胱经上各选择1~2处瘀血明显处为埋线之穴，共选穴5个，局部消毒后，用9号埋线针埋入线，以创可贴外贴。15日埋线1次，共埋线3~4次。

按 语

资料表明，该疗法对胃和十二指肠单纯性溃疡疗效较好，复合性溃疡疗效较差，对成人壮年组疗效较好，对少年和老年组疗效较差，疗效与病程长短无明显关系。

治疗过程中饮食易新鲜、清淡、易消化、富营养。忌酒、戒辛辣，饥饱有节；日常起居有规律，避风寒，勿劳累，保持情志舒畅。治疗过程中出现感染、出血等紧急情况时予对症处理。

方四使用敏感穴位，利用皮肤—内脏的反射弧，有针对性地选择最能反应疾病的穴位进行埋线，可以产生较好疗效，临床上常见的敏感穴位有：足阳明经之不容、承满、梁门、太乙、足三里、梁丘；足太阴经之地机、阴陵泉、公孙：足少阴经之幽门、通谷、阴都；足太阳之脾俞、胃俞、肝俞、胆俞、膈俞；足少阳之日月、阳陵泉；督脉之神道、灵台、至阳；任脉之膻中、巨阙、鸠尾、上脘、中脘、建里、下脘；奇穴之溃疡点（第十二胸椎　棘突下旁开4.5寸，以按压酸胀明显处是穴）；手阳明经之合谷；手厥阴经之内关、间使；足厥阴经之太冲，可以在临床时选用之。

五、胃下垂

胃下垂是指站立时胃小弯切迹低于髂嵴连线以下，十二指肠球部向左偏移之证。属中医学"胃缓"、"胃下"的范畴，

【病因病理】

胃下垂临床多见于瘦弱女性，多为支持胃的韧带松弛或胃壁的弛缓，以致在直立时胃大弯位于髂嵴连线下方。

其病因病机多为禀赋薄弱，身体瘦削，或长期饮食失节，或七情内伤和劳累过度等，以致脾胃失和、气机失调、中气下陷。

【临床表现】

多表现为纳少，食后腹胀，胃脘疼痛、有下坠感，嗳气，倦怠，乏力等症状。临床将胃下垂分为3度：轻度：胃小弯角切迹在髂嵴连线下1.5cm以内，胃下极在髂嵴连线下6~8cm；中度：胃小弯角切迹在髂嵴连线下1.5~4.5cm，胃下极在髂嵴连线下8~10cm；重度：胃小弯角切迹超过髂嵴连线下4.5cm，胃下极超过髂嵴连线下10cm。

【治疗方法】

方一　注线法加针灸法

[取穴]中脘

[方法]埋线疗法：取中脘穴常规消毒，局部麻醉，用腰椎穿刺针对准选定穴位，快速进针至一定深度，出现酸、麻、重、胀等针感后，缓慢退针，边退针边推进针芯，将预先置人的长约1.5cm的羊肠线（0~2号）埋置在穴位内，出针后盖上消毒纱布固定。每两周1次，两次为1个疗程。针灸疗法：穴取气海、百会、足三里、脾俞、胃俞、内关、公孙为主，痛甚加梁丘；嗳气、善太息加太冲。其中足三里、气海、脾俞、胃俞进针得气后用补法，内关、梁丘、公孙、太冲行泻法，留针30分钟，留针期间每10分钟行针1次以加强针感；百会穴艾条温和灸10分钟。每日1次，30日为1个疗程。

方二　注线法

[取穴]胃上穴（脐上2寸，旁开4寸）透神阙穴、中脘透上脘、胃俞透脾俞、足三里、肾俞、气海。

[方法]每次选2~4个穴位，再用碘酊、酒精消毒，将0或双0羊肠线剪成1~2cm长短，先向外拔出针芯约2cm，用9号腰穿针作套管埋入穴位，拔出针管，再用纱布和胶布固定，3~5天内不要沾水。每周1次，12次为一疗程，疗程间休息半月。

方三　穿线法

[取穴]中脘、下脘、气海、脾俞、胃俞、提胃（经外奇穴，中脘旁开4寸）、胃上（经外奇穴，下脘旁开3寸）。

[方法]穴位皮肤消毒后，用三角针穿入2号羊肠线，穿过肌层出针，沿皮剪断羊肠线。双股线埋于穴位，用创可贴贴1天，30天做1次。1个月为1疗程。

方四　扎埋法

[取穴]第一组取梁门（双）、中极、下脘；第二组取天枢（双）、关元、中脘。

[方法]一般无菌操作，局部麻醉，在所选穴位与经络走行呈垂直约

1.5cm处，用手术刀尖刺破皮肤，其切口约3毫米。用血管钳由切口插入穴位处进行按摩，大约1~3分种。取出血管钳后用皮针带粗羊肠线由切口处刺入，经穴位上方穿过，于原口处出针，结扎羊肠线，其结扎松紧度以病情及体质为度。体质壮则可稍紧，反之可稍松，然后剪去线条，将结送入切口内，切口不缝合，局部消毒包扎。结扎后羊肠线不能露出皮肤。

【典型病例】

例1　孙某，女，42岁，瘦高体型。

主诉：胃胀痛有下坠感。伴纳少，食后胀甚，嗳气，倦怠乏力，形体消瘦，钡餐显示胃小弯角切迹在髂嵴连线下4.8cm，胃下极在髂嵴连线下10.5cm。查体：面色萎黄，上腹部凹陷，中脘穴处有轻微压痛，下腹部略有膨起，肝脾未触及，舌淡苔薄白，脉沉缓无力。诊断：重度胃下垂（中医辨证属脾胃气虚，中气下陷证）。以方一针灸加埋线法治疗，半个月后胃胀、纳少明显减轻，1疗程后，自觉症状基本消失。继以本法治疗1个疗程以巩固疗效，经钡餐复查胃小弯角切迹上升至两髂嵴连线以上，胃下极在髂嵴连线下2.5cm而告痊愈。

例2　患者张某某，女，44岁。

主诉：腹痛，腹部膨胀，消化不良，食欲不佳，腹部有下坠感，用手托下腹有舒适感。身体消瘦，倦怠无力，不能参加体力劳动。舌淡白，脉沉细弱，钡餐检查，胃下极垂至髂脊联线下16cm。经用方四结扎治疗一次，10个月后复查，痊愈。体重增加18市斤。

【处方精汇】

1．用穿线法。

主穴：上脘透中脘、天枢透胃上、脾俞透胃俞、足三里。配穴：气滞加肝俞，血瘀加膈俞，便秘加大肠俞。用碘伏常规消毒后做皮内麻醉，用大号三角皮针及3号羊肠线用穿线法埋入穴位内，外用创可贴贴敷针眼5~7天。一般2个月埋置1次，重度胃下垂可连埋3~5次。

2．取中脘、上脘、下脘、足三里、天枢、大横、升胃穴（胃下极下1cm）、关元、气海等穴。取0号可吸收羊肠线，剪成1.5cm长，取后穿入一次性埋线针。穴位先用碘伏溶液消毒后，将一次性埋线针刺入穴位，有明显酸胀感后注入羊肠线，缓慢退出埋线针，患者在埋线穴位部位每天按压，每日2次，一次操作时间为15~30分钟，20天埋线1次，3次为1个疗程。

按语

胃下垂是慢性病，需长期治疗，患者应持之以恒，平时宜注意饮食起居，保持少食多餐，长期忌酸、辣、甜类食物，忌难消化食物和蔬菜，忌烟、酒、茶；饮食节制，不暴饮暴食；适当加强腹肌锻炼。饭后平卧半小时以上；治疗期间避免生气和劳累。

从临床治疗效果来看，绝大多数患者经5~8次后可见有好转，连续治疗效果更好羊肠线埋线治疗一旦取得了效果后也较巩固。如果配合口服补中益气汤可能更好。从追踪随访结果看，有的病人疗效已保持2~10年未复发。部分病人症状复发再用埋线又同样取得效果。疗效好否与取穴准确，病人对刺激的敏感性有关，取穴准与刺激感应强效果则好，反之则差，胃下垂同时夹杂其他疾病者疗效也差。故若能早期诊治，疗效更佳。

六、胃神经官能症

胃神经官能症又称胃肠道功能紊乱，是一组胃肠综合征的总称。系高级神经活动障碍导致植物神经系统功能失常，主要为胃肠的运动与分泌机能失调，无组织学器质性病理改变。中医将其归属于"厌食"、"嗳气"、"呕吐"等范畴。

【病因病理】

本病多因不良的精神因素干扰高级神经的正常活动，造成兴奋和抑制过程的紊乱，进而引起胃肠道的功能障碍。有的身体内在刺激病灶时，向中枢神经发出不良刺激而使高级神经活动发生障碍，或胃肠疾患痊愈后也可遗留胃肠神经官能症。

中医学认为本病多由于情志拂郁，肝失条达，失于疏泄而致肝气郁结，或致肝气横逆脾胃，引起脾胃气机不调，升降失常，或气机郁滞，通降不利。也有因思虑过度，脾气郁结，脾失健运，聚湿生痰，痰气郁结，胸膈不利，或久郁不解，脾运失司，生化乏源，从而导致本病种种症状。

【临床表现】

胃神经官能症主要以神经性呕吐、嗳气、厌食、癔球症为主症；本病多与精神因素有关，常伴有神经官能症症状。症状表现形式多种多样，多带癔症色彩，喜夸张做作，易受暗示，有时可形成条件反射。症状可因精神治疗如暗示而减轻或暂时消退。客观检查无器质性病理变化发现，但需经有关检查排除各种器质性疾病。

【治疗方法】

方一　注线法

［**取穴**］神道、灵台、身柱、陶道。

［**方法**］每次选穴2~3个。局部皮肤消毒后，用9号埋线针装入00号线体1.5cm，快速进针到穴内，得气后，一面退针，一面推入针芯，将线体埋入穴内，每7天治疗1次。3次为1疗程。

方二　注线法

［**取穴**］脾俞透胃俞、心俞，中脘透上脘、足三里。恶心呕吐配内关；心烦失眠配风池；头疼头晕配百会、太阳；情绪低落配人中；气机不畅用太冲、肝俞。

［**方法**］局部消毒，用12号针装入1号线1.5cm，进针到穴内得气后，将线体推入穴内，退针后针眼用创可贴覆盖。用穴重点选俞募相配，多用透穴，20天1次，3次为1疗程。

【典型病例】

例1　张某。女，40岁。

农民，发病3个多月，一次受惊恐后，泛泛欲吐，惭觉胸闷腹胀，夜寐不宁，自觉少腹气胀日益加剧并逐渐上行，气满胸中，上冲咽喉，心下踊跃闷乱不堪，休作有时，日发数次，发作前不欲闻人声，惊痛不已，多方检查，均无明显异常，考虑为胃肠神经官能症，药物治疗无效，经用方一督脉注线调神法治疗，当针刺入后，患者即诉。气流入胸，咽部堵塞感消失，加强语言疏导，保持平静的心情，共治疗5次。奔豚气完全治愈，随访1年未再复发。

例2　某某，女，40岁。

与人生气后出现恶心呕吐、腹胀、心烦失眠、不能饮食、胸闷气短，在内科按胃炎治疗长期得不到缓解，由消化内科转到心内科，经检查未发现胃部器质性疾病，诊断为胃神经官能症，给予心理治疗、用方二埋线治疗加上小剂量精神安适剂治疗后病情明显好转，一个月后复诊诸症消失，埋线巩固治疗两次随访3年未复发。

【处方精汇】

用注线法。取穴：①足三里、脾俞、肝俞、神门、下脘、关门、白环俞。②内关、胃俞、大肠俞、胆俞、三焦俞、太乙、中膂俞。穴位消毒局麻后，用装有2号羊肠线的12号穿刺针刺人穴位，用平补平泻法，使患者有酸胀感为度，推人羊肠线，退出针管，外盖敷料，15天埋线1次，5次为一疗程。

按语

　　胃神经官能症是以气机不畅、肝气犯胃而致的功能性疾病，治疗重点以疏肝理气、健脾开胃、理气舒心为主，脾气不升、胃气不降则恶心呕吐，脾俞透胃俞能调理脾胃，配足三里、肝俞、太冲疏肝健胃，肝气舒畅木不克土则肝脾能和，饮食增多，心俞调节心志，心情舒畅百病不生，治疗胃神经官能症一定要注重患者的心理状态，找出致病的心理因素，予以心理疏导，加上言语暗示，埋线刺激的长效性、柔和性能使胃神经官能症有效得到缓解。

七、胃脘痛

胃脘痛是指以上腹部疼痛为主要症状的消化道疾病。中医也称"胃痛"。

【病因病理】

胃脘痛多见于现代医学中消化性溃疡、急慢性胃炎、胃神经官能症、胃下垂等疾病。多由胃及十二指肠的扩张膨胀、肌肉痉挛、黏膜刺激及血液供应失常等原因引起。

中医学认为，本病的发生主要与饮食不节、情志失调、素体阳虚和复感外寒有关。系因胃气郁滞、气血不畅或胃腑失于温煦及滋养所致。胃脘痛病位在胃，但常与肝脾等脏腑相关。

【临床表现】

胃脘部疼痛，常伴痞闷或胀满、嗳气、泛酸、嘈杂、恶心呕吐等，发病常与情志不畅，饮食不节，劳累，受寒等因素有关；上消化道钡餐X线检查、纤维胃镜及组织病理活检等可见胃、十二指肠黏膜炎症、溃疡等病变。

【治疗方法】

方一　注线法

[**取穴**] 上脘、中脘、足三里、胃俞、脾俞。气滞加行间、期门；血瘀加膈俞、三阴交；胃阴不足加三阴交、太溪。

[**方法**] 穴位用碘伏消毒，将PGLA线体置入一次性埋线针前端，将针快速刺入穴位，得气后，压下弹簧将线体留置入穴位内，拔出针头，用棉棒按压穴位。每星期治疗1次，5次为1个疗程。

方二　穿线法

[**取穴**] 肝胃不和取肝俞透胆俞，中脘透上脘，期门透日月，足三里透上巨虚。脾胃虚寒型取脾俞透胃俞，下脘透中脘，梁门透关门，气海透关元，足三里。胃阴不足型取膈俞透肝俞，脾俞透胃俞，上脘透中脘。三阴交，足三里。气滞血瘀型取膈俞透肝俞，中脘透上脘，期门透日月，三阴交。

[**方法**] 局部消毒，皮内麻醉，将羊肠线15cm穿在三角缝合针上，用持针器挟住三角针，从两个特定穴中的一个穿入，经皮下组织从另一个穴位穿出，将肠线轻微地来回拉几次，在出针处紧贴皮肤剪断。用无菌纱布盖好。

方三　穿线法

[**取穴**] 第一组穴位：中脘透上脘，梁门（双），胃俞（双）透脾俞（双），第二组穴位：建里透中脘，足三里（双）透上巨虚（双）。

[**方法**] 穴位皮肤常规消毒局麻，再将0~1号羊肠线穿于三角缝合针上，自中脘穴进针至肌层，于上脘穴出针，剪断肠线埋于肌层；再从左梁门透右梁门穴出针，胃俞透脾俞，建里透中脘，足三里透上巨虚方法同上。敷盖无菌纱布3~5天。初诊时用第一组穴位，一次不愈者，行第二次，第三次手术，每次间隔30天，肠线完全吸收，可取原穴埋入，若未丛吸收，选用第二组穴位。

方四　穿线法

[**取穴**] 中脘透上脘，胃俞（双）透脾俞（双），气滞型加用肝俞（双）。

[**方法**] 皮肤常规消毒局麻后，用持针器将大号皮肤缝合针带000号

羊肠线，腹部穴位即从中脘刺入，上脘穿出；背部从胃俞进入，脾俞穿出（气滞加用肝俞）。来回抽拉数次，待病人感到酸沉感觉后，将两端线头贴穴位皮肤处剪断，使羊肠线完全埋植于皮下，局部敷无菌纱布，胶布固定。

【典型病例】

例1 患者，女，54岁。

胃脘疼痛9年。近年来因胃脘胀闷终日不休，疼痛时轻时重，得食后加重，咽部有梗噎感，消瘦，苦不堪言。现感胃脘部撑胀疼痛，两肋下憋胀，呈持续性，以白天为重，进食后加重，入夜后休息时缓解。口干苦喜温饮。舌质暗紫，脉沉细无力。胃镜检查显示慢性浅表性胃炎和胃溃疡活动期。微创埋线治疗取穴为中脘、足三里、胃俞、脾俞，配行间、期门。治疗1次后胃痛即有明显缓解，3个月后，胃痛基本消失，胃镜检查示溃疡已愈。

例2 赵某，男，38岁。

患胃脘痛已2年，屡治不效，反复发作。此次发作已月余，近5天以来疼痛加重，且多于饭后4小时及深夜疼痛，伴嗳气返酸，纳差乏力。经钡餐证实为胃及十二指肠球部溃疡。用四治疗后翌日疼痛缓解，渐能进食。随访2年未再发作，经上消化道钡透，病灶已消失。

【处方精汇】

1. 用注线法

①中脘、梁门左、梁丘双。②天枢双、足三里双。急性发作选②，慢性患者则两组穴位交替使用，每周治疗1次。其中急性发作均治疗1次；慢性发作疗程最短3次，最长11次。将00号铬制羊肠线（0.8～1cm长）用9号腰穿针埋入穴位，腹部的穴位在局部下方向上平刺，下肢的穴位直刺，埋线后用胶布固定24h。

2. 用注线法

取穴中脘、脾俞透胃俞（双）、足三里（双）。穴位消毒局麻后，3号羊肠线一段（长约1cm左右），由腰椎穿刺针尖端插入针管内，刺入穴位，得气后，将羊肠线顶入肌层，将针取出，针孔涂碘酒后，用刨可贴覆盖，1天后揭去。每30天埋线一次，3次为一疗程。

按语

　　由于胃痛患者的疼痛多反应于体表，且有一定规律，故选取敏感穴位治疗十分重要，有观察显示，对于慢性溃疡病患者，背俞穴如肝俞、胆俞、脾俞、胃俞以及至阳、胃仓等多见压痛点，胃溃疡一般在第7胸椎以上也会有压痛，十二指肠溃疡一般在第7~10胸椎之间，腹部则多见于三脘、梁门、巨阙等胃部体表投影区穴位，下肢多见于足三里穴。

　　治疗间隔时间方面，患者症状一般在埋线当时或第2天缓解，然后缓解持续1星期如果不及时埋线，则在治疗早期，症状易于复发。因此，间隔时间设定为1星期左右，1星期后应及时埋线治疗直至病情稳定。

　　治疗方法上，我们观察使用穿线法比注线法效果好，见效快，取穴上以俞募穴相配和胃脘的体表阳性反应点效果较好。

　　此外，我们还观察到部分患者在治疗过程中对胃痛之处一些伴随症状的改善，如纳呆、腹胀肠鸣，疲乏等，甚至有些患者经治疗后胃肠镜复查病灶消失等。可能是因为埋线激发机体内在某些反应机制而对全身神经、内分泌及植物神经系统产生反应和调节，影响内脏的活动功能，从而起到治疗作用。

八、脂肪肝

　　由于疾病或药物等因素导致肝细胞内脂质积聚超过肝湿重的5%，称之为脂肪肝。属中医学"胁痛"、"积聚"、"痞证"范畴。

【病因病理】

　　本病最常见的原因为肥胖、酒精中毒、糖尿病；其次为营养失调、药物中毒、妊娠、遗传等。脂肪肝的发病机理至今尚未完全明确，一般认为肝细胞合成甘油三脂（TG）及分泌极低密度脂蛋白（VLDL）之间的不平衡是形成脂肪肝的主要原因，而这种不平衡是由于肝细胞脂肪合成增加或氧化减少所致。

　　中医认为，脂肪肝是由于过食肥甘厚味，或情志失调，或久病体虚，引起肝失疏泄、脾失健运、湿热内蕴、痰浊郁结、瘀血阻滞而最终形成湿、痰、瘀阻互结，痹阻肝脏脉络而成。脾虚失运为本病发病的内在基础，痰湿内蕴、气滞血瘀为其的主要病机特点。

【临床表现】

　　轻度脂肪肝可无任何临床症状，尤其是老年人由于饮食过量或高脂饮食造成者，临床称为"隐性脂肪肝"。中度或重症患者，特别是病程较长者症状较明显，多表现为疲乏、食欲不振、右季胁痛、恶心、腹胀等肝功能障碍症状。可伴腹痛，主要是右上腹痛，偶尔中上腹痛，伴压痛，严重时有反跳痛、发热，白细胞计数增高，似急腹症的表现。

【治疗方法】

方一　注线法

[取穴]中脘、气海、天枢（双）、脾俞（双）。

[方法]将4~0号医用外科可吸收羊肠线剪成1.0~1.2cm，将一次性7号埋线针头，用镊子将消毒好的肠线插入针头，快速刺入以上穴位0.5~1.2cm，将肠线推入皮下即可。外盖敷料2周治疗1次，连续12周。

方二

[取穴]天枢、梁门、脾俞、气海、足三里、阴陵泉、肝俞、肾俞、丰隆（双侧）、血海。

[方法]每周选取早上9~11点行背俞穴位埋线疗法治疗。受试者采取俯卧位，保持安静休息15分钟，室温保持在（28±1）℃。常规皮肤消毒，将适当长度的000号无菌医用羊肠线，穿入7号埋线针头内，针头刺入穴位提插得气后，用针芯抵住羊肠线，缓慢退出针管，将羊肠线留于穴内，以胶布固定并敷以无菌棉球。每周埋线1次，疗程3个月。

【典型病例】

夏女士，32岁。

职业：文秘。肥胖，肥胖指数25.12，自觉乏力。2007年体检查出脂肪肝（中度），治疗半年，无明显好转，后转至我院。入院检查：转氨酶增高，胆红素正常；血脂升高；B超提示：脂肪肝中度，诊断为：脂肪性肝炎。用埋线治疗3个月，后症状消失，查肝功正常，B超变化不明显，继续巩固治疗3个月后B超示：脂肪肝轻度，嘱其停药，平衡饮食，适当运动，定期复查。

【处方精汇】

用穿线法。取穴（1）肝俞、期门（2）京门、章门。中封、太冲、曲泉、足三里、三阴交、丰隆、阴陵泉。局部皮肤常规消毒。用三角针穿上1号羊肠线，在穴位上2cm和下2cm处作局麻皮丘。左手捏起两皮丘间皮肤，将针从一侧皮丘中穿过，从另一侧皮丘中穿出，剪断皮外线体，穴位内留置线体2cm左右，外贴创可贴。两组穴交替使用。每月治疗1次，3次为1疗程。

【按语】

针灸能改善肝功能，是一种目前最有效又安全无副作用的绿色疗法。经过治疗后发现已发生肝脏脂肪变性的，脂肪块有明显消失的迹象，且能降低偏高的转氨酶，大多患者一般体重减轻，病理上明显恢复，脂肪肝就明显改善。与肥胖患者的治疗一样，病程的长短与疗效有关，脂肪肝的治疗越早越好，痊愈的可能性越大。

脂肪肝的防治，首先是改变饮食结构，包括少吃高脂肪类、高胆固醇类食物，尤其油炸油煎食品。应限止食盐的摄入，多进食高蛋白质食物如豆腐、瘦肉、鱼虾等，新鲜蔬菜，特别是大蒜、洋葱等，适量多饮水也有一定帮助。其次是减肥，保持标准体重。另外，每天进行适当的锻炼也十分必要。

九、胆囊炎

胆囊炎是由多种原因引起的胆囊炎症性疾病，临床分为急性和慢性两种。中医学归属于"胁痛"、"黄疸"、"结胸"等范畴。

【病因病理】

急性胆囊炎多由细菌感染、浓缩瘀阻的胆汁刺激或反流入胆道的胰液的化学刺激而引起，轻则仅见充血、水肿，重则出现化脓、组织坏死甚至穿孔。慢性胆囊炎可由急性胆囊炎反复发作迁延而来，可因结石、浓缩的胆汁刺激或代谢障碍，导致胆固醇沉积于胆道黏膜上形成结石及慢性炎症，出现胆囊壁增厚，内壁粗糙，黏膜有溃疡面，胆囊萎缩。

中医学认为，胆囊炎多由情志忧郁，饮食不节，过食油腻，或蛔虫上扰，使肝络不畅，胆失通利，胃失和降，久病入络成瘀，瘀阻胆腑，胆汁疏泄不利而成。

【临床表现】

本病多出现反复发作的右腹疼痛痞胀，有或无后背痛、消化不良、恶心呕吐，且不耐脂肪及蛋类食物。有或无右上腹压痛，或可触及肿大胆囊。B超检查：胆囊壁增厚或胆囊增大及变形，囊内模糊。

【治疗方法】

方一　植线法

[**取穴**] 胸椎7~9的督脉、夹脊和膀胱经内侧线上选取压痛敏感点（或至阳、肝俞、夹脊7~9为主穴；在上腹部选取期门、日月、建里等敏感穴；胆囊穴、阳陵泉。

[**方法**] 每次选取主穴2~4个，腹部穴1~2个，下肢穴2个。取优质乳香、发药、川芎、红花、丹参、吴萸、延胡索各等份，洗净烘干后放入瞎口瓶中，用95%酒精浸泡30天，取过滤液灭菌后密封浸泡剪好的肠线，一般在30天以上，以肠线颜色与药液相近即可应甩。在穴区皮肤常规消毒和局麻后，将药线的一端置于局麻皮丘上用无菌埋线针缺口向下压线，双15至45度角将线埋入肌层，用创可贴保护针眼，每7~10天治疗1次，3次为1疗程。

方二　注线法

[**取穴**] 胆囊穴（腓骨小头前下方为阳陵泉穴，阳陵泉穴下1~2寸处为胆囊穴）。

[**方法**] 将穴位常规消毒，将1.5cm长的已消毒0号羊肠线置于埋线针前端，刺入穴位2~3cm，针刺得气后，提插2~3次，针感强烈后，将羊肠线注入穴位内。每月治疗1次，连续治疗6次。

方三　注线法

[**取穴**] 胆俞（右）、胆囊穴（阳陵泉下1~2寸处的压痛点）。

[**方法**] 胆俞埋线针向脊柱方向斜刺，针感传到胆囊区时，才推入肠线，缓缓退针，胆囊穴埋线则将埋线针刺入穴位3cm，得气后推入肠线，外盖敷料，每15天埋线1次。

方四　注线法

[**取穴**] 阳陵泉、膈俞、中脘。

[**方法**] 先将9号腰椎穿刺针针芯退出2cm，并将2cm长00号肠线从针尖刃口处放人针体，然后将此针刺人穴内所需深度，出现针感后，轻推针芯座，将肠线埋植于穴内，胶布固定。1次为一疗程。阳陵泉穴直刺1.5寸深；膈俞穴针尖微斜向椎体1寸深；中脘穴针尖微向右上方斜刺1寸深。

【典型病例】

例1 徐某某，女，48岁。

患慢性囊炎3年余，经常右上腹部胀痛牵扯后背，食欲不振，恶心，近10年来已发作急性胆绞痛二次，并服用多种中西药物未愈，经用方一方法治疗，1次显效，共治疗3次愈合，3年随访未复发。

例2 女患者。

发烧2天，胆区疼痛难忍，输液后，接着用方三埋线，当即痛止，30分钟退烧。第2天患者症状消失。后来又做了第2次埋线治疗，患者获痊愈。

【处方精汇】

用注线法。取穴：①中脘、双侧肝俞、阳陵泉、内关，②期门（右）、双侧胆俞、胆囊穴、三阴交，③至阳、双侧心俞、足三里、太冲，以上3组穴交替选穴埋线，1月左右1次，3次1疗程。将00号羊肠线穿入9号穿刺针内，以进入肌肉层为佳。得气后边推针芯，边退出针，然后用消毒棉球覆盖针孔。

按语

用埋线治疗胆囊炎，无论急慢性胆囊炎，见效相当快。胆囊手术后缺乏胆汁消化不良等症状的患者很多，治疗有100多例，经埋线治疗后，效果甚佳。

临床上观察证明，利用相应夹脊穴治疗胆囊炎，疗效显著，胸椎7~9的背俞穴与胆处于相同神经节段，在此寻找压痛点埋线，可起到缓慢持久的调整肝胆神经的作用，使胆囊及胆管的收缩和蠕动功能恢复正常，缓解胆道括约肌痉挛，促进瘀积胆汁的排放，致使胆囊的病理状态得到消除。

十、功能性消化不良

功能性消化不良又称非溃疡性消化不良，是典型的胃肠动力障碍类疾，属中医'胃脘痛""呕吐"范畴。

【病因病理】

本病是一种与动力障碍关系密切的常见症候群，其确切发病机制尚不明确，多数学者认为是由于胃肠动力和感觉异常与心理障碍和迷走神经低张引起；最近研究提出前者是由于胃窦泵作用减弱和小肠营养物对胃的负反馈作用强力抑制胃排空的结果。

中医学认为，本病多因中气不足，邪犯胃肠，胃肠功能失调及脾胃气机紊乱所致，其病位在胃肠，以肝郁气滞，脾虚胃逆为基本病机。

【临床表现】

本病主要表现在过去1年内至少12周有下列症状：持续或间断性上腹正中疼痛或不适；上腹痛和上腹不适，未能在排便后缓解，亦未见有粪便次数和外形的改变，即不是肠易激综合征；内镜检查未发现胃部器质性病变。患者无糖尿病、结缔组织疾病及腹部手术病史。排除肝、胆、胰等疾病，精神病患者，妊娠或哺乳期患者。

【治疗方法】

方一 注线法

[取穴] 合谷、足三里。

[方法] 局部常规消毒，将剪好的2cm长的1号羊肠线装入12号腰椎穿刺针内，迅速刺入穴位，合谷约1~1.5寸，足三里约1.5寸，得气后边退针边推针芯，将羊肠线留入穴内即可，出针后用消毒棉球按压针孔片刻。10日治疗1次，3次为1个疗程。

方二 穿线法

[取穴] 中脘、天枢、肝俞、足三里、脾俞透胃俞。

[方法] 局部消毒麻醉。用不锈钢大号三角皮针，穿选好的2~3号铬制羊肠线（体瘦用2号，体胖用3号），用持针器在原定部位（单穴时以该穴中点上下各1cm从上至下进针），通过穴底穿过出针，在另一端紧贴皮肤处把线剪断，提拉数十次后再剪断。30天治疗1次。

方三 注线法

[取穴] 中脘、天枢、足三里。配穴：肝胃不和证加肝俞；脾胃虚弱证加脾俞；脾胃湿热证加三焦俞；胃阴不足加三阴交；胃络瘀阻加膈俞。

[方法] 皮肤常规消毒局麻，将00号羊肠线1cm装入经消毒的9号腰穿针前端内，腹部及背部的穴位在局部下方向平刺，下肢穴位直刺，膈俞斜刺0.5~0.8寸，行提插捻转得气后，埋入羊肠线，外敷无菌敷料，胶布固定24小时。每周治疗1次，治疗3个月。

方四　注线法

[**取穴**] 中脘、足三里、胃俞。配穴为肝俞、脾俞。

[**方法**] 局部常规消毒,将0号羊肠线剪成2cm长,放入穿刺针内前端,针尖向下与皮肤成30~45度角进针,刺入皮下2.5cm左右,将羊肠线推入穴内,外敷创可贴即可。每2周埋线1次,第2次埋线在原埋线点处偏开0.1cm处进针。

【典型病例】

患者,女性,34岁。

因进食减少6个月而就诊。患者于6个月前出现无明显诱因的进食减少,每餐仅进食数口(相当于发病前饭量的1/10)即感觉上腹饱胀,不能继续进食,每餐均有症状。食欲无明显下降,但进餐量减少,体重减轻15kg。5个月前的上消化道造影提示慢性胃炎。用埋线疗法3次后症状消失。随访1年未见复发。

【处方精汇】

用注线法。取穴:足三里、中脘。常规消毒。将剪好的2cm长的0~1号羊肠线装入18号腰椎穿刺针内,将针刺入适当深度(足三里1~1.5寸,中脘8分~1寸)。得气后边退针边推针心,将肠线留入穴内。出针后用消毒棉签按压针孔片刻。10天1次,3次为一疗程。另取耳穴:胃、交感。用王不留行籽贴压,嘱病人每天按压3次(早、中、晚),每次2~3分钟。按压力度以耳廓发热、轻微疼痛为宜。3天换贴一次,两耳交替使用,5次为一疗程。

按语

　　大多数患者在施行埋线治疗后,临床自觉症状可能很快减轻或消失,少数患者2~3次治愈,需间隔1个月,在行第2次治疗时,若羊肠线已完全吸收,可取原穴埋线,若未完全吸收可选用余下之单穴或背部放射痛点,少数患者术后感觉疲倦、乏力,周身不适,甚至出现短暂的原病症状加重,不需处理,数日内自然消失。术后忌食酸、辣、凉、甜等刺激性食物,孕妇禁用。

　　埋线组对各型功能性消化不良均有较显著疗效,其中肝胃不和型疗效最好,研究还显示埋线组的疗效与病程有一定相关性,慢性病的病程越短,疗效越显著,病程在3年以内者与10年以上者疗效差异有显著性意义,但病程在3年以内者与3~10年者疗效差异没有显著性意义。另外,根据"久病入络"的理论,胃络瘀血型的疗效较其他各型为差,也许与该型病程长因素有关;而肝胃不和型疗效较其他各型为好,也许与该型病程较短有一定联系。

十一、化疗后胃肠道反应

肿瘤病人化疗时常常出现胃肠道反应如恶心、呕吐、纳呆、腹胀等，严重影响了营养的摄入及身体的康复。中医将其归于"呕吐"、"纳呆"、"腹胀"范畴。

【病因病理】

大多数抗肿瘤药物都可通过对胃肠黏膜直接刺激，使上皮细胞的生长受到抑制，也可通过植物神经系统兴奋第四脑室底部的化学感受区，引起肠嗜铬细胞释放5-羟色胺（5-HT），可激活中枢或迷走神经的5-羟色胺受体引起呕吐等胃肠道反应，重者使化疗无法进行。

中医认为，化疗药物作为一种药毒，在杀伤癌细胞的同时也损伤人体正气，致脏腑功能失调，脾失运化，胃失和降而上逆，从而出现胸脘痞闷，恶心，呕吐，纳差等胃肠的反应。

【临床表现】

多数化疗病人有食欲减退、恶心、呕吐、腹胀痛，腹泻或便秘等反应，严重时可出现肠黏膜坏死脱落甚至肠穿孔。出现反应的时间长短不一，一般在化疗用药后3~4小时开始反应，亦有即刻出现恶心、呕吐者。多数病人第一次用药反应较重，以后逐渐减轻。

【治疗方法】

方一　注线法

[**取穴**]足三里（双）、内关（双）；耳穴取胃、肝、脾、交感、枕、皮质下。

[**方法**]于化疗用药前30分钟开始治疗。常规消毒后，将00号羊肠线1~1.5cm，置入9号注射针管前端，右手持针，快速穿过内关、足三里两穴皮肤，当出现针感后，推入针芯退出针管，将羊肠线注入穴位，每星期1次。耳穴用王不留行籽贴压。每次每穴按压约1分钟，滴注化疗药时每隔1~2小时按压1次，以患者感到疼痛但能忍受为佳，以后每天按压3~4次至化疗结束第2天停止。

方二　注线法

[**取穴**]双侧足三里、内关、生物全息胃穴（掌背第二掌骨中点桡侧缘处）。耳穴：脾、胃、膈、交感、脑点、神经点。

[**方法**] 将000羊肠线剪成1cm长的线段装入9号注射针内，穴位常规消毒后，快速刺入皮内，得气后将针芯往里推，将羊肠线留在穴位内，然后将针退出，用创可贴把针眼封住，1天后取下。然后用小块胶布将保济丸紧贴于穴位上，每日一换，直至化疗结束。嘱患者每日按压数次，每次每穴按压2~3分钟，以穴位局部有酸胀感为度。

【典型病例】

彭某，女，54岁。

外阴癌术后复发并肝、肺转移。埋线前于北京协和医院和肿瘤医院治疗半年。不能进食3个月，谈吃遂呕。对患者行穴位埋线治疗，取穴足三里、中脘、胃俞、脾俞等，3小时后患者产生食欲，主动要求进食羊肉串、狗肉等。

【处方精汇】

用注线法。取穴内关、足三里、中脘、天枢、太冲。每次取2~3穴埋线。局部消毒后，用9号埋线针装入1.5cm00号羊肠线，刺入穴位内，提插后探得针感后，送入针芯，推入线体，然后退出埋线针，针眼用创可贴保护。每次化疗前埋线1次。

按 语

化疗是治疗恶性肿瘤的主要手段之一，但化疗药在使用的同时，也会对机体产生一系列毒副反应。频繁的恶心呕吐可导致水电解质平衡紊乱，会影响患者进食和导致消化液的丢失，引起脱水和营养不良，长期接受化疗的患者，由于胃肠道反应剧烈，可加重患者心理负担，导致机体抵抗力低下，而影响治疗的正常进行或因此中断治疗。而用埋线法对这种反应进行防治，对化疗所致恶心呕吐具有较好的控制作用，尤其对迟发性呕吐效果较好。可较好减轻恶心呕吐症状，并使锥体外系反应，口干，嗜睡，便秘，头痛，纳差，腹胀，疲倦乏力等症状有较好的缓解，从而改善患者生活质量。而且使用方便，无需经人体代谢，不会造成针刺疼痛不适感，副作用极小，患者易于接受，临床值得使用。

研究表明采用足三里、内关穴羊肠线埋植加耳穴贴压法，可疏通经气，调节胃肠功能，对化疗引起恶心呕吐具有良好的防治效果，其控制化疗所致胃肠反应的疗效明显优于西药胃复安加地塞米松。另从观察所得，本疗法在有效降低迟发性呕吐发生率的同时，亦能显著减轻其反应的程度，在防治迟发性呕吐方面有着极大的优越性，值得在临床上推广应用。

十二、慢性肠炎

慢性肠炎泛指肠道的慢性炎症性疾病，属中医学的"慢性腹痛"、"慢性腹泻"范畴。

【病因病理】

其病因可为细菌、霉菌、病毒、原虫等微生物感染，亦可为过敏、变态反应等原因所致。长期过度疲劳、情绪激动、过度精神紧张，加以营养不良，都可成为慢性肠炎的诱因。也可继发于咀嚼障碍、胃酸缺乏、胃大部切除术后、肠道寄生虫病等疾患。

本病原因可见脾胃虚弱、肾阳虚衰、和肝气乘脾、瘀阻肠络等。其病位，本病在脾胃，与肝肾密切相关。其病性，本虚标实，虚实夹杂。脾胃肝肾之气失司为本，胃肠功能失调为辅，致气血逆乱，脏腑失调，阴阳不和等病理变化。清浊不分、混杂而下，走于大肠泄泻为其临床特点。

【临床表现】

临床表现为长期慢性，或反复发作的腹痛、腹泻及消化不良等症，重者可有黏液便或水样便。本病可由急性肠炎迁延或反复发作而来，病程多在2个月以上。长期过度疲劳、情绪激动、过度精神紧张，加以营养不良，都可成为慢性肠炎的诱因。

【治疗方法】

方一　割埋法、注线法

[取穴] 三焦俞、大肠俞、小肠俞。肝气乘脾证配阳陵泉、曲池；脾胃虚弱和肾阳虚衰证配足三里、承山。

①背俞穴取单穴（或左或右）用割治埋线法：局部浸润局麻，用手术刀在背俞穴处，沿脊柱方向纵行切开皮肤0.3~0.5cm。用小号弯嘴止血钳向左右两侧分离皮下组织，深达肌膜层约0.8~1.2cm。然后用止血钳直插穴位深部进行按摩数秒至1分钟，使病人有麻胀感时抽出止血钳，将2~3号羊肠线约1cm左右长，放入穴位深部，不需缝合切口，外敷消毒敷料，加压胶布固定。四肢部取双穴。疗程：每月（30天左右）埋线1次，为1个疗程。

②穿刺针埋线法：穴位处浸润局麻，将0~1号羊肠线0.3~0.5cm，穿入12~14号穿刺针前端的针管内，将穿刺针刺入穴位，边退针管边推针芯，使

羊肠线埋置于穴位内。酒精棉球加压，胶布固定。每月埋线1次为1疗程。

方二

[**取穴**] 大肠俞（双）、足三里（双）。

[**方法**] 取直刺大肠俞穴时，针感能传到腹部较好，缓缓退针，同时推动针芯，将羊肠线留在穴位内。足三里穴操作方法同上。

【典型病例】

患者，女，29岁。

腹泻1年余。1年前因误食生冷致腹泻不止，一昼夜7~8次，经中西医治疗，稍有好转，未能痊愈。就诊时每日仍腹泻4~5次，精神萎靡，肌肉消瘦，面色苍白，舌无苔，质淡红。取方一对大肠俞行割治埋线法，足三里、承山行穿刺针埋线法2次，腹泻停止。调养2个月，恢复健康。

【处方精汇】

用穿线法加注线法。取穴：天枢、大肠俞、脾俞、足三里。先在腹部的背部行穿线法。在穴位上下各2cm处作消毒与局麻。用三角缝合针穿上1号羊肠线，左手捏住两局麻点之间的皮肤，针从一侧局麻点进针，穿过皮下组织，从另一局麻点穿出，剪去皮外两侧线体，将皮下线体埋入穴位。足三里则用注线针埋入线体。出针后针眼处用创可贴贴敷。每月治疗1次，6次为1疗程。

按 语

　　本法是利用羊肠线对机体起到良性、持久性刺激和调节作用，无明显不良反应，操作简便，减少就诊次数，不影响病人的工作和学习，病人易于接受。对于病情重、病程长、证属肾阳虚衰型的患者，配合艾灸法灸背俞穴和足三里或用中药温补肾阳，则能明显提高治愈率。

十三、肠易激综合征

肠易激综合征是临床上常见的胃肠道功能紊乱性疾病。属中医学"腹痛"、"腹泻"、"便秘"的范畴。

【病因病理】

现代医学研究发现：肠道激惹征的病人因情绪心理变化而影响植物神经

功能使结肠蠕动和内分泌失调，体内乙酰胆碱水平较高，使肠道平滑肌常受到刺激而收缩。排便次数增多。病人因反复发作此病，故而思想压力加重，情绪反应更加明显，反过来又加重病情。

中医认为，本病主要由于情志失调，致肝郁气滞，肝脾不调，引起肠道气机不利，传导失司，郁久化热，热盛伤阴，最终影响脾胃的运化功能而出现肝郁脾虚、脾胃虚弱症状。

【临床表现】

肠易激综合征是一组包括腹痛、腹胀、排便习惯和大便性状异常的症状群。其中，腹痛和腹部不适是最核心的临床症状，这种腹痛部位多不定，可以移动，以下腹和左下腹多见，多于排便、排气后缓解，无进行性加重，夜间睡眠后无症状。腹泻常为少量稀散不成形便，可有排便较急迫或排便不尽感。粪便多带有黏液，但无脓血。部分患者腹泻与便秘交替，粪便干结，可呈羊粪状。也有患者伴有明显的失眠、焦虑、抑郁等神经精神症状。体格检查常无阳性发现。

【治疗方法】

方一　注线法

［**取穴**］天枢、上巨虚和中脘、足三里。

［**方法**］常规消毒局部皮肤，将1~2 cm长0号羊肠线，放置在9号腰椎穿刺针针管的前端，刺入穴位所需深度，当出现针感后，边推针芯，边退针管，将羊肠线埋填在穴位的皮肤下组织或肌层内，针孔处敷盖消毒纱布。上述两组穴位交替使用，每星期1次，5次为1疗程，休息1星期后继续下一疗程。

方二　注线法

［**取穴**］泄泻主导型取足三里、天枢、三阴交，脾胃虚弱配脾俞、章门；肾阳虚配肾俞、命门；肝郁配肝俞、行间。便秘主导型以大肠俞为主穴，热秘配合谷、曲池；气滞配阳陵泉、行间；阳虚配气海、关元。

［**方法**］用9号注射针针头作套管，28号2寸长的毫针剪去针尖作针芯。常规消毒局部皮肤，取1~1.5cm长00号羊肠线，放置在9号注射针针管的前端，后接针芯，刺入到所需的深度，当出现针感后，边推针芯，边退针管，将羊肠线埋植在穴位的皮下组织或肌层内，针孔处覆盖消毒纱布。

方三　穿线法

[**取穴**]大肠俞。肝脾（胃）不和者加肝俞、脾俞；脾肾阳虚者加肾俞、关元俞；脾胃虚弱者及气虚者加脾俞、关元俞。

[**方法**]每次每穴均取单侧，所取3穴一侧取1穴，另一侧取2穴。两侧穴位交替使用。局部消毒麻醉。用持针器挟住带羊肠线的皮肤缝合针，从一侧局麻点刺入，穿过穴位下方的皮下组织，从对侧局麻点穿出，来回牵拉肠线，待产生针感后，将羊肠线两端紧贴皮肤剪断，轻柔局部，使羊肠线完全埋入皮下覆盖纱布。3周后做下一疗程埋线治疗。

方四　注线法

[**取穴**]大肠俞、天枢、小肠俞、关元、胃俞、中脘。

[**方法**]穴位局部消毒局麻，每次摄取长约 2 cm 的羊肠线1条穿入埋线针，将带羊肠线的埋线针快速垂直刺入穴位，当病人感觉埋线局部有酸胀感时，推入肠线，拔出针具，外用创可贴固定24小时后。每10天治疗1次。

【**典型病例**】

张某某，男，62岁。

反复腹泻半年有余，每日大便4~6次，经常出现腹痛、晨起加重、泻后痛减、大便中有黏液等症状。经大便常规检查可见其中有少量的白细胞。舌质淡，苔白腻，脉细滑等症状。属于脾虚湿盛型。用埋线法治疗后，张先生的症状渐有改善，每日大便次数为1~2次。治疗3次后，其大便的性状恢复正常，其他症状也逐渐消失。

【**处方精汇**】

用注线法

（1）脾虚湿热郁结肠道型：取穴为脾俞、丰隆、肾俞、上（或下）巨虚、大肠俞、天枢；

（2）脾肾阳虚型：取穴为肾俞、上巨虚、关元俞、三阴交、脾俞、天枢；

（3）肝脾不和型：取穴为脾俞、丰隆、肝俞、天枢、大肠俞、阳陵泉。取穴后常规皮肤消毒局麻，取1~2cm 000号羊肠线置埋线针管前端，后接针芯，刺入所需部位及深度（或出现针感）后边退针管，边推针芯，将羊肠线埋藏于穴位的皮下组织或肌层内，在退针后覆盖创可贴。一般每次选4个穴位，间隔

3周，3次为1个疗程。

 按 语

　　本病是因情绪心理变化而影响植物神经功能使结肠蠕动和内分泌失调而引起，因此在穴位埋线法治疗的同时，应给予适当的良性心理暗示使患者消除精神负担，增强治疗信心，这一点非常重要。治疗期间应稳定情绪，防止情绪波动，避免生气和忧郁，生活要有规律。忌食生冷油腻，腥臊海味等，对牛奶等食物也应慎食。

　　有观察表明，穴位埋线疗法对本病的临床有效率明显优于文拉法辛治疗，而且复发率低。病程较长，病情易反复发作，需服药时间较长，许多患者不能按医生的要求坚持到疗程结束，从而影响治疗的效果。而穴位埋线法操作简单，痛苦少，通常一次即可完成，可避免较长时间每日服药的痛苦，减少患者就诊次数，增强患者信心。其次，穴位埋线过程中配合医生的诱导可以起到很好的心理暗示治疗作用，从而更进一步促进本病的治愈。

十四、腹痛

　　腹痛是指由于各种原因引起的腹腔内外脏器的病变，中医称本病为"肠气病"、"肠痛"或"盘肠气"，

【病因病理】

　　任何形式的刺激（物理的或化学的）达到一定的强度，均能引起腹痛。目前认为在炎症、组织坏死、缺血、缺氧等情况下，组织可释放一些激素或体液物质来激活痛觉受体，引起疼痛。这些物质包括乙酰胆碱、5-羟色胺、组胺、缓激肽及其同类的多肽类、前列腺素、钾离子、氢离子以及组织损伤时产生的酸性产物等，其中缓激肽是疼痛的强刺激物。

　　中医认为，腹痛多为感受寒邪，乳食积滞，脏气虚冷，或气滞血瘀为发病因素，病机一般为气滞不通，不通则痛，痛久则生瘀。腹痛的性质，暴痛者多实，久痛者多虚。

【临床表现】

　　临床以胃脘以下，耻骨毛际以上部位疼痛为特征，有急发者，亦有久痛反复发作者。腹部切诊，有喜按，按之柔软者，亦有拒按，按之痞硬或可触及包块者。若按之全腹如板状且疼痛剧烈，或有反跳痛者，则属外科腹痛，

不属内科腹痛范围。常伴有恶心呕吐、泻泄或便秘、纳呆等症。

【治疗方法】

方一　推拿加注线法

[取穴] 肝俞（双）、脾俞（双）、大肠俞（双）、中脘、天枢、足三里（双）。

[方法] 医者先用双手拇指于患者T_7~L_3棘突两旁点按寻找阿是穴（痛点），并于局部触及条索状物后 持续有力弹拨点压，每穴按压1~3分钟。埋线穴常规消毒后，用7号埋线针头，将0000号羊肠线1~5cm放入针头内后接针芯，刺入到所需深度。当出现针感后左手推针芯，同时右手退针管，将羊肠线埋植在穴位的皮下组织或肌层内，棉球按压针孔片刻后结束。治疗1次/周。主治功能性腹痛综合征。

方二　穿线法

[取穴] 中脘透下脘、天枢、肝俞透胆俞。

[方法] 穴位皮肤常规消毒，在穴位上下各1cm处作一局麻皮丘，将1号羊肠线穿入三角缝合针上，左手捏起两局麻点之间的皮肤，针从一侧局麻点穿过穴位皮下，从另一侧局麻点穿出皮肤，剪断两头肠线，放开左手。线体退入皮下。外盖创可贴。天枢则用注线法埋线1.5cm。每1月埋线1次。

【典型病例】

张某，女，19岁，学生。

患者11岁5月份上课时出现左侧腹隐痛，时间不长缓解。后一直反复发作，时轻时重皆为隐痛，能忍，曾中西医治疗，不见疗效。16岁读高中时，腹痛开始严重，每次都疼痛剧烈，去很多医院检查，B超、胃镜、腹部核磁，肝脾，胰腺，肾都检查，每年至少发作7次以上。诊断：考虑功能腹痛。经用埋线治疗2次，就未再发。

【处方精汇】

用注线法

取穴腹痛敏感点、中脘、天枢、气海、背俞敏感点。先在腹部最痛处找到疼痛敏感点，再在背部俞穴上寻找压痛点埋线。在穴位处皮肤常规消毒，将00号线体1.5cm放入埋线针前端，刺入穴位，得气后推入线体，退针，外盖创可贴。每15天埋线1次，3次为1疗程。

按 语

治疗腹痛，取穴多以前后配穴为主，尽量使用前后疼痛敏感点或俞募穴相配，可取得良效。从背俞穴的位置看，背俞穴与其相应的脏腑的位置相邻近，且与该脏腑在体表的投影相接近；从背俞穴的解剖形态学看，交感干、交咸-脊髓节段联系点的体表投影线与膀胱经背部俞穴大体重合，同一节段的躯体神经与支配内脏的交感神经受同一脊髓节段支配，因此脏腑有病多反应在背俞穴，按摩或针刺背俞穴可改善自主神经系统的动态平衡，通过脊髓背角中躯体内脏联系途径和自主神经、肾素-血管紧张素，调整内脏器官功能。故在背俞穴找到反应点，即可诊断或治疗相应脏腑组织疾病。中脘是腑会，主治一切腑病；天枢是大肠的募穴，合用可共同疏理胃肠气机，解除胃肠痉挛。

由于腹痛仅是一种症状，在治疗过程中应注意查找引起腹痛的原因，并及时给予治疗，以免延误病情。

十五、慢性腹泻

慢性腹泻是一种由多种原因引起的炎症性肠管疾病，一般认为与免疫功能紊乱、感染或精神创伤有关，属中医学的"泄泻"、"下痢"、"五更泄"等范畴。

【病因病理】

腹泻原因很多，感染，消化不良，不洁食物，胃酸过少或缺乏，胃切除术后内容物流入肠腔等均可引起腹泻，其他如慢性胰腺炎，肠道乳糖酶缺乏，肠黏膜本身的病变，也可因吸收能力减退引起腹泻。

中医学认为，外感日久，损伤脾胃，或长期饮食失节，导致脾胃虚弱，不能运化水谷，湿热内滞，清浊不分或夏感湿热，蕴结大肠，均可导致通降不利而发为泄泻。

【临床表现】

起病缓慢，病程较长，反复发作，时轻时重。大便稀薄，或如水样，次数增多，可伴腹胀腹痛等症。排便次数明显超过平日习惯的频率，粪质稀薄，每日排粪量超过200g，或含未消化食物或脓血，慢性腹泻指病程在两个月以上的腹泻或间歇期在2~4周内的复发性腹泻。病变位于直肠或乙状结肠患者多有便意频繁和里急后重。因病因不同而伴有腹痛，发热，消瘦，腹部肿块或消化性溃疡等。

【治疗方法】

方一　注线法

[**取穴**] 天枢、中脘、足三里。配穴取关元、脾俞、胃俞、肾俞。

[**方法**] 穴位用碘伏消毒，用消毒镊子将PGLA线体置入一次性埋线针前端，根据穴位不同，左手绷紧或提捏起穴位处皮肤，右手将针快速刺入穴位，得气后，压下弹簧将线体留置入穴位内，拔出针头，用棉棒按压穴位，敷以埋线医用胶贴。每次取5~7个穴位，每7天埋线治疗1次，5次为1个疗程。病情稳定后，可每月治疗1次，持续3~5次，以巩固疗效。

方二　穿线法

[**取穴**] 天枢、大肠俞、足三里。

[**方法**] 穴位皮肤常规消毒，在穴位上下各1cm处作一局麻皮丘，将1号羊肠线穿入三角缝合针上，左手捏起两局麻点之间的皮肤，针从一侧局麻点穿过穴位皮下，从另一侧局麻点穿出皮肤，剪断两头肠线，放开左手。线体退入皮下。外盖创可贴。足三里则用注线法埋线1.5cm。每1月埋线1次。

【典型病例】

患者，女，56岁。慢性腹泻20年余。患者20年前因食鱼虾过敏引起急性腹痛腹泻。自后腹泻反复发作、大便溏薄，量少，带少量黏液，每日5~6次，多则8~9次，伴畏寒，胃脘及小腹部隐痛，偶有里急后重、肢倦乏力，气短懒言，纳呆，腰酸，食后腹胀，有灼热感，口渴饮水不多。微创埋线治疗取中脘、水分、足三里、胃俞、脾俞穴，5次为1个疗程。治疗2星期后即感腹痛腹泻有明显缓解，继续治疗3个月后，症状基本消失，为巩固疗效，继续治疗3个月，每月1次，电话随访至今未再复发。

【处方精汇】

用注线法

取穴中脘、天枢、气海、背俞敏感点、上巨虚。先在背部俞穴上寻找压痛点埋线。在穴位处皮肤常规消毒，将00号线体1.5cm放入埋线针前端，刺入穴位，得气后推入线体，退针，外盖创可贴。每15天埋线1次，3次为1疗程。

按 语

    埋线治疗慢性腹泻有较好疗效。大多数患者在治疗1~2次腹泻症状即可明显减轻。因本病诱发因素较多，所以在治疗的同时，应该辨清原发病变，同时治疗原发病，才能取得彻底的治疗效果，避免复发。

    同时应该注意饮食，避免过于寒凉，以防伤脾肾阳气，使病迁延不愈。饮食应有节制，忌食肥甘厚味，过于油腻饮食往往使腹泻加重，忌生冷瓜果。注意保暖，慎起居，护腰腹，避免受寒。养成良好卫生习惯，不食不洁食物。注意观察病情，寻找引起腹泻或加重病情的有关因素，注意调摄。

十六、慢性结肠炎

慢性结肠炎是一种结肠的慢性炎症性疾病，属中医"泄泻"、"久痢"范畴。

【病因病理】

本病病变主要在大肠黏膜和黏膜下层，可形成黏膜充血水肿、小片状糜烂、血管纹理粗乱、网状结构消失等，病变多发生于直肠及乙状结肠，是一种病因不明的直肠和结肠慢性炎性疾病。

中医认为脾肾两虚是发病的原因，而情志不遂、饮食不当、劳伤过度、寒湿不适等是诱因。患者先天不足或后天失调，导致脾虚、肾虚的内在基础，加之诱因激发，构成本病反复发作、缠绵难愈，易出现虚实夹杂的情况。

【临床表现】

患者多出现面色萎黄、神疲倦怠、腹痛、腹胀、肠鸣、肛门下坠感，伴有肠鸣即泄，泄后则安，形寒肢冷，腰膝酸软等症状，大便呈习惯性改变和性状改变，大便秘结或腹泻，或二者交替发生，次数增多，大便呈羊屎状或溏烂带黏液或少许鲜血。体检：下腹压痛；肠镜检查或确诊。

【治疗方法】

方一 植线法

[取穴] 双侧大肠俞、天枢、足三里、腹部阿是穴。

[方法] 将00号医用羊肠线剪成4~5cm长，穴位皮肤消毒局麻后，将羊肠线折成双线套在医用埋线 针的缺口上，两端用血管钳夹住，在离穴位2~3

处以30度左右的角度进针，针尖进入皮肤后沿皮下向前透过穴位1~1.5cm透穴方向：大肠俞、天枢穴与其所属经脉的走向一致，腹部阿是穴与任脉平行，足三里穴用直刺法。每2次埋线相隔时间为1个月。

方二　注线法加艾灸法。

[**取穴**] 天枢、大肠俞为主穴，配穴脾俞、肾俞、膈俞、足三里。

[**方法**] 每次治疗天枢取双侧，余穴取单侧穴位。采用一次性埋线针，1.0cm长羊肠线段，常规消毒后将线埋在皮下脂肪与肌肉之间为宜，一般为1.5~2.0cm深，稍做提插，待得气后出针，穴位埋线每周一次，4次为一疗程。艾灸取神阙穴，采用钟罩灸，以局部温热舒适为度，维持30分钟。隔日一次，15次为一疗程。

方三　割埋法

[**取穴**] 足三里、天枢。

[**方法**] 两穴单侧交替，消毒局麻，用手术刀切0.5cm长纵形切口，深达皮下组织，取止血钳从切口进入钝性分离肌肉层，深约1.5~2cm，并用止血钳刺激穴位，使之产生酸胀感，而后用止血钳夹取2~3根0.5cm长0号羊肠线，埋入肌层，缝合切口一针，纱布包扎，一周拆线，一月治疗一次，3次为一疗程。

方四　注线法

[**取穴**] 第4胸椎棘突下透第5胸椎棘突下，脾俞透胃俞。

[**方法**] 局部消毒局麻，将穿入1.5~2cm的肠线的穿刺针，以15~30度角刺入肌肉深层，进针约2~2.5cm。退针后用消毒敷料固定。半月1次，连续3次。

【典型病例】

例1　李某，女，40岁。

主诉反复腹泻伴腹隐痛3年，大便2~3次/日，为黏液便，多次大便培养和常规镜检阴性，纤维结肠镜检查：降结肠黏膜轻度充血，血管纹理模糊，诊断为慢性结肠炎。服用西药疗效不佳，经用方一埋线治疗，埋线4天后大便成形，每天1次，腹隐痛消失。半年后复查正常。

例2 张某，女。

主诉慢性腹泻5年多，大便稀溏，日行3~4次，严重时6~7次，左下腹疼痛，身困乏力，头晕耳鸣。如方四埋线2次，诸症消失，后随访腹泻痊愈。

【处方精汇】

用穿线法和注线法。大肠俞（双）、天枢（双）、足三里（双）、下脘透建里透中脘、中极透气海。常规消毒局麻，再使用大号皮肤缝合针将2号医用铬制羊肠线双股约4cm分3次埋入上述穴位，局部敷料包扎。用12号硬膜外穿刺针直刺入足三里穴约5cm，将同样羊肠线约4cm放入针管，边推针芯，边退针管，将羊肠线置入穴位。

按 语

有研究表明，埋线治疗本病，不论病程长短，都能收到较好的疗效。优于口服柳氮磺胺吡啶，以透穴埋线2次或3次的治愈率最高，可能与病程过长，需要逐渐增强人体免疫机能有关，如根据中医辨证，增加一些相应穴位和埋线次数，也可能会取得一些效果。

从方二观察可见，大便性状的改善为最早出现的症状，在三个疗程的治疗过程中，观察到治疗组明显高于对照组。腹痛腹胀症状的改善，治疗组与对照组在第一疗程中，无明显差异，在第二、三疗程中，治疗组高于对照组。纤维结肠镜观察肠黏膜变化，在第一、二疗程中，所观察到的肠黏膜水肿吸收、充血改善、血管网重现、糜烂面修复等，治疗组优于对照组，在第三个疗程中，肠镜所示治疗基本稳定。三个疗程中，治疗组治愈天数优于对照组。

十七、慢性非特异性溃疡性结肠炎

慢性非特异性溃疡性结肠炎，系原因不明的结肠黏膜的慢性炎症和溃疡性病变，属中医"肠癖"、"泄泻"、"久痢"、"休息痢"等范畴。

【病因病理】

非特异性溃疡性结肠炎发病目前认为与感染、免疫、遗传、精神等因素有关，导致结肠黏膜慢性和非特异性的炎性及溃疡，发病有逐年增高的趋势。

中医学认为本病与感受外邪、内伤、饮食和情志失调等因素有关，系损伤脾胃，脾虚湿蕴、气血瘀滞、脾胃运化失常、清浊不分所致。如病变得不到及时根治可转化为慢性病证。

【临床表现】

起病多缓慢，腹泻是主要的症状，排出脓血便、黏液血便或血便，常伴里急后重，有腹痛—便意—排便—缓解的特点。腹痛一般多为隐痛或绞痛，常位于左下腹或小腹。其他胃肠表现有食欲不振、腹胀、恶心、呕吐及肝大等。常见的全身症状有消瘦、乏力、发热、贫血等。

【治疗方法】

方一 扎埋法

[取穴] 大肠俞、天枢。配穴：足三里。

[方法] 脐周皮肤常规消毒局麻，在患者脐旁左右约1.0cm处，各切开长约0.5cm大小切口，深达皮下组织，然后用大号弯角针穿上1/0#羊场线，从其中一侧绕至脐的另一侧，绕脐1周穿出打结置于皮下，然后用4号丝线缝合切口，第3天换药1次，7天拆去切口缝线。同时用地丁，蒲公英，黄连，乌梅，五倍子，苦参，白及，防风，白芍，加水1000ml煮至500ml，每次取50ml，保流灌肠，每日1次，15天为1个疗程。

方二 注线法

[取穴] 大肠俞（双）、天枢（双）、足三里（双）

[方法] 穴位严格消毒局麻。将备好的2～3cm肠线装入16号硬膜外穿刺针内，除特别瘦弱者用2号线外，其他患者一律用3号羊肠线埋植。从天枢穴外开1cm处斜向脐窝平刺进针到脐窝表皮触及针尖为度，待病人有酸、胀、沉感后，埋入肠线，退针后敷盖创可贴3天。大肠俞以80度角向脊椎方向直刺进针，深达5cm左右，使针感传导至下肢尤佳。足三里屈膝直刺深达4cm左右，使针感传导至足背尤佳，余操作同上。每月埋线1次。

方三 注线法

[取穴] 中脘、气海、足三里（双）、天枢（双）。胃虚弱者配脾俞，里急后重、脓血黏液便者配大肠俞（双），脾肾阳虚者配关元。

［**方法**］局部常规消毒，将0号羊肠线剪成2cm长，放入穿刺针内前端，针尖向下与皮肤成30~45度角进针，刺入穴位，大约进针于皮下2.5cm左右，缓缓边推针芯边退针管，将羊肠线留在穴内，胶布固定即可。每2周埋线1次，共埋线2次。

方四　穿线法

［**取穴**］第1次取穴：肺俞、大肠俞、足三里（双）；第2次取穴：天枢、关元、上巨虚；第3次取穴：肝俞、肾俞。

［**方法**］皮肤常规消毒后在穴位两侧1~2cm处做皮内局部麻醉，用无菌三角缝合针穿0~1号羊肠线（双线）从一侧局麻皮丘处刺入，穿过穴位下方肌层，从对侧局麻皮丘穿出，然后紧贴皮肤剪断两端线头，放松皮肤，轻揉局部，使羊肠线完全埋入皮下组织内，最后用创可贴覆盖针眼。每20天1次，连续治疗3次。

【**典型病例**】

高某，男，62岁。

1年前因患腹泻没有治疗彻底而迁延至今。现症见：大便日2~3次，溏便，有时大便带少许黏液，左小腹经常隐痛，每吃生冷油腻食物后症状加重，反复发作。按方二治疗，1月埋线1次。治疗2次后，上述症状消失，大便日1次。随访1年，腹泻未复发。

【**处方精汇**】

1. 用植线法

处方一：中脘、天枢、足三里；处方二：脾俞、大肠俞、上巨虚；处方三：肾俞、三阴交、气海。在穴位下方2cm处为埋线进针点，在进针点麻醉，羊肠线放于皮丘上，用右手持埋线针缺口向下压线，将羊肠线埋入穴位中心点肌层。3次为1个疗程，每次间隔2周，一疗程未愈，再进行第二疗程治疗。

2. 用注线法加穿线法

取穴：大肠俞（双）、天枢（双）、足三里（双）、下脘透建里透中脘、关元透气海。常规消毒，局部麻醉，用12号穿刺针将4cm长3号羊肠线1根埋入足三里穴深约6cm处，再使用大号皮肤缝合针将3号羊肠线双股约4cm长埋入上述其余穴位肌层中，每一穴位同时重复埋线4次，线体不可外露，局部敷料包扎。

 按 语

从资料显示，治疗前3疗程治愈率高于对照组，治疗组显著收效的病例多在3次以内。其中肝气乘脾型、脾胃虚弱型疗效更好，其疗效与肾阳虚衰型相比差异有显著意义；肝气乘脾型与脾胃虚弱型相比，疗效差异没有明显意义。研究还显示埋线组的疗效与病程有一定相关性，病程在1年以内的与5年以上的疗效差异有明显意义，但病程在1年以内的与1~5年的疗效差异没有明显意义，病程越短，疗效越显著。

本病病人应给予高蛋白、丰富维生素、低脂饮食，少量多餐，避免给予对肠道有刺激性的食物，如粗糙的、多纤维的、易发过敏反应(牛奶等)的食物，不饮咖啡，不吃冰冷食物，不抽烟。治疗一周内禁止重体力劳动及淋浴；治疗期间禁食生冷、辛辣、酒荤之物。

十八、便秘

便秘是临床上极为常见的与粪便排空障碍有关的一组症状。属于中医学"便秘"范畴。

【病因病理】

便秘是临床常见病、多发病，常见于中老年人，尤多见于老年人。不良的饮食习惯，如食物中纤维素摄入不足、不良的生活习惯、睡眠不足、精神紧张、滥用强泻药或洗肠等常可诱发。

中医认为该病多为气血阴津亏虚，气虚则大肠传导无力，血虚津少则不能润泽大肠，肠道干枯，便行艰涩；或因素体阳虚，阴寒内生，流于肠胃，凝滞固结致阳气不通，津液不行，肠道难以传输而为便秘。

【临床表现】

患者每3~4天或更长的时间排便1次，或粪便量少且干硬，并常有排便困难感，或合并排便时间长，直肠坠胀感，或排便不尽感。便秘时肠内的有害物质可能干扰大脑功能，表现为记忆力下降、注意力分散、思维迟钝等。长期便秘还可导致食欲不振、头晕、头痛、乏力、失眠、脾气焦躁、腹胀等临床症状，严重时会出现老人对排便的恐惧心理或精神异常。

【治疗方法】

方一 注线法

［**取穴**］足三里、天枢、大肠俞、中极等。

［**方法**］穴位常规消毒局麻，用12号穿刺针放入2号医用羊肠线2~3cm，刺入穴位肌层，得气后，边推针芯边退针管，将羊肠线植入穴位。20天埋线1次。

方二 穿线法

［**取穴**］天枢透大横、上巨虚。

［**方法**］作穴位皮下封闭。以持针器夹住带2号羊肠线的大号三角缝合针，从天枢刺入，穿过穴位下方皮下组织，从大横穿出，紧贴皮肤剪断两端线头，然后以消毒纱布块敷盖，胶布固定。上巨虚穴用12号穿刺针，放入2号羊肠线1.5cm，刺入穴位，得气后，将羊肠线注入穴位皮下。2月1次。

方三 注线法

［**取穴**］第1次选上巨虚、足三里、天枢、水道（双）、关元，第2次选下巨虚、天枢、气海、归来。

［**方法**］将3/0号羊肠线剪成1.5cm长，并在维生素B_1注射液中浸泡5分钟，致软化，然后置于9号注射针的前端，将28号针灸针从后端插入；右手执持针器快速刺入，缓慢送到所需深度，得气后，一边退针，一边用针芯将羊肠线推入组织内，用创可贴覆盖针眼处，两次治疗间隔15天。主治慢性便秘。

方四 注线法、穿线法

［**取穴**］足三里、天枢、气海、大肠俞。

［**方法**］先消毒穴位，局麻后用套管针垂直扎入足三里，送入3/0肠线3cm，缓慢退针使线末端埋于皮下，其余穴位均用10号角针挂3/0肠线于穴位一侧穿入，由另一侧穿出，深达肌层，于进出针处剪断肠线，使线头埋于皮下。对于伴有轻度出口梗阻的患者，如轻度直肠前突、直肠肛管夹角小于90度，行后位扩肛，即于6点处剪开皮肤、皮下外括约肌、皮下部少许以及部分内括约肌下缘。主治慢性便秘。

【典型病例】

王某某，男，50岁，患习惯性便秘3年，近1个月加重，经检查排除肠道器质性病变。症见大便硬结如栗，5天1次，临厕用力努挣，挣则汗出气短，面色㿠白，神疲气怯，舌淡，苔薄白，脉弱，服果导片、番泻叶等不见好转，据主证辨为脾虚气弱证，取穴大肠俞、天枢、上巨虚、支沟穴位埋线；另加脾俞、胃俞，两天后症状明显减轻。1个疗程后，症状消失，随访半年无复发。

【处方精汇】

1. 用注线法

取两组穴位，一组是天枢（双）、大肠俞（双），另一组是上巨虚（双）、府舍（双）。取9号静脉针头若干作为套管，将28号二寸毫针剪平头插入针头内做成针芯，将"000"号医用羊肠线1~2cm放入注射孔内。常规消毒选定穴位后，快速持针刺入穴位；循经进针到一定深度后，根据患者病情及体质，采用不同的补泻手法，得气后，向里推针芯，将羊肠线埋入穴位；缓慢退出针头，按压针孔，消毒小纱布外敷，以防感染。主治习惯性便秘。

2. 用穿线法和注线法

以大肠俞为主穴，热秘配合谷、曲池，气滞配阳陵泉、行间，阳虚配气海、关元。躯干穴用穿线法，四肢穴用注线法。每月治疗1次。主治慢传输型便秘。

按语

在使用方一时应注意，对于混合型便秘的出口梗阻问题，内括约肌失迟缓者在，加长强穴埋线的同时，于截石位6点肛缘切断部分内括约肌，对于直肠前突者，在埋线的同时，采用直肠前突修补术。直肠黏膜松弛者，行黏膜下硬化注射术。

治疗期间，患者应解除焦虑，改变不良生活习惯和排便习惯，每日定时排便，规律作息时间，适量运动，睡眠前做10分钟腹部按摩（顺时针方向）；每日晨起饮盐开水一杯、新榨菜汁或水果汁半杯，有心脏病、肾脏病者可用温开水代替盐开水。禁食辛辣刺激性食物，多食富含纤维食物水果、蔬菜、蜂蜜，经常吃些粗粮，必要时增加花生、核桃、芝麻等通便作用的食品。另外，体育锻炼也是不可缺少的，活动腹肌、腹部按摩都能促进胃肠蠕动，促进排便。

第五节　精神系统疾病

一、失眠

失眠是指临床上以经常性不能获得正常睡眠为特征的一种病证。中医学又称"不寐"、"目不瞑"。

【病因病理】

现代医学认为，失眠常因精神、躯体疾病及环境因素所导致，最多见于精神因素，如焦虑、抑郁、精神疾病早期。这些疾病导致睡眠中枢的调控失常，从而出现本病。

中医学认为，脏腑功能紊乱、邪气阻滞、气血阴阳平衡失调、神志不宁是发生失眠的基本病机。由于情志所伤，肝气郁结，心火偏亢，或痰火内扰，胃气不和致令脏腑气机升降失调，阴阳不循其道，阳气不得入于阴，心神不安所致者多为实证失眠；若因老年体衰，气血不足，或病后气血亏损或思虑过度，劳伤心脾，或血虚胆怯，肝失所养，或心肾不交，虚火上扰所致者，多为虚证失眠。

【临床表现】

失眠症临床表现有入睡困难、睡眠不深、易惊醒、自觉多梦早醒、醒后不易入睡、醒后感到疲乏或缺乏清醒感、白天思睡等。患者常对失眠感到焦虑和恐惧，严重时还影响其工作效率和社会功能。常见伴随症状为头晕、头痛、心悸、健忘、多梦、易于激动及烦躁等。多发生于脑力工作者。

【治疗方法】

方一　注线法

［取穴］心俞、神门、足三里、三阴交穴。心脾两虚加脾俞；心肾不交加肾俞、太溪；心胆气虚加行间、阳陵泉；痰热内扰加丰隆、内庭。

［方法］穴位消毒，用消毒镊子将2/0 PGLA线体1cm置入一次性埋线针前端，根据穴位不同，左手绷紧或提捏起穴位处皮肤，右手将针快速刺入穴位，得气后，压下弹簧将线体 留置入穴位内，拔出针头，用棉棒按压穴位。

方二　注线法

[**取穴**] 心脾两虚型取神门，三阴交，心俞，脾俞；心肾不交型取神门，三阴交，心俞，肾俞，太溪；脾胃不和型取神门，三阴交，胃俞，足三里；肝阳上扰型取神门，三阴交，肝俞，太冲；心胆虚怯型取神门，三阴交，心俞，胆俞。

[**方法**] 穴位局部皮肤常规消毒，将3/0羊肠线剪1cm穿入12号腰穿针管内。针刺入穴位得气后边退针边将羊肠线推入穴位，出针用无菌纱布敷盖针孔，胶布固定。每月治疗1次，左右侧穴位交替取用。

方三　注线法

[**取穴**] 复溜、心俞、肾俞。心脾两虚加阴陵泉、足三里、天泉；阴虚火旺加三阴交、气穴、支沟；心虚胆怯加天泉、阳陵泉、胆俞；肝郁化火加阳陵泉、三阴交、肝俞；痰热内扰加丰隆、足三里、合谷。

[**方法**] 以上均双侧取穴，每次治疗主、配穴各取一对，交替使用。用一次性埋线针，从针尖置入备好的000号羊肠线（约长0.7cm）。常规消毒，右手持针刺入皮下，肌肉丰厚处直刺入1寸以上，肌肉稍薄处斜刺入0.5~1寸，推动针芯使羊肠线从针尖端被推入穴位下组织内，拔出注射针头，棉球按压针孔片刻后结束。每星期埋线1次，4次为1个疗程。

方四　注线法

[**取穴**] 心俞、肝俞、脾俞、肾俞。

[**方法**] 每次选同侧穴位，左右交替使用。穴位皮肤常规消毒做浸润麻醉皮丘。将00号羊肠线（0.8~1cm）装入9号腰穿针前端内，从穴位在局部下方向上平刺，每个穴位进针约15~20cm，行提插捻转得气后，推入肠线，外敷无菌敷料，胶布固定24小时。15天施术1次为1疗程。

【典型病例】

例1 患者，女，48岁。

失眠伴头晕7个月。患者7个月前出现失眠，夜间睡眠不足3小时，月经周期紊乱，时有头晕，阵发性面部红热，盗汗，焦虑，心悸，烦躁等，舌质偏红，苔薄，脉细数。用方一取心俞、神门、足三里、三阴交、肾俞、太溪，均取双侧。每星期治疗1次，经治疗3次后，症状逐渐好转。又经治疗5次后，头晕，失眠症消失。

【处方精汇】

1. 用注线法

取心俞、巨阙。心脾两虚加用脾俞，心胆气虚加胆俞，阴虚火旺加肾俞，肝郁化火加肝俞，痰热内扰加中脘。局部常规消毒。将1cm长1/0号羊肠线装入9号埋线穿刺针内，迅速刺入穴位皮下，将羊肠线留于皮下。出针后用创可贴贴敷针孔即可。心俞、脾俞、肝俞、胆俞、肾俞左右交替埋线，埋线时穿刺针与皮肤呈15度平刺向脊柱方向进针，巨阙埋线时穿刺针与皮肤呈45度向肚脐方向、向下斜刺，中脘直刺进针，进针深度以羊肠线没入皮肤为度。15日1次，2次为1个疗程，共治疗2个疗程。

2. 用注线法

取赤医穴（第六胸椎棘突最高点上缘以及向上数1个棘突的上缘）、后合谷（手背第一、二掌骨基底前方凹陷中）、大椎、曲池。背部穴对准穴位呈45度角进针，曲池用直刺注入线体1厘米，后合谷穴进针后沿第二掌骨掌侧向中指掌指关节方向斜刺1.5cm，注入线体。每次埋线间隔15天，3次为1疗程。

按语

埋线治疗失眠症，以辨证治疗为主，主要取穴为心、肝、脾、肾相关穴位，也可以应用一些经外奇穴，如安眠1和安眠2等。久病虚证以选取所属经脉的原穴或背俞穴为主，如心脾两虚者取心俞、脾俞，补养心脾；心肾不交者取心俞、肾俞补益心肾，使水火相济。此外神门、三阴交可养心安神。

在治疗时要注意，取穴不可过多，刺激强度不可过强，以免适得其反。还须关注患者的精神因素，劝其解除烦恼，消除思想顾虑，避免情绪激动，适当参加一些健身活动，增强体质，注意精神治疗和生活调摄，往往能提高疗效。

一般来说，埋线治疗1~3次，患者即可感觉到睡眠改善，约有三分之一的患者，在埋线治疗的当天晚上就能很好入睡，时间超过6小时。大部分患者在疗程结束后，所伴随的症状如月经不调、黄褐斑、便秘等有明显改善或消失。停止治疗6个月后，随访三分之一的患者，除2例因受精神打击而出现病情波动外，其余患者的睡眠情况均保持良好，说明埋线疗法用于治疗各型不寐症具有中期的持续作用。

二、神经衰弱

神经衰弱是神经官能症中最常见的一种，是指精神容易兴奋和脑力容易疲乏，并常伴有情绪烦躁和心身出现症状的精神疾病。相当于中医学"失眠"、"疲劳"、"郁症"。

【病因病理】

神经衰弱的病因多为神经系统为功能性过度紧张及负性情绪体验等，包括各种引起神经系统功能过度紧张的社会心理因素，都会成为本病的促发因素。它的主要病理生理基础是大脑皮质内抑制过程的减弱，表现出容易兴奋，又容易衰竭，这些内环境的变化有可能造成大脑功能紊乱，所以脑电活动也有异常。

中医学认为，情感所伤可使肝失条达、气郁不舒、郁而化火、火性上延，而扰动心神、神不得安则不寐；体虚久病，身体虚弱，肾阴耗伤，不能牵于心，水火不济，心肾不交而使神志不宁，因而不寐；劳倦思虑太过会伤心脾，伤于心则血暗耗，伤于脾则纳少，二者导致血亏虚，不能营养于心，心失所养，则心神不安、夜不能寐；饮食不节，或过食少食，能使肠胃受伤，胃气不和，表现为卧不得安，即不能入睡。

【临床表现】

衰弱症状：如精神疲乏，脑力迟钝，注意力难以集中，记忆困难，工作或学习不能持久，效率减低。兴奋症状：工作或学习均可引起精神兴奋；回忆及思想增多，控制不住。情绪症状：易烦恼、易激动。紧张性疼痛，如头痛、肌肉痛。睡眠障碍，入睡困难，多梦易醒，醒后不解乏等。

【治疗方法】

方一 注线法

[取穴]人中、合谷、太冲、足三里，内关、神门、心俞、肾俞，颈夹脊1~3。配穴：失眠加风池，头疼加太阳，记忆力减退加百会、四神聪。

[方法]穴位皮肤消毒，一般以1号线为主，装入12号埋线针，快速进针到穴位，背部穴位尽量与表里经的俞穴用透穴，得气后，退针推线，外盖创可贴。15~20天埋线一次。

方二　切埋法

[**取穴**] 肝郁气滞：肝俞；心血不足：心俞；心脾两虚：脾俞；脾肾两虚：脾俞、肾俞。

[**方法**] 穴位消毒局麻后，用手术刀切开皮肤5cm，用血管钳分离皮下肌肉组织至针刺要求深度，再夹3根3毫米长的2号羊肠线放入切口内，进行穴内按摩，待有酸麻胀感后退出，在刀口上缝一针，7天后拆线。如仍需治疗，可间隔3个月进行。

方三　注线法

[**取穴**] ①百会、神门、足三里；②安眠2、内关、三阴交。

[**方法**] 将00号羊肠线装入9号穿刺针内，待穴位消毒局麻后刺入穴内。百会向前平刺2cm埋入1cm羊肠线于肌层；神门向上斜刺1cm，埋入羊肠线0.5cm，余穴直刺2cm，埋入羊肠线1cm。两组穴交替使用，20天埋线1次。

方四　注线法

[**取穴**] ①百会、神门、足三里；②安眠、内关、三阴交。

[**方法**] 用注线法。将00号肠线放于9号穿刺针内，穴位消毒局麻后刺入穴内。百会向前平刺1.5cm埋1cm线体于皮下；神门向上刺斜1cm，埋入肠线0.5cm，余穴直刺2cm，埋入肠线1cm。两组穴交替使用，20天1次。

【典型病例】

病例1　杨某某，女，39岁。

20年前因婚姻问题心烦失眠、头痛、恶心、呕吐、不思饮食、四肢无力、精神疲惫，经诊断为神经衰弱，用中西药物收效甚微，症状时好时差，心情好时感觉好些，遇到不顺心的事情则加剧，经用埋线治疗配合心理治疗，加上抗忧郁药治疗，当天病人睡眠好转，7天后头疼、恶心、呕吐消失，饮食增多，14天后情绪好转，愿意活动了，一个月后心理状态明显好转，精神症状消失，埋线治疗8次神经衰弱痊愈。

例2　袁某某，男，35岁。

患者失眠、头昏、记忆办减退已年余，近数月来病情加重，每夜仅能睡2~3小时，有时甚至彻夜不寐，白天头昏，乏力，精神不振，腰酸，记忆力显著减退，久治不效，要求用埋线法治疗。选穴：安眠、内关、三阴交，埋线1次，夜晚已能入睡5~6小时，其他症状相应减轻。3次后，睡眠正常，症状消失。

【处方精汇】

用注线法。一组穴：足三里，安眠，内关；二组穴：神门，心俞，三阴交；三组穴：肾俞，太冲，安眠。配穴：失眠加风池，头疼加太阳，记忆力减退加百会、四神聪。操作：背部穴位尽量与表里经的俞穴用透穴，一般以1号线为主，15~20天埋线1次。

按 语

神经衰弱是一种多发病、常见病，起病缓慢，病程较长，主诉症状多，反复较大，治疗时应辨别症状所涉及的经络脏腑，以按脏腑经络选穴，临床以心、肾、脾、胃、肝、胆等背俞穴为主，取穴不宜过多，刺激不可太强，如患者久病体弱，病程长者治疗次数可能多些，故应作好病人的解释工作。

本病的起因由精神因素引起，并与病人个体素质有关，在治疗同时，应详细了解发病原因，帮助病人分析病因，认识疾病的本质，解除病人的不良情绪，增强战胜疾病的信心。患者也应注意消除烦恼、忧思、惊恐、焦虑不安的情绪，积极配合治疗，多能取得较好疗效。

建立合理的作息制度，晚间少用脑，生活应有规律。适当参加体育锻炼和体力劳动，调节身心，并注意劳逸结合。可配合入睡前温水浴、按摩和艾灸涌泉、百会，以促进睡眠。

三、焦虑症

焦虑症是以持续的显著紧张不安，伴有自主神经功能兴奋和过分警觉为特征的一种慢性焦虑障碍。属于中医学"郁证"、"不寐"、"惊悸"、"脏躁"等情志病范畴。

【病因病理】

有人认为本病的发生与大脑额叶及边缘系统有关，与肾上腺素能系统、GABA能系统、五羟色胺能系统有关。其神经递质的抑制、吸收、释放和重吸收传递过程障碍是焦虑症发作的关键。焦虑症的发生多与社会背景相关，与生活事件刺激为主要致病源。

中医学认为，其病机主要为肝失疏泄，脾失健运，心失所养，致神主不明，窍道闭塞不通，如果神有所伤，精神活动就可以产生各种变化，脏腑功能就会失调，阴阳偏盛偏衰，从而导致各种症状出现。

【临床表现】

1. 广泛性焦虑

①过分的焦虑持续时间在半年以上；②伴植物神经功能亢进、运动性不安和过分警惕；③不符合强迫症、恐怖症、抑郁性神经症的诊断标准，且焦虑并非器质性疾病引起的。

2. 惊恐发作

①无明显原因突然发生的强烈惊恐，伴濒死感或失控感；②发作时伴有严重的植物神经症状；③每次发作短暂（一般不超过2小时），发作明显影响日常工作；④1个月至少发作3次；⑤特别要注意排除甲状腺功能亢进及肾上腺嗜铬细胞瘤、心血管病、自发性低血糖、内分泌病、药物戒断反应和颞叶癫痫所致的类似发作。⑥不符合癔症和恐怖症的诊断标准。⑦脑电图示X活动减少B活动增加。

【治疗方法】

方一 注线法

[取穴] 百会、肝俞（双侧）、内关（双侧）、公孙（双侧）、丰隆（双侧）。

[方法] 将00号医用羊肠线剪成1cm长的线段放置于7号埋线针内。患者取坐位或仰卧位，穴位碘伏消毒，右手持针快速刺入皮内，得气后左手拿着针芯往里推，将羊肠线留在穴位内，然后将针退出，用创可贴固定24小时。每2周治疗1次。

方二 注线法

[取穴] ①肝俞、膻中；②大椎、中脘；③肾俞、章门。

[方法] 局部皮肤常规消毒后，穴位局部浸润麻醉。剪取0~1号医用羊肠线1~2cm放入埋线针管中前端。垂直快速进针，当针尖达皮下组织及肌肉层时，迅速调整针尖方向，以15度角向前速刺。当有针感后，将羊肠线植入穴位的肌肉层，退至皮下后出针。贴创可贴保护针孔。3组穴位交替使用，2周1次，3次为一疗程，共治疗6周。主治儿童广泛性焦虑症。

方三 注线法

[取穴]一组穴：神堂透魄户、神堂透膈关、意舍透魂门、意舍透志室、颈1~3。二组穴：心俞透肺俞、心俞透膈俞、脾俞透肝俞、脾俞透肾俞。

[方法]用12号针。以心理症状为主者，用一组穴。两侧同时埋线。以自主神经症状为主者，用二组穴，两侧同时埋线。两组交替应用。每半月埋线一次，用1号线，4~5cm长，5~8cm长的一次性埋线针，严格无菌操作。同时做好病人的心理沟通使病人产生治疗依从性才会收到良好的治疗效果。

【典型病例】

例1 李某，女，15岁，中学生。

因紧张、烦躁、坐立不安、提心吊胆、心悸、气短1年余，经常无明确对象和固定内容感到恐惧，终日心烦意乱，忧心忡忡，坐卧不宁，心动过速，皮肤潮红，出汗，尿频，胸骨后有压迫感。查体：焦虑恐慌貌，不能保持安静，动作多，搓手顿足，来回走动。神经系统检查正常。诊断：广泛性焦虑症。经用方二穴位埋线配合口服文拉法辛治疗1个疗程，症状完全消失，嘱其再继续治疗1疗程，以巩固疗效。随访9个月，未复发。

例2 张某某，女性，47岁。

8个月来心烦，焦虑不安，总有大祸临头感，惶惶不可终日，心悸，气短，不思饮食，月经不调，按更年期综合征治疗效果不佳，来诊时，病人面色憔悴，要医生救救她，检查无器质性病变，焦虑量表测查为焦虑症，给予抗焦虑药治疗，应用方三膀胱经通贯法一组穴，15天后，病人焦虑症状减轻，心慌气短消失，饮食增多，睡眠较好，病人感觉自己像换了一个人一样，给予方三二组穴埋线治疗，一个月后复诊，病人临床症状全部消失，生活能自理，并能操持家务和一些社会活动，继续两组穴位交替埋线，3个月后病情痊愈。

【处方精汇】

取穴百会、神门、内关、三阴交、太冲、太溪。失眠加印堂、四神聪；头晕头胀加太阳、风池；胸闷心慌加膻中；纳差加中脘、足三里。将羊肠线剪成1cm长插入9号埋线针中。医者右手持针进针约2cm，左手推针芯将肠线埋入穴位内退针。隔15天埋线1次。

按 语

穴位埋线疗法可以升高抑郁模型大鼠下丘脑和海马的5-HT及NE水平，通过调节中枢单胺类神经递质而发挥治疗作用。

观察结果表明，埋线配合曲唑酮治疗广泛性焦虑症，比单纯应用曲唑酮疗效好。埋线配合药物治疗显效较快，能够较快地控制患者的焦虑情绪。治疗组不良反应明显低于对照组，既可以较快地减轻患者的痛苦，又可以减轻药物的毒副作用，能有效地缩短患者治疗时间和降低意外事件的发生。

四、抑郁症

抑郁症是一种以情绪低落、思维迟缓并伴有兴趣减低、主动性下降等精神运动性迟滞症状为主要表现的一组以抑郁心境自我体验为中心的临床症状群或状态。属于中医学的"郁症"范畴

【病因病理】

比较常见公认的病因假设包括：（1）遗传因素：大样本人群遗传流行病学调查显示，与患病者血缘关系愈近，患病概率越高。（2）生化因素：儿茶酚胺假说：主要指抑郁症的发生可能与大脑突触间隙神经递质5-羟色胺（5-HT）和去甲肾上腺素（NE）的浓度下降有关（3）心理-社会因素：各种重大生活事件突然发生，或长期持续存在会引起强烈或者（和）持久的不愉快的情感体验，导致抑郁症的产生。

中医学认为，本病的发生多与肾虚、肝郁、阴阳失调以及痰瘀气滞，社会因素的强烈刺激等诸多因素有关。肾藏精，肾精不足则髓海失养，且脑府气血受肝之疏泄调节，因肝主情志，肝失疏泄则元神之府失于濡养，则神机紊乱，神明被扰，从而出现一系列抑郁、焦虑、失眠、悲伤欲哭等精神症状。

【临床表现】

（1）情绪障碍：患者心境不良，情绪消沉，或焦虑、烦躁、坐立不安；对日常活动丧失兴趣。

（2）思维缓慢及自我评价降低：患者常常感到思维变慢了，常常自疚自责，自我评价过低。

（3）精神运动迟缓：患者精神运动明显抑制，联想困难，言语减少，语音低沉，行动缓慢。

（4）其他症状：患者常常出现食欲、性欲明显减退，明显消瘦，失眠严重，常表现晨重夜轻的规律。

（5）伴随症状：口干、便秘、消化不良、胃肠功能减弱，或全身不定部位的疼痛。

【治疗方法】

方一　注线法

［**取穴**］神庭、百会、脾俞、胃俞、大肠俞、小肠俞、天枢、足三里、上巨虚、下巨虚。

［**方法**］穴位常规消毒，取一次性医用7号注射针头作套管，直径0.3mm、长50mm不锈钢毫针（剪去针尖）作针芯。将"0"号医用羊肠线剪成长1~1.5cm线段放入针头内，头部穴位平刺快速进针，躯体穴位垂直快速进针后稍做提插，推动针芯将肠线留于穴内。拔出注射针头并稍作按压。每10天1次，3次为1疗程，治疗3个疗程。

方二　注线法

［**取穴**］心俞、肝俞、脾俞、肺俞、肾俞。

［**方法**］穴位局部皮肤常规消毒，将羊肠线放入一次性医用埋线专用针内，垂直进针快速刺入穴位，得气后，以针芯推动肠线到穴位内。外盖敷料。埋线2周1次，3次为1个疗程，共治疗2个疗程。

方三　注线法

［**取穴**］内关、合谷、三阴交、太冲、膻中、肝俞、气海。配穴：肝气郁结者配期门；气郁化火者配侠溪；阴虚火旺者配太溪；心脾两虚者配心俞、脾俞；忧郁伤神者配心俞、胆俞。

［**方法**］穴位无菌消毒，取一次性医用8号注射不锈钢针头做套管，直径0.3mm，长50mm不锈钢毫针（剪去针尖）做针芯。将0号医用羊肠线剪成1cm长线段，放入针头内，垂直穴位快速进针至皮下，缓慢进针到所需深度，得气后推动针芯将羊肠线留于穴内，外贴敷小块纱布24小时。每周埋线1次，共治疗8周。

方四

［**取穴**］百会、三阴交、肝俞。肝气郁结和气郁化火者加阳陵泉、合谷、

太冲；痰热内扰者加中脘、丰隆；心脾两虚者加心俞、脾俞、足三里；心胆气虚者加心俞、胆俞；阴虚火旺者加太溪、太冲。

[**方法**] 常规皮肤消毒后，取一次性医用7号注射针头作套管，用不锈钢毫针（剪去针尖）做针芯。将"0"号医用羊肠线剪成 1 cm线段放入针头内，垂直穴位快速进针后稍做提插，出现针感后，推动针芯将肠线留于穴内，将针管退出。覆盖纱布，以胶布固定1～2小时。10天埋线1次，共治疗12周。

【典型病例】

张某，女，35岁，工人。2007年3月就诊。

主诉：失眠焦虑半年，现症失眠，焦虑多疑，头晕头胀，时常欲哭，口苦心烦，舌质暗淡，苔薄白，脉弦细。诊断：抑郁症。在膻中、鸠尾、间使、足三里、四神聪、心俞、肾俞、肝俞埋线两个疗程，诸症消失。

【处方精汇】

用埋线加电针法

主穴：膻中、鸠尾、间使、足三里、四神聪、心俞、肾俞、肝俞、合谷、神门，均采取双侧取穴。随症配穴：口干咽燥配太溪，咽部如有物哽在喉，不时吐痰者加人迎、丰隆。口苦心烦、两胁胀满者加内关、阳陵泉、太冲。腹中有气上下窜动者加气海、内关。背俞穴用 12号埋线针装入5cm长0号羊肠线，进针约 2cm，针刺得气后，一边退针一边用针芯将羊肠线注入穴位内，然后用创可贴贴住针孔。20天埋线1次，其余穴位均用毫针针刺，得气后接G6850电针，每日1次，每次30分钟，10次为1疗程，疗程间休息3天。

按 语

有研究表明，穴位埋线疗法的疗效与百忧解相当，在降低总分、改善焦虑/躯体化和睡眠障碍方面，埋线组较百忧解组有显著性差异。埋线组的疗效指数明显高于百忧解组（P<0.01），提示埋线组的副作用明显小于百忧解组。由此可见，穴位埋线可以作为治疗抑郁性神经症的替代疗法，并且可避免药物的副作用。

欧阳群常取大椎、筋缩、鸠尾。筋缩操作方法同大椎，鸠尾操作方法同膻中。一部分患者有效，且达痊愈，疗效巩固。一位 12岁癫痫男孩，接受3次治疗后，30年来未复发。一位产后抑郁症患者，3次跳珠江获救，经3次治疗痊愈。一位朋友患夜游症10余年，每年犯病7～8次，3次治疗后，至今20多年未复发过。

五、癔症

癔症又称"歇斯底里",是精神因素所引起的心因性疾病,其症状与中医学中的"梅核气"、"脏躁"、"奔豚气"、"郁证"、"气厥"等病症颇为相似。

【病因病理】

各种精神创伤是癔症发病的主要原因,强烈的精神因素导致大脑皮层功能与皮层下相应关系的失调,皮层功能失去对皮层下调节抑制作用,会出现兴奋的症状,抑制状态,会产生木僵等症状,对自主神经系统调节紊乱,会产生自主神经功能失调症状。

中医学认为癔症主要由于情志所伤,使气机突然逆乱,升降乖异;或心不得静,神躁不宁;或肝失达条,全身气血阴阳失调,升降失常;或肝气随冲脉上逆等使气乱、气逆,而出现一系列复杂的症状。

【临床表现】

癔症可分为精神、运动、感觉三方面的症状。精神症状:阵发性意识不清及精神错乱,如哭笑无常、大吵大闹、手足乱动、幻觉妄想、四肢挺直;运动症状:常见的有肢体瘫痪、痉挛和震颤,还可出现失语、眨眼、摇头等奇异动作。感觉症状:感觉过敏或丧失,常有失明、失听、失语,体检却无阳性体征。发作可持续数分钟至数天。

【治疗方法】

方一 注线法

[取穴]阴包、合谷、内关、百会、风池、风府、大椎、三阴交、间使、神门、阳陵泉、太冲。配穴:痉挛发作配鸠尾、腰奇;朦胧状态配劳宫、百会;昏睡状态配心俞;木僵状态配涌泉、十宣;肢体瘫痪配曲池,足三里;呃逆配膈俞,内关;呕吐配中脘、胃俞;失音配上廉泉、哑门;耳聋配听宫。

[方法]采用12号针,1号线2cm长。皮肤常规消毒后,将已准备好的羊肠线放入埋线针管里,后接针芯,将针快速刺入穴位,出现针感后将针芯向前推入肠线,出针后用用创可贴贴住针孔以防被污染,每周治疗1次,3次为1个疗程。

方二 注线法

[**取穴**] 安眠、内关。耳聋配翳风；失语配廉泉；失明配风池；上肢瘫配曲池；下肢瘫配阳陵泉；抽搐、震颤配太冲；呕吐、纳呆配中脘；木僵、嗜睡配大陵；头痛配太阳。

[**方法**] 将00号肠线置于9号埋线针尖端，在穴处消毒局麻后，将针刺入穴内。内关、太冲直刺1.5cm，埋入肠线1cm；大陵、太阳斜刺1cm，埋1.5cm肠线于皮下；余穴直刺2~3cm，埋入肠线1cm。20天埋线1次。

【典型病例】

例1 李某某，女，18岁。

因期末考试成绩不理想，老师严厉批评后同学们议论纷纷，自己感觉没有面子，情绪低落，失眠，回家后突然不能说话，左侧肢体活动受限，临床检查无发现器质性病变，患者平素性格外向，好表现自己，情感脆弱，心理检查为癔病，给予心理暗示并在上廉泉、哑门、阴包、合谷、内关埋线治疗，埋完线后病人长叹一声能说话了，左侧肢体半个小时后也恢复了活动，半个月后又巩固治疗一次，两年随访无复发。

例2 女，28岁。

因做绝育手术受惊后，时而哭笑，时而高歌、毁物，昼夜不眠，药物治疗无效，不承认有病，查体合作。用埋线疗法治疗5次而愈。随访一年，无复发。

【处方精汇】

1. 用穿线法。

取穴大椎、身柱、长强。在穴位局部消毒局麻后，用三角针穿以2号肠线（双折对齐），从穴旁1cm处进针，深约0.5~2cm，然后从穴位另侧1cm处出针，剪去两端线头，埋入肠线3cm，外盖敷料。20天埋线1次。

2. 用注线法。

取穴：合谷、内关、百会、神门、涌泉。配穴：心俞、间使、中脘。穴位消毒局麻后，用1号羊肠线放于12号埋线针前端，穿刺针刺入穴位，百会向前平刺于肌层2cm，神门向上斜刺1cm，余穴直刺2cm，埋入羊肠线0.5~1cm。20天埋线1次，3次为一疗程。

按语

癔病是临床上常见的一种精神心理疾病，病人病前性格外向，好表现自己，情感脆弱，遇到不良精神刺激易出现各种各样的症状，表现形式不一，病重的比器质性疾病还严重，不管怎样治疗必须取得患者的信任，用强有力的暗示语言，恰当的治疗措施使病人产生立竿见影的治疗效果。埋线疗法是较好的治疗措施之一，该方法治疗简单，容易操作，病人容易接受暗示刺激，比其他疗法有着不可比拟的治疗效果，临床上值得广泛采用。

癔症发作时应用暗示方法缓解症状。可用充满信心的简短语言对患者进行鼓励和保证，可取得较好疗效。平时有的放矢地进行思想疏导和精神治疗，帮助患者认识自己的疾病和思想因素，克服孤独情绪和不切实际的幻想。适当体育锻炼，增强体质，往往可起到良好的自我暗示作用。

六、精神分裂症

精神分裂症是一种常见而原因不明的精神病。在中医学中属于"癫狂"范畴。

【病因病理】

本病可能与遗传、心理易感素质即病前的个性特征、脑的生化代谢和结构的改变、社会生活环境急剧变化等多方面因素有关。由于丘脑、大脑功能紊乱而发生的感觉、记忆、思维、感情、行为等方面表现异常的病变。

中医学认为，主要由于情志不遂，损伤肝脾，或因思虑过度伤及心神。此外，其发病又与先天禀赋和体质强弱有密切关系。病理变化为因思虑过度，劳伤心脾，而致心脾两伤，血不养心，或因忧郁伤肝，肝气郁结，伤及脾胃，致脾虚失运，生湿生痰，痰气上逆，结于心胸，迷蒙心窍神明，痰多夹瘀，痰瘀合邪，气血凝滞，脑气与脏腑之气不相连接，也可导致发病。

【临床表现】

大部分病人属慢性起病，表现为感知、思维、情感、意志行为等多方面障碍，精神活动与周围环境和内心体验不协调，脱离现实。有注意、工作记忆、抽象思维和信息整合等方面认知功能损害。工作的积极性和工作能力下降、学生学习成绩下降，对人冷淡，与人疏远，对外界事物不感兴趣，对家人不知关心照顾，生活懒散，敏感多疑，性格改变等。部分病人可有失眠、头痛、头晕、无力、情绪不稳等不适感及神经症症状。部分病例可急剧起病，临床上多表现为突然兴奋、冲动，言语凌乱，行为紊乱，片断幻觉和妄想。

【治疗方法】

方一　注线法和穿线法。

[**取穴**] 阴证取哑门、膻中，气郁痰结明显者加肝俞、丰隆，血瘀加膈俞、血海；肾虚加肾俞。阳证取大椎、中脘，痰火盛者加丰隆；阴虚火旺者加三阴交。

[**方法**] 穴位处皮肤常规消毒局麻，取0~1号羊肠线剪成3cm长小段，套入12号腰穿针，督脉穴位俱以15~30度角由穴位处向脊柱侧斜刺进针，出现酸、麻、胀后推入肠线，血海、三阴交、丰隆等穴可直刺进针留线。埋中脘、膻中穴时，用穿线法。盖以无菌纱布。15~20天埋线1次，每次不超过3~4个穴位，3次为一疗程，一般作1~2个疗程。

方二　穿线法

[**取穴**] 第1~7胸椎、4、5腰椎及第1骶椎两侧夹脊穴为主，配天泉、大肠俞、委中、承山

[**方法**] 在穴位两侧皮肤消毒局麻，用三角针从一穴刺入，穿过脊柱皮下，从对侧夹脊穴为穿出，剪断两侧线头，针眼用创可贴覆盖。15~20天1次。

方三　注线法

[**取穴**] 督脉通贯法：哑门透脑户、身柱透大椎、身柱透至阳、悬枢透筋缩、悬枢透腰阳关、骶2透腰奇、骶2透长强、颈夹脊1~7、中脘透鸠尾、内关。联想障碍配：头维、太阳；幻听：翳风、听宫；幻视：风池、太阳；妄想：百会、头维；情绪低落：百会、印堂。

[**方法**] 穴位皮肤常规消毒，用12号针，镊取一段3~4cm已消毒的胶原蛋白线放置针管的前端，左手拇指、食指绷紧或捏起进针部位皮肤，有手持针快速刺入穴位所需的深度，得气后，将埋入穴位的皮下组织与脊柱之间肌层内，每个穴位上下各埋入4cm胶原蛋白线一根，向外拔针管，向内推针芯，埋入肠线，盖上创可贴固定24小时以上，每次选取一组穴位，辨证选穴，20天治疗1次，6次为1疗程。

【典型病例】

林某某，女，23岁。

患精神分裂症4年。曾在外院治疗无效。来诊时患者连日失眠不思饮食，随便脱衣，语言凌乱，完全失去工作能力及生活能力。用督脉通贯法取穴埋线，7天复诊时患者精神好转，睡眠改善，生活已能自理。第二次埋线后一切恢复正常，2007年旧病复发，接上法治疗5次痊愈，至今未复发。

【处方精汇】

1. 用注线法

取穴为听宫穴。将羊肠线剪成0.5cm长插入9号埋线针内进针约2cm，左手推针芯将肠线埋入穴位内退针。隔7天埋线1次。主治精神分裂症顽固性幻听。

2. 取穴

任督脉：水沟、百会、风府、大椎。背俞穴：脾俞、心俞、肝俞、肾俞、膈俞。循经穴：足三里、阴陵泉、三阴交、阳陵泉、内关、神门、涌泉、丰隆。经验穴：印堂。操作中，可以根据辨证情况选取穴位，每次取5~7穴，进行埋线治疗。在治疗时间上，7~10天埋线1次，一般10~20次为1疗程。

按 语

本病应早诊断早治疗，与家属及单位配合，正确解决发病因素，防止病情加重。有失眠、情绪不宁等先兆症状。应掌握到发病规律，及早防治。治疗同时，可同时配用小量抗精神病的药物。

肠线穴位埋藏是利用针刺和羊肠线所产生的对特定穴位的长期刺激，从而达到促进经络传导、疏经络、通气血、治瘀滞、治疗幻听的目的。穴位埋线治疗分裂症可以减少抗精神病药物的剂量，疗效与抗精神病药物相当，在治疗听幻觉方面优于抗精神病药物，且副反应较少、方法简便、价廉，值得临床推广。

七、癫痫

癫痫是一种临床综合征，主要为反复发作大脑神经元异常放电所致的大脑功能失调。中医学的"痫证"、"羊痫风"范畴。

【病因病理】

一般将癫痫分为真性癫痫（又称原发性癫痫）和症状性癫痫（又称继发性

癫痫）两大类。原发性癫痫发作原因尚不明确，但多与患者在婴幼儿期高热惊风有关；继发性癫痫与某些颅内疾病，如肿瘤、外伤、动脉硬化、退行性变性疾病有关，故称其为症状性癫痫。

中医认为，本病主要病机为阴阳不调，影响心肝脾肾诸脏，脏气失调，痰浊内生，痰聚而气逆不顺，导致气郁化火，火炎风动，挟痰上蒙清窍，横贯经络，内扰神明以致发作。

【临床表现】

发作时精神恍惚，甚则突然仆倒，昏迷不知人事，口吐涎沫，两目上视，四肢抽搐，或口中如作猪、羊叫声，少刻即醒，醒后如常人。具有突然性、短暂性、反复发作的特点。一次发作达数分钟，部分患者发病初期可有先兆，事后无记忆。常规脑电图或诱发试验脑电图可见癫痫波形（棘波、尖波、慢波或棘慢波综合等）。

【治疗方法】

方一　穿线法

［**取穴**］大椎、陶道、无名穴一（$T_2 \sim T_3$ 棘突间之凹陷中取之）、神道、灵台、至阳、中枢、脊中、无名穴二（$T_{12} \sim L_1$ 棘突间之凹陷中，奇穴癫痫穴在大椎穴至尾骨端之中点亦即此穴）、上髎（双）、次髎（双）、中髎（以）、腰奇（背部奇穴，在尾骨端上2寸处取之）、腰俞。

［**方法**］常规皮肤消毒，于穴位两侧的埋线进出针部位局麻，用穿有羊肠线的三角针，从一侧植入穴位中点刺入，由另一侧穿出，剪断肠线两端，再稍提皮肤，盖上无菌敷料，胶布固定。督脉穴位及上髎（双）、次髎（双）、中髎（双）横向埋植，腰俞过腰出双侧上髎中点之针纵向埋植。每月埋植1次，连续埋植3次，第三次埋植半年后加强埋植1次为1个疗程。

方二　注线法

［**取穴**］百会、百会至两耳尖连线的中点。

［**方法**］消毒液浸泡消毒。常规消毒局麻，2号羊肠线1cm插入12号穿刺针前端，刺入皮下组织，推入羊肠线，外盖敷料。5岁以上者，每穴埋入三根，2~5岁者每穴埋入二根，一般情况，每两个月穿刺埋线一次，共3~5次，同时嘱患者口服苯妥英钠或丙戊酸钠，或二者合用，常规剂量，患者停止发

作半年后，逐步减量，两个月内达停药状态。

方三　植线法

[**取穴**] 身柱、神道、灵台，筋缩。白天发作加申脉，晚上发作加照海，痰盛加丰隆，身体虚弱加足三里。

[**方法**] 所取穴位常规消毒，利多卡因作局部麻醉。将00号羊肠线剪为1.5cm长小段，浸入生理盐水中煮沸。用特制植线专用针将羊肠线植入穴位中。皮肤消毒后用敷料或创可贴保护局部即可。一周后可在原穴位上下部位作第二次植线。

方四　切埋法

[**取穴**] 膻中、曲池（双）、百会、大椎、肺俞、肝俞（双）。

[**方法**] 将"3/0"号羊肠线打结（10~20个），将结两端多余部分剪去待用。以上选穴区皮肤常规消毒，用2%盐酸利多卡因注射液穴位局麻0.2~0.4ml，用尖刀片的尖部刺入穴位皮肤0.3cm.将羊肠线结用镊子放入穴位内（每个穴位1~2个），局部用4号线缝合1针，再用纱布包扎，胶布固定。20天埋1次，3次为1个疗程。

【典型病例】

例1　赵某，女，2岁。

刚满1岁时因发热惊风住院治疗后出现癫痫小发作，每月1次呈周期性发作，发作时突然抽搐、握拳、屈腿、痉挛、两目上翻、口吐白沫，无呻吟，无二便失禁，埋线4次，治疗期间未发作。8年后随访未发作。

例2　张某，男，48岁。

脑炎后患癫痫31年，每年发作10~20次。发作前无先兆，发作时，突然神志丧失，牙关紧闭，角弓反张，继之抽搐，发作2~3分钟。用方二第一次穿线后，即停止发作，为巩固疗效，又穿线二次，每间隔2月一次，嘱服药物半年，复查脑电图，报告正常，药物开始减量，二个月达停药。至今已9年未再发作。

【处方精汇】

1. 用注线法

患者取坐位，上臂抬高45度，虎口卡腰，使三角肌轮廓清楚，在三角肌后缘上2/3与下1/3交界处，按压有酸、麻、胀等感觉，即镇癫穴处，皮肤常规消毒，局部浸润麻醉。将1~2号羊肠线剪成1.5~2.0cm小段，置于12号针内，垂直进针1~2cm，得气后，送入肠线，每穴2根，退出针体。用胶布固定。然后用同样的方法埋线对侧穴位。每3个月埋线1次，3次为一疗程。

2. 用穿线法

依次选取大椎、筋缩、癫痫（T_{12}~L_1间）、腰俞、哑门、身柱、腰奇（腰俞下1寸）、脊中。常规消毒，以1%利多卡因在穴位两侧或上下约1.5cm~2.0cm处做皮丘，用弯三角针穿引0#或1#肠线（医用），从穴位一侧进针，穿过穴位，来回牵拉肠线至产生酸、麻、胀感后，将肠线两端贴皮剪断，提起皮肤，线头即可缩入皮下。术毕用无菌纱布包扎1周左右。每次1穴，间隔30天，连续8次为1疗程。

3. 用割埋法加穿线法

取长强穴，严格消毒后局麻，用手术刀按矢状切口1cm，深4~5cm，用止血弯钳取出少许脂肪或皮下组织。沿切口由下向上缓缓将备好的肠线送至皮下，切口不必缝台，加压盖以消毒纱布即可。第二次埋线用三角直针穿以羊肠线号00至1号，局麻后，从长强穴进针向上到腰俞穴下2cm出针，紧贴皮肤将两线头剪断，左手放开断端即自动退入皮下，每埋一次为一疗程。每疗程间停30~45天。

按 语

用方一时应注意，①12岁以下儿童视体质强弱选用0~1号羊肠线，13岁以上患者一律用2号羊肠线；②每个穴位及埋线部位一律双股埋植，腰俞至上髎中点之纵向埋植必须用四股羊肠线；③若第二次埋线时，前次所埋线的穴位出现硬结或条索状结节时，可暂缓1周，或最多15天时间再埋植。

对于癫痫病史短、发作次数少、未服药治疗者不服任何抗癫痫药；对于病史在1年以上，且经常服或间断用药者，为防止突然停药引起癫痫大发作可继续服抗癫痫药，可维持原来用药剂量，不可突然停药，多种渐减为一种，待疗程结束仍病情稳定，减至最少量。对首次治疗后症状有所控制，但仍发作的患者可加服抗癫痫药物（12岁以下患儿必须单纯使用）。

经临床观察，最适合于癫痫发作频繁者，对原发性癫痫疗效好。对继发性癫痫疗效稍差，需同时兼治原发病，但对发作周期长则疗效差，一般埋治3次即可减少或控制发作。最佳的是第二次和第三次，但发作周期长则疗效较差，与患者年龄大小及病程长短关系不大。埋线法以两个疗程疗效优于 1个疗程的疗效。为此，应坚持较长一段时间的治疗为好。有的第一次埋线后的数日后，发病次数反而有所增加。这属于正常反应，有这种反应的病人，疗效一般较好。因此，在施术前应向家属或患者说明。

第六节　神经系统疾病

一、偏头痛

偏头痛是由血管舒缩功能障碍和某些体液物质代谢紊乱所引起的一种发作性疾病。属中医"偏头风"、"头痛"范畴。

【病因病理】

发病机制比较复杂。本病可能由颅内血管神经功能紊乱引起，与多种因素有关。

（1）血管学说，即血管舒缩失调；

（2）类天然吗啡学说，认为和血液中多种活性物质如5-羟色胺、缓激肽、前列腺素等有关。也有人认为涉及中枢神经、自主神经、神经体液和酶系统。此外，偏头痛与激素、免疫、遗传因素均有一定的关系。

中医学认为偏头痛属内伤头痛范畴，其病理因素多为风、痰、火（热）、虚痰为阴邪、其性粘着，痰浊上扰清窍，经络阻滞，清阳之气不得舒展。故头痛头晕，痰浊阻滞中焦，致脾胃气机不利，脾失健运故纳差。胃失和降故恶心欲吐。舌淡，苔白腻脉滑为痰浊内停之象。

【临床表现】

本病常隐袭起病，逐渐加重或反复发作；发作前数小时至数天伴前驱症状，如呕吐，畏光，畏声，抑郁或倦怠等，头痛呈周期性发作，偏于一侧，痛势较剧，多为跳痛、刺痛、胀痛、昏痛、隐痛或头痛如裂，每次发作过程相似，发作间期神经精神状态正常；麦角胺刺激有效，可有家族史。

【治疗方法】

方一 注线法

［取穴］风池、太冲、阳陵泉、曲泉。

［方法］将上穴分为2组，前两穴为一组，后两穴为一组，每次选用一组。将装有羊肠线的埋线穿刺针快速插入腧穴，左手拇食指握住针管慢慢后撤退出，右手拇指慢慢将针芯向前推进，把羊肠线植入腧穴。然后用无菌纱布覆盖。半个月后再植另一组穴，共4次。

方二 注线法

［取穴］三阳络。

［方法］皮肤常规消毒，将0号羊肠线1cm左右放在12号腰椎穿刺针管，将针快速斜刺入三阳络穴深达肌层，出现针感后边推针芯边退针管，将羊肠线注入穴内，退针后用创可贴包扎固定，一周一次。

方三 注线法

［取穴］患侧丝竹空透率谷。配穴：痰瘀互结者配丰隆透飞扬；浊邪上犯者配外关透内关，阴虚阳亢者配太冲透涌泉。

［方法］局部常规消毒。将剪好的适当长度（两穴间距离）1/0号羊肠线装入9号埋线穿刺针内，迅速刺入穴位皮下，将针缓慢刺入被透穴位下，得气后，边退穿刺针边推针芯。将羊肠线留于二穴之间。出针后用消毒棉球按压针孔片刻。用创可贴贴敷针孔。15日1次，3次为一疗程。

方四 注线法

［取穴］风池（双）、太阳（双）、百会。

［方法］局部严格常规消毒，将0号羊肠线剪成1cm长，放入穿刺针内前端快速刺入穴位，得气后，缓慢边推针芯边退针管，将羊肠线植于穴内，局部以无菌棉球按压片刻，胶布固定即可。20天埋线1次，1次为1疗程，连续3个疗程。

【典型病例】

例1　周某，男，50岁。

左侧偏头痛反复发作12年，时轻时重。近一月来因工作劳累，痛势加重，连及左耳胀痛，影响入寐，伴有耳鸣、眩晕。纳食尚佳，舌质红，苔薄白，脉细数。经丝竹空透率谷、太冲透涌泉埋线治疗2个疗程痛止而愈，随访2年未复发。

例2　甘某，女，43岁。

主诉右侧头部反复发作性剧烈疼痛9年，发作时右侧 头部剧烈胀跳痛，伴视物昏花、恶心、面色苍白，一般持续3~5小时，右侧太阳、风池穴处压痛明显。给予风池、太阳、百会埋线治疗1次，头痛消失，随访3年无复发。

【处方精汇】

1. 用植线法

取外关、合谷。伴心烦郁怒，脉弦数加太冲；胸闷，恶心，脉弦滑加丰隆；面色晦暗，脉弦细加阿是穴；少气懒言，心悸，少寐，脉细者加足三里。皮肤常规消毒局麻，取一段羊肠线，用埋线针将肠线顶入穴内，埋入肌层，查看针孔，无线头外露，贴上创可贴。每次取主穴2个，配穴1个。每周埋线1次，治疗3次为一疗程。

2. 用注线法

取风池、三阳络。剪取1cm长1号羊肠线放入一次性使用麻醉用针，再将线注入穴位下肌层，随后出针，贴创可贴。每10日1次，3次为1个疗程。再用四神聪、太阳三棱针点刺放血，每次每穴约1毫升，每5日1次，6次为1个疗程。连续治疗3个疗程，疗程之间间隔10天。

按 语

　　三阳络埋线治疗偏头痛，是单顺老师在长期临床中发现的，具有较好的疗效。其实这是"经络所过，主治所及"原理的体现。三阳络穴是手少阳三焦经的腧穴，又是手三阳经交会联络之处，经循头的侧面患部。通过注入肠线作为慢性温和持久的刺激物以达到调节气血、平衡阴阳的目的，它弥补了针灸在人体内治疗刺激时间短，而难以达到长期的温和刺激作用，因此可以较快见效，达到了针灸难以达到的治疗效果。

有的偏头痛患者与颈椎病有一定关系，因为头部的神经和经络均是从颈部上行，因此，治疗时应重视对颈椎相应夹脊穴的取穴，并同时配合对颈椎的整脊治疗，可取得较好的效果。

气候变化、异味及某些食物和药物有可能诱发偏头痛的发作，因此，在治疗的同时应消除或减少偏头痛的诱因，如避免情绪紧张，避免服用血管扩张剂等药物，避免饮用红酒和进食含奶酪的食物，咖啡、巧克力、熏鱼等。

二、头痛

头痛是由多种原因引起的一种头部的疼痛症状。中医也称为"头痛"。

【病因病理】

紧张性头痛多因长期焦虑，精神紧张，过度疲劳，引起颈头部肌肉痉挛收缩，压迫血管造成局部缺血发生头痛。也可因长期处于不良工作姿势而使头、颈、肩肌肉持续收缩引起头痛。血管性头痛以分为偏头痛和丛集性头痛，一般认为可能系颅内血管神经功能紊乱引起，和血液中多种血管活性物质有关。近年认为与5-羟色胺代谢紊乱有关，并涉及中枢神经、自主神经、神经体液和酶系统。

中医学认为头为诸阳之气，清阳之府，又为髓海所在，凡五脏六腑之气血皆上流于头故六淫之邪外袭、上犯巅顶、邪气稽留阻抑诸阳或内伤七情，导致气血逆乱，瘀阻经络，脑失所养，均可发生头痛。

【临床表现】

1. 紧张性头痛

部位不固定，头痛与精神紧张、受刺激或疲劳有一定关系，下午和晚上加重，可伴恶心、头晕等症。疼痛为钝痛、酸痛或刺痛且有间歇期，痛可延及颈、肩，无其他神经系统器质性病变体征。

2. 血管性头痛

常见于女性，多在青春期起病，呈周期性发作，往往有家族史。疼痛呈搏动性钻痛、钝痛、刺痛，多伴恶心、呕吐、眩晕，每次发作数小时至数天。发作前可有畏光、幻觉、眼花等先兆症状。

【治疗方法】

方一 注线法

[取穴] 取穴以循经、辨证相结合，配合阿是穴。偏头痛：率谷（患侧）、阳陵泉（患侧）、太阳穴（患侧）、合谷穴（健侧）。巅顶部头痛：通天、行间、百会、四神聪。前部头痛：头维穴，上星、合谷。后头部头痛：后顶、天柱、昆仑、后溪。中医辨证瘀血头痛：配三阴交。气血不足：配血海、足三里。痰浊上蒙：配中脘、丰隆。肾水不足：配复溜、太溪。肝火上冲：配太冲、行间。外感有风寒者：配风门。偏风热者：配曲池。偏风湿者：配头维、足三里。

[方法] 常规消毒，2%利多卡因在穴位处分别作浸润麻醉，形成约1cm直径的皮丘，将00号铬制羊肠线（0.5~1cm长）装入9号腰穿针（针芯尖端已磨平）前端内。刺入穴后边推针芯边退针管。使羊肠线埋入穴位皮下，线头不得外露。消毒针孔，外敷无菌敷料。一般2~4周1次，如上状复发者隔3~6个月再作1~2次治疗。

方二 植线法

[取穴] 印堂、太阳、百会、风池、阿是穴。伴高血压者配血压点、心俞、肝俞；因脏腑疾病而致者取相应的脏腑及其背俞穴；颈椎病而致者配颈部压痛敏感点及X线片所示病变部位。

[方法] 常规消毒后在每个穴位上行局部浸润麻醉。将1号羊肠线一端放在穴位进针点上，右手持压甩埋线针缺口向下压住羊肠线一端将其送入穴位，一般1个月埋线1欢，病情重者20天埋线1敬，5状为一疗程。主治顽固性头痛。

方三 割埋法

[取穴] 鱼际、食指指背第一指关节正中上1/3处前头痛点、无名指第一指关节背侧正中上1/3正中头顶痛点、无名指第一指关节背侧正中上1/3后头痛点。

[方法] 手术常规消毒左手或右手皮肤，用2%利多卡因5ml行穴位局部浸润麻醉。取鱼际穴，纵行切开0.5cm切口。皮下用十字交叉法植入0.5cm长异体长效蛋白药线2根缝合1针。取余穴作纵行各切0.5cm切口，皮下植入异体长效蛋白药线2根，各缝合1针。

方四　割埋法

[**取穴**]主穴百会。配穴：外感头痛中，巅顶痛时再取攒竹、通天、行间、阿是穴、太冲；前头部疼痛再取上星、头维、合谷、阿是穴；侧头部疼痛取率谷、侠溪、阿是穴；头后部疼痛取后顶、天柱、昆仑、阿是穴。内伤头痛中，肝阳上亢所引起头痛加风池、悬颅、侠溪、行间；气血不足引起的头痛加气海、肝俞、脾俞、肾俞、足三里；血瘀阻络引起的头痛可参照外感头痛分经分部取穴。

[**方法**]在取穴处常规消毒，割开穴位处皮肤，将手术用羊肠线埋入穴位，缝合伤口，6~7天后拆除缝合线。

【典型病例】

例1　棘某，女，41岁。

患者头痛数年，以巅顶及前额疼痛明显，头痛呈波动样痛，有时剧烈疼痛，用手指按压疼痛搏动动脉可缓解，头晕。诊为血管神经性头痛。用方二治疗，取印堂、太阳、百会，风池、血压点，心俞、肝俞、胆俞、阿是穴。埋线1次头痛症状基本控制，续埋线2次，随访3年未复发。

例2　患者，女，44岁。

患偏头痛10余年。曾在当地医院服用中西医药物，疗效欠佳。用方三行左手掌穴割治埋线术12小时后，自觉头胀痛、头晕、流涎症状全部消失。随访10个月未复发。

【处方精汇】

1. 用注线法

取穴头维（双）、印堂、上星（双）、太阳（双）、风池（双）、百会，选用9号腰穿针，00号羊肠线，无菌操作下将羊肠线剪成1~2cm，腰穿针芯退出一部分，羊肠线从针尖端穿入针管，穴位皮肤消毒后，右手持针快速刺入穴位，待有针感时推针芯，将羊肠线注入穴位中，拔出针管，消毒后小块胶布粘贴，间隔20天埋线1次共治疗1~2次。主治血管神经性头痛。

2. 用注线法

取穴：太阳、额通（攒竹直上0.2寸）。单侧痛者仅取单侧额通穴，无太阳穴痛者可不取太阳穴。常规皮肤消毒局醉，取消毒备用的0/3号可吸收羊肠线约1.5cm装入埋线针，针尖以30度左右角斜刺入，羊肠线已完全埋入穴内时退针，无线头留在皮肤外后用棉球压迫针孔片刻，贴创可贴保护创口2～3天即可。未愈2月后再进行1次。主治额窦炎引起的头痛。

3. 用注线法

取头维、风池、阳陵泉。消毒后将放置肠线的埋线针向鼻尖斜刺风池穴，得气后缓缓退针，同时推动针芯，将羊肠线留置于穴位内：头维进针后向前推进2～3cm，埋线于皮下肌肉层，阳陵泉直刺得气后推入肠线。主治血管性头痛。

按 语

埋线治疗能长期的调节大脑兴奋与抑制过程，调节血管舒缩功能、改善大脑血液供应、激活神经细胞。临床及实验证明本疗法可明显改善大脑功能，提高记忆力及思维功能，对头痛有明显效果。

头部血管丰富易出血，埋线时要缓慢出针，并用消毒干棉球按压针眼片刻，防止出血和皮下血肿出现。督脉穴位埋线时不超过脊髓硬膜为度，防止意外。背俞穴以45度方向脊柱方向斜刺，勿直刺免伤及内脏。埋线后针眼用酒精棉球及医用胶布固定，以防出血和污染 48小时后揭掉胶布即可。嘱患者1周之内勿洗澡。

体形较瘦的患者羊肠线吸收较慢，待病情稳定后，可延长至40～50天埋线1次。埋线2天内局部可出现疼痛，部分患者有全身不适、疲乏无力或发热症状，均属正常反应，一般不需处理，可自行消失。

三、枕神经痛

枕神经痛是指枕大神经或枕小神经受到刺激引起的以后枕部和颈部疼痛为主的病证。中医属"偏头痛"范畴。

【病因病理】

枕神经痛可分为原发性枕神经痛和继发性枕神经痛。原发性枕神经痛多发于青壮年，而且发病前大都有受凉、劳累、潮湿、不良姿势的睡眠等诱因。最常见的是继发于上呼吸道感染之后。继发性枕神经痛的病因有颈椎疾病、椎管内病变、寰枕部先天畸形及损伤等。引起肌组织缺血和挛缩，释放的生物致痛物质刺激神经末梢，引起疼痛，其他颈部疾病以及细菌或病毒也可能引起疼痛。

中医学认为本病多因六淫外袭，阻抑清阳，络道被阻，或因内伤诸疾，气血逆乱，瘀阻经络，因营血亏虚，不能上荣等，都可导致本病。

【临床表现】

枕部或兼有颈部的发作性疼痛、跳痛，常向头顶部或乳突部放射，头颈部猛烈活动、咳嗽、喷嚏等可激发或加剧疼痛。发作时患者不敢转动头部，头颈部处于伸直位置。疼痛时重时轻，有时呈持续性而有阵发性加剧。检查可发现枕神经分布区感觉过敏或轻度减退，两乳突连线中点外侧约3cm处的枕大神经出口处有明显压痛。

【治疗方法】

方一　穴位注射加埋线法

［**取穴**］风池、后溪、束谷（均为患侧）。

［**方法**］穴位部位常规消毒后，用5号齿科针头，分别抽取地塞米松2mg，维生素B_{12} 0.1mg，2%利多卡因2ml，摇匀后快速刺入患侧风池穴压痛最明显处，深度一般为1.5~2.0cm，出现酸胀感回抽无血液后缓慢注入药物。7天1次，3次为1个疗程。然后将0号羊肠线剪成1~1cm长的线段，穿入8号注射针头，用手持针快速刺入穴内，并用25mm针灸针（尖应剪去），推入羊肠线，留在穴内，外用创可贴覆盖，7天埋线1次，2次为1疗程。

方二　注线法

［**取穴**］风池。

［**方法**］先在局部麻醉，然后取已消毒铬制可吸收羊肠线2cm，用特制埋线针刺入风池穴皮下，纱布压迫止血5分钟，敷贴包扎3天。3天后埋线穴位局部可触及由羊肠线所引起的炎性硬结。嘱患者每天用手轻轻按摩硬结3次，每次5分钟。主治枕大神经疼痛。

【典型病例】

例1　患者，男，56岁。

头痛1年，痛苦面容、消瘦、贫血貌，在当地医院诊断为脑炎，用氯霉素及其他抗生素治疗无效，症状逐渐加重，严重影响日常工作及生活。前来我处就医，确诊为右枕大神经痛，行右侧埋线治疗，每周1次，治疗3次后患者头痛消失，疗效确切满意。

【处方精汇】

主穴：天柱、风池、翳明。配穴：外感风邪，取合谷、外关；肝阳上亢，取肝俞、太冲、太溪；痰浊内阻，取脾俞、胃俞、丰隆；瘀血阻滞，取膈俞、合谷、三阴交。用9号埋线针装入1cm肠线，进针后推入肠线，退针外盖创可贴。每10天埋线1次。3次为1疗程。

按语

　　枕神经痛是一种症状，原发性者多不易查明病因，应避免和预防全身性疾病，如感染、糖尿病、尿毒症、风湿热、中毒等原发性疾病，可减少枕神经痛的发病机会；其次是预防和避免引起枕神经痛的继发因素，如颈椎结核、颈椎病、肌纤维织炎、局部感染和外伤等。另外，应避免使用高而硬的枕头，选择具备松软舒适的枕头，帽子不宜过紧，尽可能减少局部刺激，减少枕神经痛的诱发因素，如防止受凉、受潮和疲劳等。

　　经过临床观察发现，一般经过1~2次治疗，疼痛多能缓解。埋线术后3天枕大神经疼痛减轻，2周基本恢复正常。此方法操作简单、安全，疗效良好，值得临床推广。但如因颈部有其他疾病引起，还应对症治疗颈部疾患，以消除对颈丛的刺激症状。

四、三叉神经痛

三叉神经痛是指三叉神经分布、分支范围内反复发作的剧烈性疼痛。中医称为"面痛"、"颊痛"、"面游风"。

【病因病理】

原发性者病因不明，病变部位分中枢部（三叉神经脊束核）和周围部（半月节至桥脑间）。继发者多由三叉神经本身病变或邻近组织病变波及、损伤、压迫三叉神经而致。

中医学认为本病多与外感风邪、情志不调等因素有关。究其病机主要为风寒之邪侵袭面部阳明、太阳经脉所致，或因风热毒邪侵淫面部；或外伤或情志不调，或久病入络，使气滞血瘀，面部经络气血痹阻，经脉不通，产生面痛。

【临床表现】

面部发作的短暂、阵发性闪电样的剧痛。疼痛常骤然发作，无先兆。疼痛剧烈，呈闪电样、刀割样或钻痛样，时间短暂，多数为数秒钟至1~2分钟，反复发作性疼痛，可伴有面肌反射抽搐，面红，结膜充血，流泪流涎等。有明显的扳机点，多在一侧，第2、3支较多见，3支同时出现疼痛者较少见。

【治疗方法】

方一　注线法

［**取穴**］患侧风池、大椎、曲池、下关、阿是穴。第1支痛加太阳、第2支加颧髎、第3支加颊车。

［**方法**］穴位消毒后，用9号穿刺针装入0号羊肠线0.5~1cm，快速刺入穴位，得气后将羊肠线注入穴中，拔出针管，外盖敷料。15~30天埋线 1次，3次为1疗程。

方二　注线法

［**取穴**］第1支痛取眶上孔附近；第Ⅱ支痛取眶下孔内、翼腭凹、翼腭管内；第Ⅲ支痛取颏孔、下颌孔附近及卵圆孔附近。

［**方法**］以2/0铬制肠线从针尖穿入12号注射针头，并从针尖露出 1cm肠线。所用针头需将针尖对刃磨去锐利边缘呈小槽状，使露出的肠线弯曲入槽内。眶下孔及颏孔要埋入孔内0.5~1cm；眶上孔部位仅沿眉弓横形埋于骨膜表面，下颌孔附近埋线以口外法为佳，从下颌角前缘1.5cm进针，针尖贴近升支内侧骨板刺入3.5cm即可；翼腭管内埋线从腭大孔进针2~3cm，由于腭黏膜缺乏弹性，剪断线头后以钝头探针将线压入粘骨膜下，翼腭凹埋线，进针点于患侧颧髎穴，针尖进入皮肤后向上、向内、向后刺入，沿上颌结节骨面弧度直达翼腭凹，深度为4~4.5cm；卵圆附近埋线，进针点于下关穴，使针尖向后、上、内方向偏斜约15度角，进针4~4.5cm以上。

方三　植线法

［**取穴**］主穴：足部反射区的三叉神经区（双侧）；配穴；体穴颊车（患侧）。

［**方法**］首先在三叉神经区和颊车穴上用探棒探到最敏感的区域，皮肤常规消毒局麻，在穴位下0.6寸处进针，将0.5cm羊肠线一段置于皮丘上，右手持埋线针缺口向下压线，以15度角向穴位中心进针，直至线头全部埋入皮内，再进针0.5cm，快速拔针，保护针眼1~2天即可。

方四　注线法

[**取穴**] 下关、合谷、风池、内庭。第一支疼痛者加患侧阳白、丝竹空；第二支疼痛加患侧颧髎、迎香、巨髎；第三支疼痛加颊车、承浆。

[**方法**] 穴位常规消毒后，将0000号羊肠线剪成0.5~1.0cm长小段，将自制针芯（用长40mm将针尖磨平）套入改制过的一次性无菌注射针头（规格0.6mm×32mm）前端内，针芯退出一部分，用镊子将羊肠线纳入注射针头内。右手持注射针自局麻处将注射针快速刺入穴位，得气后，用针芯将羊肠线送入穴中。拔出埋线注射针头，用棉球按压。7天治疗1次。

【典型病例】

例1　患者，男，42岁。

因右侧面颊反复疼痛2年，加重半个月就诊。患者2年来右侧面颊疼痛反复发作，近半月每天发作10多次，每次持续30秒至5分钟，痛如刀割，刷牙、洗脸、吃东西均可诱发，以右眼下鼻旁为甚。服药无效，采用方一埋线疗法治疗，第2天疼痛减轻，15天后疼痛彻底消失。巩固治疗1疗程，1年后随访，未见复发。

例2　张某，男，67岁。

右侧下牙痛20余年，每天发作数次，疼痛难以忍受。用针灸治疗疗效均不明显，遂改用方三埋线疗法，3天后，疼痛明显减轻，45天以后第2次埋线治疗，2个月以后复诊，疼痛消除，至今未见复发。

【处方精汇】

1. 取穴

第一支：合谷、天应、眉中；第二支：合谷、天应、四白；第三支：合谷、天应、下关、颊车、地仓、下颌孔。先用2%利多卡因浸润麻醉。将3号可吸收羊肠线置入30ml注射器内，线头露出针头5mm。合谷循经进针20mm，眉中：沿皮下向后内20mm；四白：向眶下孔方向进针20mm左右，以进入眶下孔为宜；天应：阿是穴，即疼痛之"扳机点"，针沿疼痛放射方向刺入20mm；下关、颊车、地仓为治疗该病下颌支的组穴，分别自3穴沿皮下刺向由该3穴组成的三角形的中心，进针20mm；下颌孔：以刺入下颌孔5mm为佳。埋线后平皮剪断肠线，轻轻拉揉皮肤，勿使线头外露。每周1次，3次为1个疗程。

2．用注线法

①患侧太阳透阳白，阳白透鱼腰，适用眼支型；②患侧迎香透四白，颧髎透下关，适用上颌支痛；③患侧大迎透夹承浆，颊车透大迎，适用下颌痛。穴位常规消毒后，用消毒镊子将000号羊肠线一段（根据两穴之间的距离选择适当的长度，一般0.6~1.5cm左右），放入埋线针前端，将羊肠线顶入肌层，针孔涂碘酒后用一小块创可贴覆盖1天后揭去。20天埋线 1次，4次为1个疗程。

按语

埋线治疗时应注意首先要确定分支，治疗时要确保穴位准确，可应用 2％利多卡因进行神经阻滞麻醉，麻醉后能止痛者方行埋线治疗。患者出现酸麻胀痛的感觉时，才能把羊肠线推入穴位内。此种方法一般需要3次埋线以后，才能达到最佳疗效。

埋线后上下唇可出现不同程度麻木，约在3~4周后消失，皮下出现小硬结在2~4周后消失，"从下关穴"进针作卵圆孔附近埋线后，个别患者出现张口受限，约在3~4周后恢复正常。

使用方二时，术前作好定分支及定痛点定位诊断十分重要，如第1支痛者，先以2％普罗卡因作眶下孔麻醉，若痛消失，则单埋眶下孔即能见效，否则需加翼腭凹或翼腭管埋线。第 1支痛者作颏孔内麻醉，若痛消失，则单埋颏孔即能见效，否则需作下颌孔附近及卵圆孔附近埋线。对颏孔及眶下孔埋线前，在注射麻药后，以7号针头强刺孔内神经纤维，会获得迅速止痛的效果。

五、面神经炎

面神经炎是茎乳突孔内面神经的急性非化脓性炎症改变，是以面部表情肌群运动功能障碍为主要特征的一种常见病，中医称为"面瘫"。

【病因病理】

本病多为茎乳突孔内的病毒感染，如流感病毒、水痘病毒、单纯疱疹病毒等造成。引起组织水肿或骨膜炎压迫面神经；或局部血管受风寒而发生痉挛，导致神经组织缺血、水肿、受压、渗出等，可见有神经脱髓鞘改变。

中医学认为，本病的发病根于正气不足，络脉空虚，卫外不固；外邪入侵于面部经络，气血阻滞，经脉失养，以致肌肉弛缓不收。

【临床表现】

本病发病年龄不定，急性起病，1~5天内达到高峰。临床表现主要为病侧表情肌瘫痪，即额纹消失，眼裂扩大，闭目不严，鼻唇沟变浅，口角下垂，示齿鼓腮动作不能完成。排除外伤、耳科及桥小脑角部位病变等所致的周围面神经损伤。

【治疗方法】

方一 穿线法

［取穴］颊车。

［方法］以患侧颊车穴位为中心（即下颌角前上方一横指处），常规用2%碘酊、75%酒精消毒皮肤，术者戴手套，左手用皮镊捏起颊车穴位皮肤，右手持持针器，用中圆针穿马尾线，从被捏起的一侧皮肤进针穿刺到另一侧，进针方向与下颌骨前支外侧缘垂直，使两针眼间距在3~4mm之间，然后结扎马尾，剪去多余马尾线即可。1周后马尾结自然脱落，如果面瘫症状未愈，可再按上法穿线治疗1次即可。

方二 穿线法

［取穴］选穴：①太阳透阳白；②颊车透地仓；③地仓透迎香；④地仓透人中；⑤承浆透地仓；⑥四白横穿1.5cm。

［方法］患者仰卧位，患侧行常规消毒后，各穴位点用2%利多卡因0.5~1ml作浸润麻醉。将备用羊肠线穿入缝合直针，用双线按上述六个透穴进行透穴埋线，从穴位的另一端进针后，经穴位深层肌肉组织，穿过穴位将两头线均埋置于肌肤内，线头切忌露于肌肤外，用无菌创可贴将穴位点贴敷。轻度埋线一般20~30天，待肠线完全吸收后痊愈；中度埋线30~60天，肠线吸收后仍有不同程度额纹、鼻侧纹较健侧浅，可鼓颊、闭目、露齿，再行2次埋线后痊愈；重度初次埋线后，症状无明显改善，行3次埋线后显效，每次埋线间隔时间视羊肠线吸收时间和病情而定，一般25~40天。

方三 注线法

［取穴］阳白、颧髎、颊车。风寒证者配大椎，肝火上炎证及肝阳上亢证配太冲，肝肾阴虚证配太溪，气血虚弱证配足三里。

［方法］令病人仰卧、穴位常规消毒，作浸润局麻，将准备好的"0"至

"01"号羊肠线0.3~0.5cm，穿入9~12号穿刺针前端的针管内，将穿刺针刺入穴位，其针刺的角度和深度与毫针针刺法相同，边退针管边推针芯，使羊肠线埋置在穴位内。针孔用75％酒精棉球加压胶布固定。每月埋线1次为一疗程，埋线后24~36小时可去掉针孔部位的棉球及胶布。主治顽固性面瘫。

方四 注线法

[**取穴**] 透穴：太阳透阳白，阳白透鱼腰，太阳透颧髎，下关透颊车、下关透颧髎。常用穴位：患侧四白、地仓、颊车、下关、翳风、瞳子髎、迎香、颧髎等。远端配穴：双侧足三里、外关、膈俞穴等。面肌痉挛者加后溪透劳宫。

[**方法**] 根据病情各组穴位可交替使用或合用。局部常规消毒，用9号腰穿针，将0/3号羊肠线剪为0.5~1.5cm长的线段送入针尖里，左手绷紧皮肤，右手持针与皮肤成15度角斜刺（足三里、后溪穴垂直进针），迅速刺入穴位内，得气后，将羊肠线推入穴内，根据病情每次可取4~6个穴位，用输液贴贴住针口。15~20天治疗1次。

【典型病例】

例1 陈某，男，36岁，教师，左侧面瘫8个月，曾经火针、毫针、内服中西药物等治疗近8个月，效果不佳，来我科就诊。初诊时病人左眼不能闭合，流泪，见风或用眼过多时加重，额纹消失，无抬眉动作，鼻唇沟变浅，鼓腮漏气，诊断为顽固性面瘫。采用方二行埋线治疗1个疗程后症状即大为好转，行第2个疗程治疗后，诸症全消，痊愈。

例2 患者，女，26岁。患左侧口眼㖞斜四个月。发病后用针刺法及中西药治疗，稍有减轻，但其效不佳，又坚持针药并用治疗2个月，共计治疗达6个月，仍无进展，改用方三，在患侧阳白、颧髎及足三里穴埋线治疗二次后，面瘫出现了新的疗效。面肌已能随意运动，调治月余痊愈。

【处方精汇】

1. 用注线法

牵正、翳风、下关、阳白、颊车、地仓、合谷、外关、曲池、足三里。用一次性使用埋线针将特制的羊肠线注入穴位。第1星期内，以四肢穴位为主，行泻法且手法宜重，面部穴位以牵正、翳风、下关为主，埋线不宜过深，局部有酸胀感将羊肠线植入即可；第2星期后，面部穴位可透刺，牵正向颧髎方向刺入1.5cm，阳白向太阳方向刺入1.5cm，下关向颊车、地仓方向刺入1.5cm，不提插，不捻转，穴处有酸胀感将羊肠线植入即出针。四肢部穴位行平补平泻法。术毕，以专用贴贴进针处。

2.用植线法

患者健侧卧位，取翳风、牵正。碘伏常规消毒，2%利多卡因2m1局部麻醉，然后取已消毒铬制可吸收羊肠线2cm两根，用特制埋线针刺入选定穴位皮下，每穴留置1根，伤口局部涂碘伏，创可贴包扎三天。

按语

治疗时宜选择适宜的羊肠线，并不是线越粗疗效越好，初次埋线要选用细线，根据患者反应，可增加或减少一个号，同时应掌握好埋线深度，须将线埋入肌层和面神经分支走行部位，可提高埋线治疗效果。

一般认为，周围性面瘫发病15天内为急性期，急性期过后半年以内为恢复期，超过半年以上不愈者为后遗症期。其疗程长短及预后与面神经受损平面高低有密切关系。面神经受损平面越低，则疗程越短，反之则疗程越长，预后较差。单纯性面神经炎有自限性倾向，而难治性面神经麻痹则多出现于耳带状疱疹面瘫综合征等其他面神经受损平面较高者或病情虽轻但失治、误治者。已过了早期才就诊的患者，尤其是病损神经节段较高和病毒损害较重的患者，不但恢复慢、病程长，而且由于面神经损伤程度较重，甚至达到变性程度，则最终不能彻底治愈而留有后遗症状，说明治疗的关键在于早期治疗，病程越短，疗效越好。病情轻者可在1~2次埋线治疗后便可恢复正常；若病程长，大于6个月则病情难愈。同时经随访病人，远期效果高于近期。在急性期内治疗见效者就易痊愈，治疗不及时者或由于面神经变性严重者，往往产生后遗。

六、面肌痉挛

面肌痉挛又称面肌抽搐，是以一侧面部肌肉阵发性不自主抽动为表现、无神经系统其他阳性体征的周围神经病。中医学称"筋惕肉瞤"。

【病因病理】

面肌痉挛多由正常的血管交叉压迫，如小脑后下动脉、小脑前下动脉、椎神经动脉压迫，偶尔由于动脉瘤、动静脉畸形或脑瘤等面神经根部的压迫所致。也有因特发性面神经瘫痪，导致神经脱髓鞘的病理改变而未能恢复正常，仍存在部分的髓鞘脱失，使面神经的电传导易受泛化所致，或面神经炎累及脑干内神经核团，形成类似癫痫病灶而产生面部肌肉的发作性抽动。

中医学认为，该病多与风邪有关，病机初发以邪实为主，系风邪、痰湿或瘀血壅阻面部筋脉，导致经筋失养遂致局部肌肉抽搐；后期以正虚为主，气血不足，筋脉失养，血虚生风，或肝肾阴虚，阳亢风动而发。

【临床表现】

本病早期多为眼轮匝肌间歇性抽搐，渐至同侧其他面肌，抽搐程度不等，可因疲劳、精神紧张、及谈话等因素诱发或症状加剧，痉挛症状为间歇性强直性，不能有意识地停止：痉挛不超越面神经支配区域。神经系统检查无阳性体征。

【治疗方法】

方一　注线法

[**取穴**]阿是穴（面部最早出现痉挛或痉挛剧烈的部位，如不好区分，取阳白、太阳、四白、地仓）、双侧风池、对侧合谷、太冲、阴陵泉、足三里、三阴交。

[**方法**]用注线法。对选穴位处皮肤用强力碘常规消毒，将已纳入羊肠线0.5~1cm的埋线针直刺或斜刺入穴位，产生针感后，一边向外拔埋线针，一边向内推针芯，把羊肠线植入穴位，拔出埋线针后，用干消毒棉尽量挤压出血，再次消毒，创可贴敷盖。2周埋线1次，共埋线3次。

方二　注线法

[**取穴**]第一组：承浆透地仓、地仓透迎香、四白透睛明、颧髎透下关。第二组：地仓透人中、四白透迎香、太阳透瞳子髎、阳白透鱼腰。同时取对侧合谷。并辨证选取背俞穴。

[**方法**]患者仰卧位。选择以上穴位，用碘伏消毒局部皮肤，用9号一次性埋线针，将2~0号医用可吸收线2~3cm放入埋线针前端，左手拇、食指绷紧或提起进针部位皮肤，右手持针，透刺所需深度，当出现针感后，边推针芯，边退针管，将线体埋填在皮下组织或肌层内。出针后，针孔处敷医用胶贴。15日埋线1次，3~5次为1个疗程。

方三　注线法

[取穴]①风池、颧髎、三阴交：②完骨、太阳、阳陵泉：③下关、合谷、太冲：④四白、翳风、足三里。

[方法]每次选取1组穴位。常规消毒穴位局部皮肤后，取一段约1~2cm长已消毒的羊肠线，放置在腰椎穿刺针针管的前端，后接针芯，左手拇食指绷紧或捏起进针穴位的皮肤，右手持针，刺入到所需的深度，当出现针感后，边推针芯，边退针管，将肠线埋植在穴位的皮下组织或肌层内，针孔处用创可贴敷盖。每3星期治疗1次，4次为1个疗程。

方四　针刺和注线法

[取穴]头面部可取：地仓透颊车、地仓透迎香、颊车透承浆，颊车透颧髎，颊车透下关、颧髎透四白，头临泣透鱼腰，瞳子髎透太阳，太阳透丝竹空等穴；四肢部可取：合谷透劳宫、内关透外关，行间透太冲，太冲透涌泉。

[方法]根据病情每次选取头面部穴位3~4对和上肢部、下肢部穴位各1对，先用针灸针常规针刺，运针时间约0.5分钟，留针30分钟，每隔10分钟进行一次，10次为一疗程，疗程结束后，休息2~3天，再行第二疗程，两疗程结束后，给予羊肠线原穴埋植。手术者左手持9号穿刺针，右手持止血钳，将310号羊肠线剪成0.3至0.6cm长，放进穿刺针内，在选定的穴位上消毒后埋植，根据解剖位置决定进针深浅，一次可埋植5~10个穴位，一个疗程20天。

【典型病例】

例1　患者，女，39岁。

半年前因同家人生气后出现右侧眼部周围肌肉跳动，时轻时重。近1月来右侧口唇开始抽搐，常因精神紧张加重，说话时右侧眼轮匝肌间歇性抽搐，牵引口角提肌抽搐，头晕，口苦，口干，失眠多梦，急躁易怒，舌质红，苔薄干，脉弦细。诊断：面肌痉挛（阴虚阳亢）。埋线用方二，取穴：患侧地仓透人中，四白透迎香，太阳透瞳子髎，阳白透鱼腰，肝俞透肾俞，对侧合谷。一次埋线后当天患者自觉症状减轻，第二天面肌抽搐消失。随访2年未见复发。

例2　杨某，男，13岁。

自幼面肌抽动，龇牙挤眼，近年来时常挤眉弄眼，情绪紧张及兴奋时见面部肌肉明显抽动，给予神经营养剂治疗1年，效果不理想。用方四常规针刺治疗2个疗程后，上述症状基本控制，而后改为羊肠线穴位埋植1~2次，2周后诸症基本消失，最后再埋植1次巩固疗效。

【处方精汇】

1. 用注线法

取患侧迎香、神庭、健侧合谷、双足三里、双神门、阿是穴（扳机点）。在距离所取穴位3~5cm处，局部皮肤常规消毒后，选用5/0号医用羊肠线1~2cm，用镊子将其穿入7号注射针头管中，以1.5寸针灸针为针芯，针尖朝穴位快速沿皮横刺进针，当针尖达所取穴位皮下后，用针体行扇状平扫及上提牵拉皮肤各3~5下，然后缓慢退针，埋入肠线，埋1次即为1个疗程，1周后行第2疗程，3个疗程结束治疗。

2. 用皮下针法加注线法

取阿是穴，即局部痉挛跳动处。患者坐位，取1.5寸毫针3支为一簇，直刺浅刺入皮内，进针后松手使针体悬吊而不脱落，每穴3支针，根据痉挛跳动情况，取6~8个穴。留针1小时，每周治疗6次，2周为1个疗程。穴位埋线取穴：双侧合谷、太冲、阴陵泉、足三里、三阴交。将2个0号可吸收性羊肠线1cm长，用一次性埋线针纳入羊肠线直接刺入穴位，一边向外拔埋线针，一边向内推针芯，把羊肠线植入穴位。2周埋线1次。

按 语

本病疗程较长，应注意患者的心理疏导，向患者解释负面的情绪会影响病情的恢复以及介绍成功治愈的案例，缓解其紧张情绪。保持心情舒畅，保证充足的睡眠；尽量减少外界刺激，如电视、电脑、紫外线等；注意避免吹风，不要用冷水洗脸，防止感冒发生；要注意食辛辣刺激之物可加重病情，如烟酒、咖啡、浓茶、无鳞鱼等。宜食用高蛋白、高营养、易消化的清淡饮食，如新鲜蔬菜、水果、粗粮、豆类、鱼等。也可以适量的增加一些维生素B族的摄入。

患者在治疗的同时，可配合热敷祛风方法：以生姜末局部敷于面肌痉挛外侧或温湿毛巾热敷面部，每天2~3次；早晚自行对镜子做吹口哨、示齿、皱额、闭眼等动作，每个动作2~4个拍，每天2~3次。

七、中风后遗症

中风后遗症是指患者中风经过救治后所遗留的轻重不等的半身不遂，举步困难，手足拘挛，言语不利，口眼歪斜等症状。属中医学中风之"偏枯""偏风"范畴。

【病因病理】

本病由多种原因引起脑动脉系和静脉系发生病理性改变所造成的一类疾病，如脑出血、脑血栓形成、脑栓塞等，导致脑血液循环障碍和异常而直接影响脑组织，并使脑组织发生功能性或器质性改变。急性期后，往往造成半身不遂、语言不利、口眼歪斜等后遗症。

中医学理论认为中风后遗症主要是由于中风之后气虚血瘀脉络瘀阻，风痰阻络或肝肾两亏，精血不足，筋脉失养所致。

【诊断要点】

有脑血管意外史。脑血管意外后，遗留有一侧肢体的完全性或不完全性瘫痪，感觉丧失，口眼歪斜，流涎，吞咽困难，语言謇涩，大小便失禁，或见一侧颜面和手足麻木无力。

【治疗方法】

方一　植线法

1. 取穴

主穴：肩髎、曲池、合谷、环跳、足三里、丰隆，每次必取。配穴：肝胆湿热重者配肝俞、三焦俞、阳陵泉；久病肾虚者配肾俞、三阴交；肌肉萎缩者配脾俞、髀关、条口、风市。

2. 方法

取主穴6个，配穴3~7个。用碘酒消毒皮肤，酒精脱碘，1%利多卡因作皮内局麻，取数段2~3cm羊肠线固定在定点上，用埋线针中央缺口卡着肠线，以45~75度的角向穴位内刺入，当线尾进入皮肤0.5~2.0cm后，振动针柄，有得气感后，将埋线针退出，从针孔挤出鲜血3~5滴，外盖针眼3天。20~30天施术一次为1疗程。

方二　注线法

[取穴]上肢取肩髃、曲池、合谷、天宗穴，下肢取环跳、足三里、丰隆、阳陵泉、三阴交、风市穴，背俞穴取脾俞、肝俞、三焦俞、肾俞穴。失语配百会、言语1区、言语2区、言语3区；行走偏向配长强。

[**方法**] 穴位用碘伏消毒，用消毒镊子将PGLA线体置入一次性埋线针前端，左手绷紧或提捏起穴位处皮肤，右手将针快速刺入穴位，得气后，压下弹簧将线体留置入穴位内，拔出针头，用棉棒按压穴位，每次取穴5~6个。每星期治疗1次，6次为1个疗程。

方三　注线法

[**取穴**] 夹脊穴。

[**方法**] 取瘫痪侧夹脊穴，每次交替选取7~9穴；皮肤常规消毒，把羊肠线穿入腰穿针内，以一定角度快速穿过皮层，再缓慢进入一定深度的肌层内，出现针感后，边退针边将羊肠线推入。消毒纱布按压针孔片刻，外用创可贴固定。3天内埋线部位不要着水，1周施术1次，一般治疗6~8次。

方四　植线法

[**取穴**] 下肢瘫取足运感区和运动区上1/5，上肢瘫取运动区中2/5，中枢性面瘫取运动区下2/5（又称言语一区）；运动性失语选用言语一区，命名性失语选用言语三区，感觉性失语选用言语二区，混合性失语根据失语类型分别选用之。

[**方法**] 根据症状首先选用脑病灶侧头部刺激区植线1次，然后第16日在非病灶侧相应的头部刺激区植线1次。常规消毒局麻后，左手持无菌镊子夹紧羊肠线，右手持无菌埋线针，使针体与刺激区平面约呈15度角，将线植入刺激区帽状腱膜下（运动区、言语三区由上向下，足运感区、言语二区由前向后），待线头见不到时再进0.3~0.5cm后快速拔针。嘱患者3天内不洗头，半月内不吃辛辣等刺激性食物。

【典型病例】

例1　邓某，男，44岁。

因突发脑血管意外33天，出院后留下右侧偏瘫。语言欠流利，二人搀扶，右足跛行，直腿抬高10度，右上肢下垂，不能自主活动，用方一取右侧肩髃、曲池、合谷、天宗、环跳、足三里、丰隆、肝俞、三焦俞、阳陵泉、风市11穴，每穴埋入2.5cm的羊肠线各一段；足三里、风市、天宗用补法顺经埋入1号线，其他穴位用2号线逆经埋入；二诊自己单独行走，语言较流利，自述好多了，三诊患者独自一人来诊，自述完全好了。

例2 患者，男，62岁。

因左基底部出血行颅脑手术后该患恢复意识，但言语不清，右侧肢体活动不利，用方二，配合头针埋线。每次选择5~10穴进行微创埋线，每星期治疗1次，患侧和健侧交替取穴。治疗5次后症状减轻，继续治疗3个月，右手可上举超过头项，右脚能抬离地面10cm。

【处方精汇】

1. 用注线法

以患处对侧运动区相应部位为主。感觉障碍加感觉区；水肿加血管舒缩区；命名性失语加语言二区；感觉性失语加语言三区；头晕耳鸣，听力下降加晕听区；下肢疼痛麻木，尿频加足运感区；走路不稳加平衡区；哭笑无常加精神情感区。体穴：上肢瘫取肩髃、臂臑、曲池、手三里、外关、合谷；下肢瘫取环跳、风市、阳陵泉、足三里、绝骨、解溪、昆仑、丘墟、太冲；失语均加廉泉、劳宫；均用肾俞、命门、脾俞、胃俞、肝俞、中脘、气海。用3~0号医用羊肠线，用9号腰穿针，抽开针芯从针尖部放入羊肠线，刺入所需深度，到有酸胀感时再推入肠线，然后敷消毒纱布。4个月治疗1次，疗程为1年。

2. 用穿线法

药线制备方法：将含有黄芪注射液10ml、当归注射液10ml、复方丹参注射液10ml、红茴香注射液10ml、山莨菪碱50mg的药液配备后，将0~1号医用羊肠线浸入药液30天后使用。取穴：肩髃、手三里、阳池、伏兔、足三里、解溪。穴区皮肤常规消毒后，在穴位两侧1~2cm处做局麻皮丘，用三角针穿药线（双折）从局麻皮丘刺入，穿过穴位下方肌层，从对侧局麻皮丘穿出，然后紧贴皮肤剪断两端线头，放松皮肤，使肠线完全埋入皮下组织内，创可贴盖贴针眼，10天1次。

按 语

近年来，有关专家证明无论脑梗死还是脑出血患者及脑外伤后瘫痪都可早期接受埋线治疗，并且治疗越早效果越好，在常规药物治疗的基础上加用穴位埋线，可明显提高疗效，改变了脑出血患者不宜早期接受针灸治疗的观点。而且临床提示本法对年龄小、病程短、不完全性偏瘫者疗效高，反之，疗效次之。

中风患者临床上有许多伴随症状，埋线治疗可根据病情选用处方：

1．脑卒中后假性球麻痹吞咽障碍。

取穴：肝俞、脾俞、肾俞、心俞、廉泉、风池。取一段约0.5cm长已消毒的00号羊肠线放置在9号注射器针头内，用0.35mm×50 mm的针灸针剪去针尖作针芯，将针刺入一定的深度，左右捻转针体，当出现针感后，边推针芯，边退针管，将羊肠线埋填在穴位的皮下组织内，退针后消毒针孔外盖敷料。10日埋1次，共治疗3次。

2．中风后平衡功能障碍。

取胸膝位或侧卧位，长强穴常规消毒，镊取一段约1cm长已消毒的0号或00号铬制羊肠线，放置在腰椎穿刺针针管的前端，后接针芯，右手持针，针尖斜向上与骶骨平行刺入3~4cm；出现针感后，边推针芯，边退针管，将羊肠线埋植在穴位内，针孔处敷盖创可贴。

3．中风后上肢偏瘫肢体痉挛

电针取穴：肩贞、天井、手三里、外关、阳池、臂臑，连接G6805 II型电针机，选连续波，频率1.5~3Hz，强度以患者能耐受为度，持续时间为30分钟。电针结束后在手三里、臂臑、肩贞等穴位埋线，每次选1个穴位，交替进行。局部皮肤常规消毒后，选用7号注射针头，1.5寸针灸针为针芯，埋入0~5号医用羊肠线2~3cm，针刺时针尖朝穴位快速沿皮横刺进针。

4．中风后失语症

取穴百会、言语一区、二区、三区。局部常规消毒，局部麻醉，然后每穴取1根0号医用羊肠线1.5cm，用9号腰穿针将线埋入皮下，拔针后用酒精棉球覆盖针眼，小胶布固定，1个月治疗1次，6次为总疗程。

5．中风后便秘

取穴：大肠俞（双）、脾俞（双）、天枢（双）、大横（双）；采用注线法，使用9号腰穿针和00号蛋白线1cm，常规严格消毒后直接快速斜刺穴位，行提插手法得气后，边推针芯边退针，将蛋白线埋入穴位，出针后用创可贴贴24小时，每22天治疗1次，3次为1个疗程。

八、痴呆

痴呆是一种比较严重的智力障碍。这是指病人的大脑发育已基本成熟，智能也发育正常，但以后由于各种有害因素引起大脑器质性损害，造成智能严重障碍。属中医"痴呆"、"呆证"、"健忘"等范畴。

【病因病理】

可以引起痴呆的疾病很多，比较常见的有：①中枢神经系统变性疾病，如阿尔茨海默氏病、帕金森病、亨廷顿舞蹈病等；②脑血管疾病，如多发梗死性痴呆；③颅内肿瘤；④病情严重的颅脑外伤、慢性硬脑膜下血肿；⑤各种脑炎、脑膜炎；⑥癫痫；⑦脑缺氧；⑧正常颅压脑积水；⑨内脏疾病所引起的脑病，如肝性脑病；⑩内分泌系统疾病，如垂体前叶功能减退、甲状旁腺功能疾病等；⑪维生素缺乏等；⑫各类中毒，如酒精中毒、汞、铅、砷、铊等重金属中毒。以额叶、颞叶、边缘系统以及第三脑室等联合纤维集聚的部位损害时容易发生智能减退。

本病的发生以肝肾精血亏损，气血衰少为本，肝阳化风，心火亢盛，痰浊蒙窍，肝郁不遂为标。以上因素导致清阳不升，浊阴不降，神机不转，心神不明。脑为元神之府，心主神志，心脑失养，神明逆乱发为痴呆，其病位在脑、心，其病机属本虚标实之证。

【临床表现】

本病主要表现为。

（1）记忆障碍，开始时主要影响近事记忆，久而久之，远近记忆都有明显减退。

（2）抽象思维及判断障碍，不能找出不同的事物与概念之间的异同点，对于谚语或成语常作表面化、具体化的解释，不能理解其抽象涵义。

（3）其他大脑皮质高级功能障碍，如失语、失用、失认或空间结构障碍等。

（4）人格改变，表现为原有性格特征的突出与强化，精打细算变为吝啬刻薄、锱铢必较；或表现为原有个性的转变，由原先的循规蹈矩变为轻率放荡。

【治疗方法】

方一　注线法

［取穴］神门、丰隆、太溪、足三里。

［方法］做局部麻醉，将2/0号铬制羊肠线穿入埋线针，各穴位分别埋入

肠线长度为：太溪直埋1.5cm，丰隆、足三里直埋3cm，神门向上斜埋1cm。以上各穴均行提插得气后，边推针芯边退针管，使羊肠线埋入穴位皮下，出针，消毒针孔，创可贴贴24小时。每月治疗1次，共治疗6次。

方二 注线法

[取穴] 百会、颈夹脊

[方法] 皮肤常规消毒，将0号羊肠线1cm左右放在12号埋线针管，将针快速斜刺入百会穴深达肌层，颈夹脊穴则向脊柱斜刺，出现针感后边推针芯边退针管，将羊肠线注入穴内，退针后用创可贴包扎固定，每月埋线一次，3次为1个疗程。主治血管性痴呆。

方三 注线法

[取穴] 双侧肾俞穴和大椎穴。

[方法] 皮肤常规消毒，将00号羊肠线1cm左右放在92号埋线针管，将针快速斜刺入深达肌层，出现针感后边推针芯边退针管，将羊肠线注入穴内，退针后用创可贴包扎固定，每月埋线一次，3次为1个疗程。主治阿尔茨海默病。

【典型病例】

例1 患者，女，68岁。

于2005年底出现近期记忆力下降明显，呈进行性加重，近半年来逐渐出现日常生活能力下降，部分兴趣爱好丧失，表情淡漠，拒绝与他人交流，时、空间定向力差。既往无心、脑血管疾病病史。颅脑MRI示：①双侧侧脑室扩大；②双侧颞叶、海马区脑萎缩。诊断为阿尔茨海默病（轻度）。取神门、足三里、丰隆、太溪穴位埋线治疗，1个月治疗1次，经6次治疗后，患者近期记忆力、定向力、情绪、日常生活能力障碍均较前有所改善，病情好转。

【处方精汇】

取穴：肾俞（双侧）、足三里（双侧）。常规消毒穴位局部皮肤，用9号埋线针，镊取一段约1~2cm长已消毒的0号羊肠线，放置在针头的前端，后接针芯，左手拇食指绷紧进针部位皮肤，右手持针，刺入到所需的深度；当出现针感后，边推针芯，边退针管，将羊肠线埋植在穴位的皮下组织或肌层内，针孔处覆盖创可贴。30天埋线治疗1次。主治轻度认知功能障碍。

按语

　　有研究结果表明，认知功能障碍。是痴呆之前的过渡和移行阶段，尚有一定的可逆性，在这个阶段进行必要的干预和治疗，对防止其发展为痴呆至关重要。埋线可以有效改善患者智能。疗程前后监测肝功能、肾功能、血糖、血脂、血液流变学及三大常规显示，该疗法无任何不良反应，尚可使患者血脂、全血黏度、全血还原黏度等数值水平下降；且方法简单，依从性好，值得临床进一步观察研究。

　　通过运用埋线对老年痴呆进行治疗，发现穴位埋线能够提高老年性痴呆患者的MMSE量表的评分，降低ADAS-Cog量表的评分，提高了患者的认知能力，有效地阻止了疾病的进展。

　　实践证明，埋线配合药物治疗是可取的两者结合，发挥了各自优势，弥补了相互不足，使埋线的效应被加强或延长，有观察表明，尼莫地平与头颈穴位埋线治疗血管性痴呆可显著增加脑血流量，促进中枢神经功能的恢复，提高患者的认知功能。而穴位埋线和胰岛素联合应用与单用穴位埋线比较，大鼠学习记忆能力明显提高，海马神经元超微结构改善，ChAT表达增多。表明穴位埋线和胰岛素联合应用比单用穴位埋线对拟 AD大鼠的作用更明显。

九、帕金森病

　　帕金森病又称震颤麻痹，是中老年人最常见的中枢神经系统变性疾病。属于中医学"颤震"、"颤振"、"振掉"等范畴。

【病因病理】

　　现代医学认为，帕金森病的主要病理改变是黑质变性，黑质纹状体多巴胺（DA）分泌减少。引起黑质变性的原因至今不明，衰老、工农业毒素、遗传是比较肯定的发病因素，氧自由基堆积在黑质纹状体中发生脂质过氧化损伤，也是导致黑质纹状体受损而变性的重要原因。

　　中医学认为，本病多因肝肾亏虚、髓海不足是其发病本源。本病病位在脑，与脑髓有关，以肾为根，以脾为本，肝为标。其病机为肝肾亏虚，髓海不足，气虚痰结，血瘀动风。

【临床表现】

　　帕金森多在60岁以后发病。帕金森的症状主要表现为患者动作缓慢，手脚或身体其他部分的震颤，身体失去柔软性，变得僵硬，是老年人中第四位最常见的神经变性疾病。症状特点有：①静止性震颤，②肌肉僵直，③运动迟缓，④疼痛表现，⑤吞咽困难。

【治疗方法】

方一　针刺加穿线法

[取穴] 大椎、百会、曲池、合谷、足三里、肝俞、脾俞、肾俞、阳陵泉、太冲、行间、太溪。口干、苔薄白，脉弦细数者加复溜（补）；腰背酸痛，强直者加命门（补）；言语不利加通里、廉泉（泻）。

[方法] 用针刺加穿线法。针刺：每次取6~8穴，交替使用，针刺得气后留针30分钟，用捻转补泻法，每日一次，10次为1疗程，每疗程间隔5~7天。连续1~2个疗程。埋线：每次取3~5穴，每月1次，交替使用。消毒后，在穴位两侧1.5~3cm处局麻，用持针器夹住带羊肠线的三角针，由一侧局麻点穿过穴位，从对侧局麻点穿出，来回牵拉肠线使之产生麻胀感，然后紧贴皮肤剪断肠线，敷盖纱布。

方二　注线法

[取穴] 肝俞、肾俞、脾俞。

[方法] 取穴均双侧。选用0/3羊肠线1.0~1.5cm长，放入消毒8号注射针头注射通道，快速刺入穴内，并用25cm针灸针（尖应剪去），穿过针头注射通道里推，把羊肠线留在穴内，外用创可贴覆盖，3天后去掉创可贴即可。穴位埋线每10天1次。同时配合内服六味地黄汤合左归丸加减、针刺舞蹈震颤控制区、风池、风府、百会、四神聪、外关、足三里、阳陵泉、绝骨、太冲、太溪。并配合少量美多巴内服。

【典型病例】

例1　患者，女，58岁。

主诉右上肢震颤，逐渐发展为四肢震颤，拘紧2年加重1个月。表情淡漠，反应迟钝，肢体自主颤动，肌肉强直，慌张步态。按方一治疗两个疗程，症状减轻，3个疗程完全控制。

病例2　刘某，女，56岁。

患上下肢颤抖4年，初起时感觉右手颤抖，精细动作困难，如吃饭，穿针等，逐渐发展到下肢，及头部，情绪紧张时加重，生活都不能自理。检查时患肢强直，步态慌张，诊断为帕金森病。治疗第一次埋线督脉通贯、消颤穴、足三里；第二次复诊时，症状明显减轻，震颤改善明显，患肢强硬改善不明显，第二次埋线治疗后，2个月电话随访时，症状基本控制，生活已能自理。

【处方精汇】

取穴：一组穴：消颤穴（少海穴下1.5寸）、外关、足三里，颈夹脊2~5。二组穴：风池、合谷、三阴交，四神针。三组穴：身柱、曲池、太冲，运感区、颞三针。皮肤常规消毒局麻，用12号埋线针装入2号线2cm，进针后推入肠线，退针外盖创可贴。三组交替应用。每月埋线1次为1疗程。

按 语

对帕金森病采取以针灸埋线法为主的中西医结合的方法，是治疗本病的最佳途径，有利于提高疗效，有利于将药物的毒副作用降到最低程度。能有效地改善患者的血液动力学和微循环障碍，促进DA分泌，从而减缓多巴胺神经元变性，达到标本兼治的目的。且与常规西药疗效相当。埋线中取穴以头皮针震颤麻痹区为最常用，有观察表明，用头皮针埋线对体内抗氧化酶系统具有调整作用，对脑细胞形态具有明显的改善作用。

埋线不但对帕金森病的震颤有效，而且对一种特发性震颤有效。有人取舞蹈震颤控制区、外关、阳陵泉、足三里、三阴交、太冲，均为双穴。脾气不足型加中脘；肝气郁结型加风池、合谷；心血不足型加神门，兼心阴虚者用阴郄代替神门；肾气不足型加气海、太溪；痰浊内阻型加丰隆，兼痰热者加内庭，兼风热未清者加曲池、合谷。用注线法埋入1~2cm长已消毒的00号羊肠线。3次为1个疗程，每次一般间隔30 d，取得良效。

十、肋间神经痛

肋间神经痛是指胸神经根或肋间神经由于某种原因受刺激而产生的一种胸肋间敬腹部至带状区疼痛综合征。属于中医学"胁痛"范畴。

【病因病理】

肋间神经痛是一组症状，指胸神经根（即肋间神经）由于不同原因的损害，如：胸椎退变、胸椎结核、胸椎损伤、胸椎硬脊膜炎、肿瘤、强直性脊柱炎等疾病或肋骨、纵隔、胸膜病变，肋间神经受到上述疾病产生的压迫、刺激，出现炎性反应，而出现以胸部、肋间呈带状疼痛的综合征。

【临床表现】

肋间神经痛是在一根或几根肋间神经支配区的经常性疼痛。时有发作性加剧，有时被呼吸动作所激发，咳嗽、喷嚏时疼痛加重。疼痛剧烈时可放射至同侧的肩部或背部，有时呈带状分布。检查时可发现相应皮肤区的感觉过敏和相应肋骨边缘压痛，于肋间神经穿出椎间孔后在背部、胸侧壁、前胸突出处尤为显著。

中医学认为，胁痛可由焦劳忧虑而致者；饮食劳倦而致者；色欲内伤，水道壅闭而致者，也可由忿怒、过劳、伤血、伤气、伤筋或邪在半边半里而致者，总而言之，可归纳为邪犯少阳、痰饮内停、肝气郁结、瘀血阻滞、肝胆湿热等，导致肝胆之经气失调，气血阻滞而形成。

【治疗方法】

方一　注线法

［**取穴**］膻中、风门、肺俞、相应夹脊穴、支沟、阳陵泉、阿是穴。配穴：心血不足、心火亢盛配厥阴俞、心俞；肝胆湿热配肝俞、胆俞。肝气郁结配支沟、肝俞、期门、足临泣、行间；瘀血阻络配膈俞、大包、京门、三阴交、蠡沟；湿热内蕴配支沟、期门、阳陵泉、日月、丘墟、太冲。

［**方法**］用0~1号线和12号埋线针。局部消毒局麻后，将针刺入穴内，探得针感后，推入线体，退针外盖创可贴；一般1个月埋线1次，病情重者20天埋线1次，两组交替应用，5次为1个疗程。

方二　注线法

［**取穴**］相应夹脊穴、支沟、阳陵泉、阿是穴。

［**方法**］穴位消毒局麻后，将1号羊肠线穿入9号埋线刺针前端。刺入穴位。夹脊穴针尖向脊柱方向斜刺，使有酸胀麻感向前胸放射，后退少许注入羊肠线1cm，阿是穴选疼痛神经分布线上的痛点2~3个埋线，针斜刺埋入肌层1cm。支沟、阳陵泉针尖略上向斜刺埋入羊肠线2cm。20天埋线1次，3次为一疗程。

【典型病例】

例1　刘某某，男，42岁，患者有胸膜炎史8年，一直胸痛不能劳动，伴颧红、盗汗，周身乏力，脉细数，舌质红而苔少。予穴位埋线法治疗，取穴膻中、风门（双）、肺俞（双）。治疗1次后疼痛明显减轻，3次后疼痛完全消失而愈，再埋线2次以巩固疗效，随访至今未复发。

【处方精汇】

用注线法。相应夹脊穴、阿是穴。配穴：肝气郁结加肝俞、期门、太冲；瘀血阻络加膈俞、肝俞、血海；邪犯少阳加中渚、足临泣；痰饮内停加尺泽、丰隆；肝阴不足加肝俞、三阴交。穴位消毒局麻后，用9号埋线针装入1号羊肠线，穿刺针斜刺入夹脊穴和阿是穴，注入羊肠线2cm，其余躯干穴均斜刺入肌层，四肢穴直刺、埋入羊肠线1cm。15天埋线1次，3次为一疗程。

按语

埋线治疗肋间神经痛以舒通经络气血为主，其疗效迅速。埋线疗法可宣肺通络，舒肝理气，能治疗心血管疾患，又能治疗神经衰弱、肋间神经痛等症。羊肠线埋入穴位后可起到延长针刺的刺激作用。由此经络得以舒通，气血得以运行，可达到"通则不痛"的止痛目的。埋线疗法根据"以痛为腧"和"腹背相应"的原理，选取相应夹脊穴和阿是穴埋线，意在疏导局部气机，通调经气。穴位埋线疗法多用于顽固性的肋间神经痛。

肋间神经痛大多是一个继发的症状，因此在埋线止痛的同时，应积极治疗原发疾病。以从根本上解除病因。在治疗的同时，患者应注意不宜食辛辣及刺激性食物，稳定情绪，减少精神刺激。以免加重病情。

十一、多发性神经炎

各种病因均可影响周围神经，如同时发生周围神经的广泛损害，称为多发性神经炎。中医学认为本病属"痿证""痹证"范畴。

【病因病理】

引起本病的原因很多，有感染性疾病的直接感染，继发感染，细菌毒素的作用，化学因素中的药物、化学品，重金属类的作用，以及代谢障碍、营养障碍、结缔组织病变、遗传及其他原因等引起，导致轴突变性，节段性脱髓鞘和间质变化引起的多发性神经炎。

中医学认为本病系脏器素虚、风寒湿邪、寒湿、湿热乘虚而入，浸淫经脉，闭阻脉络，营卫行涩，经脉失养或肝肾两伤，精枯血少，筋骨失养，或脾胃素虚，或因病致弱，使纳运失常，生化不足，宗筋失养而成痿。

【临床表现】

本病初期以手指或足趾疼痛麻木、刺痛烧灼或似虫行感等感觉异常或感觉过敏刺激症状为主；临床症状主要表现为四肢远端呈手套袜子样分布的感觉障碍；肢体肌张力降低，腱反射减弱或消失，可伴有不同程度的植物神经功能障碍；排除其他周围神经疾病。

【治疗方法】

方一　植线法

[取穴]足三里、气海。配穴：上肢加曲池，下肢加阳陵泉。

[方法]穴位常规消毒后，用1%利多卡因局部浸润麻醉。医者右手持针，针头顶压于所埋穴位。左手将一段已消毒的羊肠线套于埋线针尖端的凹槽内，然后左手拇指绷紧穴位皮肤，右手持续缓慢进针，针尖缺口向下以15~40度角刺入，直至肠线头完全埋入皮下，再进针0.5ml，将肠线埋于穴内肌层，随后出针。针孔用碘伏再次消毒，外贴愈伤膏固定。15~20天埋线1次，3次为一疗程，每天按揉所埋穴位2次，每次5~10分钟，以增强对穴位的刺激。

方二　注线法

[取穴]一组：大椎、曲池、外关、阳陵泉。二组：尺泽、合谷、足三里、太冲。三组：外关、后溪、丰隆、太溪。

[方法]上述穴位组依次埋线。穴位消毒局麻后，将1号蛋白线放于埋线针口，以15度角刺入穴内，待蛋白线进入穴下，线头没入皮内1~2cm时退针，外盖敷料，7天埋线1次，3次为一疗程。

方三　注线法

[取穴]曲池、合谷、足三里、太冲。配穴：手三里、外关、中渚、阳陵泉、足临泣。

[方法]局部消毒局麻后，用9号或12号埋线针，根据穴位情况刺入1~3cm，注入00~1号肠线0.5~3cm。根据上肢与下肢患病之不同，各取主配穴1~2个进行埋线。每隔15~20天埋线1次。

方四　注线法

[**取穴**] 上肢：合谷、曲池、内关、阳溪；下肢：足三里、三阴交、阳陵泉、悬钟、解溪、委中、承山。

[**方法**] 穴位消毒局麻后，用9号埋线针装入0号羊肠线1~1.5cm，刺入穴位2~3cm，施以平补平泻法注入羊肠线。10天埋线1次，5次为一疗程。

【典型病例】

田某某，女，46岁。

2个月前发病，开始时四肢末端麻木，发凉，疲乏无力。行走时有腿软弱无力感。后来腰膝发软。入院治疗，入院诊断为多发性神经炎，住院治疗2个月以上症状无明显改善，接受埋线治疗，查体时四肢发凉，触温觉存在，生理反射减弱，无病理反射，支持前诊断。按上穴位组依次埋线治疗。每周埋线一次。三次治疗后上述症状消失，7年无复发。

【处方精汇】

1. 用植线法。

取穴：足三里、气海。上肢加内关，下肢加三阴交。穴位皮肤消毒局麻后，将1号肠线2cm套于埋线针尖端钩内，刺入穴内，足三里、三阴交直刺2cm，内关直刺1.5cm，气海向下制刺2cm，将线体注入穴内，退针外盖创可贴。20天埋线1次。

2. 用注线法

取穴：曲池、手三里、合谷、足三里、三阴交。配穴：清养肺胃加阳溪、肺俞、胃俞；清化湿热加太溪、阴陵泉；补益肝肾加肾俞、肝俞；活血理气加气海、三焦俞；健运脾胃加脾俞、胃俞。穴位消毒局麻后，将9号埋线针装上00号羊肠线2~3cm，刺入穴内，探得酸胀感后，注入羊肠线，外盖敷料。10天埋线1次，3次为一疗程。

按语

根据《内经》"治痿独取阳明"理论，埋线治疗本病也以阳明经穴为主，以调胃益气，增加营养，并疏散风邪，通经活络。埋线时可上下肢穴位，阴经阳经穴位，左右穴位相互交叉配伍使用。一次不宜用穴过多，上下肢各选2~3穴即可，各处方可分组交替埋线。

本病是由于感染、中毒、糖尿病、营养缺乏等多种原因引起的周围神经的感觉、运动障碍，应查明病因、针对病因治疗。早期应注意休息，避免受寒冷刺激。饮食应富于营养、易消化，病情稳定则需加强被动运动，并逐步进行有计划的主动运动。同时配合其他治疗如按摩、刺络，拔罐等以提高和巩固疗效。

十二、坐骨神经痛

坐骨神经痛是指沿坐骨神经通路及其分布区的疼痛，是一种常见的临床症状。属于中医学的"腰腿痛"和"痹证"等范畴。

【病因病理】

坐骨神经痛是指沿坐骨神经通路及其分部区的疼痛，分原发性与继发性两类，原发性坐骨神经即坐骨神经炎，可能与感染和受凉有关，继发性坐骨神经痛是坐骨神经在其行程中遭受邻近病变刺激或压迫引起。

中医学认为多因体质虚弱、腠理空疏，卫外不固，风寒湿邪流注经络，阻滞经脉、致使气血运行不畅所致，或劳损未愈、感受寒湿、日久成疾而致。

【临床表现】

临床表现为腰臀部或臀及下肢后侧小腿外侧疼痛麻木，增加腹压时疼痛加重，直腿抬高试验、足背屈试验阳性，且多伴有慢性腰臀部软组织损伤史。影像学检查可有腰椎骨质增生、椎间盘膨出改变。

【治疗方法】

方一　注线法

[取穴]环跳、第4腰椎横突端后下缘处（阿是穴）。以外侧为主疼痛者配风市、阳陵泉、外丘；以后位为主疼痛者配膀胱俞、承扶、殷门、承山、昆仑；以前位疼痛者配髀关、足三里、解溪；伴腰痛者配命门、肾俞、委中、印堂。

[方法]皮肤消毒后行小皮丘局麻，然后再将装好肠线的穿刺针迅速刺入皮下，得气或沿本经传导扩散时，此针已刺到穴位最底部，随即将肠线第一段（同时装三段）推留于穴位最底部，称为沉"；提针到穴位的中部，将肠线第二段留下，称"中"；再继续提针相当于皮下肌层部位，再将肠线第三段留下，称为"浮"，而后用酒精棉球按压在针体旁、出针、用小块胶布封贴3天。

方二　注线法

[**取穴**] 患侧腰3~5夹脊、环跳、委中、昆仑、阳陵泉、悬钟,以上穴位分两组,每次选3~5穴,两组交替埋线。辨证选穴:寒湿留着加风门、命门、腰阳关;瘀血阻滞加血海、膈俞;正气不足加肾俞、足三里。

[**方法**] 常规消毒,将腰穿针针芯回抽约3cm左右,装入2cm长的羊肠线,快速刺入皮内,得气后,左手推按针芯,将肠线推入穴内,缓缓退针,胶布固定。第一组穴位埋线3天后进行第二组穴位埋线,埋线两次为一疗程,疗程间隔15天左右。

方三　切埋法

[**取穴**] 沿坐骨神经分布区寻找3~6个压痛敏感点,如腰点、髂点、臀点、腘点、腓点、踝点等。

[**方法**] 穴位局部皮肤按常规消毒后,作皮肤局麻皮丘,铺洞巾,用尖头手术刀片顺皮肤纹理刺破皮肤全层,切口长约3~5mm,用手术小直钳钳住1~2cm长的"0"号羊肠线2~3根放入到肌层,探找到敏感点后弹拨3秒,务使患者有酸胀感,以患者能耐受为度,然后松开直钳,将羊肠线留于肌层内,切口处用丝线缝合,盖上消毒纱布,5~7天后折线。

方四　流线法

[**取穴**] 足太阳经型:肾俞、关元俞、秩边、殷门、承山;足少阳经型:大肠俞、环跳、风市、阳陵泉、绝骨;混合型:伴游走性疼痛,加风市、三阴交;伴脾胃虚弱,纳差,加脾俞、足三里;伴肝肾亏虚,腰膝酸软,加肾俞,三阴交;伴疼痛剧烈或外伤者,在委中穴三棱针点刺放血加拔罐。

[**方法**] 主穴每次取4~5穴,配穴选取6~8穴埋线。常规消毒皮肤,镊取一段约1~2cm长的羊肠线穿入针管前端,针刺得气后,边退针边推针心,把羊肠线植入穴中,创可贴固定针孔。1周1次,4次为1疗程。

【典型病例】

例1　杜某,男,35岁,汽车司机。

主诉间断性腰腿酸痛麻木10月,加重7天,受凉、咳嗽、伸腿疼痛加重。曾用中西药、针灸康复治疗3个月罔效。用方二治疗一疗程,疼痛减轻,已能下床活动;又作一疗程,症状体征消失,腰腿活动如常人,痊愈上班,一年后随访无复发。

例2 张某，男，59岁。

腰部及左下肢后侧酸痛1年，加重1月。腰部及左下肢后侧酸痛，痛处固定喜按揉，不能久行，天气变化，疼痛加重，舌淡青，苔白，脉弦。在S_1左侧椎旁压痛，叩击向左下肢后侧放射，左臀左大腿后侧、小腿压痛，左下肢直腿抬高试验阳性。证型：肝肾不足，寒瘀阻络。采用方四埋线治疗，4次痊愈。

【处方精汇】

1. 用切埋法

阿是穴（取最痛点）、环跳。配穴：秩边、承扶、承山。皮下浸润麻醉后，用3号手术刀片顺皮纹切一约0.7cm切口（深度限于皮下），然后用止血钳夹持肠线（主穴4段、配穴3段）顺皮下肌纹垂直而下钝性分离肌层，当感觉有空洞感时，即达所需埋线深度，轻压止血钳，患者诉胀痛时松开止血钳，并将止血钳旋转90度后拔出，然后缝合切口1针，盖上消毒敷料包扎。

2. 用注线法

以环跳、秩边为主穴，殷门、阳陵泉为备用穴，每次取主穴和备用穴各1个，两组穴位可交替使用。用18号骨穿刺针1只，"0"号羊肠线2~3cm，皮肤严格常规消毒后局麻，将针体迅速刺入穴位4~8cm。同时加透针体作小幅度刺激按摩穴位，得气后，将肠线植入穴位深部，拔出针体，外盖敷料。15天埋线1次，4次为1疗程。

按语

使用方一时应根据病人患肢病位，确定仰、伏、侧位。视病程、病势轻重及体质情况而选定用肠线的号数和长短以及穴位多少。一般病程较长，体质较差者用穴要少、用线号要小且短。相反，病程短、体质较强者相对用穴要多、用线号要大些。病程长病势重体质强者可选较大号线和多用穴。常用线号为0~1号，长度为1~2cm，一般选用穴位以3~5个为宜。

在埋线时采用沉中浮法，可减少选穴，减轻患者痛苦，具有充分发挥一穴多能、刺激面大、激动经气机会多，从而起到见效快、疗效延长而持久的作用。并能缓解局部组过于负荷加重现象。如体弱敏感而引起局部肿胀的患者此法多适用于四肢部肌肉丰厚部位的穴位，如下肢的环跳、承扶、阳陵泉等穴，均可选用。对经多次普通埋线见效慢的病例最适应，可明显加倍提高疗效。

通过临床观察、对于椎管内病变而引起的根性坐骨神经痛患者、用本疗法治愈率不高，对于此类患者、应配合牵引推拿复正手法，小针刀疗法。

十三、周围神经损伤

是指周围神经干或其分支受到外界直接或间接力量作用而发生的损伤。中医将其归属于"伤筋"、"痿症"范畴。

【病因病理】

周围神经损伤的原因可分为：①牵拉损伤，如产伤等引起的臂丛损伤。②切割伤，如刀割伤，电锯伤，玻璃割伤等。③压迫性损伤，如骨折脱位等造成的神经受压。④火器伤，如枪弹伤和弹片伤。⑤缺血性损伤，肢体缺血挛缩，神经亦受损。⑥电烧伤及放射性烧伤。⑦药物注射性损伤及其他医源性损伤。

中医学认为，本病系金疮跌仆、引起内外出血，造成伤血耗气，以致经脉空虚；或瘀血不散，气血流通不畅，引起经脉阻滞；或由外感风寒湿热之邪留滞经络，使气血壅郁，络脉瘀阻，均可导致肢体筋骨失养而痿废不用，麻木不仁。

【临床表现】

周围神经损伤后，临床上主要表现为相应神经分布区域的不同程度的运动、感觉障碍，同时可有肢体营养障碍和植物神经系统紊乱等表现。四肢神经伤最多见的为尺神经、正中神经、桡神经、坐骨神经和腓总神经。

【治疗方法】

方一　切埋法

[取穴]在周围神经损伤近心处和肌肉萎缩处取穴。

[方法]先在穴处消毒局麻后，切开皮肤，用止血钳在穴内弹拨刺激后，在钳把上用电疗机通以30～50毫安直流电刺激20～30次（通电后麻痹肌群有抽动者为佳），然后在穴内埋入0～1号羊肠线数根（每根长约1cm），切口可缝合一针（或用结扎法）。术后7天加强患肢功能锻炼。1月1次，用结扎法3个月1次，一般需治疗1～7次。

方二　注线法

［**取穴**］颈、胸夹脊（病侧）、大椎、陶道、肩中俞、肩髃、臂臑、肩髎。配穴：①上臂丛型：调气行血，加巨骨、天府、侠白；清热除湿加曲池、合谷、尺泽、百劳；②下臂丛型：调气行血加八邪、后溪、鱼际、内关；清热除湿加曲池、内关、合谷、足三里；③腋神经麻痹：调气行血加肩前、肩井、曲垣；清热除湿加曲池、合谷、尺泽；④桡神经麻痹：调气行血加手三里、孔最、外关、阳溪；清热除湿加曲池、合谷、中泉；⑤正中神经麻痹：调气行血加肩前、大陵、鱼际、劳宫；清热除湿加郄门、间使、内关、合谷；⑥尺神经麻痹：调气行血加青灵、小海、神门、腕骨、后溪；清热除湿加阳谷、前谷；⑦病延日久肝肾不足、气海两虚加肝俞、脾俞、肾俞。

［**方法**］穴位消毒局麻后，用2~3号羊肠线2~3cm装入穿刺针前端，刺入穴位，施以平补平泻法，纵行提插、弹拨，使之产生酸胀感，然后推入羊肠线。配穴则根据穴位情况采用直刺或斜刺法，埋入1~2号羊肠线1~2cm。20天埋线1次，5次为一疗程。

【典型病例】

王某某，男，40岁。

患者右腕被电磨皮带卷入，撕裂伤7个月，尺神经、正中神经损伤后曾经手术缝接尚未完全断裂的神经和血管。检查：右手大小鱼际肌显著萎缩，拇指功能（外展、对掌等）全部丧失，五指不能分开和并拢。握拳无力，无名指及小指不能伸直，中指及无名指末节不能屈曲。肌电图检查：①右尺神经不完全损伤（中~重度）。③右正中神经不完全损伤（腕以下中度损伤）。诊断：周围神经损伤（右尺神经、正中神经）。治疗情况：经内关穴和大小鱼际肌萎缩处阿是穴埋线治疗后1月复查，大小鱼际肌略见发育，握力较前增如，已能攥紧拳。又经2次治疗，无名指基本伸直，中指及无名指末节已能屈曲，大小鱼际肌已基本发达丰满。复查肌电图：①右尺神经不完全损伤（中度）。②右正中神经大致正常。再经两次治疗，除分指、并指力量略差外，手指功能基本恢复，可正常参加劳动。疗效判定：基本治愈。

【处方精汇】

用注线法。取穴：上肢常用穴：肩贞、肩灵、臂臑、曲池、手三里；下肢常用穴：环跳、殷门、承山、髀关、伏兔、足三里、阳陵泉、绝骨。将2

号肠线1~3cm置于12号埋线针中，刺入穴内，待有酸、胀、麻及闪电感后，进行弹拨刺激10余次，然后边退针边推针芯，将肠线注入穴内。每次选2~4穴，20天埋线1次。

按语

经做体内生化测定，发现埋线后肌肉合成代谢升高，分解代谢降低，从而加强了肌肉的营养和代谢。经对照观察，用本法后，血管床增加，血管新生，血流量增大，同时纤维束增多，还可发现新生的神经纤维，使患肢营养条件得到改善，且在神经损伤区穴位之间通以较强电流，有促进神经再生的作用，故用此法可取得一定疗效。观察表明，疗效与病程关系较密切，但有的病程10多年者仍有效，故对病程长，肌萎缩严重，功能完全丧失的病人不要轻易放弃治疗。

早期配合推拿及正常范围的功能锻炼，并加轻柔按摩，不能自主活动时给予被动运动，能活动后配以主动运动，以防止关节僵硬、粘连或肌肉萎缩，并有益于神经再生，有利于恢复。局部给以热敷，但应防止烫伤。

第七节　泌尿生殖系统疾

一、阳痿

阳痿是指男子阴茎不能勃起或勃起不坚，不能正常性交。中医称为"阴痿"、"阳不举"。

【病因病理】

本病按照病因，又可分为功能性阳痿和器质性阳痿两类。功能性阳痿是指大脑皮层对性兴奋的抑制作用加强和脊髓勃起中枢兴奋性减退所致的阳痿；器质性阳痿是指因神经、血管、内分泌、泌尿系统、生殖系统等组织器官的器质性病变所致之阳痿。

中医认为阴茎勃起功能是充盛的肾气在肝的疏泄作用下直达外窍的结果，阴茎内通于精室，为肾之窍，又为足厥阴肝经络属，故肾之精气亏虚或（和）气机不利、肝失疏泄是阳痿的主要病理机制。

【临床表现】

已婚男性阴茎不能勃起，或勃起不坚，不能进行正常性交。从未勃起者属原发性；原能勃起近期不能勃起者为继发性，有自发性勃起而性交时不能勃起为功能性；任何时候都不能勃起的为器质性。口服糖耐量试验，测定夜间阴茎胀大（NPT），周径测量尺，体积描记器，阴茎血液流入量测定，阴茎动脉血压测定，婴粟试验，阴茎海绵体造影均有助于诊断。血浆睾酮水平正常，或低下，FSH、LH、PRL、T_3、T_4可因原因不同而有相应改变。

【治疗方法】

方一 注线法

［**取穴**］关元、气海、会阴、肾俞、阳痿穴（肾俞穴上2.5寸，督脉旁1寸）。

［**方法**］根据情况每次选2~3穴作为埋线穴位，会阴穴用腰穿针埋线，其余穴均采用穿刺针埋线法。常规消毒后在利多卡因局麻下，取0号消毒羊肠线1~2cm埋在穴位内，针孔处覆盖创可贴。一般15天埋线1次，2次为1个疗程，休息1星期后继续下1个疗程。

方二 注线法

［**取穴**］中极、关元、气海、命门、百会、三阴交（双侧）。

［**方法**］穴位常规严格消毒，取出2~0号羊肠线（其中百会穴0.3cm，命门穴用0.5cm，余穴则用1cm）放入针头，像注射一样直接刺入穴位，行提插手法得气后，边推针芯边退针，使羊肠线埋入穴位，用创可贴贴24小时。每20天治疗1次，3次为1个疗程。

方三 注线法

［**取穴**］虚证：肾俞、关元、次髎、三阴交、命门；实证：中极、阴陵泉、三阴交、长强。

［**方法**］局部皮肤用碘酒、酒精消毒。用适量利多卡因在每个穴位上局麻，将准备好的羊肠线用埋线针带入穴位中，针头退出。凡虚证配合灸法，即埋线3天后，每个穴位灸10分钟，以皮肤温热潮红为度，并配合口服六味地黄丸，每月1次，3次为1个疗程。

方四 水针埋线法

［**取穴**］曲骨透阴根穴（耻骨联合与阴茎根部之间，约为曲骨下2.5cm）、

太冲透涌泉(单侧)、太溪(对侧)。

［**方法**］常规皮肤消毒,用5ml一次性注射器,9号针头各抽取生理盐水5ml排净空气后分别摄取一段1cm长的00号羊肠线置于针头内备用。自曲骨穴快速进针约0.2~0.3cm后,调整针尖方向,顺耻骨联合向下进针约2.5cm达到阴根穴,施以捻转提插或震颤法使阴茎及阴茎根部出现明显酸、麻、胀、重等针感时,抽无回血即可推注肠线,同时缓慢退针,待推注药物的阻力突然下降而产生落空感时出针,用创可贴贴敷针孔。然后右手持针刺入太冲穴,调整针尖向涌泉穴透刺2.5cm,再施以上手法将羊肠线注入穴位。对侧太溪穴以同法将肠线埋入穴内。每周1次,4次为1个疗程。疗程之间休息7天。太冲透涌泉和太溪穴左右交替选用。

【典型病例】

例1 患者,男,40岁,已婚。

患阳痿5年,自诉阴茎萎软不举,有时一触即泄,伴心情抑郁,神志焦虑,眩晕,腰酸,五更泻,纳差脉象细弱,舌质淡,苔白。诊断为肾阳虚型阳痿。以方二法治疗一次后,患者自诉出现晨勃,病情明显好转;疗第二次后,患者性交已成功。1个疗程后,性生活已恢复正常。1年后随访各种临床症状消失,夫妻性生活满意。

例2 王某,男41岁。

患者体形肥胖,因饮酒叙旧,每天醉意朦胧,回来后即阳事不举,痿而无用并伴有浑身无力、精神萎靡、腰酸痛、阴囊潮湿,有臊臭味、小便黄赤、大便秘结、舌苔黄,脉濡数。诊为湿热下注型阳痿。用方三取穴肾俞、中极、阴陵泉、三阴交、长强,同时灸肾俞、三阴交,埋线1周后阴茎即能勃起顺利性交。但时间较短。又行第2次埋线,2个月后患者来电话告之完全恢复正常。

【处方精汇】

用埋线加穴位注射法。取穴:足三里、关元、三阴交。将0/3羊肠线剪成1.5cm长线段,穿入9号穿刺针头里。穴位常规消毒,快速刺入皮内。得气后,将羊肠线推入在穴位内。然后将针抽出,以无菌纱布覆盖创口1天,每15天埋线1次,4次为1疗程。再取秩边,用当归注射液2ml,维生素B_{12} 1mg缓慢注入。隔日1次,左右交替进行,两个月为一疗程。

按 语

在治疗过程中，应嘱病人进行坐浴及提肛锻炼，加强阴部肌肉的力量，改善阴部血液供应，提高神经敏感度，病人在施行阴茎刺激法时，可依据条件调整心情，设置适当情景，由夫妇双方协同合作，也可进行意景想像，再加上对病人适当进行性生理与性心理方面的知识宣传，综合效果令人满意。多数患者反映，此法可明显解除其紧张或忧郁的情绪，加深夫妻之间的感情沟通，阳痿向愈之速度可明显加快。

二、遗精

遗精指男子睡眠因梦、或无梦、甚至清醒时产生不能自主的泄精，称为遗精。中医将其归属于"失精"、"梦遗"、"滑精"等范畴。

【病因病理】

病因与下列因素有关。

（1）心理因素：由于对性知识的缺乏，对性问题思想过度集中，使大脑皮层持续存在性兴奋，从而诱发遗精。

（2）性刺激环境影响：黄色书刊或电影等中的性刺激镜头，刺激大脑，诱发遗精。

（3）过度疲劳：使身体疲惫，大脑皮质下中枢活动加强而致遗精。

（4）炎症刺激：外生殖器及附属性腺炎症的刺激而发生遗精

（5）物理因素：被褥温暖沉重，刺激、压迫外生殖器，或穿紧身衣裤，束缚挤压勃起的阴茎，而诱发遗精。

中医学认为，遗精的发生，主要与肾的功能失调有关，无梦而遗精多由肾不藏精，精关不固所致；有梦而遗精多系思虑欲念，心火亢盛，心肾不交或湿热下注，扰动精室引起。

【临床表现】

非性交时发生精液外泄，一夜2~3次或每周2次以上，遗精次数频繁，有的入夜即遗，或清醒时精液自出，精液量少而清稀，遗精时阴茎勃起不坚，或根本不能勃起，遗精后出现精神疲惫，腰膝酸软，耳鸣头晕，身体乏力等症状。如由外生殖器炎症引起者，具有相应的炎性体征。

【治疗方法】

方一 注线法

[**取穴**] 关元、肾俞、三阴交。

[**方法**] 在关元穴常规消毒皮肤局麻，然后用大号皮肤缝合针穿上0号羊肠线从距关元穴上1cm处穿入皮肤，剪断两端露在皮肤外面的线头，并放松皮肤，敷上消毒纱布，再取三阴交、肾俞穴，按上述操作程序进行穴位埋线，每次间隔20天，3次为1疗程。

方二 注线法

[**取穴**] 长强、太溪。

[**方法**] 将2/0号1、1.5cm长羊肠线，用10ml注射器、9号针头抽取0.9的生理盐水10 ml，取一段1.5cm长的2/0羊肠线放入针头的前端。患者取胸膝位，右手持针 自尾骨尖端与肛门连线的中点进针，快速刺至皮下，然后以左手食指引导，沿肌肉层向尾骨尖方向缓慢推进约3cm，推注药物和肠线，出针后用刨可贴以防针孔感染。换取9号针头，用同样的方法用执笔式持针快速以45度角向上缓慢进针约2cm，用颤针法促使针下得气，注入盐水和肠线，外贴创可贴。每星期1次，3次为1个疗程，一般治疗1~3个疗程。

方三

[**取穴**] 命门、三阴交、精宫、太冲为主穴，神庭、腰阳关为配穴。阴虚火旺者取命门、三阴交、精宫；阴虚内损者取精宫、腰阳关、神庭；相火偏盛者取太冲、足三里、命门。

[**方法**] 将0/3羊腑线剪成1.5cm长线段，穿入9号埋线针头里。穴位常规消毒，快速刺入皮内。得气后，将羊肠线推入在穴位内。然后将针抽出，以无菌纱布覆盖创口1d，每15天埋线1次，4次为1疗程。

【典型病例】

患者，男，40岁。

病人有梦遗精，发作频繁，甚至滑精，腰膝酸软，咽干，头晕失眠，耳鸣心烦，形瘦盗汗，舌红少苔，脉细数。辨证属肾亏滑脱，精关不固。使用埋线法补益肾精，固涩止遗。2个疗程后，患者症状明显减轻；3个疗程后，患者临床治愈；巩固1个疗程，嘱其禁辛辣 油腻、烟酒之品，2#–月内戒房事，半年后随访无复发。

【处方精汇】

心肾不交：神门 心俞 太溪 志室；肾虚失藏：肾俞 志室 命门 关元 三阴交；湿热下注：中极 阴陵泉 三阴交。将0/3羊肠线剪成1.5cm长线段，穿入9号埋线针头里。穴位常规消毒，快速刺入皮内。得气后，将羊肠线推入穴位内。然后将针抽出，以无菌纱布覆盖创口1天，每15天埋线1次，4次为1疗程。

按语

使用方一时，患者应取胸膝位，暴露肛门，肛周皮肤常规消毒，左手戴一次性塑料手套，食指沾取少许石蜡油插入肛门作引导，以免针刺破肠壁。

睡觉的时候要避免仰卧，不穿紧身内裤，戒除烟酒、辣椒等刺激性食物。洗澡的时候注意清洁阴茎冠状沟，包皮垢会刺激阴茎，容易造成遗精。如果有前列腺炎、精囊炎、包茎、包皮过长、龟头炎等生殖系统疾病，一定要及时去医院诊治。

三、早泄

早泄是成年男性最常见的一种射精功能障碍性疾病。中医学又名"鸡精"。

【病因病理】

早泄大多是心理原因造成。近年来的研究，尤其是通过阴茎生物感觉阈值测定的研究发现，早泄患者很多存在器质性因素，阴茎感觉过于敏感和阴茎感觉神经兴奋性增高，从而导致射精功能调节障碍引发早泄。

中医学认为，早泄多由房劳过度及频繁手淫，导致肾精亏耗。肾气衰弱，不能摄精，或因肝之疏泄失常，约束无力所致。

【临床表现】

早泄是指男子在阴茎勃起之后，未进入阴道之前，或正当纳入，以及刚刚进入而尚未抽动时便已射精，阴茎也自然随之疲软并进入不应期的现象。临床上对阴茎勃起未进入阴道即射精，诊断为早泄。而能进入阴道进行性交者，如果没有动几下就很快射精，也定义为早泄。

【治疗方法】

方一 注线法

[取穴] 长强、太溪。

[方法] 用10ml注射器、8号针头抽取0.9%生理盐5ml，排净空气后取一段1.5cm长的2/0羊线放入针前端，刺入长强穴约3cm，试抽无、回血时推注药物，同时向后退针。换针头后用上法将1cm长的2/0羊肠线埋入太溪穴，1次/周，3次为1个疗程，一般治疗1~3个疗程。

方二 注线法

[取穴] 肾俞、关元、中极、早泄穴（冠状沟0.5cm皮下和包皮系带中）。

[方法] 用95%的酒精按10∶1的比例浸泡洋金花10天，提取悬液，再按5∶1的比例加入食用醋浸泡00号羊肠线4~6小时备用，使用一次性埋线针及备用好的00号羊肠线在穴位上埋线。15天埋线1次，4次为1个疗程。

方三 穿线法

[取穴] 阴茎系带

[方法] 常规消毒，将包皮向后推，充分暴露包皮内板，将系带展开，但不能将系带绷的过紧，以免羊肠线过于靠近尿道口。小圆针穿00羊肠线，从距离系带根部约1~1.5cm处进针，在系带的皮下潜行，潜行长度约1cm，在距离系带根部约0.2cm处出针，在进针和出针的两头剪断肠线，再次充分拉紧系带，使肠线埋入系带内。

方四 埋线注射法

[取穴] 系带穴（包皮系带的中点）、太冲透涌泉。

[方法] 用3个5ml注射器，9号针头各抽取2%利多卡因5ml，将一段1cm长的00号羊肠线置入针头内备用。①左手将包皮上捋，固定龟头及阴茎体并绷紧系带，以系带穴直上1cm处作进针点，常规皮肤消毒；右手持针自进针点刺入皮下，然后沿系带向龟头方向水平进针，至系带龟头端时试抽无回血即可推注肠线，出针，以棉球按压针孔片刻即可。②取一侧太冲穴常规消毒，左手置于足底涌泉穴处作引导，右手持针刺入太冲穴，调整针尖向涌泉穴透刺2.5cm，再使以震颤手法使力达涌泉，获得酸麻胀等针感后试抽无回血即

可将羊肠线注入穴内。以同样方法将羊肠线埋入另一侧太冲、涌泉穴内。每周1次，4次为1个疗程。③搓捻系带：刺激阴茎使之勃起，以拇指与食指相对捏住系带，持续用力搓捻系带及系带内的羊肠线，直至勃起消退，重复操作10次，埋线后次日开始以上练习，每日2次。

【典型病例】

例1 王某，24岁。

婚前性生活过于放纵，婚后性能力下降，以致半年前出现早泄，每次不足1分钟或数秒钟即泄出，但勃起功能无异常。精神萎靡，腰膝酸软，舌质暗红，脉弦细。用方二埋线方法治疗1个疗程后，房事能进行5分钟之久，2个疗程后，房事达10分钟以上。又巩固治疗1个疗程，半年后随访未见复发。

例2 徐某，男性，28岁。

患者诉早泄3年，阴茎勃起良好，约80%的性交次数中阴茎未插入阴道即射精。既往有手淫史，无其他重要病史。用方四治疗，第1疗程后性交时阴茎能插入阴道，但不足1分钟射精，第2疗程后每次性交时间均能达到2分钟以上，4个疗程后配偶已怀孕。

【处方精汇】

1. 用埋线加中药外用

取穴：肝俞、胆俞、肾俞、心俞、膀胱俞、三焦俞、关元、中极。背俞穴用00号羊肠线穿线法或干植线法埋线。腹部穴用注线法埋线。每次埋线3~5穴，穴位交替使用。15天埋线1次。3次为1个疗程。休息10天后再进行第2疗程。外用药物：五倍子、花椒、丁香、细辛、蛇床子各3g。研细。用95%酒精100ml浸泡15天过滤后密封备用。性交前20分钟涂抹龟头和冠状沟。

2. 用注线法

取系带穴（包皮系带的中点）、关元、三阴交（单侧）、肾俞（单侧）四穴，常规消毒局部皮肤，浸润麻醉，取1~2cm长2~0号羊肠线，放置在腰椎穿刺针针管的前端，刺入到所需的深度；边推针芯，边退针管，将羊肠线埋植在穴位的皮下组织或肌层内，针孔处覆盖消毒纱布。埋线后一周开始练习，以拇指与食指相对捏住系带，持续用力搓捻系带及系带内的羊肠线，重复操作共10次，拇指按压埋线后各穴，每穴1分钟，每日2次。

按语

使用以上方法有以下 4个特点：

（1）速效：术后一周即可见效。

（2）长效：埋入穴位的羊肠线被组织吸收的速度非常缓慢，多数半年左右消失，作用时间可维持半年以上。

（3）一般只需要一次治疗。

（4）操作简单方便，费用低廉，无明显不良反应。

阴茎系带埋线所有患者术后均出现不同程度的系带部及周围的包皮水肿，水肿时间一般持续5~10天，随着包皮水肿的消退，埋线部位出现条状硬结，术后3个月左右硬结逐渐软化消退。

临床发现，治疗有效率随着早泄的级别增高而降低，对于一些阴茎感觉阈值过低及交感神经敏感性过高的高分级患者，仅仅通过这种方法治疗是不够的。但在I~III级的患者中，本方法取得了较为满意的疗效。

阴茎以系带部位的末梢神经最为丰富，是性器官中对性刺激最敏感的部位，系带穴埋线后行搓捻系带及系带内羊肠线的手法，如同埋针、行针能加强羊肠线对系带的刺激，更有效地降低系带部位的敏感度。

四、肾炎

肾炎即原发性肾小球肾炎，是由多种病因引起的原发于肾小球的一组免疫性炎症性疾病。多见于青壮年，临床可分为急性肾炎和慢性肾炎两种。中医学称其为"水肿"，也有称"水病"、"水胀"、"水气病"等。

【病因病理】

本病发病是由于机体在致病因素作用下，通过免疫反应形成的，导致这种免疫反应有多种病因，可能与溶血性链球菌甲型感染引起有关，有的由另外的细菌、病毒等生物病原体引起。慢性肾炎发病原因，一部分由急性肾炎发展而来，但大多由急性肾炎转变而来。

中医学认为肾炎主要病变在肺、脾、肾之脏，其中以肾为根本。若先天不足，或房劳伤肾，致肾气内亏，气化失职，水浊潴留而成浮肿。也可因外浸水湿，饮食失节、劳倦过度，而致脾气脾阳亏虚，运化失职，水浊潴留，或外邪袭表，卫气失和，肺气失宣，布精及通调水道功能失职，水留经隧，溢于肌肤而致。

【临床表现】

急性肾炎在发病前2~3周常有咽部或皮肤感染史。肿、头痛、头晕、血压升高，波动大，尿常规检查有蛋白、红细胞管型。慢性肾炎部分有急性肾炎史。有高度浮肿，并伴腰酸，头昏乏力，食欲不振、面色苍白或萎黄，血压升高。大量蛋白尿、血浆蛋白降低，A/G比值倒置，胆固醇增高。

【治疗方法】

方一　注线法

[**取穴**] 胸夹脊1、2，腰夹脊1、2、3。配阴陵泉、三阴交、足三里。

[**方法**] 局部消毒局麻，用00号肠线指入9号埋线针内，刺入穴位，待气后退出针管，外盖敷料。每月植入一次，两侧穴位交替使用。主治慢性肾炎。

方二　穿线法

[**取穴**] 肺俞(单侧)，肾俞(单侧)，命门，阴陵泉(单侧)，三阴交(单侧)五个穴位。

[**方法**] 先将1号医用羊肠线放入40度0.9%氯化钠注射液中浸泡15分钟，使之变软后穿入半弯直针的针孔内，让其成为双股线。然后，按照平行针穴位埋线法的操作步骤，把处理过的医用羊肠线植入上述穴位中。酒精棉球局部消毒，用创可贴包扎即可。一个月一次，三次为一疗程。主治急性肾炎。

方三　注线法加灸法

[**取穴**] 一组穴：肝俞、脾俞、肾俞、志室、飞扬、太溪。二组穴：膻中、鸠尾、中脘、肓俞、气海、三阴交、复溜、京骨。配穴：偏阳虚加大椎、命门、关元；偏阴虚加京门、膈俞；面浮肢肿加人中、阴陵泉、三焦俞、膀胱俞；血压偏高加太冲、足三里；咽痛加合谷、天鼎；胸有压痛加俞府、步廊；肾功能不全加胸5—7夹脊。

[**方法**] 主穴酌取3~4穴，二组穴位轮流选用。配穴据症而取。埋线为主，用9号针，00号线。15天一次。配用灸法，大椎、命门、关元三穴施以艾灸，每次5~7壮。6次为一疗程，疗程间隔为1周左右

方四　注线法

[**取穴**] 肾俞、三阴交。配穴：水肿尿少，配阴陵泉；腹胀便溏配天枢；心悸加内关；纳差加足三里；高血压加曲池、血压点；便淋漓配中极，关元。

[**方法**] 用12号针，配1号药线，肾俞向上方向斜刺，将3cm药线埋于肌层穴内，天枢穴向脐部斜刺，埋人肠线2cm，肢体穴位直刺，埋入肠线2～3cm，每月1次，3次为1个疗程。

【典型病例】

例1　靳某，男，22岁。

患慢性肾炎2年余眼睑及周身浮肿，小便不利，反复发作。现仍周身浮肿，面萎黄无华，头晕乏力，不欲食，小便不利，大便溏薄。查体，37℃，脉搏75次/分，血压17.29/12.10ktm. 全身浮肿，心肺（一），腹部略胀，肝脾肋下未触及。尿检，蛋白+++. 颗粒管型++，红白细胞各++。经用方一治疗4次后，症状减轻，各项化验指标均在正常范围，为巩固疗效继埋线四次，随访三年未复发。

例2　王某，男，18岁。

2000年3月13日患上呼吸道感染治疗后症状消失。但出现水肿，肉眼血尿，恶心呕吐，乏力，食欲减退，肾功能检查：血中尿素氮轻度增高，尿蛋白常规检查（++），尿沉渣检查见到透明管型及颗粒管型。立即静滴青霉素800U，地塞米松10mg，每日一次，连用一周。并采用方一埋线治疗，13天水肿消退，阳性体征消失。共埋线4次，半年后全面检查，血清补体、肾病理改变恢复正常，氮质血症纠正，完全治愈。

【处方精汇】

1. 用穿线法

沿背部督脉取两段，胸5～6，腰1～2埋线，无菌操作，将引入0～2号羊肠线的角针穿透皮下，沿皮下潜行3～4cm，两头针眼处剪断羊肠线，外用创可贴包扎即可。一般2～8天后，蛋白尿可消除，15天后尿蛋白转阴。

2. 用注线法

选穴为中脘、足三里、肾俞、脾俞、心俞。镊取一段1～2cm长已消毒的3～5号羊肠线，放置在6～7号注射针管的前端，于注射针的后端插上针灸针。刺入到所需深度，将羊肠线埋填在穴位内，术后用创可贴粘上即可。每2周1

次，3个月为1个疗程。主治肾性贫血。

 按 语

    使用埋线法可使肾血流量明显增多，尿量增多，输尿管运动加强，利尿作用发生在30~60分钟，且能维持2小时以上，并能明显提高机体的免疫功能。可使急性肾小球肾炎的临床症状得到改善，最终彻底恢复正常，达到完全治愈的目的。本法疗效可靠，操作简单，患者易于接受，适于临床应用。

五、男性不育症

男性不育症系指育龄夫妇共同生活2年以上，未采取任何避孕措施，由于男方生殖功能障碍导致女方不能受孕。属于中医学"阳衰无子""精不足""精冷"范畴。

【病因病理】

不育原因很多，常见的有睾丸和肾上腺的男性激素功能失常，腮腺炎并发之睾丸炎，前列腺炎、精囊炎，生殖系统结核、损伤、严重尿道下裂等，引起精子产生、发育和输送障碍而致婚后不育。

中医学认为：肾主藏精，为生殖之源。命门火衰，化生无能，则精寒稀少，阳衰无子。

【临床表现】

男性不育是男性疾病中最为常见的症状，而且患者还会有无精、少精，死精以及精子的活动力低、精不液化等症状；患者还会出现肾精亏虚，精少、腰膝酸软、耳鸣脱发、牙齿松动，形体瘦弱。患者还会出现短气乏力，头晕健忘，舌淡，脉细弱。

【治疗方法】

方一

[取穴] 关元透中极、三阴交、命门。

[方法] 将穴处常规消毒局麻，将羊肠线放入穿刺针芯内，将穿刺针刺入穴位推动针栓，羊肠线即进入穴位内。用创可贴将针眼固定即可。埋1次为一疗程，每疗程为15天。

方二　注线法

[**取穴**] ①肾俞、京门；②肝俞、期门；③脾俞、章门。

[**方法**] 每次取1组穴位，均取双侧，3组交替使用。穴位皮肤常规消毒。在穴位处局部浸润麻醉。将000号1cm络制羊肠线装入经消毒的9号埋线针前端内；腹部的穴位针尖与穴位呈15~20度角，向下沿皮肤平刺1寸，背部的穴位针尖与穴位呈45~50度，向脊柱斜刺1寸，以100~120次/分钟的频率捻转得气推入肠线埋入穴位皮下。外敷无菌敷料，胶布固定24小时。每周治疗1次。主治男性免疫性不育。

【典型病例】

李某，男，30岁。

结婚2年余，夫妻性生活正常亦未避孕，但妻子一直未能怀孕。曾多次查女方身体，并未见异常情况，于是建议男方进行检查。半年前男方曾在当地县医院做两次精液常规检查，均示：精液量少，精色较黄且稠。查精液两次，取精困难，化验结果示：精色黄稠，量不足1.5ml，精子活力低下。并伴有阳事易举，会阴不适，尿时有涩痛感。口咽干燥，五心烦热，失眠多梦，舌质红，少苔，脉细数。西医诊断：男性不育症（精液量少），经用埋线治疗4次，再1年余，来门诊诉已生一男孩子。

【处方精汇】

用注线法。取穴：关元、肾俞、曲骨、三阴交。穴位消毒局麻后，用装有0~2号羊肠线1~2cm的12号穿刺针刺入穴内，有得气感后，推线退针，外盖敷料。15天埋线1次，5次为一疗程。

按语

　　本病治疗选穴最多的是俞穴和募穴，通过初步的研究观察，俞募配穴埋线法可以降低患者治疗前后的血清和精浆抗精子抗体（AsAb）滴度，改善T淋巴细胞亚群及精子质量，且优于西药组。结果提示俞募配穴埋线为主治疗男性免疫性不育的治疗方法是有效的，

　　应用俞募配穴埋线，还可以有效地调节不育症患者神经递质分泌，使紊乱的免疫功能恢复正常，降低血清AsAb水平，抑制AsAb的产生。从而达到治疗目的。另外埋线疗法弥补了传统针刺疗法就诊次数多的缺点，避免了服用西药可能造成的副作用，更适合现代人健康的需求。

六、尿失禁

尿液不自主的流出称为尿失禁。有真性、假性、应力性与先天性尿失禁等。中医属"遗溺"范畴。

【病因病理】

尿失禁可因先天性泌尿器官畸形，神经性疾患，如脑疾患、脊髓疾患、精神病、糖尿病、损伤性尿瘘、以及膀胱、尿道的功能失调等原因所致。但其中以膀胱——尿道功能失调引起的尿失禁为临床上最常见的一种。

中医学认为，本病多因禀赋不足，脾肺虚弱，不能通调水道；或元气素虚，产时复伤气血，以致肾气不固，膀胱气化失职；或因天癸将竭，肝肾亏虚，命门火衰，膀胱气化不及而致。

【临床表现】

小便不能自制，滴沥不绝或伴强烈尿意不能排尿，多在咳嗽喷嚏、哭笑时出现尿失禁。严重者在劳动或行走时尿液亦能流出，或膀胱有尿即流出来。可兼头晕、耳鸣、精神寒疲，四肢不温，腰痛膝软等症。

【治疗方法】

方一 注线法

[取穴] 足三里、肾俞、三阴交、关元透中极。

[方法] 每次选穴2~4个，常规消毒后局麻，用12号腰椎穿刺针套管穿入羊肠线1.5~2cm，在局麻皮丘处快速刺入穴位，行针得气后埋入羊肠线，外敷创可贴。2周1次，4次为一疗程，共行2个疗程，每疗程间间隔休息20天。配合功能锻炼。

方二 注线法加穿线法。

[取穴] 肾俞（双）、膀胱俞（双）、关元透中极。

[方法] 患者穴位消毒，用12号针头将0/1微乔线自针头尾部穿入达针尖，穴位皮层局麻，右手持针垂直刺入穴位1.5~2.0cm，将线埋入皮下肌层内，平皮肤剪除线，创可贴覆盖，再用大圆针带线于关元穴进针自中极穴出针，深度达1.5cm，平皮肤剪线，包扎。结束后同样让患者进行盆底肌肉收缩锻炼。间隔15天，做2~3个疗程。同时配合生物反馈电刺激治疗。用于轻度女性压力性尿失禁。

【典型病例】

例1 王某，女，50岁，农民。

主诉：咳嗽、大笑、弯腰干活时不自主溢尿1年。生育史：孕3产3流产0，3胎皆顺产。面色晦黯，精神萎靡，畏寒，纳呆，大便溏薄，舌淡胖，边有齿印，苔白，脉沉细无力。辨证为脾肾阳虚之尿失禁。用方·取足三里、肾俞、关元透中极、三阴交等穴埋线治疗，2周1次，4次后间隔20天再埋线4次，同时配合功能锻炼，临床痊愈。

例2 时某某，女，49岁。

小便失禁5年，小便频数，稍有尿意，便来不及如厕，平时咳嗽、喷嚏、体力劳动过重，或精神紧张，小便自行流出，经常尿湿衣裤，患者为此感到非常苦恼，服用无数中西药无效。查尿常规（一），B超示：膀胱无肿瘤、结石。以往无外伤史、手术史。诊断为尿失禁，中医辨证脾肾亏虚型。治拟健脾益肾，通利小便，调理膀胱气机。埋线取穴：中极、关元、气海、阴陵泉、三阴交。治疗每次间隔15~20天，连续3次愈合，随访2年未反复。

【处方精汇】

用注线法。取穴：一组穴：中极、关元、气海、阴陵泉；二组穴：肾俞、膀胱俞、三阴交、中膂俞。局部消毒后，用12号埋线针和1号线埋线，将线体装入针管前端，进针后探索针感，得气后推入线体，外用创可贴保护。两组交替埋线，治疗每次间隔15~20天。连续3次。

按语

临床观察表明，穴位埋线配合功能锻炼治疗尿失禁，不仅疗效良好，而且远期疗效更显著优于单纯的功能锻炼。因此认为该疗法是目前治疗尿失禁的诸多疗法中可供选择的一种较理想的治疗方法。

在治疗中要注意，有些患者在治疗过程中病情可能有波动，这时应鼓励患者坚持治疗，渡过"波动期"后，病情会渐趋好转，直至痊愈。

耻尾肌自然锻炼法可以随时随地进行，是一种很简便有效的辅助治疗方法。即嘱患者做收紧肛门及阴道的动作，每次进行3秒钟后放松，连续15~30分钟，每日2次。4周为一疗程，每疗程间休息1周，共行4个疗程。患者病情痊愈后，亦可经常性地进行锻炼，以增强盆底肌的张力，巩固疗效，预防复发。

七、泌尿系结石

泌尿道结石又称"尿石症",是指泌尿系统中有晶体块形成和停滞。临床分为肾结石、输尿管结石、膀胱结石和尿道结石。属中医"腰痛"、"石淋"范畴。

【病因病理】

本病可由多种因素引起。如泌尿系感染,细菌分解尿素后,使尿中磷酸盐和晶体沉淀,细菌本身及坏死组织、脓块等成为结石核心,晶体逐渐沉积在周围,逐渐扩大成结石。泌尿道的管腔狭窄、梗阻、长期卧床或神经功能障碍等也会使尿液瘀积,使其中晶体和胶体沉淀,而全身代谢紊乱可使构成结石的成分过多进入尿液,析出结晶,形成结石。营养过剩,尤其是维生素D摄入过多易诱发肾结石;而营养缺乏,则易发生膀胱结石。结石形成后,易对泌尿系造成梗阻、感染和损伤,影响肾功能。

中医学认为尿石症属于淋病中的"石淋"、"血淋"范畴,多因喜食辛辣肥甘之品,酿成湿热,郁于下焦,尿液煎熬,日久则尿中杂质结为砂石,砂石损伤脉络则尿血。因砂石闭阻,气化不利,气滞不升而发为腰痛或牵引腹痛。

【临床表现】

本病有典型的血尿伴绞痛、腰痛以及尿中排石史,是诊断本病的主要依据。不同部位的结石,疼痛的部位和性质可有所不同。体检时不少病人在患侧肋角有压痛及叩击痛。尿液检查可见红细胞增多,尤其是肾绞痛发作并发感染时,尿液的细胞或脓细胞增多,有时可出现尿砂或盐类晶体等。

【治疗方法】

方一 注线法

[取穴]肾俞穴、膀胱俞、大肠俞。

[方法]穴位皮肤消毒局麻,将00号肠线1.0cm放入9号埋线针头内埋入,间隔3周埋1一次,3周为1个疗程。同时口服石韦散加味。石韦10g,冬葵子12g,瞿麦10g,滑石12g,车前子8g,金钱草40g,海金沙20g,鸡内金6g。腰腹绞痛者加白芍12g、甘草6g;血尿加小蓟草12g,生地20g;气虚加黄芪20g;兼有发热加制大黄6g,黄柏5g;肾虚加川牛膝15g。每日1剂,水煎服。

方二 植线法

[**取穴**]背部：三焦俞、肾俞、膀胱俞、次髎、命门；腹部：气海、关元、中极；下肢部：足三里、阴陵泉、三阴交、交信、太溪、太冲。

[**方法**]根据结石的部位选取同侧穴为主。在穴下1寸左右为进针点，常规消毒局麻。将羊肠线段（1~3公分）中央置于进针点上，右手持穴位埋线针，缺口向下压线，以15~80度向上刺，将线埋入穴位中，缓慢退针，针眼胶布固定。每次3~5穴，最多6穴，一般8~15天埋线一次为宜。耳压：①肾、肾上腺、心、神门、内分泌。②肝、内分泌、交感、脾、肺。

方三 注线法

[**取穴**]一组：膀胱俞、肾俞；二组：上脘、承满。

[**方法**]每次选1组穴位，两组穴交替使用。常规消毒后，取2/0号铬制羊肠线2~3cm，穿入9号埋线针管中，快速进入穴位，候到针感后推入线体后退针。创可贴固定。治疗每次间隔15~20日。

【典型病例】

例1 俞某，男62岁，农民。

1986年经市医院B超诊断为双肾结石，最大直径1.8×1.6cm，1.7×1.6cm数粒，左肾囊肿，双肾积水，经其亲戚介绍而来我处埋线、耳压治疗，经过埋线12次，耳压26次，一直到73岁去世，从未复发过。

例2 李某某，女，40岁。

自述曾有肾结石史3年，每次疾病发作时疼痛难忍，服止痛药或注射止痛药物尚可勉强止痛。但此次发病疼痛剧烈，服药后疼痛不减，遂考虑埋线治疗。查体后，在患者的腰部左侧膀胱经第 侧线发现 明显的结节，触压后疼痛明显，即在压痛点膀胱俞、肾俞埋线治疗，3天后患者疼痛减轻，20天后疼痛基本消除。

【处方精汇】

用注线法

取穴：膀胱俞、肾俞、足三里、志室、阳陵泉、京门、太冲、承山；痛点扫散。埋线用0~1号线，12号埋线针，进针得气后推入线体，退针后外盖创可贴。15~20天一组次。4次一个疗程。

按 语

　　埋线既能起到针刺的作用又能保持刺激，持续起效，而且数周才施术一次，较为简便。两法并用，收效较好。肾俞穴针刺后尿量增加的同时，尿中去甲肾上腺素和前列腺素E排量也增加，针刺能加强患者的排尿功能，增加了尿路平滑肌的舒缩运动从而起到排石作用。疗效满意。

　　增加喝水，每天上午不少于1公斤，下午适量，如加金钱草泡茶更佳。不能劳累和强体力劳动。每年复查1次。直径1公分以下的结石患者可适量作跳动（上、下楼梯），直径0.5公分以下的患者可踢毽子，立定跳远，部分患者可以由此排出结石。

八、慢性前列腺炎

　　慢性前列腺炎是青壮年男性的常见病、多发病。属于中医学"淋症""癃闭""精浊"的范畴，

【病因病理】

　　现代医学对非细菌性前列腺炎的病因认识尚不明确，解脲支原体、沙眼衣原体可能是其致病原因，其他还有可能有前列腺液瘀滞、变态反应及自身免疫因素。其病理变化表现为腺泡周围的炎性反应，伴单核细胞及淋巴细胞浸润，后期腺泡周围组织增生、纤维化、腺体萎缩。

　　慢性非细菌性前列腺炎属中医学"淋证"、"精浊"范畴。多因过食辛辣肥甘厚味、吸烟、酗酒影响脾胃运化功能，湿浊内生，酿湿生热，湿热下注或恣情纵欲日久，络脉受损，郁火、湿热之邪互结于下焦，致下焦瘀滞内阻，络脉不畅而致发本病。

【临床表现】

　　慢性前列腺炎是男性泌尿系统常见疾病，以青壮年发病较多，患者常出现尿频、尿急、尿痛、夜尿多、小腹以及会阴部疼痛不适，影响工作和生活，还可引起性功能下降，甚至导致不育。

【治疗方法】

方一　注线法

[**取穴**] 水分、气海、关元、曲骨、水道（双）、归来（双）。

［**方法**］常规消毒用9号穴位埋线针，将0号2cm长的羊肠线推入以上8个穴位深部。每15天治疗1次为1个疗程，疗程间休息2~3天，治疗2个疗程。

方二 注线法

［**取穴**］三阴交、会阴、膀胱俞、肾俞、足三里、关元。

［**方法**］穴位处碘酒、酒精消毒。将羊肠线剪成1~1.5cm长短放入穿刺针芯内，用5ml注射器将2%利多卡因注射液与复方丹参注射液混合后。将注射器刺入穴位，刺入所需深度出现针感后注射2ml，拔出注射器将穿刺针刺入穴位边，将羊肠线埋植于皮下组织或肌层内，针孔处盖上贴创可贴即可。上述穴位交替使用，7天治疗一次，8次一疗程。

方三 注线法

［**取穴**］肾俞（双）、膀胱俞（双）、足三里（双）、阴陵泉（双）。随症加减：尿频、尿痛、尿道不适、尿滴沥、小便后"滴白"，加中极；会阴部、腰骶部隐痛或不适，加会阴穴；焦虑、抑郁加神门。

［**方法**］上述穴位交替使用。选用9号埋线针，装入0号长度1~1.5cm羊肠线。进针当出现针感后施行补泻及行针手法，然后边推针芯边退针管，埋入线体，针孔处敷盖消毒纱布或创可贴。同法施术其他穴位。上述两组穴位交替使用，一般每次用穴位5~6个，15天治疗1次，3次为1个疗程。

方四 注线法

［**取穴**］中极、关元、水道、归来、大椎区阳性反应点。血瘀明显：配秩边、肝俞、太冲；气虚明显：配气海、足三里、肾俞、脾俞、胃俞；湿热较重：配阴陵泉、膀胱俞；伴有神经衰弱：配三阴交、内关、心俞；伴便秘：配天枢、上巨虚。

［**方法**］埋线用0~1号线，12号埋线针。进针得气后推入线体，退针外盖创可贴。每次取3~4穴，10天埋线一次，三次为一疗程，一疗程结束，休息一月再进行下一疗程。

【**典型病例**】

谢某，45岁。

主诉：尿急、尿频、尿痛、夜尿多，下腹坠胀疼痛1年余。前列腺液细菌培养阳性；镜检：白细胞计数18个/HP，卵磷脂小体（＋）：B超检查前列腺轻度肿大，膀胱内有少量残余尿。诊断：慢性前列腺炎合并前列腺轻度增生。经用方一埋线治疗3个疗程后，诸症消失，前列腺液细菌培养阴性，镜检：白细胞1~2个/HP，卵磷脂小体（＋＋＋），B超检查前列腺正常，临床治愈。后多次随访，均未复发。

【处方精汇】

1. 用注线法

选单侧肾俞、秩边、阴包穴，取用9号埋线针1支，前端置入灭菌羊肠线000号1~1.5cm长，常规穴位消毒，局麻，对准选定穴位快速进针过皮肤，送针至一定深度（肾俞入0.5~0.8寸，秩边入1~1.2寸，阴包入1~1.2寸），埋入肠线后退针，盖上消毒纱布，双侧穴位交替进行，每10天1次，共埋4次。主治由前列腺炎引起的前列腺痛。

2. 用注线法

取穴长强。用10ml注射器、9号针头抽取2％利多卡因5ml、玻璃酸酶1500u、丁胺卡那霉素0.2g，镊取一段1cm长的2/0号羊肠线放入针头的前端。患者取胸膝位，医者左手戴一次性手套，食指沾取少许石蜡油插入肛门做引导，右手持针自尾骨尖端与肛门连线的中点进针，沿肌肉层将针尖向尾骨尖方向缓慢推进约3cm，试抽无回血时推注药物，同时向后退针，一般退至1.0～2.0cm时推注药物的阻力会突然下降，这时肠线已埋入穴内，即可推尽剩余药物。出针后用棉球按压针孔片刻，再外敷创可贴以免针孔感染。每周1次，5次为一疗程。主治前列腺炎引起的前列腺痛。

按语

前列腺炎是前列腺疾病中最常见的一种，此外尚有肥大病变，多为男性老年人常见，均可用埋线疗法治疗。埋线疗法治疗本病以固本补肾为主，清湿热利膀胱为辅，本固标治，同时应重视辨证施治，在临床上往往疗效较佳，全身症状也可随之消除。

患者应自我进行心理疏导，保持开朗乐观的生活态度，应戒酒，忌辛辣刺激食物；避免憋尿、久坐及长时间骑车、骑马，注意保暖，加强体育锻炼。

第八节 内分泌代谢疾病

一、甲状腺功能亢进

甲状腺机能亢进症（简称甲亢）是以甲状腺肿大和突眼症为主要特征的一种疾病，属中医学"瘿气"、"郁结"、"心悸"范畴。

【病因病理】

现代医学认为弥漫性甲状腺肿伴甲亢的发生与自身免疫、遗传以及精神刺激有关。多由于严重的精神创伤以及发育、月经、妊娠、感染疾病等因素，引起大脑皮层功能紊乱，导致下丘脑—垂体—甲状腺轴内分泌功能失调，从而发生此病。甲亢病理表现为患者甲状腺有不同程度的弥漫性肿大，腺体内血管扩张、增生，血流充沛。腺泡上皮细胞增生，腺泡内胶质减少。间质组织中有大量淋巴细胞及浆细胞浸润。全身淋巴组织包括脾和胸腺中淋巴组织增生。

中医理论认为，本病病变机理多因七情怫郁而致阴阳失调，气血不和，肝气郁滞，肝郁化火，瘀热内遏，痰气交结而致阴虚火旺，灼津耗气，多为本虚标实之证。

【临床表现】

本病常见甲状腺肿大，眼球外突，怕热多汗，容易激动，食欲亢进，心动过速，手指震颤等。血清总三碘甲状腺原氨酸（T_3）、总甲状腺素（T_4）或血清游离三碘甲状腺原氨酸（FT_3）、游离甲状腺素（FF_4）增高；血清促甲状腺激素（TSH）水平减低。

【治疗方法】

方一 注线法

［取穴］肝俞、心俞。

［方法］双侧穴常规消毒后局麻，用12号腰椎穿刺针穿入羊肠线1.5~2cm，刺入穴位得气后埋入羊肠线，外敷创可贴，2周1次，4次后，间隔2个月再埋线4次。同时口服他巴唑片，每次1片，每日2次，45天后减为每日1片，连续服用12~18个月。

方二　切埋法

［**取穴**］颈部肿块阿是穴、喉2~4、喉6~7（甲状软骨结节上的凹陷正中为起点，至胸骨柄上切迹正中上1寸处为止点，分三等份，每一等份点为一点，连同起止点共四点，从上而下命名为喉1、喉2、喉3、喉4。再在喉1旁开至人迎穴前为喉5，再向下与喉2、喉1、喉4相平各定一点，为喉6、喉1、喉2左右相同）、肝俞、鸠尾穴，心悸者加膻中、巨阙，消谷善饥者加中脘，突眼者加睑挑点（上睑1在上睑中部正对瞳孔，上睑2和上睑3分别是上睑1内、外侧约3分处，上睑4在上睑1与上睑2上方，适与这二点构成等边三角形，与上睑3的上方，亦适与此二点构成等边三角形，下睑1~5挑点是上睑1~5挑点在下睑的水平对称点）。

［**方法**］

挑筋法：穴位常规消毒，局麻皮丘后，医者用已消毒之大号缝衣针，用挑刺法把针孔周围的纤维挑完为止，创口涂上红汞，外贴无菌小纱垫。

割脂埋线法：穴位常规消毒局麻铺孔巾后，医者用手术刀于矢状方向切开穴位皮肤约1cm，以弯止血钳分离刀口周围皮下组织，范围2~3cm，再以止血钳钳起穴位下皮下脂肪少许，切除之，然后将准备好的无菌2号羊肠线4~5cm捆扎成小结放入穴位皮下，刀口缝合一针，外贴无菌纱块，5天后拆线。每次挑筋1~2个主穴或配穴，开始每日挑1次，待常规点挑完后，可隔3~5日挑1次，10次为1疗程，第1及第2疗程结束时，即分别于鸠尾及肝俞做割脂埋线疗法1次。1疗程未愈者，休息10天再行下1疗程。

方三　注线法

［**取穴**］气瘿（人迎与水突连线的中点）、间使、手三里、足三里、三阴交、肾俞、肝俞、太溪。

［**方法**］气瘿、间使、三阴交每次均取双侧，其他穴位可取单侧。常规皮肤消毒，作皮下局部麻醉，取1号羊肠线约1~1.5cm装入埋线针，以45度左右斜刺入内，埋入肠线，敷上创可贴保护创口2~3天即可。1个月再进行第2次埋线，埋线3~5次为1疗程。

方四 注线法

[**取穴**] 双侧足三里、三阴交、肝俞、肾俞、心俞、脾俞。

[**方法**] 每次选3个穴位，常规消毒、局麻后，用12号腰椎穿刺针穿入1号羊肠线约1~1.5cm，刺入穴位得气后埋入羊肠线，再外敷创可贴2~3天即可。2周1次，共8次。同时口服甲亢宁汤：太子参15g，麦冬10g，五味子6g，玄参15g，浙贝10g，生牡蛎10g，香附10g，夏枯草15g，丹参15g、炙甘草5g。水煎，分早晚两次服用；待症状控制后，减为每日1包，晨顿服，连续服用6~12个月。

【典型病例】

例1　郑某某，女，39岁。

以胸闷、心慌2月余为主诉来诊。患者因为过度劳累引起胸闷心慌，活动气短，全身乏力，伴多食消瘦，烦躁多汗，手心潮湿，多动手颤。查：心率128次/分，心律不齐。心电图示：窦性心动过速，室性早搏。甲状腺功能测定：23.26pmol/L，76.21pmol/L，TSH0.08mu/L。诊断：甲亢。给予方一埋线，2周1次，4次后间隔2个月再埋线4次。同时配合口服他巴唑1片，日2次；心得安1片，日2次。治疗3天后患者症状减轻，治疗45天后病情基本控制，心电图及甲状腺功能均恢复正常。随访观察至今1年余未见复发。

例2　胡某某，男，32岁，手颤、心慌2年，眼突，食欲增多，失眠烦躁，体重减轻，经医院检查，确诊为甲状腺功能亢进，曾服西药，反见脖子增粗。查T$_3$4.96ng/ml，T$_4$398nmol/L。按照方三给予埋线治疗，逐渐减少药物用量。埋线2次后症状明显减轻，体重稍增加，埋线3次后症状完全消失，体重增加7kg。查T$_3$1.68ng/ml，T$_4$120nmol/L，属于正常值，为巩固疗效又埋线1次，追访1年多未见复发。

【处方精汇】

用注线法

一组穴：星状神经节、天容、足三里、三阴交、脾俞；

二组穴：腺内穴、喉返神经、肝俞、肾俞、心俞。

操作：00号线7号注线针，仰卧取腺内穴、喉返神经、星状神经节平刺，其他穴位1号线、12号针直刺或斜刺。

按 语

观察表明，埋线疗法能更快地促进甲状腺机能恢复正常，通过对比观察发现两组的疗效虽大致相近但治疗组在降低、升高FSH、缩短疗程和减少副作用及复发率等方面均明显优于对照组。且远期临床疗效和临床控制率明显优于单纯西药组。治疗甲亢的必选化学药物他巴唑、甲亢平、丙硫氧嘧啶均有不同程度地损害肝功能、减少白细胞、皮疹或皮肤瘙痒等副作用，采用埋线疗法配合化学药物治疗甲亢，在减少西药服药量的同时，也减轻了毒副反应。但对甲亢伴随的重度甲状腺肿大和恶性突眼效果不佳，有待进一步探讨。

治疗期间应注意禁食乳制品至少3个月，禁用咖啡、茶、尼古丁和刺激性饮料食品。可常吃花生、苏子等具有抑制甲状腺素合成的食物。多吃含钾高的食物，也应食用富含钙和磷的食物。火盛者可用西瓜、菜豆、芹菜、金针菜等凉性食物；阴虚者可用有滋阴功能的食物，如木耳、桑椹、甲鱼、鸭等；脾虚者可用健脾止泻的食物，如山药、芡实、苹果、大枣、芥菜等，忌温热、辛燥的食物，如辣椒、桂皮、生姜、羊肉等，还应忌浓茶、咖啡等。

二、甲状腺肿

甲状腺肿，是碘缺乏病的主要表现之一。多见于山区和远离海洋的地区。主要症状是甲状腺肿大，俗称"大粗脖""粗脖根""瘿袋"。中医又称"瘿气"。

【病因病理】

（1）先天性甲状腺激素合成缺陷，导致甲状腺激素无法合成或合成量少；

（2）碘缺乏和高碘致甲状腺肿；

（3）自身免疫因素导致甲状腺机能亢进以及甲状腺弥漫性肿大；

（4）环境污染：工业生产中的废水、废物污染饮用水源时也可以引起甲状腺肿大。

中医学认为本病因水土因素和情志不舒。肝郁气滞，气机郁滞，津液不布，凝聚成痰，痰气郁结，壅于颈前，则成瘿病。气滞日久，血行受阻，形成瘀血，使瘿病肿硬或有结节，故气、痰、瘀三者壅结颈前，是甲状腺肿大的主要病机。

【临床表现】

地方性甲状腺肿多见于山区、高原等流行地区。散发性好发于青春期、妊娠期、哺乳期、绝经期妇女。患病后，甲状腺呈不同程度肿大，但甲状腺功能正常，可辅助检查基础代谢率，血浆蛋白结合碘和甲状腺素、三碘甲状腺原氨酸、甲状腺摄碘率及甲状腺吸碘帮助诊断。

【治疗方法】

方一　注线法

[**取穴**] 阿是穴。

[**方法**] 在局部消毒后，取0号蛋白线1.5cm 2根，在囊肿的一侧埋入一根，但蛋白线必须埋在皮下层，让针眼出点血或挤出血液，然后在囊肿的另一侧再埋入一根。

方二　注线法

[**取穴**] 水突、颈4~5夹脊。

[**方法**] 穴位消毒局麻后，将1号羊肠线1cm装入9号埋线针尖端，将针刺入穴位。水突穴向下斜刺，颈夹脊穴直刺，进针2cm，推入羊肠线，退出针管，外盖敷料。15天埋线1次，5次为一疗程。

方三　注线法

[**取穴**] 腺内穴（喉结与天突连线的上1/3处旁开0.1寸）、气舍、扶突、合谷。

[**方法**] 穴位消毒局麻后，用0~1号羊肠线4~5cm（腺内穴埋线用羊肠线，用碘酒浸泡），装于9号埋线针内刺入穴位，腺内穴斜刺进针，穿过腺体中心至远端，气舍向上斜刺、天突向下斜刺，合谷直刺、注入羊肠线。腺内穴每侧只埋一根线，肿大较甚每次1侧可埋2~3根线。30天埋线1次，5次为一疗程。

方四　注线法

[**取穴**] 扶突、百劳、合谷

[**方法**] 用1号肠线进行埋线。先在穴位处消毒局麻，用12号腰穿针放入肠线1cm。扶突穴刺入2cm，百劳刺入2.5cm，合谷刺人1.5cm。颈部穴以有感应在颈部放射，合谷以有向上放射感应为佳，然后注入肠线，外用胶布敷盖。20~30天埋线1次，5次为一疗程。

【典型病例】

例1 宁某某，男，40岁。

2006年6月来诊，查左侧甲状腺部：3cm×5cm囊肿，外科诊断为甲状腺囊肿，需做手术摘除，因病人害怕手术，要求针灸治疗，我们建议病人埋线，用方一埋入0号线一次，一个月囊肿消失，随访一年未复发。

例2 李某某，女，34岁。

半年前发现颈部肿胀，近来逐渐加大，但不痛，只觉呼吸略有不利，颈部胀大，不能扣上衣领扣，经查诊为单纯性甲状腺肿大，服中药乏效。用埋线法，选方四，经4次治疗，肿胀已消大半，5次后，遗留颈前略有一小结节，无症状。

【处方精汇】

1. 用注线法

取穴：气舍、天突、合谷用1号肠线埋线，在局部消毒局麻后，用12号埋线针埋线。气舍、合谷直刺1.5cm，天突向下斜刺于胸骨与气管之间，刺入1.5cm，注入肠线1cm，外盖敷料。20天埋线1次。

2. 用注线法

取穴：颈脊7、腺囊体、脾俞、左内关、右曲池、左足三里、右三阴交。用12号注线针，1号羊肠线，颈脊7用线3cm长，胸脊1脊旁开8分斜刺进针透颈脊6；腺囊体用9号注线针，用0号羊肠线，3cm长，在囊体横刺透过；脾俞用线4cm长，由胃俞斜刺进针透脾俞；内关、曲池、足三里、三阴交各用线3cm长，直刺进针。埋线前局部严格消毒，出针后针口用消毒药棉贴胶布固定。

按 语

甲状腺囊肿，看起来是普通小病，可治疗起来，特别是手术治疗，十分复杂，且有危险性。用埋线治疗可获得成功，且方法简单，每次治疗只需几分钟，一般1~3次多数治愈。由于甲状腺附近腧穴邻近动脉、气管，故一定要掌握好针刺时的角度和深度。

甲状腺肿，特别是地方性甲状腺肿是以碘缺乏为主要病因。补碘虽不失为一种好的治疗方法，但对疾病本身引起的全身功能紊乱没有治疗，可能会对碘的吸收、利用不理想，影响疗效，对已肿大的甲状腺也会造成部分甲状腺肿遗留。而运用埋线疗法，同时给予补碘，可进一步促进肿大的甲状腺缩小或消失，还可通过针刺调节脏腑功能，促进对碘的吸收和利用。

对甲状腺肿，重在预防为主，改善水源，使用碘盐。经常食用海产品，尤其在妊娠期或哺乳期。注意饮食营养，多食新鲜蔬菜，少进肥腻，辛辣之品。保持心情舒畅，避免郁怒动气。

三、糖尿病

糖尿病是一种常见的代谢性疾病，与胰岛素功能减退，或因体内产生抗胰岛素物质而胰岛素不能发挥正常功能而引起的碳水化合物代谢紊乱。属中医"消渴"范畴。

【病因病理】

糖尿病是一种常见的代谢性疾病，与胰岛素功能减退，或因体内产生抗胰岛素物质而胰岛素不能发挥正常功能而引起的碳水化合物代谢紊乱。最近瑞典科学家研究发现，糖尿病是由于胰岛的某一个细胞分泌基因发生突变而导致胰岛素分泌异常而引发糖尿病。

中医学认为，消渴主要系饮食失节，情志失调，房劳过度，药石酒毒等致积热伤阴，化燥津枯，其病机以阴虚为本，燥热为标，互为因果，阴愈虚，燥热愈甚；燥热愈甚，愈耗其阴。

【临床表现】

本病患者空腹、餐后2小时血糖和尿糖升高。口渴多饮，多食易饥，尿频量多，形体消瘦。病久常并发眩晕、肺结核、心绞痛、中风、疮疖等严重者可见酮症酸中毒。可并发周围神经病变，表现为对称性的周围神经炎。

【治疗方法】

方一　注线法

[取穴]一组：足三里（双），三阴交（双）。二组：曲池（双），肾俞（双）、气海穴。口渴甚加支沟，善食易饥加中脘配天枢，多尿加关元，两组交替使用。

[方法]所取穴位皮肤常规消毒后，取1号羊肠线3～4cm放入9号注射针

头内，作套管，用7号腰穿针剪去针头后作"针芯"。将已放有羊肠线的9号针头刺入穴位后，把羊肠线推入穴位的浅肌层，拔出针，覆盖无菌纱布包扎。1个月埋线1次，3次为1疗程。

方二　注线法

[取穴] 胰俞。

[方法] 将03号医用羊肠线剪成1cm长的线段，放入维生素B_1/B_{12}注射液中浸泡4～6小时，装入9号腰穿针的尾部，取双侧胰俞穴，常规皮肤消毒后，针尖向内下斜刺，行提插捻转补法，推入体内。针眼敷创可贴。15日埋药线1次，6次1疗程。

方三　注线法合中药法

[取穴] 脾俞，肾俞，足三里，三阴交，胃脘下俞。

[方法] 穴位局部常规消毒，用0.5%普鲁卡因局部浸润麻醉，将1cm长羊肠线用注线法注入穴位，外用创可贴敷盖3天，每隔20天施治1次，2次为1疗程。配合消渴散（人参、黄连、五味子、水蛭各100g，花粉、僵蚕、泽泻各200g）口服，为末，每次10g，1日3次，于饭前1小时水冲服。

方四　注线法

[取穴] 一组：胃管下俞（双侧）、三阴交（双侧）、气海、肺俞（双侧）；二组：中脘、脾俞（双侧）、三焦俞（双侧）、足三里（双侧）；三组：建里、关元、肾俞、胃管下俞（双侧）。

[方法] 将3/0#羊肠线剪成1.5cm长线段，并在维生素B注射液中浸泡5分钟，然后置于9号注射针的前端，将28号针灸针从后端插入。快速刺入，得气后，一边退针一边将羊肠线推入组织内，拔针后用创可贴覆盖针眼处，10天埋线1次，3次为1个疗程，每次选用1组穴，然后间隔20天。再行下1个疗程。共3个疗程。

【典型病例】

例1　董某某，男，56岁。

患病3年，多饮、多食，善饥，多尿，口渴，体倦无力，身体逐渐消瘦，口干舌燥。眼睛发胀，视物模糊，半年来腹泻，每日5～6次糊状便，查空腹血糖14.9mmol/L，尿糖定性（+++）。诊断为糖尿病。经穴位埋线一疗程痊愈。

症状消失。视力正常，视物清楚。大便成形，每日1次。查血糖3.9mmol/L，尿糖定性阴性。一年后随访，病未复发。

例2 吕某，男，54岁。

口渴咽干，多饮，多尿，极易乏力6年。近3个月上述症状加重，同时伴肢体麻木，头痛头晕等，检查空腹血糖16.8mmol/L，尿糖++，血压186/114mmHg，诊断：糖尿病合并高血压，用埋线法加配血压点埋线，治疗一个月复诊时检查空腹血糖8.4mmol/L尿糖阴性，血压138/86mmHg，症状改善，病情稳定，6个月后病情继续好转，血糖维持在5.7mmol/L左右。

【处方精汇】

1. 用注线法

一组穴：肺俞、胰穴、曲池。二组穴：胰俞透膈俞、三阴交。三组穴：三焦俞透肾俞、足三里。四组穴：关元、阳陵泉、复溜。配穴：糖尿病、眼病配晴明、风池、太阳，糖尿病高血压配血压点，糖尿病高血脂配脂三针（内关、足三里、三阴交），糖尿病脑病配督脉通贯，糖尿病肾病配命门，糖尿病皮肤瘙痒配血海、大椎，糖尿病足配丰隆、昆仑，糖尿病肠功能紊乱配天枢、上巨虚。选取16号注线针，4号药线，背俞透穴用2.5cm长线，其他穴位用1.5cm药线，15天埋线一次。

2. 用注线法

取穴：脾俞、肺俞、肾俞、中脘、关元、气海、足三里、太溪和胰俞（胃管下俞）。穴位用碘伏消毒后，将PGLA线体置入一次性埋线针前端，将针快速刺入穴位，得气后，压下弹簧将线体留置入穴位内，拔出针头，敷以埋线医用胶贴。按照以上治疗方法，每次取8~10个穴位，每7d埋线治疗1次，5次为1个疗程。病情稳定后可每月治疗1次，持续3~5次，以巩固疗效。

按语

胰俞穴曾称胃脘下俞，最早出于《龙衔素针经》，别名胃下俞，胃管下俞。本穴主要由T_8神经分布，而支配胰腺的传入神经主要是T_8，传出神经为T_8~10，说明胃脘下俞穴与胰腺的神经分布有着高度的对应性。动物实验研究证实，针刺胃脘下俞穴能显著降低实验性家兔的血糖，并明显改善胰岛的形态功能。所以，该穴的降糖作用首先依赖于胰岛素的升高，提示胃脘下俞穴能改善B细胞的功能。

按语

埋线时应注意，由于糖尿病免疫功能较差，所以要严格无菌操作，避免因感染导致伤口难以愈合，对有合并症的糖尿病患者要积极配合专科治疗。

埋线治疗糖尿病时应严格掌握适应证及禁忌证。一般在下列情况下不宜埋线，①糖尿病急性代谢紊乱时如糖尿病酮症酸中毒或糖尿病高渗昏迷时；②糖尿病合并有皮肤感染、溃疡时；③饥饿、疲劳、精神紧张时。

临床观察发现，在第七胸椎水平以上背部出现黑色或者粉红色斑块的表示是"上消"。第七胸椎水平以下到腰二水平以上现黑色或者红色斑块的表示是"中消"。腰二水平以下到骶骨出现黑色斑块的表示是"下消"，当然也有上部中部都有斑块连接成片的，或者斑块中部连接下部的，严重Ⅱ型糖尿病的上、中、下三部都有黑斑。一般背部黑斑面积越小Ⅱ型糖尿病病情越轻，黑斑块越大表示糖尿病越严重。上消后背上部出现粉红色斑块是糖尿病早期燥热的表现。下部一般不出现粉红色黑斑块，以深黑色斑块为主，出现Ⅱ型糖尿病并发症的背部黑色斑块颜色很重。因此在反应局部埋线可起到事半功倍之效。如：

1.燥热伤肺（上消）

取穴：胰俞、鱼际、太溪埋线，背部大椎至第七胸椎水平以上出现黑色或者粉红色斑块的部位埋线剥离放血。

2.胃燥津伤（中消）

取穴：胰俞、内庭、中脘、漏谷埋线，加背部第七胸椎水平以下到腰二水平以上出现黑色斑块的部位埋线剥离放血。

3.肾阴亏虚（下消）

取穴：胰俞、肾俞、太冲、太溪埋线，腰二水平以下到骶骨出现黑色斑块的部位埋线剥离放血。

4.早期Ⅱ型糖尿病

取穴：脾经的地机穴、漏谷穴、三阴交、肝经的太冲穴四穴，加背部三消辨证黑斑区域埋线放血。经埋线和放血治疗后对于Ⅱ型糖尿病一般一至两周就会明显好转，加上饮食和情绪调节效果会更好。

四、肥胖症

肥胖症是指脂肪堆积致体质量超过标准体质量20%或体质量指数（BMI）

超过25kg/m²。中医称为"肥人"。

【病因病理】

热量摄入多于热量消耗使脂肪合成增加是肥胖的物质基础。主要原因有遗传因素、社会环境因素、心理因素及与运动有关因素，这些原因使脂肪代谢紊乱而致肥胖。

中医学认为，高脂血症与"气"、"湿"、"瘀"有关，气的功能降低，气化不利，导致推动无力，聚湿生痰，痰湿阻络，日久导致气滞血瘀，臃肿肥胖。有的单纯性肥胖是因为饮食不节、肥甘厚味过多，从而损伤了脾胃功能，导致身体的代谢能力减弱，湿热内生，留于肌肤。使人臃肿肥胖。同时加之久坐少动，久坐伤气，气血流行不畅，脾胃呆滞，代谢失调，水谷精微失于输布，化为膏脂和水湿，留滞于肌肤而致肥胖。

【临床表现】

①肥胖度＝［（实测体重－标准体重）/标准体重］×100%；成人标准体重（kg）＝［身高（m）－100］×0.9。如实测体重超过标准体重20%以上，即肥胖度≥20%，可作为肥胖诊断指标之一。肥胖度为20%~30%者为轻度肥胖，30%~50%者为中度肥胖，>50%者为重度肥胖。②体重指数（BMI）>25可以作为肥胖诊断指标之一。BMI 25~30者为轻度肥胖，30~40者为中度肥胖，>40者为重度肥胖。③脂肪含量（F%）男性超过52%，女性超过30%，可为肥胖诊断指标之一。以上3项均符合或有2项符合，并排除继发性肥胖者，即可诊断。

【治疗方法】

方一　注线法

[**取穴**] ①胃肠实热型：中脘、天枢、大横、上巨虚、下巨虚、丰隆、曲池、胃俞、足三里。②脾虚湿阻型：中脘、脾俞、足三里、阴陵泉、三阴交、气海俞、关元俞。③肝气郁结型：肝俞、期门、支沟、胆俞、阴陵泉、血海。

[**方法**] 钳取1段医用可吸收羊肠线（10号，1.2cm），放置在一次性埋线针管的前端。左手绷紧进针部位皮肤，右手持针刺入到所需深度。当出现针感后，边推针芯，边退针管，将线体埋在穴位的肌肉层和脂肪层之间。出针后，针孔处敷医用敷贴。每次选取6~8个穴位埋线，2周1次，6周为1疗程，共治疗3疗程。

方二　注线法

[**取穴**] 主穴一：中脘、气海、天枢（双）、滑肉门（双）、足三里（双）、丰隆（双）；主穴二：下脘、关元、大横（双）、外陵（双）、足三里（双）、丰隆（双）。

[**方法**] 穴位常规消毒，用无菌镊夹取一段长度约1.5cm的羊肠线，放入7号套管针的前端，将针快速刺入穴位，当出现针感后，边推针芯，边退针管，将可吸收性外科缝线埋植在穴位的肌层或皮下组织内，拔针后用无菌创可贴以防止感染。每15天治疗1次，主穴一与主穴二交替使用，4次为1个疗程，两个月后观察疗效。

方三　注线法

[**取穴**] 三焦俞（双）、脾俞（双）、胃俞（双）等。脾虚湿阻型加丰隆，胃热湿阻型加内庭，肝郁气滞型加肝俞，脾肾两虚型加肾俞，阴虚内热型加太冲。

[**方法**] 用8号针头装入00号羊肠线，带无菌手套并常规消毒，脾俞、胃俞、肝俞斜向脊柱方向刺，深度1.5~2.0cm，三焦俞、肾俞直刺，深度1.5~3cm，得气后边推针芯边抽针头，然后将针头同针芯拔出穴。创可贴包扎处理。15天1次，2次为1个疗程，连续治疗3个疗程。然后均采用耳穴埋王不留行籽，穴位取三焦、脾、胃、大肠等，每日按压3次，每次按压5分钟。

方四

[**取穴**] 第一组穴位：梁门（双）、天枢（双）、水道（双）、阿是穴；第二组穴位：中脘、水分、大巨（双）、带脉（双）、阿是穴。

[**方法**] 每次选取2~4个穴。以上两组穴位交替使用。将1~1.5cm长的羊肠线从8号注射针头的针尖处装入针体，用28号2寸不锈钢毫针作针芯，腹部及腰部穴位在局部下方向上平刺，四肢穴位直刺，刺至所需深度，得气后，边推针芯，边退针管，将羊肠线埋植于穴位皮下组织或肌层内，外敷无菌敷料。每7天治疗1次，共治疗3个月。

【典型病例】

例1　患者，女，42岁，职员。

患者肥胖，头胀眩晕，消谷善饥，肢重怠惰，口渴喜饮，脉滑小数，舌苔腻微黄，舌质红。诊断为单纯性肥胖症（胃热湿阻型），取穴：三焦俞

（双）、脾俞（双）、胃俞（双）、内庭（双）。患者经3个疗程治疗后，体重下降12kg，经1年追访未复发。

例2 患者，女，31岁。

身高1.61m，体重84kg，患肥胖症5年，曾口服各种减肥药，效果不明显，经穴位埋线治疗1个疗程后，体量下降8kg，第2个疗程治疗后，体量下降6kg，停止治疗后，随访3个月，体质量又下降了2kg，效果满意。

【处方精汇】

注线法。①基础穴：中脘、梁门、天枢、大横、阴交、丰隆、京门、带脉。②辨证取穴：脾虚湿阻型加阴陵泉、脾俞。胃热湿阻型加内庭、阴陵泉。肝郁气滞型加三阴交、膈俞。脾肾两虚型加脾俞、肾俞。阴虚内热型加三阴交、次髎。③局部取穴：大腿肥胖明显者取髀关，上臂肥胖明显者取肩外俞，下巴肥胖 明显者取天容。针时向下按15度或45度进针，边推针芯边退针管，将羊肠线平/斜埋入中脘、梁门、天枢、大横、三阴交的脂肪层和肌层。中脘向下脘斜入埋线透穴、梁门向太乙斜入埋线透穴、天枢向水道平入埋线透穴、大横向腹结平入埋线透穴，阴交向中极平入埋线透穴。将1.5~2.5cm的羊肠线垂直埋入，背腰骶部及四肢部穴位，以局部产生酸胀感为度。埋线孔用创可贴敷盖，保持1天。20分钟。30天埋线1次，1次为1个疗程。

按语

穴位埋线减掉的是人体的脂肪而不是水分，并能保证减肥过程中人体的健康和精力的旺盛，且反弹率较低，腹部赘肉减少，肢体活动能力增强，食欲、睡眠、体力、心情改善，社会适应能力增强。这是穴位埋线减肥的最大优点。这也证明了体重不是衡量减肥的唯一指标，一部分人的体围减少了很多，体重下降却不是很明显，也正是这个原因。

男性的平均减体重值比女性高。究其原因，女性在减肥疗程中，每遇月经前及月经来潮时，体重皆不下降，甚至回升少许，乃因经前期黄体酮浓度高，使水分滞留造成体重不易下降，而男性则无此干扰，因此减重速度一般比女性快。

在减肥的过程中，建议患者三餐定时定量，且要摄取均衡的营养，若疗程中蛋白质摄取不足者，胸部会先瘦；而不吃米饭者，下半身瘦不下来。只有坚持营养均衡者，减轻体重时也能得到比例较好的体型及身材。

穴位埋线减肥的过程中，常意外得到一些连锁效应，例如闭经者其月经恢复正常，腿部多年肌腱炎不知不觉痊愈了，多年不孕症患者在疗程一半时怀孕了，经前综合征不药而愈，说明穴位埋线减肥不但可减轻体重，而且可使机体恢复健康，是一种值得推广的减肥方法。

前期为了尽快取得疗效可以在埋线同时结合针刺治疗（隔日1次）进行加强治疗1~2周，增强患者的治疗信心。然后根据情况停止针灸，每10天左右埋线1次。埋线与针刺相比较，埋线治疗远期效果远远超过短期针灸产生的效果。

第九节　其他疾病

一、慢性疲劳综合征

慢性疲劳综合征是以持续疲劳、失眠、思维不集中以及身痛发热等为主的多种精神神经症状，归属于中医学"虚劳"、"五劳证"等范畴。

【病因病理】

慢性疲劳综合征是由于人们长时间的极度紧张或精神负担过重，使人出现极度疲劳，记忆力减退、注意力不集中、失眠、头痛、头晕、易出差错和精神抑郁等一系列症状的病症。本病的发病机制尚不清楚，它的产生涉及体力、脑力活动的长期过度紧张，即精神情志过度劳累，导致人体神经、免疫、内分泌等诸系统调节失常，临床表现以疲劳为主的多种组织、器官功能紊乱的症状。

中医学认为，疲劳是人体气、血、精、神耗夺的具体表现，而气、血、精、神皆由五脏所化生。外感病邪，多伤肺气，思虑过度，耗伤心血，损伤脾气，体力过劳或房劳过度则耗气伤精，损伤肝肾，情志不遂，肝气郁结等，各种原因导致五脏气血阴阳失调是本病发生的总病机。

【临床表现】

无法解释的持续或反复发作的严重慢性疲劳，病程不少于6个月。这种疲劳不是由于正在从事的劳动引起的，经过休息不能得到缓解，并同时至少具备下列8项中的4项：

①记忆力或注意力下降，其严重程度导致职业能力、接受教育能力、社会活动能力及个人生活等各方面较患病前有实质性下降；

②咽痛；

③颈部或腋窝淋巴结触痛；

④肌肉疼痛；

⑤不伴有红肿的多关节疼痛；

⑥头痛，但其发作方式、类型及严重程度等与以前的头痛不同；

⑦睡眠后不能恢复精力；

⑧劳累后肌痛超过24小时。

【治疗方法】

方一　注线法

[**取穴**]脾俞、肝俞、肾俞、膈俞、足三里、关元、百会、膻中。脾气不足型加三阴交；肝气郁结型加太冲；失眠者加神门；肾气不足型加气海、太溪；痰浊内阻型加丰隆。

[**方法**]常规消毒局部皮肤，将1~2cm长已消毒的000号羊肠线，放置在埋线针头的前端，将针刺入到所需的深度，当出现针感后，推入羊肠线后退针，针孔处覆盖创可贴。4次为1疗程，每次一般间隔15天。

方二　注线法

[**取穴**]足三里、三阴交、关元、百会、印堂、膻中、气海、血海、膈俞。脾气不足型加中脘；肝气郁结型加风池、合谷、太冲；心血不足型加神门，兼心阴虚者用阴郄代替神门；肾气不足型加气海、太溪；痰浊内阻型加丰隆，兼痰热者加内庭，兼风热未清者加曲池、合谷。

[**方法**]埋线使用1~2cm长已消毒的00号羊肠线，放置在埋线针头的前端，后接针芯，刺入到所需的深度；当出现针感后，边推针芯，边退针管，将羊肠线埋植在穴位的皮下组织或肌层内，针孔处覆盖创可贴。3次为1疗程，每次一般间隔15~20天。

【典型病例】

例1　马某，女，39岁。

主诉：反复发作的疲劳，充分休息后不能缓解，记忆力减退1年余。伴饮食减少，食后胃脘部不舒，大便溏薄。症见面色萎黄，舌淡苔薄，脉细弱。诊断：虚劳，脾气虚。取穴：脾俞、肝俞、肾俞、膈俞、足三里、关元、百会、膻中、三阴交，埋线治疗2次后症状明显缓解，4次后症状消失。

例2 刘某某，男，42岁。

职业货车司机，因经常长途开车，过度疲劳，导致头昏、头痛、失眠、疲乏、腰酸背痛、时常患感冒等，为了安全停止了开车，一年半来增用中西药物、按摩理疗等治疗不效。来我处以理线治疗两次，症状有明显的改善，患者觉得疗效较好，后又连续埋线治疗4次，一切症状消失，病获痊愈。1年半随访，开车精力充沛，很少出现感冒现象。

【处方精汇】

用注线法。一组穴：肺俞、脾俞、中脘、双曲池、左足三里、右三阴交。二组穴：肝俞、肾俞、腰阳关、关元、左阳陵泉、右太溪。三组穴：大椎、心俞、三焦俞、左内关、右外关、左阳陵泉、右三阴交。局部消毒后，用一次性埋线针送入1号羊肠线，进针后推入肠线，外盖创可贴，每15天埋线1次。

按语

本治疗方案能明显改善甚至消除症状，即使对于无效的病人，它也能抑制病情的进展，5例无效的病人症状均未加重。通过临床观察，对脾气不足型、肝气郁结型效果较显著，痰浊内阻型的疗效略差。同时本治疗方法不引起任何不适与副作用，深受病人的欢迎。

治疗时本病除以上治疗配方，还可在背部督脉与膀胱经进行走罐，同时根据症状取穴配穴，如头痛配三阳络、风池、太阳；头昏配百会、太溪、太冲；失眠配神门、安眠2、太溪；四肢乏力酸痛，可在四肢进行走罐，均能收到理想的疗效。

针灸治疗本病须采用补法。补虚的功效主要取决二个方面：一是取穴，补虚大都取具有强壮作用的穴位，如足三里、命门、气海、关元等。二是手法，临床施行补的手法种类较多。如刺激量补泻、迎随补泻、开合补泻等，都可随时使用。

二、癌性疼痛

癌性疼痛一般是指由肿瘤直接引起的疼痛，癌性疼痛属中医"痛证"范畴，称为"癌瘤痛"。

【病因病理】

肿瘤侵犯或压迫神经根、神经干、神经丛或神经；侵犯脑和脊髓；肿瘤侵犯骨膜或骨骼；侵犯实质性脏器及空腔性脏器；侵犯或堵塞脉管系统；肿瘤引起局部坏死，溃疡，炎症等；在上述情况下均可导致严重的疼痛。在肿瘤治疗过程中所引起的疼痛，也被认为是癌性疼痛。当组织细胞受到各种原因的损伤后，会刺激人体内环境产生更多的前列腺素，前列腺素合成增多会刺激感觉神经末梢产生感觉伤害性刺激，这种刺激沿感觉神经向上传导，产生疼痛的感觉。

中医认为主要有两个方面因素：①因实致痛，由于病邪（寒邪、气滞、血瘀、痰浊、毒热等）壅滞于脏腑、经络或气血而致的实性疼痛，即所谓"不通则痛"。②因虚致痛，由于久病气血亏虚，经络失养，脏腑亏虚而致"不荣则痛"的虚性疼痛。

【临床表现】

癌性疼痛的症状体征具有如下的特点：

①癌性内脏痛的基本原因是由于肿瘤的直接侵蚀或压迫；

②疼痛常伴有其他部位的牵涉痛；

③疼痛部位大多不太明确，范围较广泛；

④疼痛常可引发较强的自主神经反射和骨骼肌痉挛。

【治疗方法】

方一 注线法

［取穴］中脘、下脘、气海、关元、滑肉门（左右）、外陵（左右）为埋线穴位，配合以痛为腧的局部取穴方法即在患者疼痛部位，如肺癌的疼痛经常出现在前胸靠近肺底部、后背相应的背俞穴以及上肢内侧肺经循行线上；胃癌疼痛通常出现在胃脘部或相应的背俞穴上；胰腺癌会出现左胁肋及左上腹部疼痛，有时会全腹痛，甚至连及腰骶部疼痛不适；大肠癌最痛的部位通常会出现在腹部；肝癌通常会出现在肝区；食管癌疼痛多出现在剑突下或背部肩胛区等部位。在疼痛部位选取3~5个压痛最明显的点作为针刺治疗点，针刺点可随着疼痛部位的变化而发生变化，但每次治疗都选择最明显的压痛点。

［方法］主穴用埋线法。常规皮肤消毒，将医用羊肠线剪成1cm等长线段备用，取一次性医用8号埋线针，置于埋线针针管的前端，用镊子将线体推

入针管，将针头刺入穴位，得气后，边推针芯，边退针管，将线体埋入穴位。由于线体对穴位的刺激可长达10天以上（个体存在差异），只于治疗前操作1次。局部取穴用30号毫针垂直进针，采用提插和捻转相结合的平补平泻法，得气后留针30分钟，中间行针1次，局部取穴时进针宜浅，手法宜轻；每日治疗1次，10天为一疗程。

方二

[取穴]原发性肝癌及肝转移癌选择期门、肝俞、胆俞为主穴，足三里及脐周全息穴为配穴：肺癌选择肺俞、云门为主穴，大肠俞为配穴：胰头癌选胰俞、中脘为主穴，足三里及合谷穴为配穴；胃癌选胃俞、三焦俞、中脘为主穴，足三里穴为配穴；结直肠癌选大肠俞、小肠俞、三阴交为主穴，足三里穴为配穴。穴位选择视病情有所增减。

[**方法**]中药药线制备：麝香红花酊：麝香2g，藏红花1g加蒸馏水100ml浓煎，过滤，浓缩至5~10ml，按比例加入医用无水乙醇至含乙醇量75%；用9号埋线针将0号羊肠线或00号羊肠线在无菌操作下剪为1~2cm。提前24小时浸泡于麝香红花酊中，穴位埋植时均应用9号埋线针植入法。进针得气后推入肠线。外盖创可贴。

【典型病例】

例1　李某某，女，62岁。

患子宫癌晚期，来我处治疗，患者家属代诉，以前在医院疼痛难忍全靠打杜冷丁针止痛，出院后患者经常痛得死去活来，以埋线治疗一次，疼痛立即减轻，后又埋线治疗8次，在8次埋线治疗中，患者设有出现疼痛，身体逐渐好起来，在4年后患者生命结束。

【处方精汇】

1. 肺癌：取穴：胸脊3、肺俞、膻中、左内关、右三阳络、阿是穴。

2. 肝癌：取穴：胸脊8、肝俞、期门、蠡沟、行间、阿是穴。

3. 食道癌：取穴：胸脊6、膈俞、天突、膻中、气海、内关、足三里。

4. 乳腺癌：取穴：胸脊4、肩井、膻中、乳根、左郄门、右内关、左足三里、右三阴交。

5. 胃癌：取穴：胸脊9、膈俞、胃俞、中脘、左内关、右足三里、阿是穴。

6. 结肠癌：取穴：胸脊10、大肠俞、大横、气海、左下巨虚、右足三里、阿是穴。

7. 直肠癌：取穴：胸脊11、骶脊3、气海、大巨、左下巨虚、阿是穴。

8. 子宫癌：取穴：胸脊10、骶脊3、关元、子宫、三阴交、阿是穴。

操作：以肺癌为例：用12号注线针，1号羊肠线，胸脊3用线4cm长，由胸脊4，脊旁开8分处斜刺进针透胸脊2；肺俞用线4cm长，由厥阴俞横刺进针透风门；膻中用线3cm长，由中庭横刺进针透膻中；内关用线3cm长，直刺进针透外关；三阳络用线3cm长，直刺进针透郄门；阿是穴用线4cm长，穴位下0.6cm斜刺进针。埋线前局部严格消毒，出针后针眼用消毒药棉贴胶布固定。

> **按 语**
>
> 有研究显示，单纯针刺平均可达到80％左右的镇痛有效率，然而单纯针刺对晚期癌痛存在镇痛不全的缺点，需要有足够的刺激量和作用时间，才会起到和维持一个良好效果。多种方法联合使用所取得的疗效，可以最大限度地提高镇痛有效率，减少患者痛苦，提高其生存质量。采用穴位埋线配合以痛为腧的局部针刺取穴方法进行癌痛的治疗，可将针刺的即时效应和埋线的长效效应相结合，取得了较好的疗效。

三、不宁腿综合征

不宁腿综合征，又称不安腿综合征、艾克包姆（Ekbom's）综合征。是一组突出表现为腿的针刺样或虫爬、蚁走样感觉和不安宁、活动后症状减轻的神经系统病症。属于中医学中"痉病"、"血痹"的范畴。

【病因病理】

本综合征的发病原因及发病机制尚不十分清楚，现认为与神经、精神等多种因素有关，有人根据安静时发病及运动后症状可以缓解的特点，推测是与足部的血液循环障碍引起组织代谢产物的蓄积有关。另有人认为本综合征多见于贫血、糖尿病、酒精中毒以及维生素缺乏症等引起的末梢神经病变，所以推测与代谢障碍有关。

中医认为本病系由邪客肌肤，瘀滞脉络，或阴血亏虚，经络、肌肤失养所致。其病位主要在经络、肌肤，与心肝肾有关；其病性为本虚标实。

【临床表现】

其主要临床表现为如下几方面。

（1）不安，休息时常走来走去，或不停地搓腿，躺在床上时常翻来覆去或摇动身体。

（2）感觉异常，在休息尤其清晨与夜间时大腿深部有爬行样不舒感，常为双侧受累，迫使患者要经常活动其两腿。

（3）睡眠中周期性腿动，为刻板地屈曲运动，在6小时的睡眠中至少发生40次以上的腿动。

（4）醒时的不自主腿动，在卧位或坐位休息时常发生下肢的不自主屈曲运动。

（5）睡眠障碍，由于感觉异常和腿动，常导致患者失眠。

（6）夜间加重，尽管白天休息时也可有异常、腿动和不安症状，但夜间有明显的加重趋势。

【治疗方法】

方一　注线法

［**取穴**］一组穴：足三里、承山、外丘、委中、绝骨；二组穴：阳陵泉、解溪、三阴交、八风。

［**方法**］使用9～12号埋线针和00—1号线，每次取一组穴，进针后，使患者局部或小腿有酸麻沉重或轻微放射感，然后施平补平泻手法，埋线后用艾条作温和灸5分钟，以皮肤红晕为度。15天埋线1次，3次为一疗程。

方二　注线法

［**取穴**］一组穴：血海，委中，臂中；二组穴：足三里，承筋，太溪；三组穴：阳陵泉，丰隆，承山。

［**方法**］3组穴交替应用，局部消毒后，用12号埋线针装入0号线，进针后探寻得气感，推入线体，退针，外用创可贴保护针眼。15天1次。3次为一疗程。

【典型病例】

陈某某，女，34岁。

发病已持续有2年，小腿肌肉酸、胀痛，像血管要爆裂的感觉，双脚无力，特别是晚上睡觉时更加历害。，通过对肢体的揉搓、摇动、跺脚、走动，才能使症状缓解。诊断：不宁腿综合征，在足三里、承筋、太溪、阳陵泉、丰隆、承山埋线一次，当晚症状消失，随访一年无复发。

【处方精汇】

用注线法。主穴：臂中（前臂内侧，腕横纹与肘横纹中点，两筋之间）、血海、阳陵泉、三阴交、太溪。配穴：足三里、委中、承山。主穴效欠佳时，酌加配穴。臂中穴，针入2.5~4.0cm，足三里、阳陵泉、承山、血海、委中均直刺1~1.5寸，使针感向上或向下传导；太溪向上斜刺0.5~1寸，使针感向上传导，上穴均于得气后注入线体，用9号埋线针和00号肠线。

按语

本病是临床上常见病，常规治疗只能缓解症状，不易彻底治愈，病情迁延难愈，穴位埋线，感应温和，持续刺激时间较久，以舒筋活络，调和气血，解痉止痛，可达治愈疾病之目的。是值得推广的新疗法。

消除和减少或避免发病因素，改善生活环境空间，养成良好的生活习惯，防止感染，注意饮食卫生，合理膳食调配。找出一些使自己症状加重的食物，如咖啡、茶、酒等，尽量避免饮用；均衡饮食，多吃水果、蔬菜、蛋白质和淀粉类食品；通过健康饮食保持健康体重。

注意锻炼身体，增加机体抗病能力，不要过度疲劳、过度消耗，戒烟戒酒。保持平衡心理，克服焦虑紧张情绪。早发现早诊断早治疗，树立战胜疾病的信心，坚持治疗。切记急躁。

四、贫血

贫血是一种常见的症状。是指循环血液中的红细胞或血红蛋白量低于正常数值，主要由造血不良、红细胞过度破坏及丧失等造成。属于中医学"虚劳'中的"血虚"、"血枯"范畴。

【病因病理】

西医学认为贫血原因很多，但就发病机制而言，基本上不外乎造血不良，红细胞过度破坏以及急、慢性失血等三种。其病理生理学基础是血红蛋白减少、血液携氧能力减低，全身组织和器官有一系列缺氧变化等。

中医学认为发生血虚的原因很多，如咯血、呕血、便血、尿血、月经过多，产后出血或外伤出血等均可引起失血而造成贫血。或因脾胃虚弱，饮食不能化生气血，或因偏食，饥饿、营养不足，生血之源缺乏，或瘀血内结，新血不生，或姿情纵欲，肾精亏耗，精不化血皆可导致血虚。

【临床表现】

临床表现除红细胞或血红蛋白数值低于正常外，尚有面色苍白或萎黄，唇甲色淡，倦怠乏力，头昏头晕。失眠健忘，耳鸣眼花，食欲不佳，月经不调，心悸气短等，严重者还有肢体浮肿、毛发脱落、心脏扩大、心尖区收缩期杂音等。

【治疗方法】

方一　穿线法和注线法

[取穴] ①脾俞、肾俞；②肝俞、血海。

[方法] 背俞穴用穿线法。穴位消毒局麻后，从穴位上方穿至穴位下方出针，埋入1号肠线2cm于皮下；血海穴用注线法；用12号腰穿针置入1号肠线1.5cm，以45度角向上斜刺入2cm左右，注入肠线，外盖敷料。两组穴交替使用，5天埋线1次，5次为一疗程。

方二　植线法

[取穴] 膈俞、足三里、曲池、血海。

[方法] 穴位消毒局麻后，将0号肠线2cm挂于埋线针上刺入穴内，膈俞穴向下斜刺于皮下约2.5cm。余穴直刺3cm，取出埋线针，外盖敷料。每次取一侧穴位，下次取对侧穴位。15天1次。

【典型病例】

王某某，男，34岁。患者一年前因胃出血造成贫血，数医不愈。现仍面色苍白，形体消瘦，精神不振，头晕乏力，心悸乏力，夜不能寐，食少腹胀，大便溏薄。化验：血红蛋55g/L，红细胞2.5×10^{12}/L。经用方一埋线治疗2次，症状大减，饮食增加，再埋线2次，症状已消，体重增加，查血红蛋白128g/L，红细胞4.22×10^{12}/L。

【处方精汇】

用注线法

取穴：心脾两虚：心俞、脾俞、气海、足三里；肝肾阴虚：肝俞、肾俞、太溪、三阴交；脾肾两虚：脾俞、肾俞、膈俞、命门、足三里。穴位消毒局麻后，装上羊肠线，刺入穴内，背俞穴斜向脊柱刺入2cm，埋入0号羊肠线1cm 2根。腹部穴和下肢穴直刺入肌层，埋入2cm0号羊肠线。外盖敷料。15天埋线1次，3次为一疗程。

按 语

贫血的病理变化涉及到脾、肝、心、肾等脏，其治疗原刚总以养血益气为主，故本法取穴以脾俞、肝俞、膈俞为主，辅以多气多血的阳明经及脾经穴位，既补先天之根，又培后天之本，可起健运脾胃，促进生化、补养精血的作用。若用结合药物及食疗，则更能提高疗效。若有出血倾向者，埋线时勿损伤血管，以免引起较多出血。

同时应积极医治原发疾病，去除病因，以治其本，防治钩虫病、痔疮、月经过多等引起出血的疾病，避免服用可能引起贫血的药物、避免接触毒物或放射线。增加营养，注意进食含铁及蛋白质较多的饮食。慎起居，适寒温，尽量减少感染机会。

五、白细胞减少症

白细胞减少症是指外周血中的白细胞总数持续低于正常。根据其症状，属于中医学的"气血虚"、"虚损"、"温病"等范畴。

【病因病理】

现代医学认为，本病可因放射性物质、化学毒物（苯），某些抑制白细胞生长的药物，恶性肿瘤侵犯造血系统，全身营养不良等造成粒细胞生成减少；或因严重败血症、急性感染、慢性炎症、脾功能亢进、药物过敏反应及全身免疫性疾病而致粒细胞生成障碍、破坏过多、分布异常及综合性机制而形成本病。

中医学认为，本病主要是脾肾两虚，肝肾阴虚而致，因脾虚则气血生化无源，肝虚则生化乏源而血不能藏，肾虚则不能主骨生髓而致精髓亏损，生化无根，形成本病。

【临床表现】

本病多有头晕、乏力、四肢酸软，食欲减退、低热等非特异性表现。继发者除有原发疾病症状外，常有口腔炎、中耳炎、肺炎、肾盂肾炎等继发感染。外周血液检查：白细胞计数（1.5~4.0）10^9/L，中性粒细胞百分比正常或轻度减少，淋巴细胞相对较高，红细胞和血小板大多正常。骨髓象多无明显变化。

【治疗方法】

方一　注线法

［**取穴**］大椎、足三里

［**方法**］取 0号长约 1cm灭菌羊肠线置入12号埋线针管前端，穴位常规消毒后，右手夹持针帽，快速过皮，进针深度以0.5~1寸为宜。大椎穴针尖稍向椎体方向斜刺，待患者有酸胀感后，左手推针芯，边推针芯，边退针管，当针芯推到头后，快速拔出针管，则羊肠线即垂直植入穴位，出针后涂以碘伏。每t0d埋线1次，治疗中停用升白细胞药物和抗甲状腺药物，埋线3次。

方二　注线法

［**取穴**］大椎、膈俞、脾俞、胃俞、肝俞、肾俞。

［**方法**］常规消毒局部皮肤，将1~2cm长已消毒的000号羊肠线，放置在埋线针头的前端，将针刺入到所需的深度，当出现针感后，推入羊肠线后退针，针孔处覆盖创可贴。4次为1疗程，每次一般间隔15天。

【典型病例】

例1　患者，男，34岁。

患甲亢半年，口服硫脲类药物丙硫氧嘧啶（PIU），治疗3个月出现头晕、乏力、胸闷气急，易感冒。检查：面色苍白，舌质淡，舌苔薄白，脉细数。周围末梢血象检查白细胞总数为3.0×10^9/L。诊断白细胞减少症。门诊采用足三里、大椎穴位埋线治疗。每10d埋线1次，治疗2次后，检查血象白细胞总数4.0×10^9/L，继续穴位埋线至3次，检查血象白细胞总数6.3×10^9/L，临床症状消失，获痊愈。随访1年未复发。

【处方精汇】

用注线法。取穴：大椎、膏肓俞、膈俞、脾俞。配穴：肾俞、足三里、三阴交。常规消毒局部皮肤，将1~2cm长已消毒的00号羊肠线，放置在埋线针头的前端，将针刺入到所需的深度，当出现针感后，推入羊肠线后退针，针孔处覆盖创可贴。4次为1疗程，每次一般间隔15天。

按 语

据报道发现针刺大椎、足三里有保护骨髓造血功能的作用，并可拮抗化疗引起的周围白细胞降低，提高机体耐受化疗的能力。针刺足三里可使肾上腺皮质激素释放因子增多，说明能增强垂体功能，增强肾上腺皮质、交感-肾上腺系统功能，以分泌血管活性物质，从而调节骨髓髓内压力，调节骨髓血流，促进白细胞生成。

埋线多取背部俞穴，具有健脾补肾和养血生血的功能。从治疗结果看，尽管癌种较多，但疗效相差无几。从治疗时间看，往往在治疗后3~5天。血细胞数量即明显上升，时间长短与白细胞数量同比有上升趋势，但达到一定水平，即成上下波动，这可能与本法的双向调节作用有关，在恢复化疗后（其间不停止艾灸），白细胞数量又呈下降趋势，但并不恢复到治疗前的水平，而以高于原先水平的窄幅波动。在观察中可以看出病情程度与治疗效果有一定关系，病情轻者疗效较佳，病情重者疗效较差。

六、风湿性关节炎

风湿性关节炎属变态反应性疾病，是风湿热的主要表现之一。中医归属于"痹证"范畴。

【病因病理】

风湿性关节炎的病因尚未完全明确。根据症状、流行病学及免疫学的资料分析，认为与人体溶血性链球菌感染密切相关，感染链球菌后，其毒素和代谢产物与机体产生的抗体在结缔组织结合，即会产生炎症及破坏，形成关节炎。目前注意到病毒感染与本病也有一定关系。

中医学认为居处潮湿，触冒风雨等是产生本病的外来条件；素体虚弱，气血不足，腠理不密是产生本病的内在因素。风寒热湿之邪乘虚入侵，留滞经络肌肉关节，气血闭阻不通，从而产生肢节酸麻疼痛、屈伸不利诸症。若以热盛或湿热蕴蒸为主，则见关节红、肿、热、痛；若寒湿偏盛则关节冷痛，遇寒痛增；久病不愈，还可出现气血不足，肝肾亏损或病邪深入内脏等变化。

【临床表现】

多以急性发热及关节疼痛为首发症状，典型表现是轻度或中度发热，游走性多关节炎，受累关节多为膝、踝、肩、肘、腕等大关节，常见由一个关节转移至另一个关节，病变局部呈现红、肿、灼热、剧痛，部分病人也有几个关节同时发病，不典型的病人仅有关节疼痛而无其他炎症表现，急性炎症一般于2～4周消退，不留后遗症，但常反复发作。若风湿活动影响心脏，则可发生心肌炎，甚至遗留心脏瓣膜病变。

【治疗方法】

方一　注线法

[取穴] 膈俞、血海、关元、肾俞、商丘、足三里、八字疗法对应点。肩关节痛取肩前穴、三角肌；肘关节痛取曲池、尺泽、手三里；腕关节痛取阳池、外关、合谷；髋关节痛取秩边、环跳、殷门；膝关节痛取阳陵泉、犊鼻、伏兔、足三里；踝关节痛取丘墟、昆仑、解溪、太溪、承山。

[方法] 操作根据病变关节部位的不同而采取相应的对应点取穴，每个关节取二至四穴，药线埋植，大关节部位用1号线，指关节用0～3/0号线，临床当中要灵活运用。

方二　注线法

[取穴] ①风寒湿痹：大椎、气海、关元。②风湿热痹：大椎、曲池。③痰瘀痹阻：膈俞、脾俞、血海。④正虚邪留：肝俞、肾俞、足三里。配穴：肩关节：肩髃、肩髎、巨骨、曲池；肘关节：曲池、曲泽、少海、手三里；腕关节：阳池、阳溪、大陵、合谷、外关；掌指关节：八邪、合谷、三间；髋关节：环跳、居髎、阳陵泉；膝关节：内外膝眼、梁丘、委中、膝阳关、曲泉、阳陵泉；踝关节：昆仑、太溪、解溪、丘墟、然谷；跖趾关节：八风、内庭、太冲；脊柱关节：大椎、身柱、腰阳关、相应病变夹脊穴。

[方法] 穴位消毒局麻后，取1～2号羊肠线1～3cm，装入9～12号埋线针内，刺入穴内，刺的深度与角度、羊肠线的粗细长短均按穴位情况而定，初期用泻法，中期平补平泻，后期补多泻少，注入羊肠线。每次根据患者接受能力及患病部位的多少，选取6～10个穴位，20天埋线1次，3次为一疗程。

【典型病例】

曾某某，女，57岁。

主诉：双指、膝关节、踝关节肿痛3年余。经多家医院确诊为风湿性关节炎，多方治疗，效果不佳，现觉症状加重，行走困难，伴头晕、怕冷、腰膝酸软，舌淡红，苔白腻，脉沉细。X线摄片示：病变关节骨质疏松，关节间隙轻度狭窄，骨性关节面模糊，血沉103mm/h，诊断为风湿性关节炎。中医诊断为痹证，属肝肾亏虚，寒湿瘀阻经络。在膈俞、血海、关元、肾俞、商丘、足三里埋线治疗1个月，症状全部消失，行走自如，查血沉10mm/h，恢复正常工作，1年后随访，未复发。

【处方精汇】

用注线法和水针刀法

取穴：阿是穴。配穴：根据方一每次选取全身取穴和邻近、循经取穴3~4个。穴位消毒局麻后，用12号穿刺针刺入穴内（如有积液先抽去积液），用小针刀法疏通剥离，注入松解液1~2ml（利多卡因5ml、强的松龙2ml、维生素B₁₂1ml、当归注射液2ml混合液），然后注入羊肠线。可每10天埋线1次，痛点较多可交替埋线。

按语

急性期发热及关节红肿，应卧床休息以使其尽快痊愈。慢性期应做力所能及的关节活动锻炼。饮食要有充足的蛋白质和各种维生素。抗"0"及血沉增高应配合中西药物治疗，并及时清除扁桃体炎及咽炎等病灶。

七、类风湿关节炎

类风湿关节炎是一种以关节滑膜炎为特征的慢性全身性自身免疫性疾病。属中医学"历节"范畴。

【病因病理】

中医学认为类风湿关节炎是由于人体营卫失调，感受风寒湿三气合而为痹，或日久正虚，内生痰湿、瘀血，正邪相搏，使经络、肌肤、筋骨气血受阻失于濡养而出现肢体疼痛、肿胀、酸乏、重着、变形。

【临床表现】

本病首先侵犯指、趾小关节，产生肿胀、疼痛和变形，其次侵犯腕、肘、膝、肩、髋等大关节，多呈对称性疼痛、肿胀、屈伸不利、关节强直、畸形等，部分患者可致终身残废。

【治疗方法】

方一　注线法

[取穴] 上肢取颈至胸夹脊穴，下肢取腰至骶夹脊穴。整体取肝俞、脾俞、肾俞、命门、曲池、足三里、太溪穴。局部主要根据患者受累关节取穴。肩关节取肩髃、肩贞、肩内阿是穴，肘关节取曲泽穴，腕关节取阳池、阳谷、阳溪穴，指关节取八邪穴，膝关节取膝眼、曲泉、膝阳关、阳陵泉穴，踝关节取解溪、昆仑、丘墟穴，趾关节取八风穴，颞颌关节取下关穴。

[方法] 患者采取适当体位，穴位用碘伏消毒，将特制的PGLA线体置入一次性埋线针前端，夹脊穴向脊柱方向斜刺进针，背俞穴提捏起穴位处皮肤进针，得气后，压下弹簧将线体留置入穴位内，拔出针头，贴敷埋线胶贴。每7天治疗1次，5次为1个疗程，一般治疗3~5个疗程。

方二　穿线法

[取穴] 合谷、偏历、曲池、足三里、解溪、环跳（双侧）。

[方法] 局部浸润麻醉。左手拇指示指提起皮肤，用持针器向下15~40度角方向穿过皮下组织，反复牵拉2次，贴皮肤剪短肠线。胶布固定。1个月效果不显著者可行第二次治疗。

方三　植线法

[取穴] 大椎至长强、两侧华佗夹脊穴、合谷透劳宫、太冲透涌泉；上肢肩髃、手三里、外关、阳池、养老、后溪透中渚；下肢环跳、风市、伏兔、鹤顶、委中、阳陵泉、阴陵泉、足三里、三阴交、太溪、悬钟、昆仑、解溪；阿是穴。

[方法] 在穴下1寸左右为进针点，局部常规消毒局麻，将羊肠线段（1~3cm）中央置于进针点上，右手持陆氏埋线针，缺口向下压线，以15~80度向上刺，将线埋入穴位中，退针后用胶布固定36小时，每次3~5穴，最多6穴，一般8~15天埋线一次为宜。

方四　植线法加火针法

[取穴] 以病变关节邻近穴和阿是穴为主。上肢加颈5~胸5夹脊穴，下肢加腰4~骶1夹脊、八髎穴。

[**方法**] 常规碘酒、酒精消毒，消毒局麻后用陆氏埋线针将准备好的羊肠线4cm埋入穴位，敷盖纱布、橡皮膏固定，3天去掉。6~10天埋线1次。3次为1个疗程，根据病情20~30天巩固1次。火针取穴夹脊穴，关节局部阿是穴。火针用酒精灯烧灼针尖部至白亮，速进疾出。隔日1次，10次为1个疗程。

【典型病例】

例1 患者，女，29岁。

患者3年前无诱因出现手指关节疼痛，渐至全身关节疼痛，四肢关节对称性肿胀，活动受限，晨僵2小时。经常规治疗而未愈。实验室检查类风湿因子阳性。予以方一穴位埋线治疗。1个疗程后症状明显减轻并能自己行走，继续治疗3个疗程后手指明显消肿，其关节酸胀、晨僵感消失，全身其他症状也明显减轻，已能正常生活和工作。

例2 患者，女，33岁。

初诊两手指关节肿胀疼痛，轻度变形，寒冷和阴雨天加重已3年多，经上海、南京等地医院诊断为类风湿关节炎，用多种方法治疗，效果不佳，查见身体瘦弱，面部轻度浮肿，双手指关节和双足趾关节呈梭形肿大变形。用方三首次埋线数日后，气候突变，连续3天阴雨，患者却不象以往那样疼痛得卧床不起，经6次埋线治疗后，肿大变形的指、趾关节明显缩小，疼痛消失。继续2次埋线，以巩固疗效。

【处方精汇】

1. 用注线法加火针法

主穴取风池、大杼、肝俞、肾俞、大肠俞，每次选2~4穴；配穴取中脘、气海、关元、迎香、合谷、足三里、环跳、阴陵泉、阳陵泉、八风、八邪，每次选1~3穴。将0~2号医用肠线剪成2~3cm长，用9、12、16号埋线针注入穴内。然后在埋线处和关节最疼处用钨制火针在酒精灯上烧红快速点刺，每穴1~3下，如滑囊肿大有波动感时可用三棱针烧红速刺，使其放出黏稠液体，减压减痛。7~15日1次，5~10次为1个疗程。

2. 用注线法加中药法

双侧颈胸段取华佗夹脊穴（$C_6 \sim T_4$），胸腰段取华佗夹脊穴（$T_{10} \sim L_2$）取准穴位后，施术部位常规消毒行浅表麻醉，用12号埋线针将2号羊肠线（线长2.5cm）刺入，深度以针尖直抵椎板为准。埋入羊肠线。每月埋线1次，连治

6疗程，同时服用风湿仙丹。

　　类风湿关节炎是一种顽固性慢性疾病。穴位埋线治疗类风湿关节炎，取穴以病变关节邻近穴和阿是穴为主，结合夹脊穴，以整体取穴相配合，埋线起到长效针感、疏通经络、调节气血作用。另外加上火针"有热者清热，有火者泻火，有寒者温通散寒，有湿者利水消肿"，所以两法合用，相得益彰，病乃祛也。

　　要控制类风湿关节炎的发作，关键还在于提高人体免疫力，可嘱患者自灸关元穴，每日1次，每次49分钟，必要时加灸最痛处，每处10分钟。埋线局部如果出现疼痛，也可用艾条温和灸10分钟，可立即减轻疼痛。

第十九章

外科疾病

第一节　骨科疾病

一、颈椎病

颈椎病是因颈椎、颈椎间盘或韧带退行性改变，邻近组织结构如脊神经根、脊髓、椎动脉、交感神经受压迫而引起的一系列症状。属中医学"骨痹"、"痿证""项痹"范畴。

【病因病理】

本病是由于颈椎间盘退变，椎间隙变窄，纤维环松弛，椎体失稳，因而在运动时纤维环，尤其是外层纤维环作用于关节软骨的应力增大，刺激周边关节软骨细胞增殖并经软骨骨化而成骨赘，骨赘或突出的椎间盘造成机械性压迫，并刺激周围软组织产生炎症反应。

中医学认为，本病多因体虚，复感风寒湿，导致颈项部经脉气血阻滞；或因跌仆损伤，动作失度，损伤颈部脉络，使气血运行不畅，气滞血瘀而致。

【临床表现】

起病缓慢，年龄多在40岁以上，男性多于女性，长期低头工作者往往呈慢性发病。颈、肩疼痛，头痛头晕、颈部板硬、上肢麻木。脊髓受压时可出现下肢麻木失灵；椎动脉受压时可出现头晕、恶心呕吐、骤然倒地；交感神经受影响时可出现头晕、头痛、视物模糊、耳鸣、手麻、心前区不适、心律失常等症。颈部活动功能受限，病变颈椎棘突、患侧肩胛骨内上角常有压痛或条索状硬结，可有上肢肌力减弱和肌肉萎缩。臂丛牵拉试验阳性，抬头试验阳性。X线片及CT、磁共振检查可帮助诊断。

【治疗方法】

方一 注线法

[取穴] 患椎夹脊穴 $C_{3~7}$。颈型取大椎、大杼，神经根型取大杼、肩井、外关，椎动脉型取完骨。

[治疗] 根据病情每次选择 5~7 穴，常规消毒后，应用一次性微创埋线针将 PGLA 线体植入夹脊穴内。对于颈型，针刺时使针尖深刺向脊椎内约 1 寸。神经根型，针尖刺向椎间孔附近，深度 1~1.5 寸；椎动脉型，针尖刺向横突孔方向，深刺 1~1.5 寸。在取得针感后缓缓退针，推出线体。每 7 天治疗 1 次，10 次为 1 个疗程。

方二 注线法

[取穴] 颈穴 1 与颈穴 2 分别位于 C_5 和 C_7，棘突旁开 1.5 寸处。配穴：颈型加大椎、大杼；神经根型加大杼、肩井；椎动脉型加完骨。

[方法] 穴位局部浸润麻醉，然后剪取 0~1 号羊肠线 2cm，穿入 9 号埋线针针管中，垂直快速进针。当针尖到达皮下组织及斜方肌之间时，迅速调整针尖方向，以 15 度角向枕部透刺，寻找强烈针感 向头部或肩臂部放射后，缓慢退针，埋入线体，创可贴贴敷固定。每 20 天埋线 1 次，每次为一个疗程，共 5 次。

方三 穿线法

[取穴] 头痛、头晕、耳鸣、眼花、流泪者，取风池、$C_{2~4}$ 夹脊、肩中俞、大椎；心烦、胸闷、易怒、咽痛者，取 $C_{3~6}$ 夹脊、至阳、肩外俞；手臂麻木、上肢抬举后展困难、下肢行走不便者，取 $C_{5~7}$ 夹脊、肩井、肩中俞、肩外俞、天宗、秉风、肩贞、手三里、大椎。

[方法] 每次取 2~6 个穴位，间隔 4~5 周埋线 1 次。局部常规消毒，在穴前局麻，将大号三角缝皮针穿 0 号或 1 号羊肠线（双线），用持针器夹住三角针，用穿线法埋入穴位，剪去露在皮肤外两端的羊肠线，使之缩回到皮下。敷无菌纱布，胶布固定。

方四 植线法

[取穴] 肩井、肩外俞、大椎、巨骨、天井穴。

［**方法**］将1号羊肠线剪成2cm，用特制陆氏埋线针，用植线法将线体埋入穴位，医用胶布条贴于针孔，2天后弃除。一般2~4次为1个疗程，治疗间隔时间为10天、14天、21天。

【典型病例】

例1 患者，女，50岁。

颈部活动受限1年余。头颈部呈强直体位，右肩部有疼痛，右上肢及手有麻木感，颈棘突及双侧椎旁压痛阳性，双侧臂丛神经牵拉试验弱阳性。X线摄片示第5和第6颈椎前缘增生，第3和第4、第4和第5、第5和第6颈椎椎间隙变窄。诊断为颈椎病。采用方一埋线治疗，每星期1次。治疗1次后，颈部活动和强直明显改善，右侧肩部疼痛和右肢麻木减轻。治疗2个疗程后，症状均消失，颈部活动自如。

例2 患者，女，37岁。

主诉头晕、头痛、恶心、不易入睡。反复多次就医诊治，并经颈椎X线片诊断为颈椎病。给以推拿、牵引，内外用药，疗效不佳，采用方四治疗1次后，自觉上述症状有所减轻，第2次治疗后症状缓解，第3次治疗后，所有症状消失并参加社会活动。随访至今，无任何不适。

【处方精汇】

1. 用注线法

选取颈夹脊、肩井、天宗、曲池、合谷。在距离所取穴位3~5cm处皮肤常规消毒后，选用4/0号医用羊肠线2cm穿入7号埋线针快速沿皮横刺进针，当针尖达所取穴位时，用针体上提牵拉皮肤各3~5下后推入线体退针。要求不要有酸、麻、胀、痛等针感，每次取3~6个部位，埋1次即为1疗程，1周后行第2疗程。

2. 用挑刺加埋线法

取大椎、病变椎体夹脊穴为主穴，大杼、肩外俞、肩井、压痛点为配穴。每次取1个主穴和2个配穴，局部常规消毒后，用消毒的三棱针挑破皮肤，挑断穴位内白色纤维并左右摇拨，再用火罐吸拔，吸出血约2~3ml，再将长约2cm 1号羊肠线装入无菌的9号埋线针内，从挑刺创口内斜刺1.5~2寸，寻找强烈针感向头部或肩臂部放射后，推入线体后拔针，外用创可贴固定。每周治疗1次，5次为1疗程。

埋线法对颈型和神经根型疗效最好，对椎动脉型次之，对交感型和脊髓型为差。埋线使用浮针疗法手法是一大特色，其扇形平扫手法如同青龙摆尾可起到"过关过节"、"催气运气"，以针向行气，发挥了行气补虚，温通气血作用。施术时，不少患者发觉一股热气流向头顶或上肢，并即刻感觉颈项部轻松，活动自如。

埋线治疗各型颈椎病也各有疗效，如：

1. 颈型颈椎病

用注线法。取穴压痛点。用一次性微创埋线针具在压痛点局部选取2~3点进针，针尖对准病灶，针体沿浅筋膜（皮下疏松结缔组织）层行进，快速平刺，施以青龙摆尾手法后，推针芯、退针体，将长1.2~1.5cm线体留置在皮下，以创可贴贴住针孔即可。

2. 颈胃综合征

用注线法。选颈穴1和颈穴2（经验穴，分别位于C5和C7棘突旁开1.5寸处）、脾俞透胃俞。常规消毒局麻，用0~1号羊肠线3cm，穿入9号埋线针管中。垂直进针后针尖以15度角向枕部透刺，寻找强烈针感向头部或肩背部放射后，推入线体后拨针，用创可贴固定。完后颈椎局部行理筋手法及旋转复位法。再行脾俞透胃俞埋线，操作时寻找强烈针感向胃脘部或季胁部放射。埋线1次即为1疗程，一般15天左右行第二疗程。

3. 颈性头痛

取穴C5和C7。局部消毒麻醉，然后剪取0~1号铬制羊肠线3cm，用9号腰椎穿刺针垂直刺入皮下组织后，针尖以15度角向枕部透刺，当针尖达颈夹脊3时，寻找强烈针感向头部或肩臂都放射后埋入肠线，退针后用创可贴固定。然后行夹脊C7及对侧两穴埋线，操作同上。埋1次即为1疗程，一般15天左右行第2个疗程。

4. 颈性视力障碍

用注线法。取颈穴1和颈穴2（分别位于C5和C7棘突旁开1.5寸处），均为双侧。常规消毒后，取0~1号羊肠线3cm，用9号埋线针垂直快速进针达皮下后，以15度角向枕部透刺，寻找强烈针感向头部或前额眼部放射，推入线体后拨针，创可贴固定。完后颈椎局部行埋筋手法及旋转复位法。埋线1次即为1疗程。一般15天左右行第二疗程。

5. 颈性冠心病

用注线法。取颈穴1和颈穴2（分别位于C5和C7棘突旁开1.5寸处），均为双侧。常规消毒后，取0号~1号羊肠线3cm，用9号埋线针垂直快速进针达皮下后，以15度角向枕部透刺，寻找强烈针感向头枕部或颈项肩胛部放射，推入线体后拔针，创可贴固定。完后颈椎局部行理筋手法及旋转复位法。1次为1疗程。一般15天左右行第二疗程。

6. 椎动脉型颈椎病

用注线法。取风池穴及颈夹脊穴，常规消毒后，取2/0铬制羊肠线2~3cm穿入9号埋线针中进针，产生针感后推入线体，退针后创可贴固定。3次为1个疗程，每次间隔时间15~20天。

7. 颈肩综合征

用注线法。取穴风池、大椎、颈百劳、天宗、夹脊穴。头昏加百会、合谷；上肢痛麻加肩井、曲池；体弱加足三里。将治疗线体（规格2/0，长度10mm），装入9号一次性埋线针。穴位消毒，将穿刺针刺入穴位，得气后推入线体退针，贴敷医用胶贴。然后在第二掌骨桡侧，远心端1/6段，压痛最明显处推按全息颈穴20分钟，每天1次。同时嘱患者颈伸、侧屈和左右旋转活动，如此反复进行。埋线1次配合推拿15次为1疗程，共治疗2个疗程。

8. 颈性血压异常

用注线法。取颈穴1和颈穴2（分别位于C5和C7棘突旁开1.5寸处），均为双侧。常规消毒后，取0~1号羊肠线3cm，用9号埋线针垂直快速进针达皮下后，以15度角向枕部透刺，寻找强烈针感向头部或眼部放射，推入线体后拔针创可贴固定。完后颈椎局部行理筋手法及旋转复位法。1次为1疗程。一般15天左右行第二疗程。

9. 颈性眩晕

用穿线法。取穴风池、大椎、华佗夹脊、阿是穴。合并神经根型配手三里、合谷、阿是穴，合并颈型配天宗、昆仑，合并交感型配合谷、阳陵泉。皮肤常规消毒局麻，捏起两皮丘间皮肤，用持针钳夹住带羊肠线的皮肤缝合针，从局麻皮丘刺入，穿过病灶部位的皮下组织或肌层，从对侧局麻皮丘处出针，然后紧贴皮肤剪断两端线头，放松皮肤，使药线完全埋入皮下组织，覆盖消毒纱布或贴创可贴1周。每30天治疗1次，1次为1疗程。

二、肩周炎

肩周炎是一种发生在肩关节及其周围软组织的退行性变和慢性非特异性炎症。属中医学"痹证"范畴，称为"肩痹"、"肩凝症"。

【病因病理】

肩周炎是肩关节的关节囊和关节周围软组织发生一种范围较广的无菌性炎症反应。由于肩部肌腱、肌肉、关节囊、滑囊、韧带、充血水肿、炎性细胞浸润，组织液渗出而形成疤痕，组织萎缩，致骨肉粘连，最终造成关节活动受限。

中医学认为，五旬之人，气血渐衰，筋失濡养，致软组织退行性变，复感风寒或外伤，引起经脉拘急、疼痛、活动不便以致粘连而得此病。

【临床表现】

本病缓慢发病，持续性疼痛，夜间加重，影响睡眠；上举外展及肩部旋转功能受限，其中以外旋受限尤著。在急性期以肌肉痉挛为主，慢性期以关节挛缩为主；日常生活动作受限，梳头、穿衣、束带、举臂等动作均感困难。

【治疗方法】

方一　注线法

[**取穴**] 阿是穴、患肩对侧阳陵泉。

[**方法**] 常规消毒穴位，将约1.5cm长已消毒的羊肠线，放置在9号埋线针前端后，持针刺入所需深度。待得气后，让患者活动患肢肩关节，若感患肩痛感明显减弱，退出9号针头。接着选阿是穴，一般在肩内陵、肩髃、肩髎、肩贞四穴附近寻找，找准阿是穴后，用同法埋入约1cm长度羊肠线。最后在埋线部位贴上创可贴。每隔15天1次，6次为1疗程。

方二　注线加小针刀法

[**取穴**] 压痛敏感点

[**方法**] 先在患肩找出压痛敏感点（或肩部活动时的痛点）3~5个，这些痛点一般分布在喙突处、喙肱肌、肱二头肌短头、冈上肌、三角肌、冈下肌、冈上肌和小圆肌抵止端，肩峰下等。在痛点作局麻。用12号埋线针放入1~2号羊肠线于针管尖端。将穿刺针的斜刃顺着肌肉纤维走向，从皮丘处垂直刺入穴内，待有酸张等针感后，轻微提插数次，然后纵行疏剥几下，再横行剥

离几下，当觉针下有松动感时，再推入针芯，将羊肠线送入肌层，取出针具。外贴胶布块。10天治疗1次，治疗期间应注意活动肩关节，不使再次产生新的粘连。

方三 注线法

[**取穴**] 健侧中平（足三里下1寸，偏于腓侧）、阳陵泉，患侧肩髃、肩髎、肩贞、阿是穴、曲池。

[**方法**] 将1.5cm长的消毒0号羊肠线置于埋线针针前端，针体与皮肤呈15~25度角快速刺入皮下（注：曲池、中平穴针尖向上，其于穴位方向沿经络向手足方向），放倒针身，左手将针下皮肤捏起，右手将针沿皮平行推进30cm，然后以进针点为支点，将针在皮下作左右各15度角扇形平扫，持续3分钟，然后一边退针，一边用针芯将羊肠线推入皮下，局部消毒，创可贴覆盖。每5天治疗1次，2次为1个疗程。

方四 注线法

[**取穴**]

局部取穴：患侧颈夹脊穴C_4、C_5，肩后穴、肩髃、肩井、压痛点。

循经取穴：曲池、合谷、外关、三间。

经验取穴：条口、承山

[**方法**] 每次选择4~5穴位，常规消毒后，用9号一次性埋线针，置入2/0号PGLA线体，在夹脊穴快速刺入皮下，然后针体与人体矢状面约呈45°角斜向脊柱缓慢进针1~1.5寸，植入线体，其他穴位可以根据穴位解剖进行相应的操作。

【典型病例】

蒋某，男，62岁。

因右肩疼痛，活动受限1年，逐渐加重，以致后来稍动患肩即感撕裂样痛。疼痛以喙突前、三角肌后缘为重，常牵扯颈、肩胛、臂外侧疼痛。肩关节活动范围明显受限、不能梳头、穿衣，特别是上举、外展、摸背时疼痛异常，屡医无效，用方二在喙肱肌、肱二头肌短头附着点、三角肌、肩峰下及冈上肌抵止部分别找出疼痛敏感点，用装有2cm号羊肠线的12号腰椎穿针刺入穴内，弹拨数次后推入肠线，术后患肩活动范围增加，10天后再治疗1次即恢复正常。

【处方精汇】

1. 用注线法

选穴患侧肩前、肩后、肩髎穴。穴位局部浸润麻醉，然后剪取0~1号线体3cm，用9号埋线针垂直快速进针，当针尖达皮下组织时，迅速调整针尖方向，以15度沿肱二头肌短头肌腱向肩峰方向透刺，寻找强烈针感向肩臂部或上肢前臂放射后，缓慢退针，用创可贴固定。埋1次保留15天为1疗程。15天后再进行第2疗程。

2. 用切埋法

先寻找压痛明显部位，常见部位有肱二头肌长腱沟、三角肌前后缘、肩峰下滑囊、喙突、冈上窝、冈下窝等部位，每次穴位埋线疗法一般选穴 10个左右，依压痛点多少而定，穴位局部皮肤按常规消毒，用尖头手术刀片刺破皮肤、皮下组织及浅筋膜，切口长5~6mm，用直钳钳住5~6mm长的"0"号羊肠线2根，经皮肤切口通过浅筋膜直达肌肉层，待病人有胀痛感时弹拨3~4秒钟，刺激强度以病人能耐受为度，然后松开直钳，将羊肠线留于肌肉层内，切口用丝线缝合1针，贴上创可贴，5~6天后拆线。

按语

临床发现，针刺阳陵泉可以提高痛阈或耐痛阈，使疼痛暂时缓解，患肢肩关节周围僵硬的肌肉很快松弛下来，而疼痛的暂时缓解为运动患部提供了条件。在此基础上紧跟着的主动运动或被动运动时可使疼痛获得更为持久的缓解。在肩部关节处穴位埋线不可刺入太深，以免线体进入关节腔，肩井处不可深刺，为避免刺伤肺尖，可以用提捏进针。

肩周炎埋线的取穴一般有以下几个思路：首先是最为常规的局部取穴，常用肩三针、肩井、臑俞和局部阿是穴；其次，是根据神经节段取夹脊穴治疗，一般取C_4、$_5$，再次是循经取穴，根据经络循行部位一般取手三阳经相应的穴位；还有经常使用的穴位就是经验穴，例如条口、阳陵泉和三间等。除此以外，应根据患者体质和病因病机的不同，选择不同穴位，如祛风选用风池、外关；散寒加拔火罐，除湿选用阴陵泉、足三里，补肾选用肾俞、太溪等埋线治疗。

三、肱骨外上髁炎

肱骨外上髁炎，又名网球肘，为肱骨外上髁处伸肌总腱起点处的慢性损伤性炎症，属于中医学"肘劳"、"肘痛"或"痹证"范畴。

【病因病理】

肱骨外上髁炎好发于中老年人，网球运动爱好者及家庭主妇发病率较高。多因前臂反复做剧烈旋转运动或长期提重物，前臂伸肌群在肱骨外上髁附着点受到急慢性损伤后发生炎症、出血、粘连，该处的微血管神经束受到卡压的结果。

中医学认为，由于肘部劳损，以致局部气血瘀滞，脉络受阻，经气运行不畅；或久病，大病后气血虚弱，血不荣筋，肌肉失于温煦，筋骨失于濡养；或因风寒湿邪，客于肘部，以致气血凝滞筋脉失和，不通则痛。

【临床表现】

所有患者均有肘关节外侧疼痛、压痛、功能障碍，手提物上抬、拧毛巾时疼痛加重。腕背伸抗阻力试验阳性，Mill's征阳性，局部肿胀不明显，肘关节屈伸活动多数正常。肘关节X线片正常，重症可见肱骨外上髁骨质增生，韧带钙化。

【治疗方法】

方一　注线法

[取穴] 手三里、曲池与肱骨外上髁连线中点。

[方法] 埋线点选准后。常规消毒，将00号长约1cm的羊肠线置入埋线针前端，快速刺入皮内（深度约1寸），待出现酸胀感后推入线体，出针后用创可贴敷贴2天后取下，10天治疗1次。

方二　注线法

[取穴] 阿是穴、曲池、手三里

[方法] 常规消毒局部皮肤，将3/0号羊肠线放置在埋线针针管的前端，右手持针，刺入到所需的深度；当出现针感后，边推针芯，边退针管，将羊肠线埋植在穴位的皮下组织或肌层内，出针后涂以碘伏，针孔处覆盖消毒纱布。每7天治疗1次。

【典型病例】

朱某，女，36岁。

右肘关节外侧疼痛2个月。查体：右肱骨外上髁压痛，无红肿，前臂伸肌群紧张试验阳性，伸肌群抗阻试验阳性。诊断：右肱骨外上髁炎。经方一埋线治疗2次治愈。随访1年未复发。

【处方精汇】

用针刀加埋线法。选择汉章4号针刀，刀口线与伸腕肌纤维走向平行，按针刀四步规程进针，纵行疏通剥离和横行铲剥法，再疏通一下伸肌总腱、旋后肌肌腱出针，按压至不出血为止。用埋线法时用7号埋线针在肱骨外上髁痛点处刺入体内（可向手三里方向斜行或平行刺入），出现针感后，将羊肠线埋植在穴位的皮下组织或肌层内，出针后敷以创可贴，10天治疗1次，连续3次为1个疗程。

按 语

从临床观察可见，埋线组在治愈率方面优于针刺组，其机理可能是羊肠线对穴位的持久刺激，改善了局部的血流状态和提高局部免疫力的结果。该法对慢性病尤为适宜。经封闭治疗而复发的患者，埋线效果较差，是否与封闭药液降低了局部血管神经的应激性有关，有待今后进一步观察。

四、腰椎间盘突出症

腰椎间盘突出症是直接地或间接地引起神经根、脊髓及交感神经的压迫刺激而造成继发性损害导致的一系列临床症候群，属中医"腰腿痛""痹证"范畴。

【病因病理】

现代医学认为：本病主要因为髓核的退化变性，或纤维环的软弱破裂，使髓核突出，挤压邻近的神经根，以及化学物质经神经根带来的化学及自体免疫刺激，使之产生水肿及炎性反应。

中医学认为，本病多以慢性劳损，或闪挫跌打扭伤经脉，或风寒侵袭为诱因，肝肾亏损，经脉失养为根本病因，导致腰腿部经脉气血阻滞，气滞血瘀，络脉阻塞而致。

【临床表现】

有腰部外伤、慢性劳损或受寒湿史，大部分患者在发病前有腰痛史。常发生于青壮年。腰痛向臀部及下肢放射，腹压增加（如咳嗽、喷嚏）时疼痛加重。脊柱侧弯，腰椎生理弧度消失，病变部位椎旁有压痛，并向下肢放射，腰部活动受限。受累神经支配区有感觉过敏或迟钝，病程长者可出现肌肉萎缩。直腿抬高或加强试验（＋），膝腱、跟腱反射减弱，病变椎间隙可能变窄，相邻椎体边缘有骨赘增生，CT检查可显示椎间盘突出的部位及程度。

【治疗方法】

方一　注线法

[取穴]病变椎间盘棘突旁开夹脊穴。配穴：阳陵泉，后溪埋线后放血。

[方法]将羊肠线放入埋线针头的前端，快速刺入椎间孔。$L_{4/5}$椎间盘突出，在$L_{4/5}$之间旁开1公分定穴，，在下一椎体旁开2公分处为进针点，以45度角向上一椎体方向斜刺入椎间孔，如果L_5/S_1椎间盘突出，在L_5/S_1之间旁开1公分定穴，在下一椎体旁开1.5公分处为进针点，以45度角向上一椎方向斜刺入椎间孔。针尖有落空感时，将针芯迅速向前弹进，把羊肠线弹入椎间孔中，再退出针管，放出血后贴上创可贴，每15天埋线一次，3次为一疗程。

方二　注线法

[取穴]腰夹脊、环跳、委中直上1寸、悬钟、阿是穴。

[方法]穴位选取在距离所取穴位3~5cm处，局部皮肤常规消毒后，选用5/0号医用羊肠线3~4cm穿入7号注射针头管中，以1.5寸针灸针为针芯，针尖朝穴位快速沿皮横刺进针（进针点在穴位所属经络上）3~5cm，用针体行扇状平扫及上提牵拉皮肤各3~5下，然后退针，外贴创可贴，每次取5~8个穴位不等。埋1次即为一疗程，1周后行第2疗程。

方三　注线法

[取穴]椎间盘突出部位相应的华佗夹脊穴，阿是穴。

[方法]常规消毒局部皮肤，镊取一段1~2cm长0号羊肠线，放置在9号腰椎穿刺针针管的前段，刺入到所需深度，当出现针感后，将羊肠线埋填在穴位的皮肤下组织或肌肉内，针孔处覆盖创可贴。10~15天1次，5次为1疗程。

方四　注线法

[**取穴**] 患病处夹脊穴。

[**方法**] 取羊肠线2号或3号，剪成3~4cm长，浸泡在混有中药粉、75%医用酒精瓶内，医用酒精与中药总用量的重量比为3∶1~3∶2。中药主要成分有威灵仙、杜仲、首乌、延胡索、鸡血藤、黄连、黄柏、黄芩等，将上述药物适量研粉，过200目筛子或制成中药微粒按比例放入75%医用酒精瓶内，浸泡1个月后，再通过消毒灭菌处理使用。患者行CT扫描，用机架光标定位线与栅条相交在腰部距椎间孔最近的皮肤为穿刺点，用光标测出进针方向、角度和深度，在皮肤上局麻后，将穿刺针头端放入3~4cm长药线进行穿刺，置入药线，退出穿刺针将针眼贴上创可贴。穿刺部位一般为椎间盘突出的一侧或两侧，也就是部分华佗夹脊穴，椎间孔附近。

【典型病例】

例1　患者，男，45岁。

2009年5月9日来就诊。主诉：腰及骶部疼痛反复发作数年，加重2个月，双下肢麻木、凉、痛，夜不能眠，不能久坐，久行。经CT检查显示：$L_{3~4}$，$L_{4~5}$，$L_5~S_1$椎间盘突出。曾内服中药、牵引、按摩、理疗、针灸症状无明显改善。今来我门诊部求治，查$L_{3~4}$，$L_{4~5}$，$L_5~S_1$棘突旁有压痛并向双下肢放射，直腿抬高试验阳性。依上法将羊肠线埋入腰椎间孔及后溪、阳陵泉等穴。第1次治疗后腰痛、下肢麻木、凉、痛减轻，但下肢仍有轻微麻木；第2次治疗仍按原方法治疗。2次结束后各种症状消失，3个月后随访未复发。

例2　梅某某，男，63岁。

患者因挑重担不慎扭伤腰部，致使腰部疼痛10余天，来诊时患者只能弯腰走路，不能直立行走，疼痛向右侧臀部及右下肢放射，经CT检查示第4、5腰椎之间，第5腰椎、第1骶椎之间椎间盘向右后方突出，遂用方三埋线法治疗，经6次治疗后，患者疼痛消失，行走自如。3个月后来信说病告痊愈。

【处方精汇】

1.取腰椎间盘相应的神经节段穴位

（1）主穴：根据神经定位诊断和椎间盘突出检查结果，取病变腰椎间盘相应的神经节段穴位：$L_{3~4}$椎间盘突出取L_3棘突旁开约1.8寸；$L_{4~5}$腰椎间盘突出，取L_4棘突下旁开约2.0寸；L_5/S_1腰椎突出取L_5棘突下旁约1.8寸。

（2）配穴：$L_{3\sim4}$腰椎间盘突出，加曲泉穴，并可在膝内侧股骨内侧骨下缘按压酸痛处埋线1~2针；$L_{4\sim5}$、L_5/S_1突出，加臀中穴，并可在臀部中心按压酸痛处埋线。

（3）阿是穴：在患侧椎旁，骶骨边缘及大腿外侧出现之酸痛点。穴区常规消毒，将PGLA线体（规格2/0，长度10mm），装入9号埋线针，垂直进针法迅速刺入，约进针30mm时，小幅度提插，使患者出现明显的酸麻胀感，并迅速传导至患侧下肢膝部，小腿或足部，然后推出线体，前3次每周埋线1次，从第4次开始1月埋线1次，6次为1疗程。

2. 取患椎及上下各一节夹脊穴

疼痛沿下肢外侧循行，配环跳、风市、阳陵泉、足三里、阳交，疼痛沿下肢后面循行，配秩边、殷门、委中、昆仑；下肢外侧、后面均疼痛，上述穴位均加配。局部皮肤常规消毒，将羊肠线，放入针头的前端，快速刺入穴位，把羊肠线埋入穴位中。贴上创可贴，每周埋线1次，3次为一疗程。

按 语

埋线治疗腰椎间盘突出症，现在有3种方法，一是传统选穴埋线法，二是神经根埋线法，三是皮下埋线法，各有千秋。如果使用传统取穴埋线法无效，可以考虑使用后两种方法，可能取得意想不到的效果。

观察发现，夹脊穴埋线时并不易得到向下肢感传的针感，而针感的传导和治疗效果是呈正比关系，埋线时如出现强烈的酸麻胀感并向下肢放射时，患者疼痛即刻减轻，疗效明显优于夹脊穴埋线时仅有局部有酸麻胀感而无向下肢放射的情况。因此根据神经定位诊断进行微创埋线治疗腰椎间盘突出症疗效满意。

皮内植线法不同于一般穴位埋线，是埋线于皮内，即皮肤与皮下脂肪层交界处，操作时病人不感到疼痛，但如果配合浮针的扫散法进行几分钟，疗效将会更好。

使用方一时埋线后如果针孔出血不要立刻止血，出血量10~20ml为宜，如果不出血且需要放血，最好拔火罐放血。埋线后出血可以使疼痛迅速消失，放射到腿部足部的酸、麻、胀、痛、凉即刻消失。

五、腰肌劳损

腰肌劳损是腰部肌肉长期处于紧张状态，使腰部肌及其附着点筋膜或骨膜形成的慢性损伤性炎症。

【病因病理】

腰肌劳损是腰部软组织积累性劳损，是因长期坐姿不正，超负荷劳动，急性损伤治疗不当的后遗症及腰部活动失衡后使部分肌肉长期处于紧张状态而致肌肉、关节囊、滑膜、韧带、脂肪等软组织充血、水肿、粘连、瘢痕挛缩等引起长期慢性疼痛。

中医认为，本病可因感受风寒久吹空调，或久居湿地，风寒水湿之邪浸渍经络，或因闪挫外伤，损伤经筋脉络，或因长期操劳过度，久坐久立或因为用脑过度，以上原因均可使腰部气血运行受阻，不通则痛，才产生了腰痛的病症，而该病症经常反复发作说明其久病入络，久病及肾，导致肾虚。

【临床表现】

本病病程较长，反复发作。一侧或双侧腰部大面积疼痛，酸胀不舒，沉重发紧酸痛可沿下肢外侧向下放射。患者常不能指出准确疼痛部位。局部喜温怕冷，疼痛每于劳累、受凉、天气变化、情绪紧张而加重。活动多伴有酸痛不适感。可在疼痛局部触及压痛或酸胀感及条索、肿胀，明显肌肉痉挛。X线检查可见腰骶先天变异或骨质增生。

【治疗方法】

方一　注线法

［**取穴**］主要是以近端穴位为主，腰5、骶1区症状明显者取大肠俞，腰3、腰4区症状明显者取气海俞，腰2、腰3区症状明显者取肾俞。

［**方法**］每次取双侧穴位。局部消毒，将1.5cm长0号羊肠线置于12号埋线针前端，对准穴位快速刺入皮肤，然后缓缓送针到所需深度，针刺得气后，提插2~3次，针感强烈后，将羊肠线注入穴位内，操作一次为1疗程，10天为1疗程。

方二　注线法

［**取穴**］肾俞、大肠俞、腰眼、委中、阿是穴。寒湿型加腰阳关、风府、承山；瘀血型加膈俞、阳陵泉；肾阳虚为主穴加命门、关元；肾阴虚为主穴加肝俞、太溪。

［**方法**］常规无菌消毒，然后在所取穴位上用埋线针将线体注入穴位内，退针后外贴创可贴。每周治疗一次，10次为一个疗程，连续2个疗程。

方三　注线法

[**取穴**] 患侧腰夹脊穴$L_{3、4、5}$，肾俞、大肠俞、压痛点。循经取穴：委中、承筋、承山、太溪。经验取穴：天柱。

[**方法**] 将1号羊肠线2cm装入12号埋线针前端。穴位消毒局麻后，穿刺针刺入穴内，探寻到针感后平补平泻，注入羊肠线，外盖敷料，20天埋线1次，3次为一疗程。

方四　用植线法

[**取穴**] 腰骶劳损：腰阳关、骶椎第2~3棘突间、患侧大肠俞；腰肌劳损：腰阳关、肾俞、阿是穴；骶髂劳损：腰阳关、大肠俞、骶2~5棘突间、患侧承扶。

[**方法**] 穴位消毒局麻后，用2号羊肠线3~4cm挂于埋线针缺口上，从穴旁向穴位中心肌层斜刺，线头没入皮下1cm左右即出针，外盖敷料，20天埋线1次，3次为一疗程。

【**典型病例**】

李某某，男，25岁。

两年前因挑重物引起右腰腿部疼痛，外贴膏药后减轻，但每遇冬季或天阴时症状加重，劳累时亦有所加重，休息则减轻，经X线摄片，脊柱无异常，按压腰阳关及大肠俞有疼感。埋线取穴：腰阳关、大肠俞、肾俞。

【**处方精汇**】

1. 用注线法

取穴：腰奇、腰眼、痞根、腰阳关、肾俞、大肠俞、腰俞、命门、阳陵泉。将2号羊肠线2cm装入12号穿刺针前端。穴位消毒局麻后，穿刺针刺入穴内，腰奇、腰阳关、命门、腰俞向上沿皮刺入，平补平泻，注入羊肠线，外盖敷料，20天埋线1次，3次为一疗程。

2. 用注线法

取穴：殷门、后溪、命门。局部常规消毒局麻，将1号羊肠线剪成约1.5cm长的线段，放入9号穿刺针前端，快速刺入穴位。殷门穴针感为触电感，上至臀、下至足；后溪穴针感为局部胀痛；命门针感为表层局部发胀，至深层时两下肢有触电感，然后缓缓退针；同时推进针芯，将羊肠线注入穴内，外盖敷料，胶布固定。15天埋线1~2次为一疗程，疗程间休息5天。

在治疗过程中，均可使用拔罐的方法进行辅助治疗，用负压吸引原理可调节组织间压力，调节肌肉的收缩和舒张，促进病变局部血液循环，解除肌肉痉挛。方法是，埋线后在针眼处拔罐，以出多量的血为度，取罐后用创可贴覆盖针眼，可取得较好疗效。

夹脊埋线法治疗慢性腰背痛：首先明确疼痛位置，如疼痛的范围限于1节脊椎，则以此脊椎骨为埋线的中心点，其上下各取一穴，位置在脊椎骨两侧旁开1.5寸处足太阳膀胱经脉上，进针时在足太阳膀胱经脉外0.5寸处向脊椎方向以45度角将线体植入。如疼痛为2~3节脊椎，则以其为中心点，各节两侧均埋线，在上下各取1节无痛区埋线。

六、腰椎骨质增生症

腰椎骨质增生症又称腰椎退行性变、骨刺、肥大等，是引起腰腿痛的常见病症。属天中医之"腰痛"、"痹症"范畴。

【病因病理】

顽固性腰腿痛的腰椎X线片以腰椎肥大多见，而骨刺的形成，多与反复损伤及钙化有关。腰是人体在工作和生活中最大的受力部位，易受急慢性劳累、闪挫、跌撞等损伤，日久则易形成骨质增生症。

中医学认为，腰为肾之府，45岁以上中老年人肾气逐渐亏虚，又因急慢性损伤、风寒湿邪侵袭，致肾气亏虚，气血衰少，痹阻经络，气血瘀滞，经脉不通，筋骨肌肉组织失于气血温煦濡养而导致骨质增生。

【临床表现】

本病好发部位，以腰三、腰四最为常见。临床上常出现腰椎及腰部软组织酸痛、胀痛、僵硬与疲乏感，甚至弯腰受限。如邻近的神经根受压，可引起相应的症状，出现局部疼痛、发僵、坐骨神经痛、麻木等。如压迫坐骨神经可引起坐骨神经炎，出现患肢剧烈麻痛、灼痛、抽痛、串痛、向整个下肢放射。通过X线检查可帮助确诊。

【治疗方法】

方一 注线法

[取穴] 肾俞、气海俞、大肠俞、阿是穴。

[方法] 局部皮肤常规消毒，剪取2/0号医用羊肠线3cm，穿入9号腰穿针孔前端内，快速垂直进针，当针尖达皮下组织肌肉层时，调整针尖方向，以15度角向腰椎方向刺入，当有针感后推入线体，退针。创可贴固定。一周治疗一次，4次为一疗程。

方二 植线法

[取穴] 腰2~5相应增生椎体夹脊穴

[方法] 取相应增生夹脊穴，偏侧腰痛或有坐骨神经受压症状者，取其病侧大肠俞透向相应夹脊穴。局部常规消毒局麻，将埋线线体3~4cm置于穴位，以埋线针斜向将线体推入夹脊穴，每次取8~7穴。20~30天埋线一次，3次为一疗程。首次宜取0号羊肠线，第二次用1号线，第三次取2~3号线，在针孔处加贴创可贴，5天后拔出。

方三 植线法

[取穴]

（1）膀胱经证：大肠俞、秩边、承山、次髎、环跳、飞扬。

（2）胆经证：腰3~5夹脊、风市、足三里，环跳、阳陵泉、悬钟穴。

（3）混合型：取大肠俞、环跳、阳陵泉、承山、次髎、风市、飞扬、秩边。

[方法] 常规消毒后局麻取1~2cm长羊肠线一段，套在埋线针尖缺口上，向下以15~40度角方向刺入，将其完全埋入皮下，盖上纱布，胶布固定。均交替每次取3~4穴，一般每隔15~20天埋线1次，4次为1疗程。

方四 注线法

[取穴] 肾俞、腰阳关和阿是穴。

[方法] 两组穴位交替。常规消毒局麻，线体装入穿刺针头内，迅速刺入穴位，提插使之产生酸、麻、胀感后，边退针边推针芯，将线留于穴位深部，出针后贴创可贴。15~20天1次，4次为1个疗程。

【典型病例】

例1 梁某，男，56岁。

主诉：腰部酸痛一年，时轻时重，有时也可不痛，劳累或受寒，气候变化均有加重趋势，以晨起初动时为著。经X片示：第4、5腰椎前后缘唇样增生，取双侧4、5腰椎旁夹脊穴植线，25天后复诊，自觉症状已基本消除。一年后随访，从未复发。

例2 叶某某，男，53岁。

右侧腰腿外侧痛3年，夜间痛甚，轻微活动后减轻，劳累后又加重。X光片显示：腰椎增生。检：右腿直腿抬高试验（＋），沿胆经循下肢侧压痛（＋）。诊为腰椎增生并坐骨神经痛。共用方三埋线3次，症状及体征全部消失，至今未发。

【处方精汇】

选脊柱疼痛最甚的部位1~3个，取其夹脊穴，以及双侧肝俞、肾俞、太溪、膈俞穴。常规消毒局部麻醉。然后取1~3cm长羊肠线（根据肌肉厚薄度和穴位深度，选择不同长度的铬制羊肠线），放置在腰穿针针管的前端，迅速刺入穴位，出现酸胀感时，将羊肠线埋植在穴位肌层内。用创可贴覆盖，20天1次，连续治疗2次为1个疗程。主治增生性脊柱炎。

按语

埋线疗法治疗本病，以局部取穴为主，随证（症）循经远道配穴。针刺夹脊穴时，要掌握好针刺的深度与角度，行提插结合捻转手法，诱导经气感传是取效的关键。也可配合其他疗法进行，如病久虚寒可加灸法协同增效。久痛入络者用刺络拔罐祛瘀止痛。耳针平时按压可起防治作用，

指导患者卧硬板床休息；轻症患者常规卧床3~4周，症状好转后可戴腰围下床活动；病情好转后开始进行腰背肌功能锻炼，常用的方法有五点支撑法、三点支撑法、四点支撑法、飞燕法；避免过于弯腰。女士尽量少穿高跟鞋，坡跟的高度最好为3~5cm；调节情绪，保持心理健康，积极配合治疗。

七、第三腰椎横突综合征

第三腰椎横突综合征又称为腰三横突周围炎、腰三横突滑囊炎，是以第三腰椎横突末端痛为主要表现的一组临床证候群。中医学中属"腰痛"、"腰

腿痛"、"痹证"范畴。

【病因病理】

本病多发于青壮年及体力劳动者。腰部急慢性损伤易造成横突周围软组织充血、肿胀、炎症渗出等病理改变，刺激腰部感觉神经，引起肌筋膜痉挛。如得不到及时治疗，局部软组织发生机化、纤维样增生、炎症粘连，刺激和压迫邻近的微血管神经束，引起腰臀部疼痛。

中医学认为，该病多为劳累过度、闪挫跌打，损伤腰部经筋和经脉；或因风寒湿邪侵袭，导致局部气血运行不利，气滞血瘀，经脉阻塞，日久易至肾气亏损，腰部经脉失其濡养，则缠绵难愈。

【临床表现】

本病患者多为缺少锻炼久坐或弯腰劳动者，与职业有明显关系；腰部中段单侧或双侧疼痛。腰背强直，不能弯腰和久坐、久立；疼痛可引及下肢，但一般不过膝；休息后症状减轻，遇劳加剧；第三腰椎横突末端局部压痛明显，有条索状、硬结触及；屈躯试验阳性。X线观察：腰椎旋转、侧弯，两侧横突不对称或上下不平衡。

【治疗方法】

方一　注线法

[取穴] 阿是穴（横突尖部敏感点），气海俞，关元俞。

[方法] 常规消毒局部皮肤，阿是穴刺至L_1横突尖处，针尖触及骨质后退针0.5cm；气海俞、关元俞直刺3cm，出现针感后，推针芯，将羊肠线埋植在穴位的筋膜肌腱或肌层内，针孔处覆盖创可贴。2次1个疗程，间隔2周。

方二　注线法加推拿法

[取穴] 阿是穴（第三腰椎横突末端）。

[方法] 常规消毒，利多卡因2ml加入地塞米松针1mg，出现局部皮丘后，深入至第三腰椎横突末端，回抽无血，注液局部浸润麻醉。再用12号穿刺针装入泡制好0号羊肠线2cm（香丹注射液浸泡30天，然后75％医用酒精浸泡30天备用），缓慢刺入至第三腰椎横突末端，埋入线体，针孔贴创可贴外贴固定。再施以坐位定点旋转复位，在施行上述手法第4天后开始用滚揉手法在横突上下左右放松5分钟，点按弹拨各5分钟。每2天1次。以上共20天为1疗程。

方三　注线法

[**取穴**] 肾俞、委中、阿是穴。配穴：寒湿者加腰阳关、阳陵泉、昆仑；肾虚加命门、关元；瘀血加印堂。

[**方法**] 穴位消毒局麻后，将12号穿刺针刺入痛点，患者有酸胀感后，纵横疏通剥离后埋入1号羊肠线2cm。余穴刺入2cm埋入0号羊肠线1cm。20天埋线1次，3次为一疗程。

【典型病例】

李某，30岁，农民。

患第3腰椎综合征5年，多次针灸、推拿及外贴膏药治疗，但未能治愈。此次患者左侧腰痛，并向大腿后侧扩散。触诊：第3腰椎双侧横突尖端处可触及结节并有局部压痛。遂于第3腰椎左侧横突尖端处进针，剥离数次留线出针。治疗后至今半年未发。

【处方精汇】

用注线法加针刀水针法

用9号穿刺针垂直刺入，找到腰三横突后滑向横突尖部，注入利多卡因1ml，取朱氏针刀，刀口线与身体纵轴平行，垂直刺入，到达横突尖部，先纵向切割3~4针，再横向剥离3~4针，针下有松动感后出针。针刀完毕后，取陆氏套管埋线针，将1号羊肠线约1.5~2cm放入埋线针前端，刺入横突尖部，注入羊肠线后，拔出针芯，接上10ml注射器，注入水针松解液（曲安奈德20mg，维生素B_{12}注射液1mg，维丁胶钙1ml），拔出埋线针，用创可贴覆盖；如1次未愈，10天后续行第2次。

按语

穴位埋线之针具既具埋针之效又有针刀治疗之功，埋线之时运用针刀手法或直接用针刀后再埋线，对于治疗顽固性疼痛有良好的效果，尤其对于痛点处可触及结节或条索的病症更有立竿见影之效。治疗后一般1周内即能起效，1个月达最佳疗效，疗效维持时间长。炎症较重者可配合水针，使用少量的激素有助于加快愈合速度。使用冯氏坐位定点旋转复位法，通过旋转牵拉剪切力量，对第三腰椎横突末端局部软组织粘连、瘢痕和挛缩起到有效的松解作用。均可明显缩短疗程，提高治愈率。

八、腰腿痛

腰腿痛是以腰部和腿部疼痛为主要证状的伤科病症。属中医"痹证"、"腰腿痛"范畴。

【病因病理】

多因急性腰部损伤未获及时有效治疗，或慢性累及性腰部损伤，使腰骶部周围软组织形成非特异性炎症，或压迫神经根引起本病。

中医认为，本病多因外伤闪挫，劳损筋脉，或久居湿地，风寒湿邪入侵经络，或湿热邪气入侵流注膀胱经，使经脉气血阻滞，寒湿痹阻，不通则痛。内因为肝肾不足，气血亏损而致经脉失养，不荣则痛。

【临床表现】

患者绝大多数都有腰骶疼痛及下肢区域性疼痛、麻木，和或伴有间歇性跛行，下蹲或脊柱前屈休息后症状可缓解。体征方面可见腰部功能受限、腰肌紧张和或脊柱侧弯，或有很规律的压痛点，以及肌萎缩与肌力减弱，或有患侧小腿、足底等处皮肤感觉迟钝或消失，腱反射异常，直腿抬高加强试验阳性，仰卧挺腹试验阳性。

【治疗方法】

方一

[取穴]阿是穴、大肠俞、委中。寒湿腰痛者加腰阳关；风湿腰痛者加阴陵泉、脾俞；瘀血腰痛者加膈俞；肾虚腰痛者加命门、太溪；督脉腰痛加腰夹脊、后溪；膀胱经腰痛加志室、昆仑，腰骶部痛加次髎；腰眼部疼痛加腰眼。

[方法]穴位常规消毒，用消毒镊子将一根PGLA线体置入一次性埋线针前端，快速刺入穴位内，得气后边推针芯边退针管，将线体留在穴位内，出针后用胶贴贴压。10日一次，3次为一个疗程。

方二

[取穴]腰骶痛处双侧夹脊、环跳、阳陵泉、昆仑穴。阿是穴。风湿型配阴陵泉、地机；风寒型配腰阳关、委阳；湿热型配阴陵泉、长强、膀胱俞、京门；血瘀型配肝俞、血海、大椎、支沟；肾阳虚型配太溪、命门；肾阴虚配太溪、志室、承山等。

[方法]先取医用1号羊肠线3~5cm，在其上每间隔2mm处扎1孔，再

将羊肠线剪成3~5段，每段长约1cm，将其放入野木瓜注射液中浸泡2小时备用。穴位常规消毒局部皮肤，羊肠线放置在腰椎穿刺针针管的前端，刺入到所需的深度，将羊肠线埋植在穴位的皮下组织或肌层内，针孔处覆盖消毒纱布。每次取穴3~5个，可间隔2周左右操作1次。

方三　刺络拔罐加注线法

[**取穴**]病变部位及膀胱、胆经经脉循行路线压痛点，常规取穴如肾俞、大肠俞、环跳、承扶、阳陵泉、昆仑等。

[**方法**]常规消毒，用棱针点刺出血或皮肤针叩刺出血后，将火罐拔于点刺的部位，使之出血，一般每次选取2~3个痛点刺血拔罐，留罐10~15分钟。剧痛每天刺血拔罐1次，每次更换拔罐部位，疼痛缓解后可隔天1次。10次为1个疗程，每疗程间隔7天，一般治疗2~3个疗程。再沿拔罐位置，用一次性埋线针后直刺4~5cm，得气后将1~3cm长的3/0号羊肠线推入。15天埋线1次，3次为1疗程，首次埋线选穴3~5个（以压痛点为主），第2、3次埋线选穴应避开第1次所选穴位，可取穴2~3个。

【典型病例】

例1　王某，男，55岁。

腰腿痛3年余。诉腰部经常隐隐作痛，酸软无力，劳累加重，休息则减，查腰椎CT示：L_4~L_5，L_5~S_1椎间盘膨出。查体：L_3、L_4、L_5、S_1椎体旁肌肉压痛明显，双腿直腿抬高试验阳性。埋线治疗取方一用阿是穴、肾俞、大肠俞、命门、环跳、关元、委中、太溪。每10日一次，三次为一个疗程。治疗一个疗程后，症状明显减轻，第二个疗程后，症状基本消失。

例2　某男，57岁。

主诉右侧腰腿疼痛一年，加重1周，伴右下肢后外侧疼痛，活动后加剧，行走困难。查体L_1~L_5棘突处及其两侧压痛明显，直腿抬高试验阳性，双下肢后外侧均感酸胀痛，足趾发凉。X线照片示：L_1~L_5均有骨质增生；CT示：L_4~L_5椎间盘膨出。按上述方三方法治疗两个疗程后，疼痛消失，双下肢有力，行走自如。

【处方精汇】

用植线法

以病痛部位为中心，在两侧的足太阳膀胱经脉外0.5寸处向脊椎方向45

度角将羊肠线埋入。如疼痛的范固是1节脊椎骨，则以此脊椎骨为中心点，其上下各取一脊椎骨两侧旁开1.5寸处埋线，如疼痛为2~3节脊椎，则以其为中心点，各节两侧均埋线，并在上下各取一节无痛区埋线。用医用埋线针将羊肠线送入穴位。每月埋线1次，5次为1个疗程。

按 语

> 埋线治疗腰腿痛，疗效显著，可以在埋线后，在针眼处通过刺络拔罐，将邪气及瘀血拔出，促使气血畅通，微循环流速加快，微循环淤滞改善，红细胞聚集化解，血氧含量增加，活跃细胞，同时蛋白线在体内产生物理、生理、异性蛋白组织良性调节效应，提高免疫功能，增强体质，抵抗疾病。本病的治疗重点是找准痛点（阿是穴），刺络拔罐，配合上述穴位埋线，定能收到满意的疗效。

九、肌筋膜炎

颈肩肌筋膜炎系指肌筋膜炎发生在颈肩部肌肉及其深浅筋膜等软组织的炎症，相当于中医学中"颈项痛"、"背痛"、"肩痹痛"、"肩背痛"的范畴。

【病因病理】

本病是因为肌筋膜长期受到反复牵拉，慢性劳损及外伤后发生退变，在劳累和受凉等情况下发生无菌性炎症，残留了粘连或瘢痕等因素，肌肉或肌腱长期处于紧张状态而出现营养障碍，造成一系列的疲劳性损伤和缺血问题，使纤维样组织增多、收缩，挤压局部的毛细血管和末梢神经出现疼痛。

中医学认为本病多因正气不足，感受风寒湿之邪，颈肩部阳经经气受阻，壅遏不舒而致。正气不足，腠理空疏，风寒、寒湿乘虚而入；或气血不能荣筋，经筋损伤，影响气血运行，而致此证。临床上常见累及斜方肌、肩胛提肌、胸锁乳突肌。

【临床表现】

患者表现为颈肩或腰部疼痛，局部肌肉紧张，患处有明显压痛，可触及颗粒、条索、结节。患部酸胀、重滞、困倦、疲乏、发麻、痹痛、乏力感，症状遇寒加重、局部得温则适，反复发作，痛甚伴肌痉挛，活动受限。实验室及影像学检查：多数检查及X线摄片无变化，排除颈椎病、创伤等引起的颈肩疼痛。

【治疗方法】

方一　注线法

[**取穴**] 阿是穴。

[**方法**] 在疼痛肌肉内的痛性硬结及痛性肌束，触压时诱发整个肌肉疼痛，即是敏感的压痛点，常规消毒局部皮肤。用9号埋线针，将0号羊肠线1~1.5cm放入针头，刺入到所需深度，当出现针感后，将羊肠线埋填在穴位的皮下组织或肌层内，针孔处敷盖消毒纱布。每次治疗选择12个痛点，10天埋线1次，3次为1疗程。主治颈肩肌筋膜炎。

方二　注线法

[**取穴**] 阿是穴（顺着肌肉走行方向透刺）、风池、颈（颈5棘突旁1.5寸）、透颈2（颈7棘突旁1.5寸）、肩外俞透肩中俞、大杼透风门、秉风透曲恒、天宗、阳陵泉。

[**方法**] 严格按常规消毒穴点，将羊肠线2~3cm放入埋线针前端，用快刺法进针，需注意针刺方向、角度和深度，不要伤及内脏、大血管和神经干。针刺入穴后透刺，待有较强的酸胀感，则施以上下左右的摇摆剥离，以解除局部的粘边和挛缩、硬结，然后将羊肠线埋入穴内。每15天埋线1次，2次为1疗程。主治颈肩肌筋膜炎。

方三　注线法

[**取穴**] 肾俞（取）、委中（双）、阿是穴。腰痛范围相应夹脊穴（病侧）。

[**方法**] 将3cm长2/0医用羊肠线穿入9号埋线针管内，快速穿过皮肤后缓慢进针至得气为止，缓慢边退针边将羊肠线埋入穴位，拔针后用创可贴覆盖针眼。20天后进行第2次埋线。共2次为1疗程。主治慢性腰肌纤维炎。

方四　注线法

[**取穴**] 颈部取风池、风府、天柱、颈夹脊穴、阿是穴；肩部取大椎、肩外俞、肩井、曲垣、天宗、巨骨、阿是穴。

[**方法**] 病人俯卧，枕头垫于前肩胸部，呈头低肩高俯卧位，暴露颈肩背部。用00号肠线放入9号埋线针管内快刺法进针（注意针刺方向、角度和深度），出现较强的酸胀感后，施以上下左右的摇摆剥离，以解除局部的粘连、

硬结和挛缩，最后植入线体。15天埋线1次。

【典型病例】

杨某某，男，56岁。

主诉：颈、肩背部疼痛，并向右上肢放射痛半月，加重一周。患者因长期低头工作，半月前突感颈、肩、背部疼痛，伴右上肢麻木不适，颈部活动不利。诊断为：颈肩肌筋膜炎。经采用风池、颈棘突旁、肩外俞透肩中俞、大杼透风门、秉风透曲恒、天宗透阳陵泉、阿是穴埋线后，颈、肩、背部疼痛明显减轻，阳性体征部分消失。20天再次埋线后，症状体征全部消失；颈、肢体功能恢复正常。能参加正常工作，随访2年未复发。

【处方精汇】

穴位主要选取病变部位阿是穴，顺着肌肉走行方向透刺，风池，颈5棘突透颈7，肩外俞透肩中俞，大杼透风门，秉风透曲垣、天宗。常规消毒后，将预先装有线体的埋线针刺入痛点附近的皮下位置，方向朝向痛点，对局部痛点进行剥离和扫散手法，等痛点消失后，将线体置于皮下。

按 语

应用埋线疗法治疗颈肩肌筋炎效果肯定，一般1次即可以有明显改善，甚至1次治愈。在治疗过程中，由于埋线针较粗，有一定的韧性，所以可以借鉴小针刀的方式，在针刺得气后进行埋线针体的摇摆，或进行与肌纤维方向一致的纵向摆动剥离，以解除局部的粘边和挛缩、硬结，这是迅速取得疗效的关键。颈肩肌筋膜炎一般位置较深，选准痛点阿是穴如激痛点、压痛点、肌束附着点、肌肉痉挛处后，采用一针多向刺法的合谷刺，有较好疗效。

十、骨质疏松症

骨质疏松症是一种中老年妇女常见的骨代谢疾病。中医将其归属于"骨萎"、"骨痹"范畴。

【病因病理】

现代医学研究认为，骨质疏松主要是由于内分泌激素随着年龄的增长而发生变化，导致骨代谢的失衡，人体骨骼中骨矿含量却逐渐减少，即骨吸收大于骨形成，表现为血清骨代谢生化指标异常。

中医学认为，本病多由于老年人随年龄的增加，肾精渐亏，骨髓化源不足，不能养骨，骨髓空虚，易于骨折，寒湿之邪乘虚而侵袭，易发疼痛。

【临床表现】

多发生于老年人。多有长期的腰背酸痛或钝痛，有乏力感，可在轻微负重或体位改变时出现骨折，以胸、腰椎及髋关节、桡骨处为最常见。X线平片示骨密度减低，骨小梁减少、变细，分支消失，骨皮质可明显变薄，以脊椎和骨盆最为常见。

【治疗方法】

方一　注线法

[**取穴**] 第一组：关元、足三里、肾俞、脾俞。第二组：气海、足三里、肾俞、脾俞。

[**方法**] 两组穴中双穴者进行交替取穴。常规消毒局麻，镊取一段约2cm的消毒羊肠线，放置于埋线针的前端，刺到所需深度，得气后边推针芯边退针管，将羊肠线埋植在穴位皮下肌层，针孔处覆盖无菌纱布，胶布固定。3天后取下。每次一组，20天后取另一组，为一个疗程，共治疗两个疗程。

方二　注线法

[**取穴**] 肾俞。

[**方法**] 常规消毒后，将 1/0 号羊肠线5cm用埋线针注入腧穴内（约0.8~1.2寸）出针，出针后按压片刻以防出血，无菌胶布固定。每2周1次，连续治疗6个月。

方三　注线法

[**取穴**] 肾俞、足三里、阴陵泉、气海俞、脾俞、腰夹脊2~5。

[**方法**] 患者俯卧位，常规消毒后，用12号埋线针刺入穴位，得气后，推入线体，将1号羊肠线5cm注人腧穴内，两侧同时埋线。每2周1次，连续治疗6个月。

【典型病例】

患者，女，34岁。

主诉"腰痛5月，加重伴活动困难2月"。患者于妊娠36周左右出现轻度腰痛，尚可忍受，于产后3月弯腰后出现剧烈腰痛并逐渐加重，出现翻身、起床困难等活动障碍。身高缩短8cm，X线照相提示椎体T_{11}、T_{12}，L_1、L_2压缩性骨折。双能X线骨密度仪（DXA）测量结果：腰椎2~4骨矿物密度（BMD）为0.80g/cm²，T评分–3.8分；右股骨颈BMD为0.76g/cm²，T评分为–1.8分；右全髋BMD为0.78g/cm²，T评分为–2.2分。使用埋线疗法3次，腰痛大部消失。

【处方精汇】

用注线法

取穴脾俞、肾俞。常规消毒后，用埋线针将1/0号羊肠线1cm注入脾俞穴内0.6~0.8寸，肾俞刺入0.8~1.0寸，出针后敷贴医用输液贴，每2周1次，连续3个月。

> **按 语**
>
> 研究观察结果表明，肾俞穴位埋线明显缓解绝经后骨质疏松症患者的疼痛症状，在采用该方法治疗3个月后临床疼痛可以得到明显改善，持续治疗6个月，疼痛得到更好的控制。其镇痛机理可能通过埋线对肾俞穴位的刺激，促使人体中5-羟色胺、儿茶酚胺等神经介质得以调控有关。并能提高绝经后骨质疏松症患者腰、髋部的骨密度值。脾肾俞穴埋线还可通过延缓机体内钙的丢失，起到预防和治疗骨质疏松的作用。其作用的机理是通过影响骨代谢来实现的。

十二、臀上皮神经综合征

臀上皮神经综合征是因为腰臀部软组织发生急慢性病变，而使该神经在此处卡压而继发无菌性炎症。中医学认为，本病属于"伤筋""痹证"范畴。

【病因病理】

臀上皮神经是由腰 1、2、3脊神经后支的外侧支所发出的一组皮肤分支，分布于臀上外侧至股骨大转子区皮肤。由于各支在行程中穿过坚厚的肌层与腰背筋膜，并跨过坚硬的髂骨嵴后，到达臀上部，因此，腰部软组织发生急慢性损伤时，臀上皮神经往往受累。该神经发生损伤时，可引起神经及周围软组织充血、水肿，甚至出血，日久可导致神经轴突和髓鞘的变性反应，神经束呈梭状增粗，从而出现神经痛症状。

中医学认为本病多因筋脉扭捩，风寒湿邪留滞足太阳和足少阳经脉，引起气血运行不畅，经络受阻，不通则痛。

【临床表现】

一侧腰臀部疼痛，呈刺痛、酸痛、撕裂样痛，急性期较剧烈，可有下肢牵扯样痛，但多不过膝。弯腰受限，坐后起立或直立后下坐时均感困难，需扶持方可站立或坐下。在髂后上棘最高点内侧2.0~3.0cm处压痛明显，并可在局部软组织中触到"条索样"硬物，触压时患者感到胀麻，疼痛难忍。

【治疗方法】

方一　注线法

[取穴] 阿是穴、腰夹脊1透夹脊3。

[方法] 找准痛点，局部消毒局麻，用00号羊肠线3cm，装入9号穿刺针，快速刺入皮下，缓慢改变针尖方向，寻找强烈针感向臀下部或下肢放射后，推线退针。7天埋线1次，1次为一疗程。

方二　注线法加水针刀法

[取穴] 阿是穴

[方法] 穴位消毒局麻后，用9号埋线针装入00号羊肠线3cm，将针刺入痛点，有酸麻胀感后，行纵横疏剥法。注入松解液3ml，然后注入羊肠线3cm。退针后外盖敷料。15~20天埋线1次，3次为一疗程。

【典型病例】

费某某，男，38岁。

病史：无明显损伤及其他诱因下，右腰臀突然感到酸胀疼痛，腰不能转侧俯仰，其时疼痛牵及右腿后侧，咳嗽及变动体位疼痛加重，寝卧不安，神疲，纳差，二便调。查体：右侧直腿抬高试验阳性，梨状肌紧张试验阴性，髂嵴中点下3~4cm处可扪及条索状硬结，按之胀痛，深压则放散至大腿后外侧。取穴阿是穴（条索状硬结处）、胞肓、环跳、殷门，经用上述埋线治疗1次后，症状大为改善，15天后继续治疗一次后痊愈，1年后随访，未复发。

【处方精汇】

用注线法取穴

一组穴：胞肓、志室、环跳。

二组穴：殷门、阳陵泉、阿是穴（臀上皮神经走行处有条索状物或压痛处即是取穴处）。用0号线（环跳穴用4寸）一次性埋线针刺入，在穴位局部施手法得气后，倒卧针，指尖指向疼痛处，继续小幅度提插捻转，直至使针感逐渐放散至患者疼痛走行线上（气至病所），偏寒湿者酌用艾灸。每15天1次，2次为一疗程。

按 语

臀上皮神经损伤临床症状的主要特征之一，就是臀部的疼痛，局部可扪及条索状或圆形硬结。治疗该症一定要取其条索状物的疼痛局部作为阿是穴，若取穴部位准确，手法得当，针感常可直达疼痛放散的局部（病所），从而极大地提高了疗效。

埋线治疗臀上皮神经炎，治宜祛瘀通络、温经散寒、祛风除湿，根据"经脉所过，主治所及"的原则选穴，有良好效果。临床观察表明病程在3个月内疗效最为明显，提示本病应早期治疗。关键是要找准痛点，针刺要有明显的酸胀感才施以手法、注药及埋线，才能取得预期疗效。

十三、股骨头坏死

股骨头坏死因其主要病理系股骨头血运受阻，遭受破坏而引起的头部骨质缺血，故多称为股骨头缺血性坏死或股骨头无菌性坏死，本病属于中医的"髀枢痹"、"骨痹"、"骨萎"。

【病因病理】

髋关节创伤，风湿病、血液病，饮酒过多，长期用激素等多种情况均可引起股骨头缺血性坏死，髋关节是一个活动量较大的关节，极易损伤，股骨头血液供应较差，一旦小的血管受到损伤，就会出现瘀血，局部缺氧，先破坏邻近关节面组织的血液供应故而发生缺血坏死

中医学认为，本病多因跌打损伤，气滞血瘀，在内则多因肝肾亏虚，导致缺血或血行不通而致，痹阻日久，而骨失所养则枯，枯者坏死。

【临床表现】

初期病髋症状不明显或偶有轻微疼痛，X线显示股骨头前方有斑点状密度增高区，或有小的骨破坏；中期病髋出现间歇性跛行，疼痛偶示放射至同侧

膝关节内侧，髋关节活动受限，X线片示：坏死的边缘能看到关节骨折影，部分有塌陷；后期病髋疼痛剧烈，跛行;X线片示：股骨头变形，关节间隙狭窄，坏死区塌陷有黑洞。

【治疗方法】

方一　注线法

[**取穴**]阿是穴、肾俞、居髎、环跳、秩边、足三里。阿是穴即压痛点选1~2个。

[**方法**]肾俞、足三里取双侧，其他穴位均取患侧。选取16号一次性使用埋线针，4号药线（由单顺老师与山东单县博达医疗用品有限公司共同研制加工而成）。根据穴位要求进针1.5~3寸深，埋入4号药线1.5~2.5cm。2个月埋线一次，总疗程埋线4~6次。

方二　注线法

[**取穴**]环跳、秩边、环中、合阳、承扶、梁丘、足三里。

[**方法**]常规消毒，1%利多卡因麻醉，用16号埋线针、2公分4号羊肠线埋入体内，用创可贴包扎伤口，3天不能洗澡。口服抗炎药加骨痹康胶囊，15天埋线一次，6次一疗程。

【典型病例】

赵某某，男，31岁。

因平素饮酒过多，时感股骨头区疼痛，跛行，髋关节疼痛。X线片示：股骨头出现骨折裂纹状，诊为缺血性股骨头坏死，经穴位埋线3次后，疼痛大减，又令其埋线2个疗程，患者髋关节功能恢复良好，X光片复查骨折样裂纹愈合。

【处方精汇】

用注线法

据就近原则和循经原则取臀部穴位秩边、环跳、环中等穴位针刺。全身取府舍、冲门、居髎等穴，及配合阳陵泉、足三里及三阴交等穴。诸穴交替使用，用12号埋线针装入2号2cm羊肠线，针向股骨头方向斜刺2~3寸，以轻微提插使针下沉重，病人感到针处酸胀或热感后，推出线体，外用创可贴保护。15天埋线1次，6次为1疗程。

按语

股骨头缺血坏死，是临床难症，有人称之谓不死的癌症。因此，单纯依靠埋线，似乎力不能及，因此，多用数种方法共同协力，有人应用关节腔内注射，关节周围痛点注射，穴位埋线及局部贴敷四联疗法临床取得较好疗效。对晚期病例疗效也较明显，可缓解疼痛，改善功能，提高生活质量，但仍须较长时间治疗。

羊肠线乃异体蛋白，将其埋入体内，可强壮身体，促进血液循环，改进局部缺氧。羊肠线乃培元固本之品，《医岁发明》所论："有形之物也，能补有形之肌肉之气……气血旺则精自生，形自盛，血气以平。"通过埋线治疗，减轻肌肉痉挛，达到使髋关节腔减压，使病人疼痛减轻或消失。舒经通络，改善微循环，为坏死的股骨头修复创造了条件。

十四、梨状肌综合征

梨状肌综合征是指由于梨状肌变异或损伤，刺激或压迫坐骨神经引起的以一侧臀腿痛为主要症状的病症，属中医学之"臀部伤筋"、"痹证"范畴。

【病因病理】

本病常因先天变异，或感受风寒湿及髋关节过度内旋、外旋、外展或由蹲位变为立位时，梨状肌急剧收缩牵拉，肌膜破裂或有部分断裂，梨状肌出血，炎性水肿，并呈痉挛状态，压迫刺激从梨状肌穿过的坐骨神经而造成，也可能继发于第1、2骶神经根或骶丛神经受刺激引起梨状肌痉挛所致。

中医学认为本病病机是由局部受损，气滞血瘀，脉络受阻，复感风寒湿邪致经络痹阻，不通则痛，病位在筋脉肌肉，病性以邪实为主。

【临床表现】

大多有扭伤及夜间受凉史。臀部深在性酸胀，伴坐骨神经痛症状，疼痛可放射至下肢小腿外侧腓总神经分布区，行走跛行，常在夜间发作，大小便、咳嗽均可引起疼痛，可向小腹及大腿内侧扩散，阴部不适或阴囊睾丸抽痛。日久可见患肢肌肉萎缩。局部压痛明显，直腿抬高试验50度为阳性，但70度以上疼痛减轻，梨状肌紧张试验阳性。

【治疗方法】

方一　注线法

[**取穴**] 阿是穴、承扶穴，腰骶部疼痛加肾俞透大肠俞。

[**方法**] 局部常规消毒局麻，然后剪取0~1号羊肠线3cm、将其穿入制作好的9号埋线针管中。再作垂直快速进针，当针尖达局部梨状肌时，寻找强烈针感向臀下部或下肢放射后，缓慢进针，边退边推针芯，回至皮下时快速拔针，用创可贴固定。埋1次即为1个疗程，一般7天左右行第2个疗程。

方二　注线法

[**取穴**] 阿是穴（在髂后上棘与股骨大转子连线中点压痛处）、承扶。配穴：小肠俞、殷门、风市、阳陵泉，腰部疼痛加肾俞透大肠俞。

[**方法**] 患者侧卧屈膝位。患侧在上。均匀用力寻找压痛点，皮肤消毒局麻。用7cm长16号埋线针，用4号3cm长度的药线，双手持针。快速入皮，缓慢进针5~6cm，以贯通梨状肌筋膜，有异感时退针少许，缓慢推动针芯，埋植在梨状肌内。为使梨状肌快速松解，可在原进针点向梨状肌的上方，下方埋入3cm的4号肠线各一根。以加强治疗效果。配穴依法埋入2cm的4号肠线各一根。创可贴固定。若一次治疗未愈，2个月后再治疗一次。

【典型病例】

万某某，男，53岁。

主诉：2年前不慎扭伤髋部，左侧臀部刀割样疼痛，并向腿后、小腿外侧放射，在区市某两大医院都诊为梨状肌综合征，经封闭后疼痛减轻，但反复发作。就诊前2天因受凉疼痛复发，并渐加重，患侧臀部呈持续性"刀割样"剧痛，用拇指可触及梨状肌呈局限性束状隆起，压痛明显，小腿外侧、外踝部压痛亦较明显，诊断为梨状肌综合征。在阿是穴、承扶埋线治疗，15天后痊愈，随访2年无复发。

【处方精汇】

用扎埋法

[**取穴**] ①梁丘、悬钟；②秩边、委中、殷门；③环跳、承山。穴位消毒局麻后，在穴旁1cm处皮纹切开3cm，以血管钳尖端由切口斜探主肌层中的敏感点加压按摩，然后用1号羊肠线由切口进入经穴位深层，穿过穴位对

侧2cm处出针，来回抽动刺激，再由出针处刺入，经穴位浅层穿过，于原切口穿出结扎，线结埋于切口深部。外加缝合后外盖敷料，未愈3个月后重复手术。

按语

梨状肌综合征用埋线疗法治疗，有一定效果，顽固者可使用针刀加埋线的方法治疗，即将穿刺针刺入达患部出现酸胀感后，施以疏通和剥离手法，然后注入（利多卡因5ml，泼尼松龙1ml，维生素B_{12} 1ml）混合的松解液，最后注入3cm羊肠线，取得良好效果。

临床时也可选用白环俞、中膂俞、肾俞、阿是穴、长强、环跳、承扶、飞扬、承山，用注线法平补平泻，每周埋线1次，6次为一疗程。

避免患部受凉和过于劳累。纠正不良姿势，配合推拿治疗。给予TDP及红外线患部照射。

十五、膝关节骨性关节炎

膝关节骨性关节炎是中老年人临床常见的慢性迁延性关节疾病。本病属于中医"膝痹"、"膝痛"范畴，

【病因病理】

本病的主要病理改变为关节软骨退变、关节间隙狭窄、滑膜炎性增生及关节边缘骨质增生等。由于疼痛和关节障碍而导致邻近股四头肌缺乏有效的刺激而造成股四头肌萎缩，肌力下降，以致膝关节不稳定。

中医学认为膝骨关节炎多由年龄增长，肝肾渐虚，不能充养筋骨，骨枯则髓减，骨质疏松，日久负重而致变形，筋不得滋润则不利关节活动。内因主要是肝肾亏虚和脾胃虚弱，外因主要是感受风、寒、湿之邪或因外伤瘀血阻滞脉络，留于肢体、筋骨、关节之间，痹阻不通发而为痹。

【临床表现】

本病发病年龄在40~75岁之间。受累关节隐痛，活动或劳累后加重，休息能减轻，进而持续疼痛，伴关节僵硬，活动后见好转，或有关节积液，后期关节肿胀增大，活动受限，有畸形，但无强直。X线证实为骨性关节炎。

【治疗方法】

方一 注线法

[取穴] 血海、梁丘、内膝眼、犊鼻、阴陵泉、足三里阳陵泉。

[方法] 穴位常规消毒，将3cm长的2/0医用羊肠线穿入9号埋线针管内，快速刺入穴位，待有针感时，边退针边将线体推入穴位，退针后用消毒小棉球盖住针眼并用布固定。20~30天埋线1次，3次为1疗程。

方二 穿线法

[取穴] 梁丘、足三里、阳陵泉、阿是穴。

[方法] 在取穴两侧1~2cm处，皮肤常规消毒后作局麻皮丘，捏起两皮丘间皮肤，用持针钳夹住带羊肠线的皮肤缝合针，从局麻皮丘刺入，穿过病灶部位的皮下组织或肌层，从对侧局麻皮丘处出针，紧贴皮肤剪断两端线头，使药线完全埋入皮下组织，覆盖消毒纱布或贴创可贴一周。每30天治疗一次，每次为一疗程。

方三 针刀加埋线法

[取穴] L_3、L_4、鹤顶、患侧副韧带（双）。

[方法] 取L_3、L_4，埋线至腰椎钩椎关节，膝关节鹤顶穴（双）、患侧副韧带（双），用药刀松解内侧副韧带，然后埋线至肌肉层，每15天埋线1次。一般1次治疗后疼痛减轻，共治疗3次。

【典型病例】

张某，女，69岁。

双膝关节疼痛病史8年，因受潮湿疼痛活动不利，过累或阴雨天加剧。近日上下楼疼痛加重，尤以下楼更甚，蹲起困难，曾多次服中西药、封闭、烤电、针灸无效。X线检查可见诸骨密度减低，双膝关节间隙变窄，关节面硬化、增白，诸骨周边各缘有骨赘形成。髁间隆突变尖增生，以右膝为著，确诊为双膝关节骨性关节炎。随于双侧梁丘、足三里、阳陵泉、膝内阿是穴肠线植入，一月后疼痛明显缓解，两次治疗后疼痛消失。

【处方精汇】

用注线法

取穴梁丘、血海、阳陵泉、阴陵泉、足三里。夹脊穴：L_3~L_5，肾俞。以上穴位，每次取3~5穴，用9号埋线针和00号羊肠线2cm，进针得气后推入线体，退针后外盖创可贴。埋线每周1次。5次为1疗程。

按语

临床应用埋线治疗本病效果满意，有的患者植入一次就显著改善了症状，不仅减轻了疼痛，而且行走有力。这可能是线体长期刺激穴位优于针刺短期作用的结果。选用穴位也不用太多，局部取穴3~4个即可。但是有人认为绝对不能使用内外膝眼，否则线体进入关节腔，难于吸收，加重症状。

膝疾穴是非常值得注意的一个经外奇穴，分为内、外膝疾穴。内膝疾穴位于血海穴上1寸内0.5寸；外膝疾穴位于梁丘穴上1寸外0.5寸。治疗时用9号埋线针向股骨方向直刺快速进针，再紧贴股骨上缘刺入1寸左右（注意一定要沿股骨上缘），感到阻力较大说明到位，此时可有针感传到膝部，关节腔内有较强的反应，持续30秒~1分钟后减轻，将针稍稍后退，植入线体即可。此针法对于整个膝关节内疼痛，行走无力，遇冷加重，反复发作，甚至伴有积液者，疗效较佳。埋线治疗时内、外膝疾穴交替使用，一般1次即可显效，此后每周1次。

十六、软组织损伤

本病是人体软组织受到外力冲撞、打击、跌仆等造成局部创伤。中医称为"伤筋"，归属于"痹症"范畴。

【病因病理】

本病多因人体软组织受到外力挫伤冲撞、打击、跌仆等形成局部创伤，导致局部出现无菌性炎症反应、肌肉痉挛、肌组织血供不良、血管、淋巴管破坏，从而产生血肿、肿胀、疼痛等症状。

中医学认为，本病多由外来撞击，挫伤、跌仆、引起筋肉或损或断，络脉随之受损，气血互阻，形成肿胀疼痛。或由于风寒湿邪流注经络关节，气血运行不畅，造成气滞血瘀，津液涩渗，肢体失于濡养，从而产生本病。

【临床表现】

早期疼痛剧烈，在2~3天后局部迅速肿胀，疼痛，功能出现障碍。中期，受伤3~4天后，瘀血渐化，肿胀开始消退，疼痛渐减，伤后10~14天轻者可康复，重者则需3~5周后方可恢复。慢性者可出现局部隐痛，或酸楚、肿胀，或功能出现障碍，并因劳累或受寒加重。经检查无骨折、脱位等骨骼及关节病变。

【治疗方法】

方一 注线法

[取穴]距慢性软组织损伤形成的硬结、条索状物、压痛点3~5cm处。

[方法]部位取局部皮肤常规消毒后，选用5/0号医用羊肠线3~4cm，用镊子将其穿入7号埋线针头管中，针尖朝反应点（硬结、条索状物、压痛点）快速沿皮横刺进针，当针尖达反应点皮下后，用针体行扇状平扫及上提牵拉皮肤各3~5下，然后缓慢退针，边退针边向前推针芯，待针尖有落空感时拔针，用干棉球按压针孔1分钟。整个过程不要求有酸、麻、胀、痛等针感。每次取3~6个部位不等。1周后行第2次埋线。主治慢性软组织损伤。

方二 注线法

[取穴]阿是穴、昆仑、申脉、仆参、金门、京骨、解溪、足临泣。

[方法]皮肤消毒局麻，然后剪取1号铬制羊肠线2cm。穿入9号埋线针管中，再作垂直快速进针，当针尖达阿是穴内时，寻找强烈针感向下部放射后，缓慢退针，边退边推针芯回至皮下时快速拔针，后用创可贴固定。其他穴位埋线，操作同上，埋1次即为1个疗程，一般7天左右行第2个疗程。主治踝关节损伤后遗症。

方三

[取穴]阿是穴（常在肩胛内上角及肩胛骨内侧缘触到痛点或条状物及囊性肿物）。配穴：秉风，颈百劳。

[方法]主穴一侧可选1~3个痛点，选准穴位后，常规皮肤消毒，用16号埋线针，4号线，1.5cm，从痛点的内下方进针，向外上方对准肿物直接刺入并向肩胛下缘继续进针，将药线埋入痛点及肿大之滑囊内。若双侧疼痛，可同时进行。配穴常规操作，一般一次即愈。主治膏肓综合征。

方四 注线法

[取穴]阿是穴（在肩胛冈平行划一A线，再对着肩胛下角上下划一直线为B线，在A、B线的外侧夹角再划一条C线，C线的2.5cm压痛最明显处即为此穴）。配穴：秉风，天宗，抬肩。

[方法]用16号埋线针，4号药线，从肩部选定的阿是穴穿刺进针，快速

入皮后缓慢垂直刺入，至肩胛切迹处或针感最为酸痛处边推针芯，边退针管，将2cm长4号药线埋入组织内，秉风穴斜刺进针，喙突酸胀明显时将药线埋入，其他穴位按常规操作。本病有确切疗效，但选准阿是穴是关键所在。主治肩胛上神经卡压征。

【典型病例】

例1 常某某，女，36岁。

右侧肩背疼痛4年，常放射至肩胛下部，夜间常痛醒，与姿势有关，右肩上举无力，检查时经常疼痛的部位无明显压痛点，肩部被动活动无异常，但压至肩胛切迹时，有深在的压痛，4年来一直没有间断治疗，但病情愈加严重。2007年4月做埋线治疗，以肩胛切迹处阿是穴为主穴，用16号针，4号2cm长药线，直刺进针深度达肩胛切迹（有触及骨质感）胀痛明显时，退针少许，将药线埋入，秉风穴在冈上肌腱压痛处进针，斜刺向喙突，针感明显时埋入4号药线1cm，其他穴位常规埋线，埋线当即疼痛减轻，逐渐好转，2个月随访时病告痊愈。

例2 王某，55岁。

农民，自述38年前挖地时因用力过猛，脊柱发出响声之后左侧腰背部及左侧肩胛区出现疼痛，有时扩散至臀部和大腿后侧，每于劳累或受凉后加重。触诊：左侧肩胛骨内侧触及3cm长条索状物，左侧骶髂关节外侧触及2cm长条索状物。遂于2处条索处进针，疏通数次后留线出针。1次治愈，至今3年未发。

【处方精汇】

用注线法

先在损伤疼痛区域用拇指点压探寻，可触及条索状物，压痛明显。再行埋线治疗，用9号埋线针和00号线体，从疼痛处进针后，对条索状物疏通数次，再推进针芯，留线出针。主治肩胛区肌肉损伤。

🔘 按 语

方一采用皮内植线法，治疗作用时间长达7~20天，治疗效果明显优于针刺拔罐法，治愈所需总的治疗次数减少。但是皮内植线法不同于一般穴位埋线，一般穴位埋线是埋线部位较深，操作时病人感到疼痛，皮内植线法是埋线于皮下，深度有统一标准，有可重复性，无痛苦，提高治疗效果。

穴位埋线前采用小针刀手法，既具埋针之效又有针刀治疗之功，对于治疗顽性疼痛有良好的效果，尤其对于痛点处可触及结节或条索的病症更有立竿见影之效。此法操作简单、易学，而且无须严格辨证。手法又无补泻之繁，便于在广大农村推广应用。

第二节　普通外科疾病

一、胆结石

胆石症是胆道系统结石的统称。属于中医"胁痛"、"胆胀"、"黄疸"范畴。

【病因病理】

胆囊中结石的形成原因多是胆汁中成分胆固醇、胆酸盐和磷脂代谢障碍，三者比例失调，使胆固醇析出结晶沉积而形成。

中医学认为，胆系结石的形成，主要是由于肝胆郁热，或因情志不舒，肝气郁滞，或因大惊大恐，伤及肝胆，或因饮食不节，湿热内生，这些病因皆能导致肝失调达、胆失疏泄，郁而化热。肝胆郁热，则胆汁受其煎熬，日积月累，使胆汁中之杂质凝聚而结为砂石。

【临床表现】

有反复急性发作史，右上腹痛、畏寒、发热、黄疸等症状。X光摄影：X光检查只能诊断大约10%～15%的胆结石，而这些胆结石都是钙化程度比较明显的，才可以在X光片上显示出来。腹部超声波检查：超声波对胆结石来说是相当理想的一种检查，它的诊断准确度可达90%～95%。

【治疗方法】

方一　注线法

［**取穴**］右上腹、右肋缘上下及肩、背部压痛区的穴位。压痛区内常用穴有①鸠尾透巨阙、幽门，②右日月透期门、腹哀，③上脘透中脘、梁门，④右肝俞、右胆俞，⑤阳陵泉。

［**方法**］根据病情5组穴每次埋线可选用2～3组穴，交替应用。行常规皮

肤消毒局麻，用埋线针，将长0.5~1cm的羊肠线送入穴位肌层。鸠尾透巨阙、幽门采用平刺，先透巨阙、再透幽门，均进针约1.5寸~2寸。日月透期门、腹哀，先平刺透期门进针约1.5寸，再透腹哀约40度角刺入1.5寸。上脘透中脘、梁门均采用45度角刺入约1.5~2寸，出针后从穴位挤出少许血液，敷压针眼。7~15天治疗1次，3~5次为1疗程。

方二

[取穴]手术加注线法

[方法]手术当日晨B超探查，胆囊距皮肤最近处拟定切口作出标记，取2~3cm切口进腹，直视下在靠近胆囊的位置根据结石大小切开胆囊，取石后用3个0的羊肠线分别缝合胆囊黏膜及浆肌层，胆囊留引流管。腹部切口拆线后双侧足三里穴位埋入羊肠线。主要预防胆囊取石后的复发。

【典型病例】

张某某，女，32岁。

主诉右上腹疼近2年。面色萎黄，瘦弱无力，慢性疼痛间歇性发作，每日3~6次不等，每进食后加剧，并向右肩背部放射，肝胆区及剑突下压痛明显，右侧胆区叩击痛明显，血象偏高。B超显示胆囊内有0.2~0.5cm直径大小的多个强光团，确诊为胆结石（沙石型）。遂来我科埋线治疗。用方一治疗，第1次埋线后，当即病人右上腹痛明显减轻，晚上饮食即增加，第2天大便中淘出直径0.2cm和0.4cm的结石各1枚，又经4次埋线后再次排出结石多枚，症状及体征消失。随访5年末复发。

【处方精汇】

用注线法

取穴：

一组穴：鸠尾透巨阙、幽门，右日月透期门、腹哀；

二组穴：上脘透中脘、梁门，右肝俞、右胆俞、阳陵泉。根据病情2组穴每次埋线交替应用。鸠尾透巨阙、幽门采用平刺，先透巨阙、再透幽门，均进针约1.5~2寸。日月透期门、腹哀，先平刺透期门进针约1.5寸，再透腹哀约40度角刺入1.5寸。上脘透中脘、梁门均采用45度角刺入约1.5~2寸。从穴位挤出少许血液，敷压针眼。5天治疗1次，3~5次为1个疗程。

按语

保留胆囊治疗方法的共同缺点是结石复发。资料表明，结石复发与结石数目有关，单发结石复发率低；胆囊功能状态与结石复发亦有明显关系，功能差者复发率高；为降低结石复发，在常规胆囊取石术后行双侧足三里穴位埋线，无疑对结石的复发起到一定的预防作用。

治疗时应注意，按时合理早餐；规律三餐；多进食高纤维饮食，减少高热量食物的摄入；避免不合理的快速减肥；适当增加运动。二、术后腹胀

术后腹胀，是手术后常见症状之一。中医归属于"腹胀"范畴。

【病因病理】

腹部手术后可因诸多因素造成术后肠功能障碍，如麻醉者和手术者的操作技术、手术时间长短，手术创伤大小以及腹腔内感染的轻重，以及长期禁食，分泌的胃液没有食物稀释；药物引起的胃炎；肠粘连，肠梗阻等。从而导致部分患者肠道蠕动变缓，肠内积气，致肠腔膨胀；出现不同程度的腹胀。

中医学认为，由于患者在腹部手术中的创伤和麻醉反应以及术中对胃肠道直接损伤和刺激，造成肠腑脉络损伤，脏腑气机运化失调以及传化之物停滞，致使中焦气滞，腑气不通，肠道的转化失司和壅阻闭塞。

【临床表现】

腹胀前有腹部手术史。一般说来，腹后手术2~4日随着肠蠕动的恢复正常，如腹部手术1~2周内，病人出现腹部胀满、排便排气时间延长。当腹部胀气压迫膈肌时，可出现气急和呼吸困难。排便排气时间延长。严重腹胀可使腹内压升高，下腔静脉回流受阻诱发下肢深静脉血栓形成。透视可发现有局部肠段扩张，这是肠腔积液积气的表现，术后出现持续性腹胀，有可能是肠粘连的反应，应引起注意。

【治疗方法】

方一　注线法

[取穴] 气海、建里、天枢（双）、水道（左）、足三里（双）、大肠俞（双）。

[方法] 埋线于手术后患者清醒时（术后6~12h）进行，用9号埋线针，

将000号羊肠线剪成2cm长的线段，在生理盐水中浸泡5分钟使之软化。将腰穿针快速刺入选取的穴位，得气后，将羊肠线植入。

方二　注线法

[**取穴**] 足三里、上巨虚

[**方法**] 常规消毒局麻，线体装入穿刺针头内，迅速刺入穴位，提插使之产生酸、麻、胀感后，边退针边推针芯，将线留于穴位深部，出针后贴创可贴。如果第一次治疗未愈，7天后可进行第二次治疗。

【典型病例】

黄某，女性，78岁。

行腹腔镜辅助下横结肠癌根治术，术后三天未排气排便。诊断为术后肠麻痹，中医诊断为腹胀（气滞型）。选取足三里、上巨虚等穴位进行穴位埋线，促进其排气排便。埋线10小时左右即出现肛门排气，第二日即大便一次。

【处方精汇】

用注线法

选穴：中脘、天枢、气海、足三里。局部皮肤消毒，将00号羊肠线放置在9号埋线针尖端。快速刺入选取的穴位，得气后推入线体，退针后外盖创可贴。埋线每10天1次，直到腹胀消失。

> **按语**
>
> 胃肠功能恢复是腹部手术特别是消化道手术后的一个重要环节，由于术后一般都需要常规禁食，不能服用药物来治疗术后腹胀，赵力军资料显示，研究组肠鸣音恢复时间、首次排气及排便时间早于空白对照组，提示穴位埋线有促进胃肠蠕动的作用。随访结果表明，研究组无1例发生术后肠粘连，而空白对照组有2例粘连性肠梗阻发生，是偶然还是必然，尚难定论。

二、直肠脱垂

直肠脱垂是指肛管、直肠甚至乙状结肠下端向下移位突出于肛门外的一种病理状态。中医称其为"脱肛"。

【病因病理】

直肠脱垂的发生可见于解剖发育的缺陷者，主要为骶骨弯曲度较小，直肠呈垂直位，接受腹腔内向下的压力；或见于盆腔底部之肌肉和韧带组织软弱；或见于长期的腹内压增加：如习惯性便秘或腹泻、排尿困难、慢性哮喘，多次妊娠和分娩等。

中医学认为本病可因素体虚弱，中气不足，或劳力耗气，或产育过多，或饥饱不均，或思虑过度，或大病久病后，气虚而固摄失司，致肠滑不收，或小儿先天不足，气血未旺而成脱肛。

【临床表现】

本病多发生于儿童、老年人以及多次分娩的妇女，病前有腹内压增高诱因，如腹泻、便秘、排尿困难、慢性咳嗽等。初起排便时有肿物自肛门脱出，逐渐增大，便后回纳，以后需用手托回，后期在腹内压增高时均可脱出，甚至完全不可复位。肛门指诊有不同程度括约肌松弛现象。

【治疗方法】

方一　注线法

[取穴]长强。

[方法]常规消毒及局麻后，将1号羊肠线装入12号埋线针前端。快速进针，使针体位于直肠和尾椎之间。得气后推入针芯，将线体埋入穴位，退针后外盖创可贴。每1月埋线1次。

方二　注线法

[取穴]承山、大肠俞、长强、百会、升提穴（位于头顶正中，前发际正中5寸，后发际直上8寸，双耳尖1寸）。肾虚型配关元、肾俞；脾虚型配足三里、脾俞。

[方法]百会、升提穴用00号线，9号埋线针，缓慢进针，得气后埋线。承山用平补平泻法，大肠俞、长强用补法。15天一次，3次为1个疗程，疗程间隔30天，2个疗程后观察疗效。最长4个疗程。两组交替应用。每20天1次。

方三　注线法

[取穴]承山、长强、提肛（肛门旁5分，3，9点）。

[方法]患者取截石位，用9号穿刺针装00号肠线1cm埋入穴内。承山每次取一侧，交替使用，直刺进2.5cm；长强穴从尾骨尖下凹陷处进针，针尖向上与骶骨平行刺入约0.5cm，提肛穴向同侧腹股沟方向进针约2cm，注入

肠线，外盖敷料。每30天1次，共进行3次。

【典型病例】

例1 患者，男，17岁。

主诉：肛门有肿物脱出伴坠胀月余。肛查：嘱患者做排便动作，即有直肠自肛门全层脱出，长约7cm，呈锥形外观，脱出组织肥厚而有弹性，不能自然还纳，颜色紫红，表面无糜烂及炎性分泌物，肛门括约肌松弛。诊断为直肠脱垂（中度）。采用"三元"疗法：①长强穴埋线；②特定卧位；③服补中益气汤加味。治疗后，肛门括约肌张力较前增强，提肛时，脱出肠段能自然回复，随访1年无复发。

例2 郝某某，男，50岁。

自幼患痢疾。未能及时就诊，迁延日久不愈而致脱肛，至今已43年。数十年来，每次大便时肛门即脱出，长度约3.5cm，便后不能自行收回。需以手托之方能还纳。每日大便2~3次，便后下坠感十分突出。取长强、大肠俞、百会、关元、足三里、长强埋线，治疗5次痊愈。

【处方精汇】

用注线法

取穴：百会、长强、承山。穴位消毒局麻后，用1号羊肠线1~2cm装入9号穿刺针内，刺入穴位。百会向前平刺于肌层；长强直刺于尾骨与直肠之间；承山直刺，埋入羊肠线，10天埋线1次，3次为1疗程。

按 语

对直肠脱垂，可辅以特定卧位：即取平卧位时，将脚端床脚抬高15~20cm，因重力的作用，内脏上移，减轻盆腔的压力，改善该部血液循环，进而有益于盆底肌肉韧带固定乙状结肠及直肠之功能的恢复和增强，且排大便前，粪便蓄积于肠道，可增加卧位时乙状结肠和直肠因其重力原因而上移，减轻了对其肌肉、韧带的逆向疲劳牵引，故更有利于该病恢复。

本病多因肛门括约肌松弛所致，故以肛门局部取穴为主，将肠线埋入肛周肌层，以兴奋局部神经，加强肛门括约肌收缩能力。必要时可加百会埋线以升清举陷。治疗期间，患者应保持大便通畅，增加营养，并医治腹泻、咳嗽等病，以减轻腹压。病重或有感染者可适当配合中西医治疗。

三、痔

痔是直肠末端黏膜下和肛管皮下的静脉丛发生扩张所形成的柔软肿块。中医称为"痔核"、"痔疮"。

【病因病理】

本病是因痔静脉回流障碍，直肠末端黏膜下和肛管皮下的静脉丛发生扩张、曲张，形成单个或多个静脉团，由于其生长部位不同，可分为内痔、外痔和混合痔。

本病多因脏腑本虚，静脉壁薄弱，兼因久坐，负重远行，或长期便秘，或泻痢日久，或临厕久蹲努责，或饮食不节，过食辛辣肥甘之品，导致脏腑功能失调，风燥湿热下迫，气血瘀滞不行，阻于魄门，结而不散，筋脉横解而生成痔疮。

【临床表现】

外痔：常有轻度痒感，大小不等，质较硬，多呈紫褐色，可有触或痛感，破溃时可出血。内痔：常在大便时突出肛门之外，痔小质软，色鲜红或青紫，也易破溃而出血，并伴疼痛或痒感。混合痔常有内、外痔的合并症状。

【治疗方法】

方一　注线法

[取穴] 百会穴、二白穴、长强穴、会阴穴、小肠俞。

[方法] 用消毒好的带有针芯的埋线针，医用固体生物酶羊肠线，常规消毒穴位，垂直进针，进针深度1~1.5cm，看穴位定深度，每次治疗6个穴位都埋完，埋好的穴位用创可贴贴好。

方二　注线法

[取穴] 会阳、百会、承山、二白、秩边、飞扬、膈俞。

[方法] 每次选用6~8穴，用2/0号羊肠线，9号埋线针作穴位埋线，局部消毒后，刺入穴内，得气后推入肠线，退针后外贴创可贴，穴位左右交替使用，两周埋线一次。

方三　扎埋法

[取穴] 肛周。

[**方法**] 以圆针带可吸收线从痔核一侧的顶端呈45度角斜向下紧贴肌层从齿线稍上方出针，再从原出针点进针仍呈45度角斜向上紧贴黏膜表面从原进针点出针，在此点收紧打结，剪去多余线头，同法平行相距0.5cm可再贯穿1针，一般大的痔核3针，小的1针即可。

【典型病例】

满某某，男，39岁。

主诉：近日每天大便时肛门疼痛，大便带有鲜血，并感觉肛门有东西脱垂出来，有时血呈点滴而下，吃辛辣食物后更加明显。检查：肛门处肿痛，肛门周围皮肤有轻微湿疹。大便肛门疼痛，大便时有鲜血，肛门指诊可触及痔结节。诊断：混合痔。埋线大肠俞、气海俞、承山15天后症状消失，配合每日大便后用温盐水坐浴10~15分钟，早晚各做提肛动作50次。随访一年无复发。

【处方精汇】

用注线法

主穴大肠俞、气海俞、承山。将肠线剪成3~5cm长的小段，置入16号注线针头的针芯内，常规消毒局麻，将置有羊肠线的注线针刺入气海俞约1~1.5寸，而后向大肠俞透刺，使局部产生酸、麻、胀感。施以提插行针手法，边行针边让病人做提肛动作30~40次，然后再边推针芯边退针；将羊肠线埋入穴位内。

按 语

在方三中，埋线的异物可造成局部无菌性炎症，进而形成瘢痕增生闭塞出血的血管，并使下移、断裂的肛垫产生粘连、固定，从而消除痔的外脱症状，悬吊埋线法治疗痔具有和传统的痔结扎切除术同样的疗效，并且在手术操作时间、术中出血量、术后出血量、住院时间、疼痛指数、肛门水肿发生率等手术相关指标上均明显优于痔结扎切除术，符合微创化、无痛化、简约化的痔治疗国际潮流。

在治疗期间病人忌食辛辣、刺激性食物，保持大便通畅，每日大便后用温盐水坐浴10~15分钟，早晚各做提肛动作50次。

四、肛裂

肛裂是肛肠疾病中仅次于痔疮占第二位的常见病。中医学认为肛裂为痔疮的一种，称"钩肠痔"，"裂口痔"

【病因病理】

现代医学观点，肛裂病因可分为解剖原因、肛管内病变、损伤、先天性肛管狭窄及括约肌痉挛等，以上各种致病因素综合作用，再加上排便干硬，通过肛管时，易引起肛管撕裂，产生肛裂。

《医宗金鉴》将肛裂解释为"肛门围绕折纹破裂，便结者，火燥也"。认为肛裂是肠结热燥，致大便秘结，排便努挣使肛门皮肤裂伤，湿邪入侵筋络，致局部气血瘀滞，失去气血荣养而久溃不愈。

【临床表现】

肛裂多见于20~30岁青壮年，素有便秘史，大便时肛门剧烈疼痛，有时达数小时之久，常伴有少量出血，色呈鲜红，大便干燥时更甚。当牵开肛门皮肤，可见哨兵痔和裂口的下端。

【治疗方法】

方一 注线法

[取穴] 长强

[方法] 患者取左侧卧位，常规消毒长强穴、肛门及周围皮肤，局麻后，以尖刀刺破长强穴皮肤，继以专用穿刺针自长强穴向前上方刺向齿线（范围不超过齿线上1cm），（见图19-1）。此时以右手食指涂抹石蜡油后伸入肛管触摸针尖位置防止刺入肠腔。当针尖到达黏膜

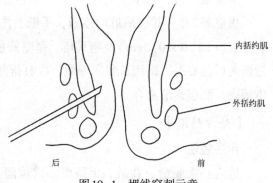

图19-1 埋线穿刺示意

下2~4mm的预定深度时，退出食指，拔出针芯，将用生理盐水浸泡过的2.5~3cm长1号羊肠线用针芯推入顶端，边推边退，使羊肠线埋置于肌肉

及皮下组织。最后消毒针眼并贴敷纱布，如有哨兵痔可一并剪除，手术全过程注意无菌操作，术后当日勿大便，3日内不得坐浴并服缓泻剂，休息两天。

方二　穿线法

[**取穴**] 长强

[**方法**] 穴位及肛周消毒局麻后，将1号羊肠线穿于三角针，从穴位一侧刺入；另一侧穿出，双线缝入穴内，两端皮肤距离2.5cm，埋入深2.5~3.5cm，如有哨痔，乳头肥大及隐瘘，可在局部麻醉后结扎或剪除，术后用缓泻剂保持糊状大便15天。

方三　注线法

[**取穴**] 长强、承山

[**方法**] 患者取左侧卧或俯卧位，局部消毒局麻，用1.5~2.5cm长的1号肠线置于12号埋线针内，垂直刺入长强穴皮下层，斜向尾骨方向进针2.5~3cm，埋入肠钱。承山穴则垂直进针3cm埋入肠线，外盖敷料。若伴发裂痔，肛乳头肥大者，可用切除或电灼，在切口及肛裂面敷复方白及纱条（白芨、生石膏等量，研极细末，与凡士林调匀成膏）。

【**典型病例**】

王某某，男，32岁。

患肛裂2年，排便后肛门疼痛，手纸上往往发现有鲜血。检查：肛缘后位有一裂口（1.0×0.5cm）及哨兵痔，呈暗紫色，边缘不整齐，裂口触之出血。诊断为后位肛裂。采用长强穴埋线，次日排便疼痛减轻，5日后疼痛、流血基本消失，肛裂逐渐愈合。

【**处方精汇**】

用注线法

选穴：大肠俞、孔最、上巨虚。穴位消毒局麻后，用1号羊肠线3~4cm挂于埋线针缺口上，从穴旁向穴位中心肌层斜刺，线头没入皮下1cm左右即出针，外盖敷料，20天埋线1次，3次为一疗程。

长强穴是治疗肛肠病的首选穴位，可以止血、解痉、疏泄肛门部气血瘀滞。据观察，支配内括约肌的副交感神经来自$S_1 \sim 3$的盆神经，在长强等穴埋线的持续刺激而兴奋时，可解除内括约肌痉挛。埋线次日患者肛门疼痛即可减轻，疼痛消失时间仅为创面愈合时间的1/3，提示内括约肌痉挛是肛裂疼痛的重要原因。埋线于齿线区域，目的在于直接刺激支配内括约肌的副交感神经，解除内括约肌痉挛，以破坏肛裂的恶性循环达到治愈目的。研究中发现如不注意埋线位置，则疗效不佳。

　　埋线对肛裂有镇痛、止血作用，尤以早期效果为佳。但对肛管严重狭窄的肛裂效果不佳。平时要注意多食新鲜蔬菜，少食辛辣等刺激食物，加强腹部功能锻炼，促进肠蠕动，并养成定时排便的习惯，保持大便通畅。

第二十章
妇科疾病

一、功能失调性子宫出血

功能失调性子宫出血（简称功血）乃临床常见妇科疾病，是由于卵巢功能失调而引起的子宫异常出血，属于中医学"崩漏"范畴。

【病因病理】

本病可分无排卵性和排卵性功能性子宫出血。机体内外因素如过度紧张、环境改变、营养不良、代谢紊乱等通过大脑皮质引起下丘脑–垂体–卵巢轴的调节机制失常，进而影响到子宫内膜，可导致本病的发生。

中医认为，本病多因脾虚统摄无权、冲任不固，或因情志所伤、冲任郁滞、血不归经，或因肾虚、封藏失职、冲任不固，亦有素体阴虚血亏，冲任虚损所致。

【临床表现】

临床表现为子宫不规则出血，如月经量多、经期紊乱、淋漓不净、月经先期、经期紊乱、经期间出血等。妇科检查多属正常范围。基础体温测定、宫颈黏液检查、子宫内膜活检有助于鉴别有排卵性与无排卵性功能性子宫出血。

【治疗方法】

方一　注线法加中药法

[取穴] 三阴交

[方法] 在月经的第5天，将羊肠线一段从埋线针头斜面置入，并快速刺入穴位，并上下提插，得气后推入线体，拔出针，敷纱布固定。在月经来潮的第5天行三阴交穴位羊肠线埋线1次。同时口服补肾止血汤：当归30g，白芍20g，熟地30g，枸杞子20g，杜仲20g，女贞子20g，旱莲草20g，续断

20g，桑寄生20g，菟丝子20g，血余炭20g，侧柏炭20g，紫珠草20g，仙鹤草30g，益母草20g。若热甚去熟地加栀子、生地；食欲不振加山药、白术；腹胀加制香附、枳壳；瘀血明显加蒲黄、五灵脂。水煎取汁，早晚各服100ml；30天为1疗程。

方二　注线法

［**取穴**］气海、关元、三阴交。血热、血瘀加大椎、曲池、血海、大敦；脾肾虚加脾俞、肾俞、足三里。

［**方法**］常规消毒后，用9号埋线针将00号羊肠线1.5cm放入针头内，刺入到所需深度。当出现针感后将羊肠线埋植在穴位内，按压针孔片刻。每周1次。

【典型病例】

例1　邱某某，女，43岁。

患者因孕产后失血较多，月经延期，每次持续10~12天，淋漓不断，量多色淡质稀，心悸气短，纳呆，视物不清，神疲倦怠。查：面色㿠白，舌淡嫩，苔薄白，脉缓无力，体温偏低，雌激素水平偏低。西医诊断：功能性子宫出血；中医诊断：崩漏。依方一治疗5个疗程，体重减轻，月经正常而愈。

【处方精汇】

1．一般在月经净后3~7天，闭经用黄体酮撤退性出血后，用9号埋线针装2号羊肠线2cm，事先用丹参液浸3分钟，取二侧三阴交穴位局部消毒后快速进针，直刺三阴交深约1寸得气后推出羊肠线，退出针，覆盖无菌纱布固定以防感染。

2．用注线法和艾灸法

取右手断红穴（在第二三掌骨指端下1.5cm处），用9号埋线针将00号羊肠线1.5cm放入针头内，向上以30度斜刺2cm，得气后推入肠线，每月1次。同时配合用艾条灸右脚隐白穴，每次30分钟，一天一次，三次一疗程。

按　语

应注意后天调养及保持身体健康。注意精神调养，避免七情内伤，并宜注意饮食之调摄。注意经期卫生，避免寒冷等刺激及不必要的精神紧张。

为了提高疗效，使之产生即时效应，在用埋线的同时，可配合针灸方法治疗，疗效更好：以两寸毫针以30度角针刺右手断红穴（在第二三掌骨指端下1.5cm处），得气后用平补平泻手法，留针20分钟，再用艾条灸右脚隐白穴，每次30分钟，一天一次，三次一疗程。

二、月经不调

月经不调是指月经周期、经量、经色、经质等方面发生异常，并伴随其他症状者。中医学则根据症状将其分属于"月经先期"、"月经后期"、"月经先后不定期"、"月经过多"、"月经过少"等。

【病因病理】

本病发病原因是多方面的，有内外环境的改变，过度的精神刺激，受饮食营养和其他疾病的影响，流产或产育过多，经期不注意卫生等，导致垂体前叶或卵巢功能异常，都会产生月经不调。

中医学认为，本病原因多有热蕴或寒滞胞宫；或肝肾亏损，致冲任失调而致；其中月经先期主因血热迫血妄行，或气虚不能固摄冲任，或忧郁化火，或久病伤阴而致；月经后期可因机体营养不足，血海空虚，或冲任受阻，血运行不畅；月经先后不定期主要因脾虚，肝郁而致气血不调，冲任紊乱引起；月经过多可因气虚摄纳无权；或血热迫血妄行而致，月经过少则常因血虚、肾虚所致。

【临床表现】

月经不调主要表现有：月经先期、月经后期、月经先后无定期、月经过多、月经过少等。常伴烦热、面赤、心烦易怒，或经色异常，面色苍白，或头晕腰酸等。

【治疗方法】

方一　注线法

[**取穴**] 阴分、气海、关元、三阴交。配穴：气血亏虚者配足三里、脾俞、胃俞、归来；血热者配血海、中极；瘀血者配地机、血海；肾阴虚者配太溪、肾俞；肾阳虚者配命门、肾俞。

[**方法**] 每次依辨证取3~4个穴位进行穴位埋线，每次选用的穴位不同于前1次。将0号羊肠线1.0~2.5cm从腰穿针前端穿入，将腰穿针沿局麻针孔刺入，得气后将羊肠线埋入穴位，胶布固定。每月埋线1次，连续3次为一疗程。主治宫内放置节育环后月经失调。

方二　注线法

[**取穴**] 气海、关元、子宫、次髎。配穴：肾虚型加肾俞，血虚型加膈俞，血寒型加关元俞，气滞血瘀型加气海俞，痰湿阻滞型加脾俞。

[**方法**] 严格消毒穴位皮肤，用一次性埋线针将长1cm，粗000号的肠线植入穴位内，次髎直刺，气海、关元沿前正中线向下斜刺，子宫向内下方斜刺，背俞穴向脊柱方向斜刺，深度1.5~2cm。分别于月经周期的第7天和第20天给予治疗，每个月经周期治疗2次，连续治疗2个月经周期，共穴位埋线4次。主治月经过少。

方三

[**取穴**] ①主穴为3组。A组：肝俞、血海、中极；B组：脾俞、三阴交、关元；C组：肾俞、三阴交、气海。配穴：血瘀重者加太冲或行间；气虚甚者加气穴或足三里；血热者加曲池或太溪。

[**方法**] 据辨证分型的不同，制备3种不同功用的药线。调理冲任、理气活血用当归10g、香附6g、益母草6g；滋阴凉血则加赤芍、生地黄各6g；补气养血加黄芪10g、何首乌6g。将以上免煎中药分别装入灭菌医用磨口瓶中，加入75%酒精100ml，再将羊肠线剪成2.5cm和1.5cm长后放入药物酒精中，浸泡10天即可使用。根据不同证候选定不同功用的药线。背俞穴用透线法，在距埋线穴位点上1.5cm处将针快速刺入肌层，再改用平刺角度缓慢进针至所选穴位，并顺膀胱经向下透过该穴位1~1.5cm后，将药线埋植在穴位下的肌肉层。其他穴用注线法将针快速刺入穴位，使药线埋入穴位肌层。每次取主穴1组，并据辨证选配穴1对，3组主穴及2对相关配穴交替使用，于每次月经前7天埋线1次，2次为1个疗程，治疗1~2个疗程。

【**典型病例**】

患者，女，35岁。

主诉：人工流产术后月经量明显减少2年。现月经量较人工流产术前明显减少，经期1~2天，舌淡、苔薄白，脉细弱。诊断：月经过少（证属血虚）。按上述方一用穴位埋线治疗。2次后即见月经量较前明显增多，继续治疗2次后月经量恢复至人工流产术前的正常水平，经期5天，遂停止治疗。连续随访3个月经周期，月经量均维持正常水平。

【处方精汇】

用注线法

膀胱俞（双）或次髎（双）、秩边（双）、三阴交（双）。膀胱俞和次髎同大肠俞，秩边和三阴交。先行皮肤常规消毒，取一次性微创穴位埋线专用针刺入穴位，直刺约30mm，提插得气后，将医用可吸收线留在穴内，敷无菌棉球以胶布固定，每半月埋1次，6次为1疗程。主治月经不调。

按 语

临床上诊治月经不调，以月经周期和出血量的改变为主，并结合月经的颜色、质地和全身兼证，从寒、热、虚、实进行辨证。在治疗上，重在调经以治其本，《景岳全书·妇人规》中说："调经之要，贵在补脾胃，以资血之源，养肾气以安血之宝，知斯二者，则尽善矣。"故埋线时均以此为原则选穴，疗效很好。埋线时，应该注意鉴别引起月经不调的原因，如为其他器质性疾病引起，应同时治疗原发病，以取得更好的疗效。

埋线对月经不调有很好的疗效，如系生殖系统器质性病变引起的月经不调，应及早作适当处理。一般多在经前5~7天开始治疗，至下次月经来潮前再治疗，连续治疗3~5个月，直到病愈。若经行时间不能掌握，可于月经净止之日起埋线，到月经正常时为止。注意经期卫生，少进生冷及刺激性饮食；调摄情志，避免精神刺激；适当减轻体力劳动强度。

三、闭经

凡地处温带，年过18岁而月经尚未来潮者称为原发性闭经。凡以往有过正常月经，现停止月经在三个周期以上者称为继发性闭经。中医学将本病称之为"女子不月"、"月事不来"、"血枯"、"血隔"。

【病因病理】

西医学认为正常的月经有赖于大脑皮层、下丘脑、垂体、卵巢、子宫等功能的协调，其中任何环节发生病变，即可导致闭经。其他内分泌腺体如甲状腺、肾上腺皮质功能障碍，或某些精神因素、环境改变、寒冷、消耗性疾病、刮宫过深、放射线治疗等也能引起闭经。

中医学认为，闭经多由禀赋薄弱，肾气未充，或多产堕胎，耗伤精血，或失血过多等导致血海空虚，而产生经闭。七情内伤，肝气郁结，气滞血瘀，或脾失健运，痰湿内盛，阻于冲任；或饮冷受寒，血为寒凝，冲任阻滞不通，胞脉闭阻而致闭经。基本病理分为虚、实两类，实者主要有瘀滞与寒凝，虚者主要有血虚与肾虚。病位主要在肝，与脾、肾有关。

【临床表现】

已年满18周岁月经尚未来潮，或月经已来潮又连续6个月未行经。或伴有头痛、视力障碍、恶心、呕吐、周期性腹痛；或有多毛、肥胖、溢乳等。也可因为子宫性、卵巢性、垂体性和下丘脑性闭经而出现各种不同的表现。

【治疗方法】

方一　注线法

［**取穴**］关元、中极、中脘、肾俞、脾俞、足三里、三阴交、血海、丰隆、太冲。

［**方法**］以上穴位，每次根据病情选择5~10穴，选用PGLA线体，1cm，2/0号，腹穴直刺，腰穴提捏进针斜向脊柱植入线体，四肢穴则依据经络循行和迎随补泻植入线体。埋线每15天治疗1次。

方二　注线法

［**取穴**］中极、十七椎下、公孙、次髎。气血亏虚，脉络失养加关元、气穴、百会、神门、肝俞、志室、肓俞、复溜、气门；气血瘀阻，脉络失宣加中脘、大赫、子宫、腰俞、肝俞、脾俞、蠡沟、三阴交。

［**方法**］每次选主穴2~3穴，配穴3~4穴。皮肤常规消毒局麻后，使用9号埋线针，将2~0号羊肠线剪成1cm长度放入针头，像注射一样刺入穴位，行提插手法得气后，边推针芯边退针，使线体埋入穴位，出针，消毒针孔，用创可贴敷贴，每15天治疗1次，4次为1个疗程。

方三　注线法

［**取穴**］中极、三阴交、血海、关元、次髎、归来、公孙、肾俞。冲、

任、督三脉不足，气血亏虚，脉络失养配神门、肝俞、志室；邪侵冲任，气血瘀阻，脉络失宣配中脘、子宫、腰俞、脾俞。

[**方法**] 局部消毒，用9号埋线针装入00号线体，刺入穴位内，得气后推入线体，退针后局部用创可贴保护。一个月1次，月经前4~5天埋线。3次为一疗程。

【典型病例】

靳某某，女，31岁，已婚。

主诉：闭经3年。患者素日好胜，3年前因与人生气后心情郁闷不舒，当时正值月经前期，自觉胸胁胀满，善太息，月经来潮时经量少，经行不畅，腹部疼痛不适，以后月经时来时闭，约持续1年，近3年来偶有少量月经来潮。舌暗有紫点。脉沉涩。辨证：肝郁气滞，血瘀经闭。经用方二治疗1次后自觉胸胁腹部不适感消失，2次后月经来潮，经量中等，色仍暗，少量血块，再治2次，每周1~2次，诸症消失，月经正常，经追访一直未复发。

【处方精汇】

用注线法

主穴取肾俞、肝俞。血枯经闭加关元，足三里，归来；血滞经闭加中极，三阴交，归来；穴位常规消毒，用消毒镊子将线体置入一次性埋线针前端，快速刺入穴位内，得气后边推针芯边退针管，将线体留在穴位内，出针后用胶贴贴压。10日一次，3次为一个疗程。

按 语

使用方一时，应该根据患者病情酌情选穴。如肾气不足多用肾俞；气血亏虚多用足三里、脾俞；痰湿阻滞多用足三里、丰隆；阴虚内热多用行间；血寒凝滞多用中脘；气滞多用太冲。

本病有功能性或器质性疾病所致，又有生殖系统疾病或全身性疾病，或先天发育不全所致之分，针灸效果各不一样。因此，必须进行认真检查，以明确发病原因，采取相应的治疗。尤其要注意早期妊娠的鉴别。

治疗的同时，应注意情绪调节，保持乐观豁达心态，加强体育锻炼，增强体质，劳逸结合及生活起居有规律。应避免过劳和寒冷刺激。对子宫发育不全者三个月以后，可以再治疗一个疗程。

四、痛经

痛经是指妇女在经期及其前后，出现小腹或腰部疼痛症状。中医学又名"月水来腹痛"、"经行腹痛"、"经期腹痛"、"经痛"。

【病因病理】

本病多因患者前列腺素E_2在孕激素的作用下，在分泌期子宫内膜合成，其受体在子宫肌壁，含量过高能引起子宫肌强烈收缩，使经血潴留，同时子宫内血管闭塞，血流量下降，导致痉挛性疼痛，非孕子宫对其尤为敏感。这是原发性痛经的主要原因。

中医学认为原发性痛经多因情志不畅，肝气不疏，而致气滞血瘀；或感受风寒，贪食生冷而致寒凝血瘀，使冲任瘀阻，经络不通，气血运行不畅，胞宫经血流通受阻，以致"不通则痛"而发病。

【临床表现】

痛经是月经期和月经期前后出现的周期性下腹痛，常发生在月经前和月经期，偶尔发生在月经期后数日内，发病时下腹痛呈痉挛痛和胀痛，可放射至腰骶部、大腿内侧及肛门周侧。可伴有面色苍白、恶心、呕吐、全身或下腹部畏寒、大便频数，剧痛时可发生虚脱，甚至昏厥。痛经常持续数小时或1~2天，一般经血畅流后，腹痛缓解。

【治疗方法】

方一　注线法

[取穴] 双侧地机。湿邪阻络的可以配足三里、阴陵泉；气血不足的可以配气海、关元、归来等；肝肾不足者可配肝俞、肾俞；寒湿凝滞者配阿是穴；湿热凝滞可配太冲，丰隆。

[方法] 使用9号一次性使用埋线针，2/0号可吸收性外科缝线。穴位皮肤常规消毒后，直刺穴位，得气后推针埋线。每月月经来潮前1周埋线治疗1次，连续治疗3个月。

方二

[取穴] 气海、三阴交。肝郁气滞加太冲；寒湿凝滞加关元；气血不足加足三里、脾俞；肝肾亏虚加太溪、肾俞。

[方法] 用一次性注射器和9号针头抽取生理盐水5ml，摄取一段

0.5cm长的00号羊肠线，置于针头内。快速刺入穴内，然后缓慢进针约2cm，得气时，抽无回血，即可推注羊肠线，同时缓慢退针，待推注药物的阻力突然下降而产生落空感时，表明羊肠线已被推出针头而埋入穴内，出针后用创可贴贴敷针孔。每月月经来潮前1周埋线治疗1次，连续治疗3个月。

方三

[**取穴**] 关元、中极、肾俞、三阴交、血海。

[**方法**] 取关元、中极穴严格消毒局麻后，用装有4号羊肠线的16号无菌针头从中极穴透向关元穴，再用长5号针头将线送入穴下。三阴交、血海穴直刺埋入；然后取双侧肾俞透命门穴将线埋入，用创可贴外敷即可。一般在月经前3~7天治疗最佳，每月治疗1次，多数患者1~3次即愈。

方四

[**取穴**] 关元穴、三阴交、十七椎、次髎。

[**方法**] 常规消毒局部皮肤，用9号埋线针00号羊肠线1~1.5cm放入针管的前端，持针刺入，当出现针感后，将羊肠线埋填在穴位的皮下组织或肌层内，针孔处敷盖消毒纱布，于月经前3天对穴位进行埋线；月经后一周再次对上述穴位进行埋线一次。连续治疗3个月经周期。

【典型病例】

例1 孙某，女，34岁。

痛经3年，依据评分标准评分14.5分，中医辨证气血亏虚、痰湿阻络，经期疼痛时取穴：地机、足三里、阴陵泉。经间期再次埋线脾俞血海、丰隆。此为一疗程。治疗2个疗程后，患者腹痛轻微，不需要依止痛药物，评分为5分。

例2 李某，21岁。

经行腹痛6年，月经量少色黯淡有瘀块，经前2~3日即感小腹坠胀疼痛，经期小腹疼痛剧烈，乳房胀痛明显，经前及经期精神紧张，情绪急躁易怒，舌黯淡，苔白，脉弦紧。证属肝郁气滞。取穴气海、三阴交、太冲，穴位注射埋线，当日疼痛即感减轻，2日后疼痛消除，连续治疗3个月经周期，痛经及伴随症状消失，半年后随访无复发。

【处方精汇】

1. 用埋线加针刺法

在患者月经来潮前5~7天进行。将一段约1~2cm长羊肠线，置入埋线针的前端，持针刺入到所需的深度，出现针感后将羊肠线埋植在穴位的皮下组织内，退针后针孔处覆盖消毒纱布固定。埋线后当天开始行针刺关元、三阴交、地机、次髎，行平补平泻，留针15~30分钟，每日1次，直至经净。以1个月经周期为1个疗程，可连续行2个疗程。第2疗程在下次月经开始前5~7天开始进行。

2. 用皮下埋线法

选胸6穴（第6胸椎棘突上缘）、腰1穴（第1腰椎棘突上缘）、腰4穴（第4腰椎棘突上缘）。于月经来潮前7~10天采取一次脊背埋线治疗。常规皮肤消毒，将羊肠线段穿置于腰穿针内，针尖向下与皮肤成30~40度角进针，然后将针体放平，大约进针于皮下2.5~3.5cm，将羊肠线植于皮下，出针后用无菌纱布覆盖包扎，2天后取掉。于埋线第2天至月经来潮行温针治疗，（穴位关元、中极、天枢、三阴交）。常规毫针针刺后，针柄上套以2~3cm长艾条，从底部点燃，每日1次，至月经来潮为一疗程。

按 语

穴位埋线治疗痛经其机理与神经内分泌调节有关，埋线的穴位刺激强烈，对痛经的止痛效果明显，有立竿见影之效，这主要是短期形成的机械刺激，促使体内脑啡肽含量升高，提高痛阈，达到止痛效果。长期来看，缝合线被机体完全吸收需要7~10天，在此期间，对穴位会形成持续的刺激，与临床常用的毫针刺法的刺激量相比，其穴位效应会更加持久。长期的穴位刺激还可以调节体内前列腺素的释放，缓解子宫收缩，减低宫内压，改善子宫平滑肌的血液供应，从而使痛经得以缓解。

埋线前应注意排空小便，一般在经前一周开始治疗，在月经期间还应注意外阴部清洁卫生，禁止使用阴道药物及坐浴。在生活起居上要注意保暖，不要受凉、淋雨。同时还应少吃生冷食物，不要喝冷水。禁忌房事。

五、子宫脱垂

子宫从正常位置沿阴道下降，宫颈外口达坐骨棘水平以下，甚至子宫全部脱出于阴道口以外，称为子宫脱垂。中医又名"子宫脱出"、"阴脱"、"子宫不收"。

【病因病理】

本病多由产伤、长期哺乳卵巢功能衰退、体质虚弱，致使子宫诸韧带及盆底组织松弛无力。再加上咳嗽、便秘、腹泻长期坐、站、负重等使腹内压增高，均可导致子宫脱垂的发生。

中医认为，本病多由气虚下陷，带脉失约，冲任虚损，或多产、难产、产时用力过度，产后过早参加重体力劳动等，损伤胞络及肾气，而使子宫失于维系所致。

【临床表现】

阴道内脱出肿块：轻度子宫脱垂不易被注意，用力、久站子宫脱出外阴道口，休息后能自行还纳，严重时不能回缩，影响活动。腰背酸痛，以腰骶部为甚，子宫脱垂程度越重，下坠感也越重。阴道分泌物增加。可见排尿困难，尿潴留，尿频，尿急及泌尿系统症状。可见便秘，肠胀气等。月经过多，频发，可见生育力下降。

【治疗方法】

方一　注线法

［取穴］足三里、三阴交、提宫穴（骨盆闭孔耻骨5分）。配穴取子宫、关元、中闸（中极穴旁开2分）、长强穴。

［方法］膀胱排空，作妇科检查，还纳子宫于正常位置后，每次可选2~3个穴位，交替使用。常规消毒局部麻，将3号肠线1~1.5cm放入20号骨穿针，垂直刺入穴位，当产生针感后，将羊肠线推入并拔出针，胶布固定。半月一次。可连续埋线2~3次。埋线后第一天开始，根据患者的病症随证加服补中益气丸、龙胆泻肝丸等，直至症状明显改善，同时艾灸长强穴，每日1次，每次15分钟。

方二　针刺加埋线法

［取穴］足三里、三阴交、提宫穴。百会、气海、子宫、关元、大赫、维道、曲骨，可辨证配伍肾俞、太溪、脾俞。穴位埋线取穴：

［方法］皮肤常规消毒后，向耻骨联合方向呈45度斜刺子宫、维道、气

海，关元、大赫、曲骨均直刺，腹部诸穴深度为1.5~2寸，得气后以捻转补泻为主，当患者觉阴道或子宫有上提感时，即嘱其收小腹，深吸气，医者即把运针之大拇指向前推，以增强针感，促使子宫上提。下肢穴位微向上刺，背部穴位宜向脊柱方向刺，施以补法。得气后留针30分钟，每日或隔日一次。体针针刺完毕后再选取2~3个埋线穴位，常规消毒后局部皮内麻醉，将3号肠线1~1.5cm放入20号骨穿针内，垂直刺入穴位，产生针感后，将肠线推入并拔出针，用无菌敷料覆盖针孔，胶布固定，半月一次。

【典型病例】

王某，女，46岁。

主诉：子宫脱垂16年。下腹坠胀，白带多，腰痛腿软乏力，不能久坐。妇科检查：子宫二度脱垂，宫颈炎。经埋线后加服补中益气丸，每日艾灸长强穴15分钟，连续半月。1月后子宫脱垂恢复，宫颈光滑，临床症状消失。

【处方精汇】

用注线法

足三里、三阴交、提宫穴（骨盆闭孔耻骨下5分）、升提穴。配穴：子宫、关元、中间（中极穴旁开2分）、长强穴。膀胱排空，作妇科检查，还纳子宫于正常位置后。每次可选2个穴位，交替使用。选准穴位后，常规消毒，局部皮内麻醉，将0号肠线1~1.5cm放入埋线针，垂直刺入穴位，当产生针感后，将线推入并拔出针，用无菌敷料覆盖针孔，胶布固定。半月一次。可连续埋线2~3次。埋线后第一天开始，根据患者的病证随加服补中益气丸、龙胆泻肝丸等，直至症状明显改善，同时艾灸长强穴，每日1次，每次15分钟。

按 语

埋线治疗本病，审证求因，辨证论治，取上穴充实脾胃之中气，调理冲脉、约束带脉、补充任脉之经气，强肾固本，结合临床辨证配穴来完成达到提宫复位标本兼治的目的。达到较好的治疗效果。此法比单纯的内服中药或针灸的疗效可靠，并可在门诊治疗。适合任何年龄组的患者，经济方便，不失为一种治疗子宫脱垂的较理想的疗法。我们的体会是病史愈短，年龄愈轻，治疗效果愈佳。要注意的是，治疗子宫脱垂必须要治疗其他并发症，不能只治疗子宫脱出，不去纠正其他并发症。

六、子宫肌瘤

子宫肌瘤是指由子宫平滑肌组织增生而形成的良性肿瘤，其中含有少量纤维结缔组织。中医学归属于"癥瘕"范畴。

【病因病理】

子宫肌瘤的病因尚不明了。根据大量临床观察和实验结果证明子宫肌瘤是一种依赖于雌激素生长的肿瘤。如临床常见于育龄妇女，30~50岁，尤其是在高雌激素环境中，如妊娠、外源性高雌激素等情况下生长明显，而绝经后肌瘤逐渐缩小。肌瘤患者又常伴卵巢充血、胀大、子宫内膜增长过快，揭示这与过多雌激素刺激有关。

中医认为其形成主要是由于素体虚弱、经行产后体虚，又感受寒邪，寒邪入内客于胞宫，或肝郁致肝气郁结，脾运失健，气血生化无源，最终引起气滞血瘀或气虚血瘀，瘀血凝结胞宫，阻滞胞脉，冲任受损，新血不得归经，日久而形成。

【临床表现】

本病可见子宫出血、腹部包块。下腹部或腰部坠胀不适。阴道排液：白带增多，压迫膀胱，可出现尿频、尿潴留、尿失禁。压迫直肠：大便不畅，阔韧带或巨型宫颈肌瘤压迫输尿管形成肾盂积水。由于长期月经血量增多，不及时治疗导致贫血、乏力、面色苍白、心慌、气短。出现习惯性流产：不孕。部分可出现肌瘤恶变，发生率0.5%。用CT和B超可帮助确诊。

【治疗方法】

方一 注线法

［取穴］八髎、关元、子宫穴。配穴：失眠取三阴交、神门；便秘取支沟、上巨虚；心烦易怒取阳陵泉、太冲；月经量多取血海、膈俞。

［方法］主穴选线长1cm，配穴选线长0.2~0.5cm，其中三阴交、神门、支沟、太冲用线长0.2cm。用6号半埋线针将剪好的0000号羊肠线放入针头内，右手持针，刺入到所需深度，当出现针感后左手推针芯，同时右手退针管，将羊肠线埋植在穴位的皮下组织或肌肉层内，棉球按压针孔片刻后结束。治疗后2~3日内出现局部酸痛，为正常反应，无需特殊处理。每星期埋线1次，经期暂停。内服中药：桂枝茯苓胶囊每次4粒，每日3次，饭后服用，经期停服。疗程3个月。

方二　注线法

[**取穴**] 胸脊12、肝俞、关元俞、气海、水道、三阴交、行间。

[**方法**] 用12号注线针，1号羊肠线，胸脊12用线3cm长，由腰脊1旁开8分斜刺进针透胸脊12；肝俞用线3cm长，由胆俞斜刺进针透肝俞；关元俞用线3cm长，由小肠俞斜刺进针透关元俞；气海用线3cm长，由关元斜刺进针透气海；水道用线3cm长，由大巨斜刺进针透水道；三阴交、行间各用线2.5cm长，直刺进针。埋线前局部严格消毒，出针后针口用消毒药棉贴胶布固定。

【典型病例】

陈某某，女，35岁。

自诉腰下部胀痛，下腹部质硬凹凸不平，按有压痛感，子宫不规则出血等，已一年多，曾服中、西药疗效不佳，经妇科医院诊断为子宫肌瘤，B超检查：包块6.2cm×6.9cm×5.7cm，为了再生育，要求保守治疗。我处以埋线治疗4次，症状全消失，经"B"超检查包块2.1cm×2.6cm×2.0cm，后连续埋线治疗3次，病获痊愈。

【处方精汇】

用注线法

取穴：子宫穴，中极穴，曲骨穴，痞根穴，阴陵泉穴，均取双侧穴位同时使用。用9号埋线针装入00号线体，刺入穴位内，得气后推入线体，外用创可贴保护。每1月埋线1次，3次为1疗程。

按 语

埋线治疗本病，可配合中药同治，疗效更佳。桂枝茯苓胶囊具有扩张外周血管，增加器官血流量，改善血流动力学的作用，有降低血小板表面活性，抑制血小板聚积，调节血液流变性，改善微循环、镇静、解痛、消肿和抗感染作用，因此埋线疗法与内服桂枝茯苓胶囊配合，有良好疗效。这对于需要保留生育功能的年轻患者是一种理想选择，可免除手术之苦。

埋线治疗子宫肌瘤，疗效奇特，值得推广与进一步研究，临床根据症状配穴，如子宫出血配百会、地机、合阳、中都（足）；带下配带脉、白环俞、中都（足）、漏谷、复溜；脾虚配脾俞、气海、足三里；根据症状配穴，临床注重寒热虚实，虚寒型可配温灸，如：百会、气海、关元、三阴交、足三里等。

七、盆腔炎

盆腔炎即盆腔炎症性疾病，是由女性上生殖道炎症引起的一组疾病，包括子宫内膜炎、输卵管炎、输卵管卵巢脓肿和盆腔腹膜炎。盆腔炎属中医"带下"、"症瘕"、"腹痛"范畴，

【病因病理】

急性盆腔炎多因分娩、流产、宫腔内手术时消毒不严；或经期、产后不注意卫生；或附近其他部位感染、病原体侵入所致。其主要病理为内生殖器官及盆腔组织充血、水肿、炎性渗出，与周围组织粘连。慢性盆腔炎以子宫附件增厚、粘连、变硬为主。慢性盆腔炎多由急性盆腔炎未得到及时彻底的治疗迁延日久而至（包括子宫内膜炎、输卵管炎、盆腔结缔组织炎和盆腔腹膜炎等）。

中医学认为，本病多由肝经郁热，肝郁犯脾，脾不化湿，湿热互结留注冲任，阻滞气血，或经期、人流、产后体虚，正气不足，感染湿热之邪，蕴结于胞中，湿热与血互相搏击，湿热瘀结，发为本病，病久导致气血运行不畅，脉络瘀阻，形成癥瘕。

【临床表现】

（1）急性盆腔炎：常有分娩、流产、手术消毒不严或月经期不注意卫生的病史。可有恶寒、发热、下腹疼痛、阴道分泌物增多，呈脓性、有秽臭。腹部紧张、小腹压痛。妇科检查、血常规检查、细菌培养、穿刺检查可助诊断。

（2）慢性盆腔炎：多有急性盆腔炎病史。下腹痛、腰痛，带下异常，常伴月经不调、痛经、不孕等。需作妇科检查方可明确诊断。

【治疗方法】

方一　注线法

［取穴］主穴取肾俞、关元、水道、归来、大赫、气穴、白环俞、中膂俞、胞盲、会阴、中极、阴陵泉、太冲、气冲。湿热郁结型加蠡沟、阴陵泉；寒湿凝滞型加地机、三阴交、足三里；瘀血内阻型加中都、地机；邪毒伤阴型加太溪、复溜；气血亏乏型加足三里、三阴交。

［方法］治疗时按主穴、辨证配穴顺序，选取8～10穴，交替使用。连续3次，穴位均不重复。用碘酒消毒。用利多卡因在穴位上进行局部注射麻醉，接着将线根据需要截取不同长度（四肢线长1～1.5cm，埋腹部、背部、臀部

线长2~4cm为宜），穿入埋线针头，埋线后，穴位用创可贴覆盖。同时要服抗生素，连服6天即可，每周1次，1个月为1个疗程。

方二 注线法

[**取穴**] 在腰椎1~3和骶椎2~4节的督脉、夹脊、和膀胱经上找压痛点或三焦俞、肾俞、命门等穴位为主；在下腹部选取中极、曲骨、归来等穴位；下肢选取三阴交、阴陵泉、地机等穴位。

[**方法**] 每次选取背部穴位2~4个，下腹部1~3个，下肢穴位2个。取优质乳香、没药、川芎、红花、丹参、细辛等各等份，洗净烘干后放入磨口瓶中，用95%酒精浸泡30天，取过滤液灭菌后密封浸泡剪好的羊肠线，一般在30天以上，以羊肠线颜色与药液相近即可应用。主穴用2号肠线。配穴用0号线。穴区皮肤按常规消毒和局麻，右手持无菌埋线针缺口向下压线，双手配合以15~45度角将线埋入穴位肌层。用药及胶布贴敷，每7~10天治疗1次，3次为1疗程。

方三 穴位注射加穿线法、注线法

[**取穴**] ①大肠俞（双）、腰阳关配足三里（双）；②水道（双）、关元配三阴交；③归来、中极配阴陵泉（双）。

[**方法**] 用10ml注射器抽取穿心莲注射液4ml，当归注射液4ml，胎盘注射液2~4ml，按上述穴位注射，三组穴位交替选用。每日一次，7次为一疗程。穿线：皮肤常规消毒局麻，用大弯皮肤针穿以1~2号羊肠线2~3cm依上述主穴由右穴进针，经中间穴位，从左穴出针，剪掉多余肠线，无菌敷料包扎。注线：将1号羊肠线2cm装入12号埋线针，垂直刺入上述配穴，得气后，将羊肠线注入穴位肌层，无菌敷料包扎。每次选取一组穴位，隔5~7天再取下一组穴位。

方四 注线法

[**取穴**] 膀胱俞（双）或次髎（双）、秩边（双）、三阴交（双）。膀胱俞和次髎同大肠俞，秩边和三阴交。

[**方法**] 先行皮肤常规消毒，取一次性微创穴位埋线专用针刺入穴位，直刺约30mm，提插得气后，将医用可吸收线留在穴内，敷无菌棉球以胶布固定，每半月埋1次，6次为1疗程。

【典型病例】

郝某，女，40岁。

白带增多3年，黄白相间，腥臭，阴痒，下腹痛、腰痛，常伴月经不调、痛经、不孕等。埋线治疗4次，症状消失，随访5年，未复发。

【处方精汇】

1. 用注线法

取穴：大肠俞、腰阳关、足三里、水道、关元、三阴交、归来、中极、阴陵泉。将1号肠线2cm装入12号针内，垂直刺入，得气后，边退针边推针芯，将肠线注入穴位肌层。每隔15天一次。5次一个疗程。

2. 用注线法

取穴：带脉、关元、三阴交。配穴：白带加白环俞、气海、阴陵泉；黄带加行间、足三里；赤带加间使；烦热加内关、太冲。穴位消毒局麻后，取2号羊肠线1~2cm，放入12号穿刺针内，带脉针向小腹。关元针向膀胱方向，三阴交略向上斜刺，有针感后注入羊肠线。外盖敷料，15天埋线1次，4次为一疗程。

按 语

埋线疗法有助于行气街、通经脉以利瘀阻的消除。羊肠线具有温和持久的刺激经络的作用，进一步提高人体的应激能力，激发机体的免疫功能，使其活动趋于平衡，迅速调整人体的内在环境，改变全身或局部的病理状态，使慢性痼疾得以康复。

盆腔炎为妇科临床常见病，急性期一般病情较急，急性期宜取半卧位，下腹冷敷，常需配合药物治疗，埋线治疗主要用于慢性者。慢性盆腔炎多病情顽固，应多鼓励其树立信心，适当增加营养，加强身体锻炼，提高抵抗能力，还要注意经期卫生，保持外阴清洁。饮食宜清淡而富有营养，忌食辛辣刺激食物，忌烟酒。

八、乳腺增生

乳腺增生病是乳房的一种慢性非炎症性疾病，属中医"乳癖"范围。

【病因病理】

西医学认为本病为卵巢分泌黄体素不足而引起雌激素相对增加，或因雌激素增加而引起黄体素相对减少而致。进而影响了乳腺组织正常节律性变化，使其增殖过度，复旧不全，引起乳腺导管上皮和纤维组织不同程度的增生。

中医学认为本病是由于情志不遂，或受到精神刺激，导致忧郁思虑，以致肝失条达，脾失健运，心脾郁结，气血失调，痰湿阻滞乳络而成，或因冲任失调，肝肾阴虚，经脉失养而成。

【临床表现】

多表现为一侧或两侧乳房胀痛，常发生或加重于月经前或月经期。常在月经前3~4天疼痛加重，肿块增大，经后疼痛减轻或消失，肿块变软变小。乳房内出现肿块，质韧或有触痛与周围组织界限不清，与皮肤及深部组织无粘连，腋窝淋巴结不肿大。多伴有头昏胁胀，少腹胀痛，行经不畅，面色晦暗，腰背酸痛，心慌嗳气等症状。

【治疗方法】

方一　注线法

[**取穴**] 乳根（双）、膻中、太冲（双）、阴交（双）、血海（双）。

[**方法**] 使用9号埋线针，将2~0号羊肠线剪成1cm长度放入针头，像注射一样直接斜刺穴位，行提插手法得气后，边推针芯边退针，使线体埋入穴位，出针，消毒针孔，用创可贴敷贴，每月治疗1次，3次为1个疗程。

方二　注线法

[**取穴**] 膻中、乳根、天宗穴。肝气郁结配肝俞、太冲、膈俞穴，肝火上炎配行间、阳陵泉穴，肝肾阴虚配肝俞、肾俞、太溪穴，气血亏虚配脾俞、肾俞、足三里穴，月经不调配三阴交、合谷穴。

[**方法**] 常规消毒，将2/0，长1cm PGLA线体置于埋线针针管前端。迅速进针到达穴位深度，待得气后，将线体推入穴位内。出针后，敷医用胶贴。治疗每7天1次，5次为1个疗程。连续治疗3个疗程。

方三　注线法

[**取穴**] 膻中、屋翳、足三里、三阴交。随症配穴：肝郁痰凝配肝俞、太冲；冲任不调配关元、次髎；肝肾亏损配肾俞、肝俞。

[**方法**] 用8号埋线针和1~2cm长的00号铬制羊肠线，持针快速垂直刺入皮下，再令针体与皮肤成30度左右夹角。将针刺入到所需深度，当出现针感后，边推针芯，边退埋线针，将羊肠线埋植在穴位内，针孔消毒后外敷

创伤贴。埋线时间在月经干净后3天，下次月经前5天。每个月经周期治疗2次。2个月经周期为1个疗程。

方四

[**取穴**]屋翳、足三里、肝俞、肾俞、乳根、膻中。

[**方法**]用9号埋线针穿入1~1.5cm长小段羊肠线，穴位常规消毒，针先取一侧屋翳、乳根、膻中三穴，进针0.5cm后针尖斜向患处刺入2.5cm左右，手法平补平泻，要求酸胀到乳房，肝、肾俞要求酸胀到腰背，足三里要求酸胀感向上传达。以上诸穴有针感后埋入线体，贴上创可贴。15天1次，6次为1疗程。

【**典型病例**】

例1 患者，女，36岁。

主诉：双侧乳房上方有肿块伴胀痛1年余，经前与情绪不好时痛甚，最近胀痛加剧。查：双侧乳房皮色正常，触压有鸡蛋大肿块，胀痛。经红外线乳腺扫描检查诊断为双侧乳腺增生症，用上述方一治疗3个疗程后，双侧乳腺内肿块均消失，乳房平软，无压痛，随访至今未见复发。

例2 患者，女，29岁。

主诉：经前右侧乳房胀痛伴有肿块1年。兼见胸闷嗳气，小腹胀痛，苔薄，脉弦。乳房内上象限可触及一约1.5cm×3.0cm的肿块，触痛明显，肿块韧而不硬。与周围组织分界不明确，双腋下未扪及肿大淋巴结。经B型超声结合近红外线扫描检查。诊断为乳腺增生病。证属肝气郁结型。用方三埋线治疗2个疗程，乳痛、肿块均消失。

【**处方精汇**】

1. 用注线法

取穴：天宗、肩井、肾俞。配穴：肝郁气滞者配肝俞；血虚者配血海、三阴交。每次选2~4穴。常规皮肤消毒，取备用羊肠线置入9号埋线针头前端，刺入到皮下和肌层之间，稍作捻转，待得气后埋入线体。针孔处贴创可贴。1个月治疗1次，2次为1疗程。

2. 用注线法

取膻中、肝俞、脾俞、膈俞穴。取00号羊肠线于人工麝香0.5g、20ml的75%乙醇中，15天后备用。将制备好的羊肠线剪成1cm长段，置于埋线针内，刺于穴位肌层内，产生针感后，把羊肠线注入穴位内，出针后贴创可贴。12小时后揭掉创可贴。20~30天治疗1次，3次为1个疗程。

按语

　　临床中观察到，乳房胀痛一般在埋线1~3次即可缓解或消失，但乳房肿块消失较慢，此时一定要向患者做好解释工作。只有坚持治疗，才能收到理想疗效。在治疗过程中，一定要在月经后1周复查，若肿块变软缩小，可继续治疗；若肿块无变化，或局部病灶有恶性变可疑时，必须做进一步检查，以免误病。

九、乳汁不足

乳汁缺乏症是指产后乳汁分泌减少，不能满足婴儿的需要。中医学又称"产后缺乳"。

【病因病理】

本病多因产妇乳腺发育差，孕期因胎盘功能不全等使乳腺发育障碍，或分娩时出血过多，或产后营养不良，或有慢性病及精神因素或过度劳累、睡眠不足等均可影响内分泌功能，使乳汁分泌减少。

中医学认为，本病多因脾胃虚弱，气血生化乏源；或肝气郁结，气机不畅，经脉运行受阻，导致缺乳。

【诊断要点】

产后排出的乳汁量少，甚或全无，不够喂养婴儿。乳房检查松软，不胀不痛，挤压乳汁点滴而出，质稀。或乳房丰满乳腺成块，挤压乳汁疼痛难出，质稠。排除因乳头凹陷和乳头皲裂造成的乳汁壅积不通，哺乳困难。

【治疗方法】

方一　注线法

[取穴] 足三里、上巨虚

[方法] 9号一次性埋线针头装入00号羊肠线，（剪成1cm长的线段），在产妇回病房后1小时内进行穴位埋线。选取一侧足三里穴，用碘伏消毒后快速刺入约2.5cm，施以捻转手法使局部产生明显针感后，推入线体，将针头拔出，用消毒干棉棒轻轻按压针孔片刻，然后用创可贴贴敷针孔。以同法将羊肠线埋入对侧上巨虚穴。

方二　注线法

[**取穴**] 百会、涌泉。配穴：气血虚加足三里、脾俞；肝郁气滞加膻中、肝俞、太冲。

[**方法**] 穴位消毒局麻后，用装有0号羊肠线1cm的9号穿刺针，平刺入百会肌层，推入羊肠线；涌泉直刺2cm，埋入羊肠线。15天埋线1次，3次为一疗程。

【典型病例】

张某，女，25岁。

产后乳汁甚少，伴乳胀、胸闷。埋线后10分钟自觉乳房发胀，返家途中乳汁即自溢。随访半年，供乳正常。

【处方精汇】

用穿线法加注线法

取穴：气血虚弱：膻中、乳根、足三里、脾俞、胃俞；肝郁气滞：太冲、内关、膻中、乳根。躯干穴用穿线法。穴位消毒局麻后，用三角针穿上1号羊肠线，在穴位上下各1cm处进针出针，埋羊肠线于肌层，脾俞可透胃俞；四肢穴用注线法，用9号穿刺针埋0号羊肠线1.5cm于穴内。15天埋线1次，3次为一疗程。

按 语

　　有人用方一观察结果表明，纯母乳喂养率观察组明显优于对照组，两组比较差异有非常显著性意义（ P<0.01 ），表明羊肠线对足三里和上巨虚两穴的刺激，有明显的长效治疗作用，充分发挥了两穴对机体的调整作用，使产妇脾胃和调，升降有序，气血化生充足，乳汁分泌有源。由于乳汁分泌充足，纯母乳喂养得以实现，保证了母婴健康。

　　埋线疗法治疗乳少有较好疗效，若能早期治疗，取效尤速。治疗时，对乳房胀满而痛可用湿热敷。饮食给予高蛋白流质食物，如猪蹄汤、鲫鱼汤等。掌握正确的哺乳方法，产后12小时即开始哺乳，按时喂哺，喂后吸完乳汁。应保持精神愉快，心情舒畅，切忌暴怒、忧思，避免过劳，保证充足睡眠。埋线后应注意患者保持心情愉快、舒畅，增进营养，辅以饮食治疗，并注意正确的授乳方法，方能保证乳汁的畅通无阻。

十、经前期综合征

经前期综合征是指在月经周期的黄体期有规律、反复发作的一组症状集合。属中医学"月经前后诸症"范畴。

【病因病理】

目前认为本病是由于精神社会因素、卵巢激素、中枢神经传递和自主神经系统失调综合作用的结果。

中医认为行经时血海溢泄，由盈而虚，则全身阴血更显不足，因个体禀赋不同，阴阳盛衰及疾病、产、乳各异，经前、经期冲任气血的急剧变化，引起脏腑功能失调，气血紊乱；至经净，阴血渐复，其血调和，脏腑功能恢复平衡，诸症随之消失。

【临床表现】

本病周期性发生，症状出现于经前14天内，月经来潮后迅速明显减轻至消失。主要症状归纳为3类：

①体症状：表现为头痛、乳房胀痛、腹部胀满、肢体浮肿、体重增加、运动协调能力减退；

②精神症状：激怒、焦虑、抑郁、情绪不稳定、疲乏以及饮食、睡眠改变；

③行为改变：思想不集中、工作效率低、意外事故倾向、易有犯罪行为或自杀意图。

【治疗方法】

方一 注线法

[取穴] 内关、太冲、三阴交、神庭、膻中、期门。

[方法] 用7号埋线针及4～0号医用羊肠线（剪成每段10mm长），放入针头内，常规消毒穴位，四肢穴位沿着所属经脉向心针刺，膻中穴沿着任脉向下针刺，期门穴沿着与任脉的平行线向上针刺，神庭穴沿着督脉向前针刺。在经络线上距穴位1cm处为进针点，进针时针体与皮肤呈15～25度角快速刺入皮下，放倒针身，针沿着经络线上的皮肤与皮下脂肪层交界处向前平行推进25mm，接着以进针点为支点，将针在皮下作扇形平扫5～6次，然后缓慢退针，推入线体，最后胶布固定消毒干棉球48小时即可。第1次干预于月经周期前4天施治1次；以后于每次月经周期前14天施治1次。连续干预3个月经周期。

方二　注线法

[**取穴**] 内关、三阴交、膻中、关元、太冲。配穴：脾俞、肝俞、肾俞、膈俞。

[**方法**] 用8号埋线针具，将"0"号羊肠线1.5cm，放入针头内，垂直穴位快速进针至穴内，待气至后推入线体，外贴创可贴24小时。经前15天埋线1次，连埋3个月经周期。

方三　注线法

[**取穴**] ①肝俞、脾俞、上星、头维、中都，三阴交、水道；②肾俞、心俞、正营、神门、商曲、外陵、天枢、石关。

[**方法**] 穴位消毒局麻后，用装有羊肠线的9号穿刺针斜刺背俞穴，埋入2号羊肠线2cm；头部穴向前平刺入肌层，埋入0号羊肠线1cm；腹部穴斜刺，埋入1号羊肠线2cm；其他穴直刺埋入0号羊肠线1.5cm。两组穴交替使用，7天埋线1次，6次为一疗程。

方四　注线法

[**取穴**] 主穴：内关、三阴交、膻中、关元、太冲。

肝气郁结型：期门、太冲、膻中、公孙、神门。

痰火上扰型：足三里、丰隆、公孙、神门、中脘、行间。

阴血不足型：神门、内关、心俞、巨阙、脾俞、太冲。

[**方法**] 取一次性12号注线针将00号肠线送入其前端，刺入穴位内，得气后推入线体，退针后局部用创可贴保护。经前15天埋线1次，连埋3个月经周期。

【典型病例】

施某某，女，24岁，未婚。

患者因经期受寒，遂患痛经。每届经期必腹痛一天，经行后自行缓解，平时白带量多清稀。症见：少腹绞痛，得热痛减，经血量少，色黯，腰酸，四末不温，小便清长，面色无华，舌淡边紫，脉沉细。经妇科确诊为经前期紧张综合征，辨证属阳虚寒凝、瘀阻胞宫。治宜补肾养血温经，暖宫散寒化湿。每月月经来前埋线：内关、三阴交、膻中、关元、太冲。连治3个月后，诸症消失，随访半年，痛经未发作。

【处方精汇】

用注线法

主穴：内关、三阴交、膻中、关元、太冲。

肝气郁结型：期门、太冲、膻中、公孙、神门。

痰火上扰型：足三里、丰隆、公孙、神门、中脘、行间。

阴血不足型：神门、内关、心俞、巨阙、脾俞、太冲。

操作：取一次性12号注线针将00号肠线，经前15天埋线1次，连埋3个月经周期。

按语

　　皮内植线可能与皮下疏松结缔组织相互作用产生压电与反压电效应，通过正常疏松结缔组织的信息传导，痛阈即刻提高，令疼痛即时消失或明显减轻，而较长时间的留针，不仅可延长镇痛效应，而且使病变组织得以恢复健康状态。经疗效观察证实，皮内植线疗法采用辨证取穴的方法治疗本病具有高效快捷、安全无痛的特点，临床疗效优于口服药物，值得临床推广应用。

　　应用埋线疗法治疗经前期紧张综合征，有一定效果，除按以上间隔时间埋线外，尚可在预示发病前使用埋线疗法，可明显控制发作，发作期间，也可使用埋线法减轻或消除症状，耐心治疗，可使发作逐步停止。

　　治疗期间，经前应注意劳逸结合，避免精神紧张。饮食上进少盐饮食，多食富含维生素的食物。加强体育锻炼，增强体质。

十一、更年期综合征

更年期综合征以卵巢功能衰退和自主神经功能紊乱为特征。属中医学"脏躁""郁证""绝经前后诸症"等范畴。

【病因病理】

妇女进入围绝经期后，由于卵巢功能衰退，内分泌激素水平失衡，导致神经精神症状及血管舒缩功能失调，会引起潮热、抑郁、心烦、失眠等一系列症状。

中医学认为，妇女年届绝经前后，天癸将竭，冲任虚衰，阴血不足，肝肾失养，脏腑功能紊乱，以致出现一系列症状。本病病机不外乎虚、火、瘀三个方面，虚即肝肾阴虚、精血不足、冲任失养；火即阴虚火旺、虚火上炎、扰乱心神、灼伤津液；瘀即痰瘀互结、闭阻经脉、气血不得运行。

【临床表现】

本病多出现在45~55岁之间的女性。症状表现为月经紊乱，月经后期量少，或闭经，或月经周期不规则，持续时间长或月经量多，伴烘热汗出，或烦躁易怒，心悸失眠，头晕健忘，腰痛，关节肌肉疼痛。内分泌激素检测：雌二醇水平下降，卵泡刺激素、黄体生成激素水平上升。

【治疗方法】

方一　注线法

［取穴］肾阴虚型取肾俞、曲池、血海等；肾阳虚型取天枢、阴陵泉、脾俞、三阴交等。

［方法］用任氏专用埋线针，将磁化后的医用药物04线弹入相关穴位中，操作要求无菌、准确、迅速，15天埋线1次，3次为1疗程。

方二　注线法

［取穴］肾俞、命门、关元为主，配以心俞、肝俞、三阴交。

［方法］先行皮肤常规消毒，取一次性微创穴位埋线专用针刺入穴位，直刺约30mm，提插得气后，用针芯抵住PGLA医用可吸收线，缓缓退出针管，将PGLA医用可吸收线留在穴内，敷无菌棉球以胶布固定，每半月埋1次，6次为1疗程。

方三　注线法

［取穴］肝俞，肾俞，心俞，脾俞，肺俞，膈俞。

［方法］将3号医用羊肠线剪成1~1.5cm长的线段，穿进7号埋线针头前端。穴位常规消毒后，手持针快速刺入，用针芯将羊肠线推进穴内，拔出针即完成操作穴位埋线。1次/10天，3次为1疗程。

方四　注线法

［取穴］三阴交、肾俞、血海、关元。兼心神不安者加内关，兼肝气不舒者加太冲，肾虚肢肿者加太溪。

［方法］将药线穿入埋线针前端，关元、太冲穴分别选用补气、活血药线，余穴均用磁化药线。将针快速垂直刺入穴位肌层，当有针感后边推针芯

边退针管，将药线植入穴位的肌肉层，出针后无菌棉球胶布保护针孔。2星期1次，3次为1疗程。

【典型病例】

周某，女，48岁。

主诉：月经紊乱，潮热出汗，情绪不稳定2年。曾在外院做临床检验，妇科检查排除高血压、冠心病、甲亢、生殖器肿瘤等疾病。经用方一埋线治疗3次后，症状消失，随访未见复发。

【处方精汇】

1. 用注线法

取穴：复溜、阴郄。选用00号羊肠线1.0~1.5cm装入8号埋线针针头。所选穴位常规消毒后，用手持针快速刺入穴内，推入羊肠线，外用创可贴覆盖，2天后去掉创可贴即可，1次/10天，2次为1个疗程。

2. 用注线法

选穴：三阴交（双），肾俞（双），肝俞（双），脾俞（双），关元。常规消毒后，用7号埋线针将000号羊肠线1.5cm放入针头内，刺入到所需深度当出现针感后将羊肠线埋植在穴位内，按压针孔片刻。每周1次。

按 语

通过临床观察发现，穴位埋线能有效改善围绝经期患者临床症状，明显降低FSH、LH水平，显著升高E_2水平，延缓甚至逆转卵巢的功能衰退。同时，本疗法无雌激素的不良反应，长期使用本疗法对围绝经期综合征患者子宫内膜厚度无明显影响，进一步证明了其使用的安全性和可靠性。

在治疗期间，宜配合一定的心理疏导，使患者消除紧张和忧虑，同时适当进行体育锻炼，对治疗本病有辅助作用。

十二、不孕症

不孕症是指夫妇同居2年以上未孕者，或婚后曾经怀孕流产后持续2年以上再未受孕者。中医学称之为："全无子"、"断绪"。

【病因病理】

本病可因丘脑下部–垂体–卵巢功能紊乱、过度紧张、焦虑、过度营养、营养不良、输卵管炎症阻塞等均可引起卵巢功能紊乱，导致排卵障碍而不孕。此外，子宫发育不良、子宫内膜结核、内膜息肉、肌瘤、子宫腔粘连或卵巢功能不足等均可导致不孕。

中医学认为本病病机是脏腑功能失常，气血失调，尤以肾亏，冲任病变，致胞宫不能摄精成孕。病位在胞宫、冲任，与肾、肝、脾有关。临床有肾阴虚、肝郁、痰湿、血瘀之分。

【临床表现】

育龄妇女结婚1年以上，夫妇同居，配偶生殖功能正常，不避孕而未能受孕者，为原发性不孕。曾有孕产史，继又间隔2年以上，不避孕而未怀孕者，称为继发不孕。排除生殖系统的先天性生理缺陷和畸形。

【治疗方法】

方一　注线法

[取穴] 三阴交（双）、地机（双）、足三里（双）、血海（双）、次髎（双）、中极、子宫（双）。

[方法] 一般患者于月经干净后3~7天进行治疗，将置有1.0cm长的00号羊肠线的9号埋线针刺入穴位，得气明显后再推针芯将羊肠线注入，缓慢退出针管，按压针孔，用医用术后贴敷贴针孔。1个月经周期埋线1次。主治药物流产继发性不孕症。

方二　注线法加穿线法

[取穴] 关元、中极、气冲、归来、肾俞、大肠俞、膀胱俞。

[方法] 在利多卡因局麻下，用00号羊肠线埋线。肾俞、大肠俞、膀胱俞用埋线针或腰穿针埋线，关元、中极、气冲、归来用外科三棱缝皮针埋线。穴位交替使用，15天埋线1次，6次为1个疗程，休息10天后再行第二个疗程。主治多囊卵巢综合征性不孕症。

方三　注线法

[取穴] 三阴交。

[方法] 穴位常规消毒，用消毒镊子将线体置入一次性埋线针前端，快速刺入穴位内，得气后边推针芯边退针管，将线体留在穴位内，出针后用胶贴贴压。10日一次，3次为一个疗程。主治排卵障碍性不孕症。

方四　注线法

[**取穴**] 月经不调引起的不孕：气海、关元、中极、交信、命门、足三里；

闭经引起的不孕：一组穴：肾俞、关元、血海；二组穴：中极、次髎、公孙；三组穴：归来、足三里、三阴交；输卵管不通引起的不孕：关元、中极、三阴交。配穴：输卵管近端粘连配归来，伞端粘连配子宫，肝瘀加行间、肾虚者加肾俞，气虚者加足三里；

肥胖引起的不孕症：一组穴：血海、公孙；二组穴：梁门、三阴交；三组穴：关元、水分；四组穴：天枢、丰隆；配穴：面部配：百会、太阳、合谷。颈部配：人迎、大椎、阿是穴。肩臂配：臂池、曲池、手三里。腰部配：命门透腰阳关、胃俞透脾俞、大横透天枢。腹部配：任脉通贯、大横透天枢、关元、建里。大腿部配：风市、髀关透驷马、梁丘、血海、三阴交。

原因不明性不孕症：着重选择调节内分泌、免疫的穴位，如肾俞、关元、足三里、三阴交等。穴位组合：主穴：星状神经节、足三里、关元、肾俞、三阴交；配穴：脾俞、气海、曲池、膻中。

[**方法**] 每次取4~5穴，于月经周期前三四天进行治疗。用常规注线法，埋入4号肠线2cm，每月1次。3次为1疗程。

星状神经埋线法：根据单顺老师的经验，使用前入路法，进针点选在胸锁关节上2.5cm，颈中线外侧1.5cm，术前要熟悉一下局部解剖，操作时左手食指与埋线部位同时用碘酊、75%酒精消毒，左手食指垂直从埋线部位轻触下压向内推开环状软骨、气管、食管，向外推开胸锁乳突肌，触知颈总动脉，并将其卡在外侧，向下触及颈6横突基部，有骨质抵触感时固定食指。右手持针，针的斜面紧贴着左手食指的外侧垂直进针，直到有骨质抵触感时，针尖已触及颈6横突的基部，推动针芯，将12号针内0.5cm的1号线埋入，退针后用左手食指按压针孔十分钟，用一小块酒精棉片、创可贴包扎三天。星状神经节埋线要特别小心，一是要把颈总动脉固定好，不能伤及颈总动脉，进针时不能提插找异感，因交感神经属内脏神经，没有痛触觉，反复提插会损伤交感神经、颈内动脉、颈内静脉，引起出血和血肿。

【**典型病例**】

例1　陈某，女，25岁。

原发不孕2年。结婚2年未避孕至今未孕，B超监测排卵提示卵泡发育过大而不破裂。患者经常腹痛腰酸，小腹部偶见胀痛不适，小便清长，月经量少，色偏暗，有少量血块。舌苔薄白，脉弦细。妇科检查：外阴已婚式，子宫及附件（－）。治以滋补肝肾，活血化瘀。按方三处方用坤六方且三阴交埋羊肠线治疗半年，卵泡发育正常，继续治疗1月余，怀孕。

例2 余某，女，44岁。

患者已闭经14年。年轻时月经偏少，延后，结婚后从未受孕，妇科检查未发现生殖异常，诊断：闭经引起的不孕症，第一次取关元、次髎、血海埋线，次日下午三点来了月经，第二次在月经过后20天进行，取穴肾俞、足三里、三阴交埋线，月经如期来潮，7月8号来诊诉说停经43天，同时纳差时有呕吐，妊娠试验阳性，次年3月顺产一男婴。

【处方精汇】

主穴：（1）足三里三阴交用注线法。（2）气海、石门、关元用穿线法。

配穴：肾虚配肾俞，肝郁配内关，痰湿配丰隆，血瘀配血海。注线法主要用于四肢穴位，在20号穿刺针尖端放入3号肠衣线1cm，将针刺入穴位有针感后推针拴将线注入穴位。用敷料块处理针眼。穿线法主要用于两三个穴位需要透穴，在两个进针点的皮肤作小皮丘麻醉，用大号缝合针将2号肠衣线穿好，用止血钳夹住一端，用持针钳将缝合针从一点进入有针感后从另一点穿出，剪去露在皮肤外的线，用敷料块处理针眼。埋线时间：月经后第二天，一月一次，三次一个疗程，埋线期间怀孕的停埋。

按语

为了提高埋线治疗不孕症的疗效，临床大多要通过辨证运用相应的中药方剂进行配合治疗，如对药物流产继发性不孕症多用化瘀利湿解毒汤加减（三七5g，丹参25g，桃仁15g，红花15g，路路通15g，土茯苓15g，泽兰15g，薏苡仁15g，黄柏15g，紫花地丁25g，金银花15g，蒲公英15g，皂角刺10g，石见穿15g，黄芪20g，柴胡10g，枳壳10g，白芍20g，甘草10g）；多囊卵巢综合征性不孕症用苍附导痰丸加味（苍术12g，香附15g，半夏12g，陈皮9g，茯苓30g，白芥子9g，白僵蚕12g，车前子30g，续断9g，巴戟天12g，仙茅9g）；排卵障碍性不孕症用坤六方（赤芍10g，菟丝子10g，泽兰10g，白芍10g，覆盆子10g，鸡血藤10g，枸杞子10g，女贞子10g，刘寄奴10g，牛膝10g，苏木10g，益母草10g，五灵脂10g，柴胡5g，蒲黄10g）。

埋线治疗不孕症，三阴交是重要穴位。陈永德曾报道：三阴埋线促排卵效果良好，随访22例，16例妊娠，4例无效，此4例为继发性闭经。三阴交埋线除能诱导排卵外，对多囊卵巢综合征亦有治疗作用，有克罗米芬诱导排卵相类似的作用，一次埋线可长期调节卵巢功能，临床观察认为是一理想的促排卵疗法。

不孕症的原因复杂，所以接诊患者时，要认真查找、分析不育不孕的各种原因，以从根本上治疗本病。穴位埋线治疗应从调节内分泌、活血化瘀为主，从而达到调和气血，疏通经络，振奋阳气，增强机能的治疗目的。对不孕症的治疗中，除闭经和肥胖引起的不孕外均按月经周期操作。即在下次月经来潮前3~4天进行。妇女体重超重，就有可能导致代谢障碍，月经紊乱而引起不孕。治疗首先是减肥，减肥有效后再调节内分泌，治疗不孕，如有闭经，也应同时治疗闭经。免疫引起的不孕症：不孕症中的10~20％属于免疫性不孕，是由于生殖系统抗原的自身免疫或同种免疫引起的不孕，治疗应重视内分泌和免疫的调节，需男女双方同治。

十三、外阴白斑

外阴白斑是指外阴局部神经与血管营养障碍引起的组织变性与色素改变的疾病。中医学归属于"阴痒"、"阴疮"范畴。

【病因病理】

外阴白斑发病原因至今仍未明确许多国内外学者进行了长期的探讨，并提出许多观点。如某种营养物质缺乏，内分泌失调，体内雌激素水平低下，自身免疫障碍，局部神经血管营养失调，局部色素代谢障碍等。表现为外阴部奇痒，皮肤黏膜变白，局部组织粗糙增生或萎缩。

中医学认为本病病机是脏阴亏损，冲任血虚，阴部失于充养；或复感湿热邪气，湿热长期浸渍，阻碍阴部的充养而发生。病位在阴部皮肤，与肝肾肺及冲任有关，病性以虚为主。临床有肝肾阴虚、肾阳虚、血虚化燥，湿热下注等证型。

【临床表现】

患者最突出的症状是外阴奇痒。其改变为外阴部皮肤和黏膜有斑块状白色损害，有的呈明显白色，有的呈较浅之灰白色；形状大小不一，有的较局限，有的可波及到大小阴唇，甚至阴道口黏膜。

【治疗方法】

方一 注线法

[**取穴**] 横骨、曲骨、血海；局部取穴：①大阴唇上端，②坐骨结节内上1寸。

[**方法**] 把3号羊肠线剪成3cm长，常规消毒，将羊肠线插入埋线针内，刺入适当的深度，待病人有酸、胀、麻的感觉时，再将羊肠线轻轻推出，埋于穴位深部后出针。操作要求横骨透曲骨穴，横刺局部取穴，要从大阴唇两侧的上端，直刺到下端；血海穴要顺经斜刺，深度0.5寸，此穴反应较强，一般线长1厘米为宜。每20天1次，3次为一疗程。

方二 注线法

[**取穴**] 局部取穴、曲骨、会阴。

[**方法**] 根据病人发病部位，病损区的大小来确定病变区埋线的针数，一般2cm×2cm范围埋线1针，线长2cm，埋线深度1.5cm，每月1次，3次1疗程。将所需长度的羊肠线穿入9号穿刺针内，以进入肌肉层为佳。得气后边推针芯，边退出针，然后用消毒棉球覆盖针孔，以防感染。

方三 注线法

[**取穴**] 第5胸椎棘突上缘透第六胸椎棘突。配穴：赤医2穴（第2腰椎棘突上缘沿中线向下）、赤医3穴（第5腰椎棘突上缘沿中线向下）。

[**方法**] 将1~2号羊肠线3cm装入12号穿刺针内。常规消毒局麻后，从第5胸椎棘突上缘透刺至第6胸椎棘突。赤医穴进针后向下斜刺，推入羊肠线，退针，外盖敷料。15~30天埋线1次，4次为一疗程。

【典型病例】

例1 梁某，女，57岁。

主诉：外阴瘙痒15年。痛苦难言。检查：外阴大阴唇黏膜变白，尚光滑，小阴唇黏膜变白且粗糙。诊断：外阴白斑。用方一第一次穴位埋线治疗，瘙痒症状明显减轻，第二次穴位埋线治疗，瘙痒症状进一步好转，次数减少，程度减轻，外阴黏膜情况也有所好转，第三次埋线后，偶尔有瘙痒，大阴唇黏膜已变粉红，小阴唇黏膜已光滑，颜色呈花斑块样，部分黏膜已变红。总共经二个疗程治疗，患者的外阴黏膜基本恢复正常。

例2 王某，女，24岁。

外阴部剧烈瘙痒，妇检：外阴大小阴唇，阴唇间沟，阴蒂包皮，后联合部黏膜变白，呈对称性，病变区皮肤增厚。诊断：外阴白色病变（增生型营养不良）。至我科治疗。经第一疗程埋线治疗后，阴痒明显减轻，病损区皮肤枯膜颜色加深、光滑、弹性增加。第二疗程后阴痒症状完全消失，外阴皮肤枯膜颜色、弹性恢复正常，停止治疗半年随访仍未复发。

【处方精汇】

用注线法

取穴：横骨、曲骨、血海、大阴唇上端、坐骨结节内上1寸。把3号羊肠线3cm装入12号穿刺针内。常规消毒局麻后，刺入穴内，待有酸胀麻感时，要求横骨透曲骨穴，横刺；大阴唇上端从两侧直刺到下端；血海顺经斜刺（可埋入1cm羊肠线）。20天埋线1次，3次为一疗程。

按语

埋线疗法配合中药治疗本病，有较好疗效，但必须坚持治疗可软化局部组织，改善病变区的血液循环和淋巴循环，促进新陈代谢，增强细胞营养，调节机制功能，有利于组织修复和再生。治疗期间应注意性卫生，积极治疗局部感染。忌食辛辣厚味食物，保持大便通畅。

瘙痒是外阴白色病变的主要症状之一，因此消除瘙痒是埋线治疗的主要目标之一，有人使用埋线方法止痒有良好效果。其取穴关元、中极、曲骨、会阴、大肠俞、膀胱俞。方法是在利多卡因局部麻醉下，用00号羊肠线埋线。会阴穴用腰穿针埋线，其余穴用外科三棱缝皮针或埋线针埋线。穴位交替使用，10天埋线1次，3次为1个疗程，休息10天后，再进行第2个疗程。

第二十一章
儿科疾病

一、小儿哮喘

小儿哮喘是一种严重危害儿童身体健康的常见慢性呼吸道疾病，中医仍将其归于"哮喘"范畴。

【病因病理】

本病原因可能与遗传基因、年龄、地理位置、气候、环境、种族、工业化、城市化、室内装修、生活水平、饮食习惯等有关。并与患者变态反应、气道炎症、气道反应性增高及神经等因素相互作用有关。发病机制、免疫学、病理生理学及诊断和治疗原则等，儿童与成人基本上相似，但儿童和成人哮喘在某些方面仍然存在着差异。

中医认为，若小儿调护失宜，肺气受损，脾气受伤。先天不足，或由于后天失养，导致肾气亏虚。三脏受损，成为哮喘发病的内在因素。气候骤变，寒温失调；情志不舒；内伤饮食；环境潮湿；接触花粉、绒毛、异味、异物；过劳等均为本病发病的诱因。其基本病机是肺脾肾三脏虚弱，痰饮久伏，遇到诱因，一触即发，反复不已。

【临床表现】

起病或急或缓，婴幼儿哮喘发病前往往有1~2天的上呼吸道过敏的症状，包括鼻痒、喷嚏、流清涕、揉眼睛、揉鼻子等表现并逐渐出现咳嗽、喘息。年长儿起病往往较突然，常以阵咳开始，继而出现喘息、呼吸困难等。发病特征包括：

①发作性：当遇到诱发因素时突然发作或呈发作性加重；

②时间节律性：常在夜间及凌晨发作或加重；

③季节性：常在秋冬季节发作或加重；

④可逆性：平喘药通常能够缓解症状，可有明显的缓解期。

【治疗方法】

方一　注线法

［**取穴**］肺俞。

［**方法**］将0号羊肠线1cm左右置入9号埋线针管的前端，后接针芯，将针快速斜刺入肺俞穴深达斜方肌。推进针芯的同时，退出针管，在针孔处贴创可贴。

方二　注线法

［**取穴**］定喘、大杼、风门、肺俞、心俞、肾俞。

［**方法**］穴位分组，每组6个穴位，两组穴交替使用将医用羊肠线剪成1~2cm长的小段，置于经高压消毒过的9号埋线针的针管内。针尖向脊柱方向斜刺至所需深度，至患者产生酸胀感后，边推针芯，边退针管，将肠线埋植在穴位的皮下组织或肌层内。出针后，针孔处覆盖消毒纱布。用胶布固定。每月埋线1次。3次起观察疗效。12次为1个疗程。

【典型病例】

例1　李某，男，2岁。

因发热、咳喘2天入院，查体：体温38.5℃。呼吸45次/分钟，脉搏132次/分钟，精神萎靡，意识清楚，鼻翼煽动，口唇轻度发绀，三凹症状明显，双肺可闻及干湿啰音及哮鸣音，心率132次/分钟，肝脾不大，余（一）。肺俞穴（双侧）注线，并口服中药三副，治疗24小时后咳嗽明显减轻，热退，三天后临床症状完全消失，一周后随访，患儿痊愈。

例2　陈某，女，12岁。

母亲代诉该患自小体差，易感冒，此次受凉感冒，遂出现咳嗽、气促5天。查体：呼气性呼吸困难。不能平卧。两肺布满哮鸣音。胸透：双肺纹理增粗；周围血象：白细胞9.8×10^9/L，中性粒细胞62%，临床诊断：支气管哮喘。遂用药物超短波治疗10天，用方二埋线1次，咳喘及哮鸣音明显减轻，透视肺部未见异常，血象正常。再经埋线3次。所有症状及体征均消失。继续巩固治疗，穴位埋线满1疗程。随访1年未见复发。

【处方精汇】

用穿线法

取穴八华。局部消毒，局麻，用00号线体穿于三角针上，用左手捏起穴间皮肤，在穴位下方进针，穿过皮下组织，从穴位上方出针。将两侧针眼外线体剪去，放手后线体自动缩入皮下。第一次用1穴透2穴，第二次3穴透4穴，以此类推。1月埋线1次，3次为一疗程。

按语

要禁食海腥发物，如海虾、蟹、鱼等，因为这些食物很可能是哮喘的过敏源。也不要吃过甜、辛辣食物和冷饮，这些食物可能使病情加重，尤其寒冷、辛辣本来也可能成为诱因。

小儿哮喘在临床时多兼用其他方法配合，可取得相得益彰的效果，如方一配合中药内服，用炙麻黄3g，炙甘草3g，杏仁6g，葶苈子6g，苏子9g，白芥子9g，五味子9g，莱菔子6g（一岁小儿用量）。如方二配药物超短波治疗都取得良好效果。

二、小儿厌食症

小儿厌食症是指小儿（主要是3~6岁）较长期食欲减退或食欲缺乏为主的症状。中医学归属为"厌食"、"纳差"范畴。

【病因病理】

厌食主要由中枢神经影响引起，小儿神经系统发育不全，情绪不稳很易引起这一症状，多与精神与情绪的剧烈变化，各种感染的"毒素"影响中枢神经，使胃肠消化液分泌及胃肠蠕动发生变化。胃肠道的炎症、肝脏、心脏、内分泌等疾病及体内有关元素含量低下、药物影响、寄生虫病均可引起厌食。

中医学认为小儿脏腑娇嫩，脾常不足。均由喂养不当，饮食失节，伤伐脾胃所致。脾胃受损，胃纳受阻，则产生厌食症。脾主运化，脾运不健，则腹胀，腹痛，便秘或便溏，嗳气，呕恶和面色萎黄等症相继而生。

【临床表现】

本病以纳差、偏食异食、喜食冷饮、大便溏泻恶臭为主症。多见于1~6岁的小儿。出现食欲不振，不思饮食，等。多伴有夜卧不安，夜惊啼、盗汗等症。头颅、面色、腹部呈不同程度的营养不良状，长期厌食患儿可发生营养不良，体力衰弱，抗病力下降，甚至影响生长发育和智力低下。

【治疗方法】

方一 注线法

[取穴]足三里、中脘。

[方法]埋线用00号羊肠线0.5~1cm，装入9号埋线针前端。穴位消毒局麻后，将穿刺针刺入穴内。足三里埋入0.5cm羊肠线；中脘埋入1cm羊肠线，退针后外盖敷料。15天埋线1次，3次为一疗程。

方二 穿线法和注线法

[取穴]中脘、脾俞透胃俞、足三里。

[方法]腹背穴用穿线法。用00号羊肠线穿上三角针，在穴位上方和下方1.5cm处作消毒局麻后，用三角针穿透上下麻醉点，剪去皮外线头，外盖敷料。足三里穴用注线法。用装有00号羊肠线0.5cm的9号穿刺针埋入羊肠线。每15天埋线1次，3次为一疗程。

【典型病例】

例1 田某，男，6岁。

患儿素爱偏食零食，正吃饭时却不思饮食，进食减少，甚则拒食，渐致形体消瘦，精神萎靡，面色萎黄，腹大。平素喜爱冷饮，夜卧不安。用方一埋线治疗3次后，患儿进食增加，精神好转，夜间休息也较好，一年后发育已完全正常。

【处方精汇】

用穿线法

取穴：中脘透下脘，脾俞透胃俞，足三里。在穴位上下各1cm处作一局麻皮丘，用三角缝合针穿上00号羊肠线，从下穴透过皮下刺向上穴的皮丘，出针后，剪断两头肠线，将线体埋入皮下，外用创可贴保护，1月治疗1次，3次为1疗程。

按 语

小儿厌食症在现在十分常见，主要在于小儿吃零食过多和厚味饮食过量。因此，在治疗时，应十分重视杜绝小儿零食和饮食过量，对厌食小孩不必硬劝，甚至打骂，应多给鼓励，以免引起逆反心理。在应用上述埋线方法时，还可配合捏脊，用三棱针在四缝刺出血水，可以逐渐改善小儿的饮食状况。

> 如小儿厌食是由其他疾病引起，应同时治疗原发性疾病。注意饮食调节，饮食应多食各种富含维生素、蛋白质的食物，避免吃难以消化的食品和零食。喂食定时定量，患儿拒食时不应打骂，平时注意保持患儿的心情舒畅，饭食应注意色、香、味，以对患儿保持吸引力。

三、小儿腹泻

腹泻是小儿常见的消化系统疾病，夏秋季发病较多。中医将其归属于"泄泻"范畴。

【病因病理】

现代医学认为，饮食不当，喂养过量引起消化功能紊乱或肠道感染，上呼吸道感染、肺炎等，或因免疫缺乏，不能防止病原菌侵入肠道均可引起腹泻。另外，环境不清洁、卫生习惯不良、气候突变、营养不良、佝偻病及维生素A、维生素B缺乏等均易导致消化功能紊乱，使肠内消化酶分泌减少，肠道蠕动增加而致腹泻。

中医学认为，小儿腹泻是夏秋季最常见的疾病，常因喂养不当、受凉、感染等引起，致脾胃受损，运化失职。其主要病变在脾胃，因胃主腐熟水谷，脾主运化精微，如脾胃受病，则饮食入胃，水谷不化，精微不布，合污而下，致成泄泻。

【临床表现】

患儿大便质稀，次数增加。进食后哭闹并排便，或进食后即排便，每日排便次数在4~6次，粪便外观有未消化的食物，粪便镜检可见大量脂肪滴，培养无特异性细菌生长，肛周皮肤充血、水肿。排除菌痢、霍乱、肺炎、肾炎、肝炎等其他疾病引起的腹泻。

【治疗方法】

方一　注线法

［**取穴**］足三里、上巨虚。恶心呕吐配内关；腹胀、腹痛配下脘；发热配曲池；久泻加长强。

［**方法**］穴位消毒局麻后，将00号羊肠线0.5~1cm置入9号穿刺针前端，

刺入穴内0.8~1.5cm肌层内,注入羊肠线后退针。主穴两组交替使用,对症选用配穴,15天治疗1次,3次为一疗程。

方二 注线法

[**取穴**] 足三里、天枢、大肠俞。脾胃阳虚加脾俞、肾俞;烦躁加内关、合谷、三阴交;发热加合谷。

[**方法**] 埋线用00号羊肠线0.5~1cm和9号埋线针,在消毒局麻后,刺入穴内肌层,注入羊肠线,退针外盖敷料。15天埋线1次,3次为一疗程。

方三 切埋法

[**取穴**] 脾俞。

[**方法**] 穴位消毒局麻后,用手术刀片在穴位处作切口0.5cm,深达肌层,用止血钳夹在切口内作轻微刺激数次,然后将0号羊肠线1cm 2根置入穴内,外盖敷料5天,一般30天埋线1次,最多进行3次。

【**典型病例**】

冯某,女,5岁。

吐泻不止月余,每天数次至十数次以上,且发热。面色萎黄,双目陷下无光,皮肤弹性差,指纹沉滞,经埋线治疗1次,次日吐泻症状基本消失,能正常饮食,发热减退。随访1年,无复发。

【**处方精汇**】

用穿线法加注线法

取穴脾俞透胃俞、天枢、足三里。背俞穴用穿线法。用三角针穿入00号线体,局麻后从上穴上方进针,从下穴下方出针,剪断皮外线体。余穴用注线法。用9号埋线针注入00号线体。针眼处外贴创可贴。1月埋线1次。最多进行3次治疗。

按 语

腹泻是小儿常见病,因小儿形气未充,脏腑脆弱,"其肉脆、血少、气弱",且"脾常不足",易引起肠胃功能失常而致本病。临床用埋线疗法治疗,常有一定效果。对久泻患儿,还可加上长强穴埋线,穿刺针沿尾骶平行方向进针,埋入羊肠线1cm左右,20天1次,有收涩止泻之功效。

本病在治疗中，需控制饮食，中毒型腹泻需暂时禁食。吐泻不能进食，可引起脱水、酸中毒、低血钾和其他电解质缺乏，可采用口服或静脉补液以维持体液平衡，供给营养需要及恢复内环境的稳定。而对病情严重及严重脱水者，必须配合药物及输液治疗，以尽全功。

四、小儿营养不良

营养不良是由于热量和/或蛋白质不足而致的慢性营养缺乏症，多见于婴幼儿期。属于中医"疳积"范畴。

【病因病理】

小儿营养不良主要由喂养不当，乳母缺乳；或某些慢性疾病，如长期腹泻、结核病、肠寄生虫病等，使消化功能紊乱，营养吸收不良，致各系统器官功能出现障碍和病理改变。

中医学认为疳积的病因病机有三，一是饮食不节，脾胃损伤。渐至形体羸瘦，气液亏耗；二是喂养不良，营养失调。母乳不足，或断乳过早，或喂养不当，使脾胃功能失调，运化无源，气血虚衰，营养不良；三是其他疾病转化为疳；慢性疾病损伤气血，脾肺伤损，化生无源，元气虚惫，津液消亡，至形体日渐羸瘦，转化为疳。

【临床表现】

患者多表现为饮食异常，大便干稀不调，或脘腹膨胀等明显脾胃功能失调现象。形体消瘦，体重低于正常平均值15%～40%，面色不华，毛发稀疏枯黄，严重者干枯羸瘦。兼有精神不振，或好发脾气，烦躁易怒，或喜揉眉擦眼，或吮指磨牙等症。因蛔虫引起者，大便镜检可见蛔虫卵；贫血者，血红蛋白及红细胞减少。出现肢体浮肿；属于营养性水肿者，血清总蛋白大多在45g/L以下，血清白蛋白在20g/L以下。

【治疗方法】

方一 切埋法加注线法

[取穴] 鱼际、长强。

[方法] 鱼际用切埋法。穴位消毒局麻后，用手术刀尖于鱼际穴纵行切开长0.5cm，深0.5cm的切口，不加刺激，放入0号羊肠线0.5cm，伤口缝合

一针。7天拆线，先在左手施术，15天后未愈再割右手。如Ⅲ度营养不良并兼便秘或腹泻者，加用长强，埋入00号0.5cm羊肠线，15天埋线1次。

方二

[**取穴**] 中脘、足三里、天枢、脾俞透胃俞。

[**方法**] 用注线法。埋线用00号羊肠线0.5cm。穴位消毒局麻后，用9号穿刺针装入羊肠线，刺入穴位，用直刺法，背俞穴用透穴斜刺法，将羊肠线埋于肌层。15天埋线1次，3次为一疗程。

【典型病例】

曾治王某，男，4岁。

患儿腹泻、腹胀，不欲食年余。面色萎黄，消瘦明显，毛发稀焦，肌肉松弛，腹胀如鼓，精神萎靡，睡眠不安，盗汗。经埋线治疗1次，即腹胀大便好转。3次后，余症消失，食欲大增，体重增加，1年来发育正常。

【处方精汇】

用注线法

主穴：太白、足三里、气海。配穴：中脘、脾俞、胃俞。每次取4~5穴，局部消毒后局麻，用00号羊肠线及9号埋线针，或000号线7号埋线针，进针后推入肠线，退针后局部用创可贴保护，每半个月治疗1次。适用于疳气证。

按 语

《小儿卫生总论》说："小儿疳者，因脾胃虚损，津液消亡。"故本病治疗重点应调理脾胃，解郁消积。肺朝百脉，与大肠相表里，鱼际乃肺经荥穴，用割治与埋线法，可激发肺气充沛，肺气充则脾气健运、大肠通调，从而疳气得消。方二则选用俞募合穴埋线，意在调理脾胃大肠功能。治疗的同时，也可在脾俞、胃俞、肾俞、中脘、足三里、气海配合艾灸，每日1次，每次10分钟。

治疗过程中，应纠正喂养缺点，缺乳应混合喂养，纠正偏食。补充营养，给予富有营养的饮食，应尽可能给母乳喂养，并讲究科学的方法。经常带小儿外出呼吸新鲜空气，多晒阳光，增强体质。

五、小儿遗尿症

遗尿症是指3周岁以上的小儿睡觉中小便经常自遗，醒后方觉的一种病症。中医称之为"遗溺"。

【病因病理】

本病多是由于大脑皮质及皮质下中枢功能失调引起功能性遗尿，仅少数是由于尿路病变、蛲虫病、脊柱裂或大脑发育不全所致。使患儿在膀胱充盈时，不能把膀胱充盈的刺激这一信号像正常人一样传递给大脑皮质，致使膀胱充盈到一定限度后逼尿肌产生收缩，而患儿仍不觉醒，出现尿床。

中医学认为，肾气不足，下元虚寒，则肾之闭藏失职，不能司二便，膀胱气化失职，不能制约水道，发为遗尿。若脾肺气虚，则上虚不能制下，下虚不能承上，致使无法约束水道也可引起遗尿。

【临床表现】

发病年龄在具有正常排尿功能的3周岁以上小儿，睡觉中小便经常自遗，醒后方觉，睡眠较深，不易唤醒，每周达一次以上且持续至少六个月。每夜或隔几日发生尿床，甚至一夜可尿床数次。均作尿常规及尿培养无异常发现，通过多次检查均排除器质性疾病、痴呆症、大脑发育不良者。

【治疗方法】

方一　穿线法

[**取穴**] 三阴交。

[**方法**] 常规碘伏消毒局部麻醉后，中号皮针穿好0或4号羊肠线，持针从穴位进针沿皮下纵行1cm穿出皮肤，剪断为宜，而线头不易外露，盖上消毒纱布即可。有复发的2周后再埋为宜。埋线后的1周内每夜叫醒患儿尿2次。

方二　注线法

[**取穴**] 第一组穴：关元、中极、三阴交；第二组穴：肾俞、膀胱俞、足三里等。

[**方法**] 将2号羊肠剪成1~5cm穿入12号腰穿刺针中。右手持穿刺针，先刺入穴位得气后，用针芯将羊肠线推至穴内，然后用无菌纱布覆盖，每组穴位间隔10天左右。

方三　注线法

[**取穴**] 三阴交(双)、膀胱俞(双)、小肠俞(双)，关元、中极。脾虚配

阴陵泉（双）、足三里（双）；肾虚配肾俞（双）。

［**方法**］以上穴位可交替使用，每次取主穴2~3个，配穴1~2个。常规消毒，皮内局麻。然后将备好的羊肠线放置在埋线针管内的前端，后接针芯，快速刺入皮肤，出现针感后，边推针芯边退针管，将羊肠线埋植在穴位的皮下组织或肌层，出针后胶布固定24小时。嘱病人在1~2天内不宜做重体力劳动。前后2次治疗时间间隔20~30天。

方四　注线法

［**取穴**］足三里、肾俞、三阴交、关元透中极。

［**方法**］每次选穴2~4个，穴位常规消毒，用9号埋线针，将剪成1~2cm长的"0"或"00"羊肠线从套管斜口处置入，快速刺入，得气后，推入线体，拔出针管，用胶布固定，每星期1次，6次为1个疗程，疗程间休息半月。

【典型病例】

例1　患者，男，14岁，学生。

自幼遗尿每周2~3次，经多方求医治疗不佳，经查身体正常，来本院就诊，按上述方一方法埋线后痊愈，随访再无复发。

例2　患儿，男，11岁。

尿床5年余，每夜尿1~3次，夜晚睡觉沉迷，呼叫难醒，强拉下床仍迷糊不清，常抓身挠头，东站西走，不知所措，尿脬小，夜尿多，晚上渴而不敢喝水，学习紧张了、喝水多了、身体不舒服、阴天下雨时更容易尿床。用方二穴位埋线治疗，一疗程治疗后上述症状消失，夜晚能自行排尿，随访一年无复发。

【处方精汇】

1．用注线法

取穴四神聪、百会、关元、三阴交。穴位处常规消毒。将备好的1~2cm长00号羊肠线放入埋线针前端。自四神聪进针，刺向百会穴，将羊肠线埋入穴内帽状腱膜下层，消毒针孔，外敷创可贴。余穴常规操作。2周治疗1次。

2．用穿线法

①关元透中极；②左肾俞透右肾俞；③左膀胱俞透右膀胱俞。

在第1组穴位处局部常规消毒，将羊肠线穿入针孔，局麻后由中极穴下0.5~1cm处进针，穿过中极、关元二穴，深至肌层，于关元穴上方0.5~1cm

处出针，提起肠线两端，反复提拉2～3次，剪断皮外线体，局部以消毒纱布覆盖。再让患者取俯卧位，以同样方法，使适当长度的肠线分别横向埋入第2、3组穴。1月1次1疗程，多2个疗程治愈。

按 语

治疗期间家属应密切配合，如晚上控制患儿饮水，定时叫醒患儿小便，使其逐渐养成自觉起床排尿的习惯，积极鼓励患儿消除自卑、害羞心理，树立战胜疾病的信心。

临床观察，疗效好否与取穴准确，得气与否有关，取穴准且得气者效果好，否则效果差或无效。只要取穴准确，多数患者经1～2次治疗后即大见成效或治愈，少数病人需经3～4次即根治。术后绝大多数患者无不良反应，仅少数病人术后1～2天内出现局部疼痛、疲乏感等，无需处理，既可自行消失。

六、小儿脑瘫

脑性瘫痪是指婴儿在出生前到出生后一个月内发育时期非进行性脑损伤所致综合征。属中医的"五迟，五软"，"五硬"的范畴，

【病因病理】

多年来一直认为脑瘫的主要病因是由于早产、产伤、围生期窒息及核黄疸等，但存在这些病因的患儿并非全部发生脑瘫。故只能将这些因素视为有可能发生脑瘫的危险因素。各种先天性原因所致的脑发育障碍，常有不同程度的大脑皮质萎缩和脑室扩大，可有神经细胞减少和胶质细胞增生。

中医学认为其根源是元神之腑（脑）受损，先天禀赋不足，后天元气亏虚，髓海不充，五脏六腑失调，精血不能濡养经脉而出现痿软、拘挛、失语之症。

【临床表现】

脑瘫【临床表现】多种多样，多表现在运动发育迟缓和异常：如明显左右肢运动不对称；坐位时头向后倾，明显拱背，不愿伸腿，立起时脚不易蹬，髋关节内收，内旋和尖足，足外翻倾向。姿式反射异常，应消失的原始反射不消失。肌紧张异常和病态姿式，有肌紧张，肌收缩不协调等。

【治疗方法】

方一　注线法。

［取穴］肾俞、大椎、风池、翳风。肢体功能障碍取患侧肩髎、臂臑、曲池、外关、大陵、环跳、髀关、风市、四强、足三里、悬钟等穴。痉挛型加脾俞、阳陵泉；肌张力低下型加脾俞、三阴交；共济失调型加少海、阴陵泉；混合型加肝俞、脾俞、阳灵泉；伴智力低下者加心俞、神庭；伴语言迟钝者加哑门、廉泉；伴听觉功能障碍加听会、四神聪；伴视觉功能障碍加瞳子髎、足光明；伴癫痫加鸠尾，腰奇。一般随症选取10～20个左右腧穴组方治疗。

［方法］将2/0号3～6cm羊肠线装入9号埋线针，每25天左右治疗一次，3次一疗程，两疗程间休息2个月。

方二　注线法

［取穴］大椎、陶道、身柱、神道、至阳、筋缩、中枢、悬枢、命门、伏兔、足三里、阳陵泉、阴陵泉、血海、三阴交、解溪、臂臑、手五里、手三里、外关。

［方法］用9号埋线针装入羊肠线。局部常规消毒后进针，达到相应深度得气后，将线体植入穴位内，出针针眼用消毒敷料覆盖，注意局部的保养，防止感染，1～2天后取下敷料。每20～30天1次，每次选穴2～6个。

方三　注线法

［取穴］上肢取肩髎、臂臑、曲池、手三里、外关。腰背取肝俞、脾俞、肾俞、腰阳关、秩边、阿是穴，下肢取承扶、风市、丰隆、承山、足三里等。

［方法］常规消毒局部皮肤。取1～2cm已消毒羊肠线放置在埋线针管前端，进针到所需深度，当出现针感后将羊肠线埋在穴位的皮下组织或肌层内，贴上创可贴保护创口。10天埋线1次，连续治疗3个月。主治肌张力低下型脑瘫。

方四　注线法

［取穴］大椎、至阳、神道、中枢、命门。脑损肢痿型加手三里、肩髃、臂臑、足三里、伏兔、血海；脑损肢拘型加用外关、风市、阳交、承山、梁丘、阳陵泉、三阴交。如伴有癫痫配用筋缩。

［**方法**］每次选用督脉穴位二三个；四肢穴位选用3个，每次均双侧。医用0号肠线1cm，把肠线送入埋线针管内。穴位皮肤常规消毒。督脉穴位上端沿皮下肌层垂直刺入1.5cm。然后把肠线推入穴位，随之退针；四肢穴位采用直刺针法，入针半寸时把肠线推入穴位后退针。用纱布覆盖。20～30天治疗1次。

【典型病例】

例1 阮某某，女，3岁。

患儿为早产儿，孕7个月产，出生时曾有窒息。出生6个月发觉颈软，至3岁仍不会坐，不能站立，发音不清，只能发单音。体查：表情呆滞，目斜视，四肢肌张力增高。CT检查：脑萎缩。经用方二穴位埋线治疗4次，可简单对答；治疗6次可独坐，扶行，继续治疗1年后，患儿语言增多，步态较前稳。现患儿能独行，但姿势异常。

【处方精汇】

1. 用注线法

痉挛型脑瘫取拮抗肌部位穴位及手足少阳经穴，手掌屈曲、拇指内收取合谷或后溪，足掌跖屈取陷谷或解溪；肌张力低下型取手足阳明经穴；手足徐动型取足少阴、足厥阴、手少阳经穴；②头穴：每次取2～3穴，年龄不足10个月患儿取百会、大椎、足运感区；10个月以上患儿取百会、大椎，足运感区、感觉区、运动区、平衡区。治疗线体头部取用0.3～0.5cm，体部取用0.6～1.0cm。用一次性埋线针刺入穴位内，得气后，埋入线体，取出埋线针。贴敷创可贴，半月后可进行下一次治疗，3个月为1个疗程。

2. 用注线法

精神兴奋，烦躁，痴呆为主伴瘫痪取穴头针双侧精神情感区，患肢对侧运动区；体针双侧风池、合谷、阳陵泉、悬钟、人中、涌泉、心俞、肝俞。失语为主取穴头针取患肢对侧运动区，言语一区；体针取大椎、廉泉，患侧上肢肩髃，曲池，外关，合谷，配穴肩髎，手三里。中渚；下肢取环跳，风市，伏兔，足三里、悬钟，配穴取髀关，阳陵泉、太冲；背部取脾俞，肾俞。先用电针治疗，患儿经1～2疗程电针治疗后部分症状明显好转，可以改用埋线治疗。将9号穿刺针，装入2/0灭菌羊肠线，刺入穴位，埋入线体，1月左右随诊治疗1次。

按 语

观察表明。脑瘫患者疗效的高低与病程的长短、脑瘫的分型、有无合并症等因素有直接关系。一般病程越短则疗效越好，反之病程较长则疗效较差；脑瘫分型中以痉挛型疗效最好，其次为肌张力低下型，手足徐动型，共济失调型。疗效最差为混合型；而又以单纯型脑瘫疗效最好，复合型脑瘫疗效较差。

在治疗肌张力低下型脑瘫中，穴位埋线疗法的介入可以在较短的时间内改善症状，缩短疗程。故穴位埋线治疗在改善肌张力低下型脑瘫患者的肌张力方面有明显促进作用。但肌张力低下型脑瘫常为婴幼儿脑瘫的暂时阶段，以后大多转为痉挛型或手足徐动型。穴位埋线短期提高肌张力，是缩短了转型的时间和促进转为正常运动模式的时间。

七、小儿癫痫

小儿癫痫俗称"羊儿风"，是由多种病因导致的脑细胞群异常的同步放电，引起突然的发作性的一过性的脑功能障碍。中医也称为"痫证"。

【病因病理】

癫痫是由于多种原因引起的一种脑部慢性疾患，其特征是脑内神经元群反复发作性过度放电引起突发性、暂时性脑功能失常，临床出现意识、运动、感觉、精神或植物神经功能障碍。构成癫痫发作的因素包括遗传因素、脑内致痫性损伤因素、诱发性因素等，病因与年龄因素比较明显。

中医学认为，癫痫病的病因病机主要与风、火、痰、瘀、虚和心、肝、脾、肾有密切关系。另外七情不遂、气机不畅而致肝郁。木克土，脾虚生痰，痰可化热，热盛化火，火急生风，攻于大脑而发癫痫、脑瘫、多动症。痰迷清窍而神昏、风性动摇而抽搐，颤动，所以痰为主要的发病原因。痰性粘掣（属阴），风性善行而多变，两者相遇而抽风。

【临床表现】

（1）常有产伤、窒息、颅外伤、颅内感染、高热惊厥史。或有癫痫家族史。

（2）典型的发作为全身肌肉痉挛，意识丧失，两眼上翻，或口吐白沫，约数分钟后发作停止，进入嗜睡，神态疲倦。也可呈限局性发作，常见身体局部阵发性痉挛。出生后2岁内婴儿，可出现全身性肌阵挛发作，点头，弯腰，举手、屈腿或伸腿，短暂意识丧失，属婴儿痉挛症，是一种特殊类型癫痫，男孩多于女孩，常有明显的智能落后。

（3）脑电图检查出现癫痫波型，如棘波、尖波、棘慢波、尖慢波等。头颅X线片和CT扫描可发现某些原发疾病，如脑肿瘤、脑寄生虫病、脑发育畸形等。

【治疗方法】

方一　注线法

[**取穴**] 大椎、癫痫（大椎穴与尾骨端的中点处），痰多配曲池、丰隆；胸气上冲取膻中；心悸胆怯取内关；倦怠乏力配足三里；二便不利，强直性痉挛配长强；日发取申脉，夜发取照海。

[**方法**] 常规消毒后，浸润局麻。取18号胸骨穿刺针（穿好3号肠线），沿穴位经络走向垂直进针、进出针距所取穴0.8~1.0cm处深达肌层，待有针感后推针芯，推入肠线，尔后消毒针眼、外复消毒敷料、胶布固定。每次选主穴1个，配穴2~3个，埋线一次为一个疗程。每个疗程间隔3~4天，连治1~3个疗程。在治疗前长期服药者不能突然停药，可逐渐减量直至停药。

方二　注线法

[**取穴**] ①鸠尾，内关，三阴交，丰隆；②大椎、神道、筋缩、脊中、腰奇。

[**方法**] 手术部位严格消毒，以特制埋线针及（或）套管埋线针迅速将长短适宜的医用羊肠线埋藏于有关穴位内。2组穴位间隔交替埋线3周1次，每5次为1个疗程，2个疗程间休息2个月，埋线周期为2年。

方三　注线法

[**取穴**] 一组穴：督脉通贯（哑门透脑户、身柱透大椎、身柱透至阳、悬枢透筋缩、悬枢透腰阳关、骶2透腰奇、骶2透长强、中脘透鸠尾）、内关。二组穴：丰隆、申脉、合谷、厥阴俞、星状神经节。三组穴：足三里、照海、脾俞、膈俞、命门、交感神经节。配穴：大发作配鸠尾、涌泉，小发作配心俞；部分性发作配内关，精神运动性发作配神门、三阴交。昼发配申脉；夜发配照海；难治型配长强。

[**方法**] 督脉穴位用12号8cm长一次性埋线针和1号线，长度5.5cm，选

择5个进针点，局麻后分别向上向下透穴，斜刺进针后平刺至筋膜下，把线埋在肌层内。其他穴位直刺按常规操作，15天埋线一次，3次为一疗程。

方四

[**取穴**] ①厥阴俞透心俞；②肝俞透胆俞；③脾俞透胃俞；④腰奇、癫痫。风痫型配风门、大椎；食痫型配足三里、梁丘；痰痫型配丰隆、足三里；血瘀型配膈俞、血海；先天型配肾俞、命门。

[**方法**] 根据辨证情况将上述穴位分为几组来应用，每次取5~7穴，进行埋线治疗。在治疗时间上，7~10天埋线1次，一般5~10次为1疗程。

【 典型病例 】

例1 陈某某，男，10岁。

患儿不明原因突感头晕，视物不清，瞪目直视，神志模糊，状如痴呆，失神，活动中止，持续数十秒种，发无定时，日发3~4次。经省某医院脑电图检查结果为"高度异常脑电图。"诊断：原发性癫痫小发作型。选用大椎、曲池、丰隆等穴埋线，40天后症情好转。又取大椎、内关、足三里、长强等穴行第二次埋线，发作已控制，随访6年未见复发。

例2 李××，女，5岁。

患儿午睡中突然两跟上翻，全身抽搐，不省人事，约3分钟自行中止。以后约4~10天如上发作一次。发作时伴大小便失禁。智商低下。曾做脑电图检查，提示癫痫。诊断：癫痫（大发作型）。于当日行丰隆、腰奇、足三里、合谷药物肠线埋线治疗，2个月后逐渐停服一切药物，随访至今没有发病。

【 处方精汇 】

1. 用注线法

根据脑电地形图确定大脑异常放电区，额叶异常取神庭、百会、头临泣、本神、头维；顶叶异常取百会、前顶、后顶、通天、络却；颞叶异常取角孙、率谷、天冲、癫痫区；枕叶异常取风府、脑户、强间、玉枕、脑空、大椎；每次取3~4个相关穴位，常规消毒，00号或0号线体，植入皮下。

2. 用注线法

任督脉：大椎、腰奇、陶道、筋缩、鸠尾、癫痫穴。背俞穴：肝俞、脾俞、肾俞、心俞。循经穴：内关、间使、血海、足三里、丰隆。根据辨证情况将上述穴位分为几组来应用，每次取5~7穴，进行埋线治疗。在治疗时间上，7~10天埋线1次，一般5~10次为1疗程。注意多选督脉、任脉穴位。其中大椎、腰奇、陶道、筋缩、鸠尾、癫痫最为重要。

> **按语**
>
> 　　注意根据辨证情况将上述穴位分为几组来应用，每次取5~7穴，进行埋线治疗。在治疗时间上，7~10天埋线1次，一般5~10次为1疗程。注意多选督脉、任脉穴位。其中大椎、腰奇、陶道、筋缩、鸠尾、癫痫最为重要。术后一般不需专门休息，穴位埋线少则12次，多则20次左右即可获得显著疗效，但重症患者宜同时服少量抗癫痫药物。另外，患者宜饮食清淡且富于营养，平时亦应注意调神怡性，避免精神刺激，消除自卑感和恐惧心理。
>
> 　　关于药物治疗问题，对于癫痫病初发病人、发作次数少、尚未药物治疗者，可首选埋线治疗，暂不必服任何抗癫痫药；如果病史在1年以上，必须药物控制者，必须继续服抗癫痫药，以免突然停药引起癫痫大发作。药物逐渐减量，待病情稳定后，减至最少量，并用埋线治疗控制。

八、小儿麻痹后遗症

小儿麻痹后遗症，亦称脊髓灰质炎后遗症。是儿童患小儿麻痹症后遗留肢体软弱无力，呈弛缓性麻痹和肌肉萎缩的疾病，常以1~5岁小儿多见。属中医"痿证"、"痿躄"、"软脚瘟"的范围。

【病因病理】

本病是由是一种由特异性病毒引起的急性传染病，其病原体随传染源粪便排出，经水、食物、苍蝇等日常生活接触途径传播，也有借空气传播的可能。其病毒主要侵犯脊髓前角的运动神经元，易引起肌肉弛缓性瘫痪。其后遗留肢体麻痹瘫痪及畸形，称小儿麻痹后遗症

中医学认为小儿体质娇弱，易致外邪侵袭，风热暑湿等邪从口鼻而入，初犯肺胃，继可流窜经络使经气不和，邪气久郁经脉，气血阻滞而形成瘫痪，久则经络经脉失养，肌肉萎缩、关节松弛、肢节萎废而成痿证。

【临床表现】

患儿开始时一般有头痛、发热、食欲不振、恶心呕吐、腹泻等症，轻症为一过性，常不被家人发现，严重病例有头痛、食欲不振、恶心呕吐、腹泻等，热退后遗留肢体瘫痪、肌肉萎缩、肌肤发凉、发病多见半身或一侧、双

下肢、亦可见全身瘫痪者。5岁以下儿童多发。

【治疗方法】

方一　注线法

[**取穴**] 上肢萎缩：主穴为颈6夹脊、肩髎、肩贞、曲池。配穴：伸肘无力配臂臑、鹰上，屈肘无力配肱中。垂腕配外关。爪形手配合谷。下肢肌肉萎缩：主穴为肾俞、腰5夹脊、上髎、次髎。配穴：臀部肌无力配环跳。抬腿无力配髀关、迈步（髀关穴下2.5寸）、风市、梁丘。膝关节不能伸配健膝、伏兔、足三里。膝关节过伸配承扶、殷门、直立（委中穴上4.5寸，偏内侧0.5~1.5寸）、外膝疾、承山。足内翻配悬钟。足外翻配纠外翻（三阴交上2寸）承内。垂足配脑清。马蹄足配承山、落地（承山下1.5寸）。

[**方法**] 用16号一次性注线针，4号药制肠线根据穴位要求使用长1.0~2.5cm长度肠线尽量多用透穴，透穴时用4cm长线，根据以上治疗计划适当组合穴位，每次选4~6穴，15天治疗一次，一般需要治4~6次。

方二　穿线法加注线法

[**取穴**] 以手足阳明经穴为主，瘫痪肌群为辅。上肢瘫痪取肩髃、曲池、手三里、合谷、大椎、肩井、肩髎、外关等；下肢取髀关、伏兔、足三里、命门、大肠俞、肾俞、环跳、居髎、秩边、悬钟、解溪、阳陵泉、迈步等穴。

[**方法**] 大多数浅表穴位用穿线法。消毒后，在穴位两侧1.5~3cm处局麻，用穿有2号肠线的三角针穿过穴位后，多次来回牵拉肠线，使其产生麻胀感，然后剪去皮外两端肠线。羊肠线留在体内部分力求长些，线头不得外露。②深在穴位用注线法，用装有2号肠线1~2cm的12号埋线针埋线，刺进穴位后进行按摩刺激，使之产生麻胀感，刺激量以病儿能耐受为度，埋入肠线，敷盖纱布。每次酌情选取3~5穴埋线，每月1次，一般2~6次。

方三　扎埋法加穿线法或注线法

[**取穴**] 循经取穴与局部麻痹肌群处穴位相结合。一般循经取穴及局部取穴各2~3个。

[**方法**] 肌肉丰厚处用扎埋法，浅薄处用穿线法或注线法，一般选用1~3号羊肠线。同一穴位在下次治疗时最好不重复使用（即使重复也最多只能做3次，每次隔两个月）。每次间隔20~30天为宜，7~10次为一疗程，一般需

2~3个疗程。

【典型病例】

王某某，女，11岁。

发烧后右下肢麻痹9年。臀及大小腿肌肉萎缩，患肢发凉无力，膝关节轻度屈曲，足跟不着地，足下垂、内翻，走路经常跌跤。不能用患肢单独站立，上楼梯需用健脚拖着走，经用穴位结扎法3次治疗（共55天）后，臀及大小腿增粗接近健侧，患肢能单独站立、抬起，上下楼、走路和跑路均不跌跤，基本痊愈。

【处方精汇】

用切埋法

根据受害肌群和支配受害肌群的神经分布选择有关穴位。如腿部取环跳、秩边等；腰部取肾俞、大肠俞、腰阳关等；股部前取髀关、伏兔等；股后取承扶、殷门等；股外侧取风市、前进等；股内侧取血海、箕门等；胫骨后取承山、合阳等；上肢取臂臑、手三里等。在穴位上用普鲁卡因浸润麻醉，用刀尖刺开皮肤0.5~1cm，将血管钳探到穴位深处，经过浅筋膜达肌层敏感点，按摩数秒钟后，用0.5~1cm长羊肠线4~5根埋于肌层内，切口用细线缝合，盖上消毒纱布，5~7天拆线。

按 语

在疾病早期确定诊断后，在二周时间急性期不做有刺激的诊断与治疗，避免有刺激治疗措施，以免加重病情，以口服药为主，恢复期要抓紧时机治疗，二周后开始穴位注射治疗，穴位根据麻痹发生部位适当选穴，但主要选在夹脊穴、阳经穴和强壮穴。注射药物选择神经营养、有修复作用的和能量制剂，隔日一次，共注射10次。以上治疗完成后，让病人休息5天，再根据麻痹肌群制定穴位埋线计划。

按中医学"治痿独取阳明"和"经脉所过，主治所及"的原则，定位埋线法除受害肌群局部取穴外，多以取手足阳明经穴和根据经过瘫痪肌群的经脉来选取穴，从而可达调补气血、濡养筋脉、除痿起废的目的。

在选穴配穴时，要注意①"先阳后阴"（先取阳经，后取阴经）；②"先上后下"（先取肢体上部穴，后取肢体下部穴）；③"先轻后重"（先治轻侧肢体，后治重侧肢体）；④"先力后畸（先治肌力，再治畸形）。⑤"先主后次"（先解决病变主要肌群，后解决次要肌群）。

腰以下麻痹，应先解决腰肌问题，先使患儿坐起来，然后再解决站立问题，可按臀部、大腿前部、小腿后部的穴位顺序分别刺激、结扎，促使促腰肌、臀大肌、股四头肌、小腿三头肌恢复功能。又如膝过伸（膝后弓）患者，应先刺激、结扎大腿和小腿后部的肌肉。在膝后弓改善后，随之出现病人用手按着大腿前部走路的现象，这时股四头肌麻痹，不能固定膝关节，就应选大腿前的穴位。在肌肉萎缩和畸形同时存在时，则首先增强肌力，然后再矫正畸形。

操作时要注意，轻症用注线法、重症用穴位结扎法。对麻痹肌群穴位要深穿线，这样易被吸收，还能增强机械刺激。对肌肉丰满，萎缩不明显，应深穿而结扎紧；肌肉薄而萎缩明显应浅穿而结扎松。麻痹肌群松弛而面积大，应采用穿线而结扎，挛缩面积小，采用穿线而不结扎。同时要找准敏感点进行刺激，并以出现麻酸、胀重，热等感觉为佳，如仅有痛点，则效差。

患者在术后较长时间要进行主动和被动的功能锻炼，以防止肌肉萎缩和畸形发生，并有利于患者肌力和功能的恢复。提高治疗效果，经对同系肌力30例患者的观察，配合锻炼的患者明显缩短治疗期2~3个疗程，肌力和功能恢复较快。由于患儿体力差，故应加强营养。本病在采用上述疗法时可根据病情选取综合治疗，效果更好。如肌力已达Ⅰ~Ⅳ级而肢体畸形者，可采用手术矫正。

痊愈病例中大部分是在恢复期内（6个月）进行合理有效治疗的轻症病例，这个时期畸形尚无形成，在治疗作用影响下，肢体肌力易于恢复，重症病例病程长者，早期治疗中进行过腰穿，火针治疗者中无效病例较多。

九、小儿神经性尿频

小儿神经性尿频症指小儿非感染性尿频尿急，该病属中医"淋证"范畴。

【病因病理】

小儿神经性尿频为儿科门诊常见疾病，目前病因尚不十分清楚，可能由于小儿大脑皮质发育不完善，高级中枢对脊髓排尿中枢的抑制能力差，以及焦虑、紧张、受惊吓等精神因素致膀胱神经功能失调，加之膀胱容量小，极易刺激张力感受器，传入脊髓排尿反射中枢，形成尿意而欲排尿。而诱发本病。

中医学认为，其病因病机多为小儿脏腑娇嫩，形气未充，惊恐伤肾，以致肾虚不固，心气淫乱，心肾不交，膀胱摄纳无权，则见小便频数。

【临床表现】

本病特点为尿频、尿急，且常在清醒时出现，注意力集中或入睡后尿频症状消失，无尿痛及发热，尿常规检查正常，排除泌尿系感染、糖尿病等疾病后可诊断本病，

【治疗方法】

方一　注线法加敷脐法

[取穴] 心俞、肾俞、神门、太溪。

[方法] 选"00"医用羊肠线，剪成1.0~1.5cm长的线段，采用9号埋线针埋线。常规消毒。垂直进针快速埋入，将线埋在皮肤与肌肉之间为宜，一般为1~2cm深，稍做提插，待气至，推入线体。出针后外用创可贴覆盖。埋线7天1次，1次为1疗程。配合中药敷脐选桑螵蛸、煅龙骨、醋炙龟板、冰片按4：2：2：1的比例研末过筛；晚上临睡前用党参汤调敷于肚脐内，然后用脱敏胶布固定，隔日换1次，7天为1疗程。

方二

[取穴] 关元、太溪（双）、肾俞（双）、神门（双）。

[方法] 穴位皮肤常规消毒局麻，用000号羊肠线和7号埋线针埋线。关元、太溪、肾俞皆向上斜刺，埋入0.5cm线体，针神门时向阴郄方向平刺，埋入0.5cm线体，20天1疗程，一般1~3疗程即愈。

【典型病例】

患儿王某，9岁。

小便频数而量少，已6月，尿色不黄，精神倦怠，动则汗出，心神恍惚，上课注意力不能集中，纳差，便溏，舌质淡，苔薄，脉细，多次尿常规检验无异常，诊为小儿神经性尿频，证属肾虚不固，膀胱失约，心神不宁。治宜补肾益气，调摄膀胱，养心安神。遂用方二治之，1次后病情明显减轻，再治1次，症状全部消失，停止治疗，随访1年，未见再发。

【处方精汇】

1. 用注线法

取穴关元穴、三阴交。将00号羊肠线剪成1cm穿入9号埋线针中。右手持针，先刺入穴位得气后，用针芯将羊肠线推至穴内，然后用无菌纱布覆盖，

每组穴位间隔20天左右。

2.用穿线法

取穴：1组：气海透关元，膀胱俞。2组：关元透中极、肾俞。常规碘伏消毒局部麻醉后，中号皮针穿好0号羊肠线，持针从穴位进针沿皮下纵行1cm穿出皮肤，剪断为宜，而线头不易外露，盖上消毒纱布即可。每次埋线间隔1月。

按 语

治疗时对儿童要有耐心，家长不要打骂训斥，不可不让患儿小便，应多加安慰，使患儿注意力集中到别的活动上去。应教会和鼓励小儿将两次排尿间隙的时间尽可能延长，并记录每天两次排尿间隙的最长时间，如有进步，可适当给予鼓励。医生的关心和鼓励，将会有利于改善患儿的症状。

总之，治疗本病要随证变法，不拘一格。药物只是帮助患者，更重要的就是父母要配合，改变患儿学习和生活的规律，平衡患儿的饮食。少食含有化学添加剂的食物，多食新鲜的蔬菜和肉类，改善睡眠的质量，让患儿情绪安静而平稳，脱离虚拟世界，回到现实世界，自己学会料理自己。这些都是治疗本病必不可少的因素。以上就是中医治疗此病的方法，要顾及心理因素，环境因素，饮食因素等多方面，不能单靠药物的治疗，要身心合一，面面兼顾，就可完全治疗，既治好了本病，也改善增强了体质达到病去体健的理想目的。

十、小儿抽动秽语综合征

小儿抽动秽语综合征是指以不自主的突然的多发性抽动以及在抽动的同时伴有暴发性发声和秽语为主要表现的抽动障碍。中医归属于"痉症"范畴。

【病因病理】

本病的病因病理目前尚不清楚，有人推测是器质性的病变，主要是基底部神经节的功能障碍，该处为脑内多巴胺含量最高的部位，多巴胺的重要生理功能之一是调节运动功能，有报道多发性抽动症患者脑内儿茶酚胺（包括多巴胺）的更新率加速，也有人认为本病与精神因素关系密切，目前也有人认为是与体内缺乏蛋白质，矿物质，多种维生素和微量元素有密切关系。

中医学认为，肝为风木之脏，内风之源，体阴而用阳，主升主动，肝阳上亢，即再现上述运动及发音抽动诸症；外风犯肺，风邪外助内势，风症不止；脾土之脏又往往升降失常而痰浊内蕴，风痰裹挟累肝，肝脏更失条达，诸症难去。

【临床表现】

起病多在21岁以前，以2~15岁最多见。病程中存在着多种运动抽动与一种或多种发声抽动，但未必同时存在。抽动具有突然快速、短暂重复、不自主、无目的、复发等特点，影响多组肌肉。抽动可受意志控制短时间（数分钟至数小时），在应激下加剧，睡眠时消失。抽动症状一天发作多次，几乎天天如此，或间歇发作，病程超过1年，在同一年之中症状缓解不超过2个月。

【治疗方法】

方一　注线法

[取穴] 三阴交、阴陵泉。

[方法] 局部常规消毒，局部麻醉，然后每穴取0号医用羊肠线1.5cm，用9号埋线针带线刺入穴位，得气后将线埋下，拔针后小胶布固定1~2天，1月后用同法施术于另一侧三阴交、阴陵泉穴。再后每过1月两侧轮流埋线。6个月为1疗程。配合太冲、列缺针刺，双侧交替用穴。针刺1次/日，6次/周，6个月为1疗程。

方二　注线法

[取穴] 行间、太冲、三阴交、血海、内关、合谷、太阳、百会。

[方法] 操作方法：每次选穴2~4个，穴位常规消毒，用9号埋线针，将剪成1~2cm长的"0"或"00"号羊肠线从套管斜口处置入，快速刺入，得气后，推入线体，拔出针管，用胶布固定，每15天1次，6次为1个疗程。

【典型病例】

小孩，10岁。

挤眉弄眼，手脚不停抽动，静止时间基本不超过5分钟。平时小孩特别好动。在上课时都不停地动，无法静止。学习成绩不好，做事非常不专心。经过检查诊断为：小儿抽动秽语综合征。久治病情未见好转。属于中医的肝风内动。埋线选穴：行间、太冲、三阴交、血海、内关、合谷、太阳、百会。第一次埋线后，患儿抽动频率、幅度明显减轻。3次后患儿针刺时已无抽动迹象。一年后均无复发。

【处方精汇】

用注线法

阳明积热型：内庭、曲池、偏历、四白等穴，髓海不足型取哑门、廉泉、神门、复溜。用埋线针9号，放入00号羊肠线1cm。进针后提插得气，推入线体，外盖创可贴。每1月埋线1次，3次为1疗程。

按语

本病多发生于学前班或中小学生。由于症状怪异。发作频繁，难以自控，加之部分患儿还有秽语，病状大多被家人误认为是坏习惯，不予就医，再加常常遭受指责、耻笑，因而许多患者出现情绪障碍、行为异常、学习或社会适应困难等后果。因此，家长发现小儿出现这种情景，应及时就医。小孩也应该注意少看电脑和电视，避免复发。

本病呈慢性病程，病情波动，时好时坏，有周期性缓解与复发，须较长时期治疗。预后良好。

本症的抽动症状大多预后良好，随访研究表明有部分患者完全恢复，但也有少部分患者持续到成年，罕见进展为精神分裂症者。男性患者预后较女性患者好。伴品行障碍的患者容易导致刑事犯罪，预后可能较差。

十一、小儿多动症

小儿多动症又称儿童多动综合征、轻微脑功能障碍综合征。中医一般将本病归于"失聪"、"健忘"、"疳症"、"虚烦"、"不寐"、"妄动"、"妄为"等范畴，

【病因病理】

本病的病因常有以下几个方面：

（1）轻微脑组织损害；

（2）妊娠时病毒感染、服药、新生儿窒息、产伤，多种原因导致脑缺氧、脑损伤等；

（3）遗传因素；

（4）维生素缺乏，食物过敏；

（5）心理因素与不良的家庭教育方法及环境有关；

（6）外界环境与教育方式因素。由于以上各种因素，均可导致患儿的脑功

能轻微障碍，脑内神经介质代谢异常，神经介质的有效浓度不够，影响信息传递，以致难以控制自己。从而导致本病。

中医学认为多动症的产生，先天禀赋是本病的内因，加之后天失调、产伤或其他病所伤以及教育不当，皆可导致本病。其病机是，脏腑功能失常，阴阳平衡功能失调，而致神不守，魂不安，思不固，志不坚，这些症状与心、肝、肾有密切关系。

【临床表现】

多动症是一组症状群，表现复杂多样，以活动过多、注意力不集中为最常见，还有情绪不稳、冲动任性、知觉和认识功能障碍、学习困难等。注意力涣散，上课时思想不集中，坐立不安，喜作小动作，活动过度。情绪不稳，冲动任性，动作笨拙，学习成绩一般低于同龄同学，但智力一般正常。多见于学龄儿童，男性多于女性。

【治疗方法】

方一　注线法

[**取穴**] 双侧手三里、足三里。

[**方法**] 使用一次性穴位埋线针，将磁化的蛋白线剪成0.8~1.2cm长度，冲洗后放入针头内，不用局麻，像注射一样直接快速破皮进入穴位及一定的深度，待患者局部得气后用针芯推入蛋白线后出针，用消毒棉签局部压迫止血并常规消毒后，用无菌创可贴盖上。埋线治疗期（15天埋线1次，2次1疗程）和埋线巩固期（1个月埋线1次，2次1疗程）。

方二　注线法

[**取穴**] ①心俞、肝俞、脾俞、肾俞、天冲。②神门、内关、昆仑、外丘、强间。

[**方法**] 穴位消毒局麻后，将00号羊肠线置于9号穿刺针内，刺入穴内，背俞穴中。肾俞直刺3cm，埋入羊肠线1cm，其余背俞穴斜刺3cm，埋入羊肠线1cm；头穴平刺，埋入羊肠线1.5cm，四肢穴直刺，埋入羊肠线0.5~1cm，用补法。两组穴交替使用，20天埋线1次，5次为一疗程。

【典型病例】

例1　患者，男，11岁，学生。

上课注意力不集中，嬉闹好动，成绩处于班级中下水平，且经常感冒，消化不良。经过 用方一1个疗程的治疗，老师和家长都反映其上课以前注意力集中，能安静听讲，能举手回答问题。随访18个月，患儿成绩已上升至班级上游水平，消化不良也有明显好转，且不再容易感冒，综合身体素质也提高了。

例2 李某，男，12岁。

近年来出现多语多动现象，注意力不集中，上课时东张西望，成绩差，对人不懂礼貌，夜间多汗、遗尿，在外院诊断为儿童多动综合征。用方一埋线治疗6个疗程后，患儿情绪稳定、语言流利、思维敏捷、行为动作正常、注意力集中、学习进步、夜间不再多汗、遗尿。随访10个月未见复发。

【处方精汇】

用注线法

取穴：四神聪、神门、三阴交、太阳。配穴：躁动不安加太冲、内关，食欲不佳配中脘、足三里。将00号羊肠线剪成1cm穿入9号埋线针中。右手持针，先刺入穴位得气后，用针芯将羊肠线推至穴内，然后用无菌纱布覆盖，每次埋线间隔20天左右。

按语

治疗期间，注意饮食营养，合理安排作息时间，养成良好生活习惯。宜让孩子吃些动物鲜脑、鲜汤、脊骨汤、不宜食油炸、香甜、油大的食物，要让孩子多吃水果、蔬菜，不宜吃小食品、雪糕，不喝饮料。

在治疗过程中，要密切观察患儿反应，注意坚持治疗，如果治疗有效后。仍应继续给予一段时间的巩固，以免突然停止治疗后出现反跳。对于本病，心理治疗亦很重要，老师和家长要多给予鼓励，培养学习及其他有益的兴趣，切莫动不动就训斥，甚至打骂。树立治疗信心，使孩子发挥主观能动性，加强自制力。不能过分溺爱顺从，注意纠正任性、固执。不宜观看激烈的武打动画片，避免夫妻吵架。

第二十二章
皮肤科疾病

一、荨麻疹

荨麻疹是临床上常见的一种变态反应性皮肤病，是以皮肤上出现鲜红色或苍白色瘙痒性风团为特征的一类病症。中医称之为"风疹"、"瘾疹"。

【病因病理】

现代医学研究已证明，慢性荨麻疹系各种变应原在体内引起的变态反应，使组织胺、5-羟色胺、慢反应物质释放作用于皮肤血管的 H_1 和 H_2 受体，则出现皮肤风团的发作。

中医学认为，荨麻疹患者多为禀赋不足，发病有内因和外因二种因素。内因是脏腑失常，阴阳失调，气血失和；外因为表卫不固，复感内邪，怫郁于肌肤所致。

【临床表现】

皮疹骤起骤退，为形状各异，大小不等的红色或苍白色风团。皮肤划痕试验阳性。若伴腹痛，恶心呕吐等胃肠道症状者为腹型荨麻疹。瘙痒剧烈，重者可伴有发热等全身症状。

【治疗方法】

方一 注线法

[取穴] 曲池、血海、膈俞、足三里。

[方法] 穴位常规消毒。将已备好的00号药线放置在9号埋线针前端内，对准穴位快速透过皮下后，再把针缓慢刺入适当的深度。待出现针感后，边退针边推针芯，使药线完全埋于穴位深部后，方可拔针。创可贴固定。每20天治疗1次，3次为1疗程。

方二　注线法

[**取穴**]（1）足三里、风门、肺俞、曲池；（2）血海、膈俞、膻中；（3）胃俞、风池、百虫窝。配穴：伴有腹痛腹泻者加天枢（或中脘）、上巨虚。

[**方法**]先常规消毒穴位局部皮肤，将已消毒好的"00"或0号羊肠线剪成1~2cm长数段，然后放置在9号腰穿针管前端，后接针芯，左手拇食指绷紧穴位部皮肤，右手快速刺入并达到所需深度，当找到针感后，左手按推针芯，右手慢退针管，将羊肠线埋植在穴位部皮下组织或肌层内，针孔处用创可贴贴封即可。

方三

[**取穴**]双侧肺俞、膈俞、脾俞。

[**方法**]局部常规消毒，作局部麻醉，每穴取0号羊肠线2cm，用9号埋线针将线装入针头内，迅速刺入穴位皮下，再将针缓慢向脊柱方向斜刺0.5~1寸，轻提插得气后，边提针边推针芯，将线埋入，拔针后小胶布固定1~2天即可。10天治疗1次，3次为一疗程。

方四　植线法

[**取穴**]单纯性荨麻疹取风门、肺俞，伴恶心、腹痛、腹泻者加中脘、天枢，伴胸闷不适者加膈俞。

[**方法**]局部皮肤消毒后浸润麻醉。取1cm长的羊肠线，套在埋线针缺口上，两端用血管钳夹住。针尖缺口向下以15~40度方向刺入。当针头缺口进入皮内后，左手即将血管钳松开，右手持续进针直至羊肠线头完全埋入皮下，再进针0.5cm，随后把针退出，用纱布覆盖创口。每次取1~3个穴位，视患者情况每2~4周治疗1次

【**典型病例**】

例1　王某，女，25岁。

来诊时胸背及手肘、大腿部皮肤有大小不等的红色风团，瘙痒难忍。患者皮肤瘙痒性风团反复发作5年余，风团时多时少，疏密不一，此起彼伏，发作无规律，因不断反复发作，情绪低落，影响正常工作休息，虽经多种中西药治疗，效欠佳。就诊我科后，按上述方一穴位埋线3次痊愈，随访半年未复发。

例2 苏某，女，38岁。

全身瘙痒，起风团反复发作20年。缠绵不愈。近2月来频频发作，皮疹块融合成片，奇痒难眠而来就诊。查：四肢及躯干部有较密集的如鸡蛋大白色丘疹，部分连成片，尤以四肢内侧为重，体表有抓痕及结痂，舌苔薄白，脉沉细。诊为慢性顽固性荨麻疹。治疗先用方二第一组穴位埋线，埋线3天后，全身症状明显减轻，1周后诸症尽除，后每间20天埋线1次，共埋线3次。随访至今未见复发。

【处方精汇】

1. 用注线法

取肺俞、膻中、曲池、足三里、血海、阳陵泉、三阴交等穴位，常规消毒皮肤，局部麻醉。进针将羊肠线送入预定位置。取针，用纱布固定保护针眼1~2天。5~20天埋1次，3次为1疗程。埋线初期，配合服用小剂量抗组胺药物、维生素B_1、维生素C 3~5天。

2. 用注线法

1组：曲池（双侧），足三里（双侧）。

2组：大椎，肺俞（双侧），脾俞（双侧），肾俞（双侧）。

3组：大椎，手三里（双侧），血海（双侧），三阴交（双侧）。

配穴：血虚型：肝俞（双侧），阴陵泉（双侧）。血热型：合谷（双侧），膈俞（双侧）。血瘀型：百虫窝（双侧），风门（双侧）。先将9号埋线针头处置入00号羊肠线，穴位消毒，快速刺入穴位至所需深度，待患者得气后将医用羊肠线留在体内，然后将针拔出，用消毒棉球固定针眼，5分钟后取下。第1个疗程每次按1组、2组、3组顺序取穴，第2个疗程后则据中医辨证分型不同，随症取穴，经第1次治疗后无过敏者，第2次起每次治疗均取7个穴位。急性荨麻疹或慢性荨麻疹急性发作治疗1次/7天，3次为1个疗程。疗程间无须间隔。慢性荨麻疹治疗1次/7~30天，3次为1个疗程。疗程间无须间隔。

按 语

本病患者发作较频，病程比较缠绵，首先要树立患者治疗本病的信心，并注意休息，避免劳累，宜加强营养、多食大枣、核桃、冰糖、梨及服用银耳羹、参芪排骨汤等益气养血之品。加强体育锻炼，诸如跑步，气功等以增强体质，减少复发次数。

通过观察，穴位埋线能更有效地控制荨麻疹，疗效明显优于常规针刺治疗，且配穴简单、操作简便安全。因此穴位埋线是一种有效治疗慢性荨麻疹的方法，值得临床上推广使用。

二、老年性皮肤瘙痒症

老年性皮肤瘙痒症，临床以无原发性皮肤损害而以瘙痒为主。本病属中医"风瘙痒"范畴。

【病因病理】

本病多是由于激素水平生理性下降、皮肤老化萎缩、皮脂腺和汗腺分泌功能的减退使皮肤含水量减少、缺乏皮脂滋润、易受周围环境因素刺激诱发等所致。

中医学认为，本病多由风热、风寒或湿热之邪蕴于肌肤，不得疏泄之故；也可因风邪久留体内，化火生燥，致津血枯涩，肌肤失养而得。

【临床表现】

本病均与年老和秋冬季节有关，皮肤干燥，反复瘙痒，遍布条状抓痕及血痂。伴有面色无华，心悸失眠、头晕眼花。皮肤呈苔藓样变，或有色素沉着等症。

【治疗方法】

方一　植线法

[**取穴**] 合谷、曲池、膈俞、血海。风热血热型加外关，湿热蕴积型加足三里，血虚风燥型加委中。

[**方法**] 常规消毒局部麻醉，将0号羊肠线1.5cm套于埋线针尖端的凹槽内，缓慢进针，针尖缺口向下以15~40度角刺入，再进针0.5cm，将肠线埋于穴内肌层，随后出针，外敷无菌纱布。15~20天埋线1次，3次为1疗程。

方二　注线法

[**取穴**] 血海。初起、遇热加重，伴大便干者加用曲池；湿热较重者加用曲池、三阴交；病程较长，见食欲不振、疲乏无力者加用足三里。

[**方法**] 每次选2、3个穴位用12号埋线针，装入1.5cm长0号羊肠线

快速刺入皮肤，然后缓缓送针到所需深度，针刺得气后，提插2、3次，将羊肠线注入穴位内，1次/10天为1疗程。治疗时间最短2个疗程，最长6个疗程。

方三　穴位注射加埋线法

［取穴］膈俞、血海。

［方法］取双侧膈俞穴，每穴各注射 Vit B_6 注射液25mg、Vit B_{12} 注射液25mg、2%普鲁卡因1ml。血海穴局部消毒后，用埋线针将00号羊肠线2.5cm埋入穴位，外贴创可贴覆盖。

方四　注线法

［取穴］①曲池、合谷、血海、三阴交、足三里、阳纲、肺俞、大椎；②天井、支沟、阴包、中渎、承山、消泺、脾俞、大肠俞。

［方法］穴位消毒局麻后，用装有1号羊肠线9号埋线针刺入穴内，背部俞穴向脊柱斜刺，腰部俞穴及四肢穴直刺，有酸胀感后，注入羊肠线2cm，外盖敷料。7天埋线1次，两组穴交替埋线，6次为一疗程。

【典型病例】

例1　李某，男，58岁。

主诉：间断性周身发痒3年余。现症见皮肤瘙痒，受热后加剧，伴心烦，口干喜饮，大便干结，舌质红，苔薄黄，脉弦滑。躯干四肢皮肤干燥，有散在的抓痕及血痂。治疗用方一，取合谷、曲池、膈俞、血海、外关穴，如前述方法治疗1次后，患者述诸症有所减轻。共治疗3次，患者症状、体征均恢复正常，随访1年无复发。

例2　黄某某，男，65岁。

主诉：反复瘙痒4年，每于秋冬季之夜间瘙痒益剧。见头部皮肤呈苔藓样变，躯干四肢皮肤干燥，均见散在的抓痕和血痂，有色素沉着。当即给予穴位注射加埋线法治疗，患者当天夜间开始，症状已明显减轻，第2天症状控制。随访1年，未见瘙痒复发，原有苔藓样变及色素沉着也完全消失。

【处方精汇】

用植线法。

取穴：大椎、曲池、血海、足三里。穴位消毒局麻，用2cm 1号羊肠线置于局麻皮丘上，用埋线针缺口下压羊肠线，刺入穴内，局部有酸胀感，线头没入皮内1cm左右退针，外盖敷料。15天埋线1次，3次为一疗程。

按语

埋线治疗皮肤瘙痒症临床效果较好，通过调和气血，疏通经络，改善机体状况，使病情得以缓解，止痒作用尤为突出。本病病位在肌肤，与肺、脾、胃、肝、肾有关。急性病者以邪实为主，慢性者多虚实夹杂，临床证型主要有风寒、风热、寒湿和冲任不调，故临床治急性者多以泻法为主，取针后还可在针眼处挤出少量鲜血以清热泻实，慢性者则尚可配用肺、脾、肝、肾等俞治其本，有较好效果。

治疗过程中，忌食生冷，调养情志，适度寒温，注意消除病因。如因食物诱发者，忌油腻酒酪；如因风寒暑热而致者，应适寒热。如因糖尿病、肝肾疾病应对病因进行治疗。瘙痒处忌过度搔抓、摩擦、热水洗烫等。

三、神经性皮炎

神经性皮炎是一种慢性、瘙痒性皮肤神经官能症，以局部皮肤呈苔藓样和阵发性剧痒为特征。属中医学"牛皮癣"范畴。

【病因病理】

本病多因精神因素引起大脑皮层功能失调，或因消化系、内分泌等疾病引起内环境紊乱，加上局部刺激及辛辣食物刺激而诱发。

中医认为，本病多因七情内伤，导致营血不足，风湿热邪侵袭皮肤，日久血虚风燥，皮肤失养而成。风邪侵扰是本病的诱发因素；营卫不和，经脉失疏是本病的病机特点。

【临床表现】

以剧烈瘙痒、皮肤局限性苔藓样变为特征，分为局限性和播散性两种。局限型好发于颈项、肘等处，首先感觉局部瘙痒，后出现集簇的正常皮色或淡褐色、淡红色多角形扁平丘疹，稍具光泽，覆盖少量秕糠状鳞屑，进而丘疹互相融合成片，皮肤渐增厚，形成苔藓样变，境界清楚。播散型好发于头、四肢、肩、腰等处。皮损表现与局限性神经性皮炎相似，但分布广泛，阵发性剧痒，尤以夜间为甚，影响睡眠，病程慢性，易反复发作。

【治疗方法】

方一　植线法加刺络拔罐法

[取穴] 病灶在头部面部及颈部的可选局部皮下、风池、合谷；病灶在上肢可选曲池、合谷；病灶在下肢可选局部、血海、太冲、三阴交；病灶在胸背部可取局部阿是穴结合上下肢远端取穴。

[方法] 局部先用梅花针叩刺5~10下，然后用闪火法将火罐吸拔约3分钟后取下，每周1次，6次为1疗程。常规皮肤消毒局麻，取0~2号羊肠线约1~3cm，放在穴位上，针尖缺口向下压以15~40度角刺入，当针头缺口进入皮刺至需要深度，随后把针拔出，用创可贴保护创口2~3天即可。15天1次，3次为1疗程。

方二　埋线加梅花针法。

[取穴] 肝俞透风门、心俞、大椎、灵台、曲池、血海、足三里、三阴交

[方法] 用碘伏常规消毒，然后病变皮损部位用梅花针以中重度手法，叩至皮肤渗血为度。最后用火罐吸附，务使瘀血散尽。3日1次，一般可治疗3~5次。埋线用专用埋线针将3cm左右羊肠线埋入穴位肌肉层，牵拉挤压针孔放血，最后将针孔以碘伏消毒，创可贴外敷针孔，3天内不得着水。20天治疗1次。

方三　注线法

[取穴] 血海（双）、曲池（双）、皮损区。

[方法] 将3/0号蛋白线剪成2cm左右长的小段，9号注线针，埋线时在选定的穴位作常规消毒后，将剪好的肠线置入9号注线针的针管内，然后快速刺入皮肤下，循经进针到肌肉层，推动针芯将肠线植入穴位内，缓慢退出针头，按压针孔。

【典型病例】

例1　夏某，男，67岁。

患泛发型牛皮癣30年。30年来颈部及四肢大面积皮肤呈苔藓样变，痒甚，抓破流水，四季均发，范围由小至大，缠绵不愈。用方一在痛苦异常处用梅花针加拔罐拔出黑血约5~10ml，然后在风池、大椎、曲池、合谷、委中、血海、三阴交、太冲给予埋线。一周后患处皮肤逐渐痒止、脱屑，皮肤

颜色由红变黯紫，逐渐恢复成正常肤色。15天以后又按原方治疗1次，数月后皮肤光滑与正常，症状消失。

例2　张某某，男，39岁。

自诉2年前起双肘尖下部皮肤瘙痒难忍，以夜间为重，查双上肢肘尖下部见约4cm×6cm大小皮损区，皮肤干燥，触之较硬，呈对称分布，皮损区上有抓痕，诊断为神经性皮炎。治疗用蛋白线穴位埋线，取曲池（双）、血海（双）、阿是穴，埋线1次皮损区缩小、瘙痒减轻，埋线2次后，皮损消失。患者半年后因咳嗽来医院取药时，自诉皮炎无复发。

【处方精汇】

1. 用注线法

阿是穴、合谷、曲池、血海、膈俞。

配穴：血虚加足三里、三阴交。

肝郁化火加肝俞、太冲。常规消毒局部浸润麻醉，用9号埋线针装入2cm羊肠线刺入穴位，得气后渐退针时将肠线埋于皮下穴内，创可贴外敷，每10天1次，最多4次。

2. 用植线法

病灶在头、颈部：局部、风池、合谷；病灶在上肢：局部、曲池、合谷；病灶在下肢：局部、血海、太冲、三阴交；病灶在胸背部：局部、上下肢远端取穴。穴位消毒局麻后，用0~2号羊肠线约1~3cm，将埋线针缺口向下以15~40度角刺入，把羊肠线带进皮下需要的深度，将针退出，外盖创可贴2~3天。15天埋线1次，3次为一疗程。

按语

使用方一用梅花针叩刺时，对全身泛发性皮炎，应先取瘙痒较重的皮损，一次治疗范围以病人能承受为宜，隔天可选其他部位同法治疗。

方二在局部梅花针加拔罐，拔出较多血液以泻邪热，结合羊肠线对经络穴位的持久刺激作用，可祛其瘀血，泻其表邪，促进其新陈代谢，从而纠正局部生化反应的紊乱，以利皮损的恢复。

四、白癜风

白癜风是后天性因皮肤色素脱失而发生的局限性白色斑片，使得局部皮肤呈白斑样。中医学称之为"白癜"或"白驳风"。

【病因病理】

白癜风是一种后天性局限性皮肤色素脱失病，其病因与免疫功能低下，内分泌紊乱，代谢障碍致黑色素细胞被破坏及微量元素缺乏等因素有关，使皮肤中黑素细胞的数量的减少甚至消失导致白癜风的发生。另外白癜风患者可能有一定的遗传缺陷，使黑色素细胞容易被破坏。

中医认为是由于情志内伤，肝气郁结，气机不肠，复感风邪，搏结于肌肤，以致局部气血失和，发为本病。或因气血亏虚，兼风邪外袭，营卫失和，或肝肾阴虚，兼气血失和，肌肤失养而引起。

【临床表现】

本病表现为后天发生的色素脱失斑或色素减退斑，易出现在神经末梢，关节，汗腺集中分布的地区。皮损界限清楚，且形态不规则，皮损边缘色素加深。皮损内毛发可变白或可见毛囊口周围复色现象。在wood灯下，白癜风部位与周围皮肤有非常明显的界限。

【治疗方法】

方一　植线法

[**取穴**] 肺俞、膈俞、脾俞、胃俞、肾俞、阳陵泉、三阴交、曲池、外关穴。

[**方法**] 左右交替使用。在距穴位5cm处消毒局麻，将肠线（0号，长4cm）中央置于皮丘上，右手持陆氏埋线针，缺口向下压肠线，以15~20度角向穴位中心进针，待线头全部植入皮内再进针1~2cm，缓慢退出埋线针。用胶布固定1~2日。每隔2个月行穴位埋线1次，2次为1个疗程。

方二　注线法

[**取穴**] 大椎、足三里、曲池；配穴：风湿蕴热型取风门、肺俞；肝气郁结型取肝俞、胆俞；肝肾不足型取肝俞、肾俞；气滞血瘀型取肝俞、膈俞。

[**方法**] 穴位局部消毒局麻，将4/0号羊肠线从斜口植入，快速刺入穴内，得气后埋入穴位前后约2cm左右处，深达皮下组织，退针后盖上创可贴2天即可，间隔45天左右再做第二次，一次手术3到4个穴位。

方三　注线法加皮肤针法

[**取穴**] 肺俞、足三里、曲池；配穴：风湿蕴热型选风门、外关；肝气郁结型取肝俞、阳陵泉；肝肾不足型取三阴交、肾俞；气滞血瘀型取肝俞、膈俞。

[**方法**] 皮肤常规消毒局麻，用9号埋线针装入1~2cm线体，持针快速刺入穴位，得气后，将羊肠线植入穴位，退针后盖上创可贴。并用梅花针以病人能承受的强度及力度叩打病变处，以局部皮肤潮红为度。每3天穴位埋线结合梅花针叩打病变处1次。治疗时间为2~4个月。

【典型病例】

例1　患者，男，13岁。

皮肤多处出现白斑3年，白斑面积逐渐增大，检查见前额、颈部、下腹部散在分布白斑多处，白斑面积2cm×3cm至3cm×5cm不等，无脱屑，周边肤色较深。舌质淡，舌苔薄白，脉和缓有力。用穴位埋线治疗2次后，白斑面积的70%色素沉着接近正常肤色。随访1年，病情稳定。

例2　张某，女，44岁。

皮肤多处出现白斑6年，白斑面积逐渐增大，白斑处不痛不痒，余无异常。曾到处求医无效。检查见胸部、前额、下腹部散在分布白斑9处，白斑面积3.4cm×5cm至4.5cm×7cm不等，周边肤色较深。舌稍淡暗，苔薄白，脉濡滑。用方三治疗3个多月，白斑面积的88%色素沉着接近正常肤色，随访1年半，病情稳定，无复发。

【处方精汇】

用注线法

主穴：曲池、阳陵泉、皮损白斑区。

配穴：膈俞、肺俞、胃俞、脾俞、肾俞、膻中、关元、外关、三阴交。常规消毒，在距穴位5cm处进针，用0号、1号医用肠线，以15度角穴下0.6寸埋线进针，直至线头全部埋入皮内再进线0.5cm，快速拔针，压迫针眼，每2个月埋线1次，3次为一个疗程。

按　语

目前白癜风的治疗较为困难，仅用某一种药物痊愈率很低，需依据病情辨证施治，采取综合疗法才能取得较好的疗效，埋线的同时，能加上梅花针、艾灸、紫外线照射、生姜外擦等能增强效果。初发病时给予及时恰当的治疗非常重要，以青少年泛发型、病程短、发展快、范围广者疗效最佳。早期发病治愈率可达95％。晚期则仅为30％以下，因此，把握住治疗时机是本病治愈的关键，错过了时机可能导致终身不愈。五、湿疹

湿疹是一种与过敏有关的急慢性炎症性皮肤病。中医文献中记载的"浸淫疮"、"旋耳疮"、"绣球风"、"四弯风"、"奶癣"等类似西医学的急性湿疹、耳周湿疹、阴囊湿疹、异位性皮炎及婴儿湿疹等。

【病因病理】

本病与过敏体质或第Ⅳ型变态反应有关。外因系外界物理、化学及食物等刺激；内因系慢性病刺激使机体产生迟发型变态反应而导致皮肤炎症的发生。近年来，湿疹的发病呈上升趋势。这可能与气候环境变化，大量化学制品在生活中的应用，精神紧张，生活节奏加快，饮食结构改变均有关系。

中医学认为，本病总由禀赋不耐，风湿热邪客于肌肤而发。精神因素亦与之有关。日久热邪伤阴，耗津耗血，肌肤失养而成慢性。

【临床表现】

可发生于任何部位，常见于面部、耳后、四肢屈侧、乳房、手部、阴囊等处，对称分布。根据皮损特点可分为急性、亚急性和慢性湿疹。急性期有多形性、弥漫性、糜烂渗出性及瘙痒性皮损，境界不清，分布对称。慢性期有浸润肥厚、苔藓样变，反复发作，加之过去有急性湿疹或亚急性湿疹病史。三者并无明显界限，可以相互转变。

【治疗方法】

方一　注线法

［**取穴**］长强、曲池、足三里、三阴交、肾俞、血海、局部。

［**方法**］肛周常规消毒后，根据病变范围大小，选取截石位1、3、5、6、7、9、11点肛周，对皮损进行一层或多层包围式埋线。再选取长强、曲池、足三里、三阴交、肾俞、血海等穴位进行埋线，将长约1.5cm 3/0号羊肠线用7号埋线针刺入穴位，每周治疗1次，4次一疗程。主治肛周湿疹。

方二　注线法

[**取穴**] 承山。

[**方法**] 常规消毒局部皮肤，取6号埋线针装入三段约1~2cm长的消毒的肠线，当针刺入一定深度，出现针感，埋入肠线。2次埋线之间隔20天。主治肛门瘙痒。

方三　注线法

[**取穴**] 腺内穴、足三里、驷马三穴、曲池、血海、大椎、风市。配穴：面部配合谷；头部配外关；腰背部配委中；胸腹部配足三里：阴部配三阴交；局限性湿疹配阿是穴。

[**方法**] 穴位消毒局麻后，用2号蛋白线装入12号穿刺针，刺入穴位。膈俞用斜刺法；余穴用直刺法，待有酸胀感后，注入羊肠线2cm，每15天埋线1次，4次为一疗程。

方四　植线法

[**取穴**] ①曲池、血海；②大椎、风市。面部配合谷；头部配外关；背腰部配委中；胸腹部配足兰里；阴部配三阴交；局限性湿疹配阿是穴。

[**方法**] 在埋线穴位消毒局麻，将1号肠线1cm套于埋线针缺口上，两端并齐，用止血钳夹往，将埋线针刺入穴内，松开止血钳，将针继续刺入，待线头没入皮内0.5cm后退针。阿是穴选用皮损边缘埋线，用埋线针顺着皮损边缘斜刺，如此在其周围上下左右各埋入肠线3cm。两组穴交替使用，酌情选用配穴。15天埋线1次。

【**典型病例**】

例1　周某，男，38岁。

肛门周围阵发性瘙痒3年余，初起时瘙痒多于夜间发作，继而昼夜不已，多方治疗不效，来诊时检查肛门部有皲裂、血痂、抓痕、色素沉着、糜烂、渗液等改变。用双侧承山穴埋线1次而愈。随访一年未发。

例2　王某某，女，31岁。

四肢皮肤粗糙发痒，抓后皮损脱屑，结血痂已年余，经反复治疗效果不佳。近2个月前瘙痒加重，食欲不振，口干，便秘，小便黄。取穴：曲池、血海、膈俞、三阴交、环跳。2次埋线后症状基本消失，再巩固治疗2次病愈，随访2年未复发。

【处方精汇】

用注线法

曲池、血海、膈俞、三阴交。穴位消毒局麻后，用2号羊肠线装入12号穿刺针，刺入穴位。膈俞用斜刺法；余穴用直刺法，待有酸胀感后，注入羊肠线2cm，每15天埋线1次，4次为一疗程。

按 语

埋线疗法治疗湿疹多以辨证取穴为主，以清热活血养血，配合皮损局都以凉血止痒，在皮损边缘埋线时，以能尽量使其针眼有较多出血为佳。如皮损糜烂较重，应适当配用药物以保护创面。治疗过程中，患者应避免过敏原的继续刺激和精神刺激，并应防止潮湿，减少洗涤，尽量少搔抓局部。如有搔破感染者，可局部外敷药物治疗。急性者忌用热水烫洗和肥皂等刺激物质洗涤。避免食用辛辣、海鲜、牛、羊肉等食物，饮食宜清淡食物。

五、银屑病

银屑病又称牛皮癣，是一种常见的以红斑、丘疹、斑块鳞屑为特征的慢性炎症性皮肤病，本病归属中医学的"白疕"、"松皮癣"范畴。

【病因病理】

现代医学认为，银屑病病理特点为表皮过度增殖分裂，并类似于皮肤肿瘤。其病因与诱因有遗传、免疫、内分泌、感染、精神、环境物理刺激等方面的学说，但至今尚无明确定论。

中医学认为，银屑病多因风邪外袭，伏于营血；或因情志内伤，气血郁滞，郁而化热，风热相搏，发于皮肤而形成红斑鳞屑，或因饮食失节，脾胃失和，更受风热毒邪而发病。病程迁延日久，耗伤阴血。

【临床表现】

本病多出现炎性鲜红色丘疹或斑丘疹，大小不等，上覆多层银白色鳞屑，鳞屑疏松，界限清楚；刮除上覆鳞屑可见一层发亮的薄膜，刮除薄膜有点状出血；新皮疹不断出现，旧皮疹不断扩大；同形反应；皮疹形态多样化，可为点滴状、钱币状、地图状、混合状；发于头部可见束状发，发于指趾甲可形成凹凸不平或灰黄增厚；自觉瘙痒。

【治疗方法】

方一

[**取穴**] 选择脊椎旁开2寸，自第7颈椎至第2骶椎分为5等份，两侧共10个埋线点。

[**方法**] 皮肤经常规消毒后在埋线点上作皮丘形局麻，将2cm羊肠线塞入埋线针的前端，将针顺脊柱方向局麻处呈30度角斜刺入皮肤达肌层（约2cm），埋入线体，拔出埋线针，用创可贴贴紧。个别急性期患者，腿部皮损较严重者可增埋足三里穴，作直刺埋线，15~20天埋穴1次，疗程视埋入的羊肠线吸收的情况而定，一般2次为一疗程。

方二　植线法

[**取穴**] 曲池（双）、血海（双）、足三里（双）。配穴大椎、肺俞、三阴交。

[**方法**] 在穴位下0.6寸作为埋线进针点，常规消毒局麻，将1号或2号线，剪成2~4cm，中央置于麻醉点上，右手持医用埋线针，缺口向下压线，以15~45度角向上刺入，将线埋入穴位中，快速拔针，最后针眼用胶布固定，一般30~40天埋线1次，3次为1疗程，

方三　穿线法加自血疗法

[**取穴**] 夹脊穴。

[**方法**] 在脊柱旁开2寸，自第7颈椎至第2骶椎分5等份，共10个埋线点。每次取3穴，在距离埋线点上下两侧1~2cm处，作皮下局麻，用0号羊肠线和皮肤三角缝合针，从一侧局麻点刺入，穿过穴位下方，从对侧局麻点穿出，紧贴皮肤剪断两端线头，放松皮肤，使肠线完全埋入皮下组织内。再用5~10ml的注射器取患者肘部的静脉，按常规操作抽出4ml的血液，选双侧的血海、风市、曲池、足三里4对共8个穴位，任取一侧的4个穴位，把4ml血液分别注射到穴位内。操作时间和埋线同步进行。15~20天1次，3次为1疗程。

方四 注线法

[**取穴**] 肺俞、心俞、脾俞、肝俞、肾俞、三焦俞、关元、天枢、曲池、足三里、阳陵泉。

[**方法**] 每次选4~6穴，用注线法，选2号羊肠线0.8cm~1cm，置于12号埋线针内，局部常规消毒，对准穴位刺入，以有针感为度，注入肠线。10天一次。3次为一疗程。

【典型病例】

例1 张某，男，34岁。

主诉全身瘙痒20年，多年反复发作，医治未见效。头、背、胸、腹、四肢均布满圆形癣块，日夜奇痒难忍，十分痛苦，诊为银屑病，按方二治疗，1个疗程后全身癣块消退，皮肤颜色大部分恢复正常告愈。

例2 患者，男，39岁。

发际及四肢关节伸侧皮肤出现皮疹半年。皮疹扩展迅速，鳞屑易脱落，经常反复发作，刮去表面鳞屑后可见出血点。诊断为银屑病。经中西药治疗后有好转但易复发，转为用方三埋线配合穴位注射自血治疗。用上述方法操作，2个疗程后痊愈，随访半年没有复发。

【处方精汇】

1. 用植线法

第一组穴：肝俞、风门、大椎等；

第二组穴：肾俞、曲池、血海等；

第三组穴：心俞、足三里等。

穴位局部常规皮肤消毒，用植线器将药线植入到相应穴位，然后用无菌纱布覆盖，每组穴位间隔10天左右。

2. 用穿线法

主穴：陶道、身柱、灵台、至阳、中枢、脊中。

根据患者辨证不同配以曲池，血海，足三里，三阴交等。每次选取三个主穴加两个配穴，常规消毒皮肤，局麻，将羊肠线小段置入埋线针前段，缓缓刺入2.5~3.5cm，然后边退针边推针芯，将羊肠线留置于皮内。再用手术刀片自患者耳背中部至上部划刺放血，待患者耳背自行止血后，用灭菌棉球覆盖。视患者具体情况10~14天治疗一次，5次为一疗程。

按 语

在治疗过程中，一定要坚持心情舒畅，不能过度紧张，以清淡饮食为主，忌烟酒、忌葱、蒜、韭菜、辣椒、酒、茴香、鱼等辛辣食物、肥腻和鱼腥之品，不要用过热水烫洗，过热水烫洗易引起全身复发，平常加强锻炼，提高免疫能力，适当增加营养。对少数未痊愈或仅残余少数皮疹患者，可用白降膏或外用中药洗剂治疗。

六、带状疱疹后遗神经痛

带状疱疹后遗神经痛（PHN）是带状疱疹急性发作后遗留的慢性的持续性的疼痛病症，属于中医学"缠腰火丹"范畴。

【病因病理】

带状疱疹是由水痘–带状疱疹病毒感染所致，此种病毒以一种潜伏的形式长期存在于脊神经或颅神经的感觉神经节的神经元中。人体免疫功能低下时，潜伏的病毒可侵犯神经节。带状疱疹病毒在急性发作期对外周神经造成了一定的损害，致使感觉神经的痛觉传导出现了障碍，外周神经的末梢亦可发生结构的异常改变，即形成外周敏化。同时由于老年患者的免疫力低下，造成神经修复能力下降，导致神经性疼痛持续存在数月至数年之久。

中医学认为，带状疱疹的病因是外感毒邪（病毒），邪气稽留体内，与气血搏结，阻于经络，滞于脏腑，使气机运行受阻，经络阻塞不通，而发生疼痛。

【临床表现】

既往有带状疱疹病史，临床治愈后出现疼痛持续1个月~2年，有明显按神经支配区域分布的痛觉、触觉异常，局部可有色素沉着；疼痛的性质为阵发性刀割样或闪电样发作痛或持续性烧灼痛、紧束样疼痛；夜轻昼重，呈烧灼性疼痛并伴有患部皮肤痛觉过敏，患区内有明显的神经受损后其他不适感，如发痒、紧束感、蚁行感等；患者心理负担沉重，情绪抑郁。

【治疗方法】

方一 注线法

[取穴] 主穴：取阿是穴（皮损周围约离疱疹0.5~1寸处）及皮损相应侧的夹脊穴。腰部以上配双侧 曲池、合谷、外关、支沟；腰部以下配双侧三阴

交、太冲、血海、阳陵泉。

［**方法**］穴位用碘伏消毒，以9号埋线针呈15~25度角斜向脊柱深刺，使针感循神经分布线路传导。如果疼痛区较大，也可以按皮损范围在周围埋植3~5根线体，并施行皮下扫针法，一般可以立即止痛，当触摸皮损不再疼痛后，压下弹簧将线体留置入穴位内。其他穴位可以按照常规埋线进针法。每星期1次，5次为1个疗程。

方二　注线法

［**取穴**］阿是穴。

［**方法**］在距疼痛最甚部位中心点的10cm处，常规局部皮肤消毒后浸润麻醉。取5cm长羊肠线插入18号埋线针具内，以20度的角度刺入皮肤，穿过皮肤后将针身放平，针体平贴于皮下，在疏松结缔组织层中向疼痛最甚部位中点穿行，可见皮肤呈线状隆起，右手感觉针下空松软滑易推进，注意进针时应避开浅表静脉，患者没有酸胀麻痛等感觉，进针约达7~8cm处即停止进针，以进针点为支点，手握针柄，左右摇摆，使针体作扇形运动，持续2~3分钟，运针完毕，将线留置于皮下后退针，胶布贴附。

方三　埋线加刺络拔罐法

［**取穴**］夹脊穴。

［**方法**］首先取患侧相应的夹脊穴进行穴位埋线，每半个月埋线1次。发于前额、面颊及耳部者取颈2~4夹脊穴；发于胸胁部取胸4~12夹脊穴；发于腰部者取胸8~腰5夹脊穴；发于上肢者取颈5一胸2夹脊穴；发于下肢者取腰1~腰5夹脊穴。然后在疼痛局部进行刺络拔罐，皮肤针重叩使局部出血，快速取中号玻璃火罐用闪火法拔于其上，留罐10分钟，务必使恶血出尽。隔日1次。

方四　注线法

［**取穴**］肝经郁热型选穴足三里、支沟；脾虚湿蕴型选穴足三里、曲池；气滞血瘀型选穴足三里、血海。

［**方法**］将1cm长的PGLA线体从针尖处置于埋线针内，常规消毒后，将埋线针快速刺入所选穴位皮下，再缓慢行针，待得气后，将线体留置于穴位的皮下组织或肌层内，退针，针孔处覆盖消毒纱布。每次4穴，10天1次，1次为1个疗程，治疗1个疗程。

【典型病例】

例1 患者，女，60岁。

右胁肋部疼痛伴有沿肋间神经分布的群集疱疹，经医院给予对症治疗后局部疱疹已结痂，但经常自觉右胁肋部疼痛剧烈，呈刺痛状，不可触碰，口服止痛药和药物局部注射无明显效果。用方一取阿是穴和皮损相应侧的夹脊穴。配穴取曲池、合谷、外关、支沟。治疗次日即诉疼痛缓解，治疗1个疗程后右胁肋部疼痛完全消失而告愈。

例2 患者，某，男，60岁。

左侧腰、腹部疼痛，带状疱疹后遗神经痛3个月。患者于4个月前出现左侧腰腹部轻微痛感。1天后出现疱疹，之后疱疹不断增多，疼痛加重，服阿昔洛韦后疱疹消失，但后遗神经痛。用主三治疗：右侧腰1~腰5夹脊穴用一次性埋线针埋入羊肠线2cm，疼痛局部用刺络拔罐，3次后疼痛减轻晚上基本可以正常睡眠了。又刺络拔罐6次即告痊愈，随访半年没有复发。

【处方精汇】

用穿线法

方法：选择最痛点5~6处，垂直于神经走行方向局部麻醉，用三角针将羊肠线穿入皮下组织，将皮肤外羊肠线剪断，组织内埋入羊肠线长约4cm，用无菌纱布覆盖，创口1周内不能接触水。30天左右可重复埋线治疗。

取穴：阿是穴（依据患区面积大小选取）4~6个穴位。配穴；肝气郁结者，选太冲、曲池；脾失健运者，选血海，地机。气虚血瘀者，选足三里、三阴交。

将1cm羊肠线用止血钳置入一次性埋线针中，进针方向均成45度角斜刺向患区中心，埋线后覆盖创可贴。3~4周左右重复埋线治疗。治疗3次为1个疗程。

按语

有研究表明，浮针埋线治疗后各时点各项指标较治疗前有明显改善，这提示我们浮针埋线治疗带状疱疹后遗神经痛不仅有即刻的作用，而且同样具有持续效应。治疗后，患者的疼痛症状、体征及日常生活能力均得到了明显的改善。但由于浅筋膜层血管丰富，且血管壁有丰富的神经末梢分布，触及血管会出现剧烈的疼痛，所以在选择穿刺点时要注意避开浅表静脉，否则有疼痛及皮下出血的可能。

> 带状疱疹初起可先用火灸，可以很快控制其漫延和发展。对已出现的疱疹，可用皮肤针叩刺出血后拔火罐出血，可以很快消退，如后后遗神经痛，用皮下埋线的夹脊穴埋线均有较好疗效。

七、痤疮

痤疮是青春期常见的一种慢性毛囊皮脂腺炎症，又称粉刺、酒刺、青春痘，中医学称其为"肺风粉刺"。

【病因病理】

本病是一种多因素疾病，内分泌因素、皮脂的作用、皮脂腺导管及毛囊口角化过度与微生物痤疮丙酸杆菌的繁殖是其主要病因。由于雄性激素的分泌旺盛，使皮脂腺发育旺盛，皮脂分泌增多，同时使毛囊皮脂腺导管角化栓塞，导致皮脂淤积于毛囊内阻塞而形成脂栓，即所谓粉刺。

中医学认为痤疮多由风热袭肺，肺经风热熏蒸于肌肤：或过食肥甘辛辣之品，脾胃湿热蕴积，湿热上蒸，外犯肌肤，或素体阳盛，复感热毒之邪，热毒内盛，外发肌肤；或肝郁气滞，气血运行不畅，瘀于肌肤。

【临床表现】

皮损主要发生于面部，也可发生在胸背上部及肩部，开始时患者差不多都有黑头粉刺及油性皮脂溢出，还常有丘疹，结节，脓疱，脓肿，窦道或瘢痕，各种损害的大小深浅不等，往往以其中一二种损害为主，病程长，多无自觉症状，如炎症明显时，则可引起疼痛和触痛，症状时轻时重，青春期后大多数病人均能自然痊愈或症状减轻。

【治疗方法】

方一　注线法

[**取穴**] 肺俞（双）、肾俞（双）、灵台、身柱等。肺经风热加尺泽，脾胃湿热加足三里、阴陵泉，冲任不调加中极、三阴交。

[**方法**] 常规消毒。用"00"号医用羊肠线1cm注入8号埋线针头内埋线。肺俞、中极平刺，其余穴位直刺，深度1.5~2cm，得气后边推针芯，边抽针头，然后将针头连同针芯拔出穴位，创可贴包扎处理。15日一次，2次为一疗程，连续治疗三疗程。

方二　注线法

[**取穴**] ①曲池、血海、肾俞；②大椎、胃俞、三阴交；③肺俞、阳陵泉（左）、足三里（右），女性加用关元，男性加用中脘。

[**方法**] 穴位常规消毒局麻。3/0铬制羊肠线1~2cm，插入埋线针的前端腔内，将针刺入穴内，当针尖达到所取穴位深度后，然后缓慢退针管，边退针边向前推针芯，待针芯有落空感后将针拔出，出针后用创可贴紧贴穴位，三组穴位分三次施用，一个疗程3个月，每月治疗一次。

方三　注线法

[**取穴**] 双侧肺俞穴

[**方法**] 常规消毒，局部浸润麻醉，用12号埋线针装入2cm羊肠线刺入穴位，得气后渐退针时将肠线埋于皮下穴内，创可贴粘敷，每10天1次，最多4次。同时服维胺酯胶囊25mg，3次/天，外用复方氯霉素酊，早晚各1次外用。

方四　注线法

[**取穴**] 大椎、至阳、足三里

[**方法**] 局部常规消毒麻醉，将羊肠线2~3cm放置于埋线针针尖的槽内，随后利用埋线针将槽内的羊肠线顺利地埋置于穿刺点的皮肤与肌肉层之间，用同样的方法，羊肠线埋置于足三里，贴创可贴以预防感染。21天1次，一般作2次治疗。

【典型病例】

例1　张某某，女，40岁。

面部痤疮12余年，平素嗜食辛辣食物，偶伴失眠，大便常干结，检查见面部疮面大如黄豆，小如米粒，可挤出白色粉状物，个别为脓疮，形成瘢痕，舌淡尖红少苔，脉弦数。按方一取穴：肺俞（双）、肾俞（双）、灵台、身柱，加足三里、阴陵泉，治疗三疗程后痊愈，经一年追访未复发。

例2　王某，女，21岁。

前额部、双面颊、下颌部广泛性丘疹，红肿疼痛，有的丘疹顶部出现脓疮，反复发作3年，最近加重3个月。颜面部广泛性丘疹，红肿疼痛，有的丘疹顶部出现脓疮，并伴有口臭、便秘、尿黄、舌尖红、苔黄腻、脉滑数。治疗取大椎、至阳、足三里穴按上述方法埋线治疗2次，半年后随访，皮肤恢复正常，颜面部没有出现痤疮。

【处方精汇】

1. 用埋线加刺血法

选穴：肺经风热型：主穴为肺俞、曲池、大椎、尺泽，配穴为天枢、支沟、大肠俞、血海；②脾胃湿热型：主穴为曲池、足三里、大肠俞、上巨虚。配穴为中脘、天枢、大横、梁丘及阴陵泉；③血瘀痰结型：主穴为丰隆、阳陵泉、曲池、血海，配穴为膈俞、中脘、陶道。根据辨证取5~7个穴位进行埋线，每次选用穴位与前一次不同，每2周埋线一次，3次为一个疗程。皮肤常规消毒后局部浸润麻醉，1~2cm羊肠线置于9号腰穿针内，快速刺入穴位内，埋入线体。取耳尖（双）、大椎、肺俞、膈俞、脾俞、胃俞穴。根据症状辨证选取3个穴位，以三棱针散刺3~5下，并闪火拔罐助其出血约10分钟，每处穴位出血量约3~5ml，隔3天刺络放血1次，8次为1个疗程。连续治疗3个疗程（约90天），期间休息3~5天。

2. 用穿线法

肺俞，配血海，关元，每次选主穴1个，配穴1~2个，左右交替进行：常规穴位消毒，用持针器夹着带有1号羊肠线的缝皮针，在穴位处穿过皮肤，然后将皮肤外部多余的肠线剪断，用无菌敷料盖其上，2~3天取下。此法每半月做1次，一般5次。

按 语

应用穴位埋藏与维胺酯联合应用治疗痤疮，两者有协同作用，从而提高了治愈率，有人观察，从治疗情况看，最多埋藏4次，最少埋藏1次，从而缩短了口服药物时间，减少了副作用的发生，取得了较好的效果。患者治疗后不仅皮肤油腻、潮红、粗糙感消失，而且变得润泽、有弹性、毛孔细小，伴随的各种症状如便秘、头痛、失眠、疲劳、痛经、月经不调等也明显减轻或基本缓解。

有人临床观察表明，此疗法的远期效果更显著，优于其他疗法。治疗中对埋线的时间有要求，女性患者在月经过后15天左右，男性要求在阴历上旬治疗为佳，因临床观察发现痤疮在女性月经来前较重，男性在月圆时较明显，所以要求患者尽量选择较佳治疗时间。

治疗期间，嘱患者忌食辛辣、油腻，高糖高脂食物，并注意避免精神过度紧张。嘱患者无论皮疹轻重，忌用手挤压，以免感染，每日用温水肥皂清洗患处两次，避免用脂类化妆品，避免服碘化物、溴化物及皮质类固醇激素等药物。

八、黄褐斑

黄褐斑是发生于面部的一种色素沉着性皮肤病，属于中医学"肝斑"和"黧黑斑"范畴。

【病因病理】

现代医学认为本病的发病原因和机理复杂，目前尚未完全明了，一般认为内分泌变化是导致本病的主要原因，另外也与遗传因素、日光照射、血清酶及微量元素、妊娠、服用药物、应用化妆品不当、皮肤的微生态失衡及饮食因素有关。

中医理论认为本病由七情内伤、肝郁气滞，或脾肾气虚，气血瘀阻，以致气机紊乱，气血失和，脏腑功能紊乱，面部失去气血荣润，浊气停留而成。

【临床表现】

黄褐斑表现为颜面出现面积大小不等的斑片，小的如钱币样，或蝴蝶状，大的如地图状满布颜面，呈黄褐色或淡黑色，平附于皮肤上，不高出皮肤，多对称分布于颧、颊、额、鼻、口周、眼眶周围，界线明显，压之不褪色，表面光滑，无鳞屑，无痒痛感。本病好发于中青年女性，以青春期后、妊娠期妇女为多，有一定季节性，通常夏重冬轻。

【治疗方法】

方一　注线法

[取穴]肺俞、肝俞、脾俞、膈俞、双侧三阴交、足三里、以及面部皮损处。

[方法]取00号羊肠线 与人工麝香0.5g，浸入20ml的75%乙醇中，15天后备用；穴位皮肤用碘伏常规消毒，将羊肠线1cm长置于埋线针内，刺于穴位肌层内，产生针感后，把羊肠线注入穴位内，出针后贴创可贴。12小时后揭掉创可贴。20~30天治疗1次，3次为1个疗程。

方二　注线法

[取穴]足三里、三阴交、膈俞、肝俞。肝郁气滞型加太冲，兼见腑热便秘加大肠俞、天枢；肝肾阴虚型加太溪、肾俞、关元；脾胃虚弱型加脾俞、中脘、关元。

[方法]将羊肠线放置在埋线针管的前端，右手操针刺入所选穴位。一般要求腹部埋线应到达肌层，当出现针感后边推针芯边退针，将线体埋在穴位

中，出针后，针孔处敷医用敷贴，每10~15天治疗1次。

方三　注线法

[取穴]色斑局部、攒竹、阳白、太阳、颧髎、地仓等穴。肝郁型加肝俞、太冲、血海、足三里，脾虚型加中脘、脾俞、足三里、膈俞，肾虚型加肾俞、照海、太溪、阴陵泉、三阴交。

[方法]将0号医用羊肠线剪成0.2~1.5cm不等线段若干，肠线放入埋线针头内，垂直穴位快速进针至穴位，待气至后推动针芯将肠线留于穴内。脸部用0.2~0.5cm的备用肠线，其他部位则用0.5cm以上的备用肠线，每次脸部选5穴，四肢躯干部按中医辨证选5穴，穴位交替选用，15天埋线1次，6次一疗程。

方四　注线法

[取穴]肝俞、肾俞、足三里、肺俞、脾俞。

[方法]消毒埋线穴位皮肤，作局部浸润麻醉。将备好的羊肠线段装入埋线针内，刺入穴位约1.5cm深，肾俞、足三里穴采用直刺，其余穴位采用斜刺或者向脊柱侧斜刺。埋入肠线，针孔用创可贴敷盖。每月埋线一次，一月为一个疗程，每个病例治疗3~6个疗程。

【典型病例】

例1　田某，女，38岁。

主诉：面部出现现黄褐斑3年，加重1年。3年前因月经不调口服雌激素治疗一段时间后口鼻及双颊部出现淡褐色斑点，1年前日光曝晒2个月左右而明显加重。患者面色晦暗，额部、双侧面颊部黄褐斑呈不规则片状分布，色深，舌红，苔薄，脉细弦涩。用方二选双侧足三里、三阴交、膈俞、肝俞、大肠俞、天枢、太冲行埋线疗法，15天/次，治疗3次为1个疗程。1个疗程后色斑颜色明显变浅，2个疗程后，色斑大部分消退又坚持治疗2个疗程后，色斑完全消退，其他临床症状亦明显改善。

例2　张某，女，46岁。

患黄褐斑10多年，皮损特点为黑褐色斑片、大小不定、形状不规则、轮廓鲜明，以鼻为中心，对称分布于颜面。取关元、气海、子宫、血海、足三里、三阴交、太冲、肝俞、肾俞、曲池、合谷埋线。另用0.5寸毫针围刺皮损部位。治疗4周后面部深褐色变浅20%以上，治疗2个疗程后色素斑片面积消退60%以上，半年后随访皮肤黄褐色未加重。

【处方精汇】

1. 用注线法和毫针法

取穴：关元、气海、子宫、血海、足三里、三阴交、太冲、肝俞、肾俞、曲池、合谷。

方法：任氏穴位埋线针及配套药线。垂直进针快速埋入，药线埋在皮肤与肌肉之间为宜，一般为1.5~2cm深，稍作提插，得气后出针，外用创可贴覆盖。2周1次，面部挂针：用0.5寸毫针围刺皮损部位，留针20~40分钟。每周2次。4周为一疗程。

2. 用注线法

取穴：①肺俞、脾俞、天枢（或大横）、手三里、足三里；②肝俞、肾俞、带脉、曲池、血海；③心俞、膈俞、膻中、气海、支沟、三阴交。伴有月经不调者，先取②组穴，再取①、③组穴；伴有睡眠障碍（失眠、多寐）者，先取③组穴，再取①、②组穴；伴有大便异常（便秘或便溏）及以上3症皆有或皆无者。均按①、②、③顺序取穴。

方法：用注线法注入肠线，前3次每隔15天治疗1次，后3次每隔1月治疗1次。第3次体穴埋线后半个月予面部埋线，取穴：印堂、阳白、太阳、颧髎、下关、迎香、地仓、承浆、阿是穴等，按黄褐斑分布区选取10~20穴次。依法注入肠线。

按语

用本法治疗黄褐斑可在1个月内见面部出现红润光泽，黧黑色减退，但斑块未见明显改善，治疗1个疗程后，可见黄褐斑颜色变浅，面积变小，进一步治疗可逐渐局限直至消失。同时，应嘱患者治疗期间保持心情舒畅，生活规律，尽量避免日光照射，少食辛辣刺激性食物。不滥用化妆品，多食富含维生素C的食物等，在黄褐斑预防治疗及避免复发方面也具有重要作用。

九、斑秃

斑秃是局部成片的头发突然脱落的病，俗称鬼剃头。是一种骤然发生的局限性斑片状的脱发性毛发病。斑秃属中医学"油风"范畴，

【病因病理】

神经精神因素被认为是一个重要因素。不少病例发病前有神经精神创伤如长期焦急、忧虑、悲伤、精神紧张和情绪不安等现象。有时病人在病程中，这些精神因素可使病情迅速加重。也有认为与遗传过敏和自身免疫有关。

中医学认为：油风乃血虚不能随气荣养肌肤，故毛发根空，脱落成片，皮肤光亮。肝藏血，肾藏精，肝肾不足，精血亏虚为脱发主要病因，同时与血热生风、肝郁血瘀、脾虚血亏等相关。其病变在毛发，病位在脏腑，与肝、肾、脾三脏关系最为密切。

【临床表现】

本病多见于30~40岁，也可以发生于老人或儿童。少数斑秃发生前局部头皮有痒、痛感。活动期：突然在头部出现圆形或椭圆形的脱发斑，直径1~10cm，数目不等，脱发斑逐渐扩大，边缘处头发松动，易脱落，做拔发试验为阳性。稳定期：脱发斑边缘头发不再松动，做拔发试验转为阴性。恢复期：有新生毛发长出，最初为细软的毳毛，无黑色素，逐渐长出黑色的终毛，恢复正常。

【治疗方法】

方一　注线法

[取穴] 阿是穴，配穴分二组左右交替，①膏肓、肝俞、脾俞、肾俞、曲池：②百会、肺俞、膈俞、足三里、三阴交。

[方法] 主穴埋线，常规消毒局麻，将羊肠线从注射针头前端穿入后接针芯，从局麻进针点成约15~30度角沿皮刺入，按斑秃大小掌握好深度、方向，将羊肠线埋入穴位。配穴埋线，将装好线的埋线针快速破皮进入穴位，得气后，用针芯推入羊肠线后出针。主穴一般1个月行1次埋线。配穴10~20天埋线1次，4次为1个疗程，巩固期1个月埋线1次，4次为1个疗程。

方二　注线法

[取穴] 防老穴（百会穴后1寸），健脑穴（风池穴下5分），阿是穴。两鬓脱发者配头维，头皮痒者加大椎，油脂分泌多者加上星。

[方法] 防老穴向前方穿皮斜刺，进针5分，健脑穴向前下方斜刺，进5分，各埋入0号肠线0.5cm。阿是穴，充分暴露斑秃区，在局麻下以用0~1号

肠线作"十"字埋藏，面积大者作双"十"字埋藏。注意必须埋到斑秃区边缘，线头植入皮下勿外露，用纱布及止血纤维包扎，一般仅治疗一次。半月埋线一次。

【典型病例】

黄某某，男，45岁。

近几个月来工作压力较大，精神高度紧张，失眠多梦，饮食少，洗头时头发脱落严重，以致头顶后侧多处脱发形成斑秃，曾用各种办法治疗效果欠佳。给予埋线防老、健脑、心俞、肝俞，并做心理治疗，生活调节，20天后复诊，大量头发脱落好转，斑秃处已有毛发生出，又在原穴埋线一次，一个月后斑秃处头发全部长出。随访2年未再脱发。

【处方精汇】

1. 用穿线法

取斑秃局部。穴位消毒局麻后，用三角针引1号羊肠线从斑秃一侧刺入，另一侧穿出，剪去皮外两端线头，再从一侧进针，另一侧穿出，两线呈"十"形交叉，面积大者可作双"十"字埋，必须埋到斑秃区边缘，线头植入皮下勿外露。外盖敷料。10~15天埋线1次，5次为一疗程。

按 语

　　埋线疗法治疗斑秃有一定疗效，但需坚持长期治疗，如果配合梅花针治疗效果更好。在局部除"+"字埋线法外，尚可用埋线针在斑秃周围及中心处埋线以增强疗效。

　　埋线治疗斑秃的机制，也颇受重视。通过甲皱微循环观察，发现绝大部分斑秃患者都存在不同程度的微循环障碍，提示微循环功能障碍造成局部毛囊缺血而致本病，所以做好心理调节，生活调节很重要，心俞、肝俞能使压力缓解，配以防老、健脑穴、阿是穴的局部调节，加上埋线的长效刺激，解决了其他疗法多次治疗的繁琐，且见效快，疗效持久，应用方便。

　　治疗期间，应保持心情舒畅，切忌烦恼、悲观、忧愁和动怒。饮食宜清淡，忌香燥、肥甘油腻，戒烟、酒。讲究头发卫生，忌用碱性强的肥皂洗发。

第二十三章

五官科疾病

第一节 眼部疾病

一、近视眼

近视是一种屈光不正的眼病。中医学称之为"能近怯远症"。

【病因病理】

引起近视眼的原因，至今看法仍不统一，但归结起来不外遗传和环境两大因素。轴性近视多由后天用眼不当，视力疲劳，引起睫状肌痉挛而使眼轴延长；屈光性近视原因与先天和遗传有关。

中医学认为，本病可因用眼不当，竭视劳瞻，久视伤血，目失所养，发为本病。

【临床表现】

单纯性近视：即一般性近视，屈光度通常在600度以下的中低度近视，近视发展缓慢。眼球组织正常，不出现病理性改变。进行性近视：即所谓的高度近视，也称病理性近视，其屈光度超过600度，最高可达4000度。一般发病较早，眼球轴径不断加长，眼球的许多组织可发生一系列的病理改变。

【治疗方法】

方一　注线法

[**取穴**] 一组穴：肝俞、睛明、攒竹、光明。二组穴：肾俞、球后、翳明、足三里。

[**方法**] 用9号穿刺针装上蛋白线，在穴位消毒局麻后，一手推开眼球，刺入眼眶穴内1～1.5cm，埋入00号蛋白线0.5cm，取针后按压5分钟后外盖

敷料；攒竹穴向鱼腰平刺1cm，埋入00号蛋白线0.5cm，余穴直刺入2cm，埋入1号蛋白线1cm。20天埋线1次，3次为一疗程。

方二 注线法

［**取穴**］①睛明、攒竹、光明；②球后、翳明、足三里。

［**方法**］用9号穿刺针装上羊肠线，在穴位消毒局麻后，一手推开眼球，刺入眼眶穴内1～1.5cm，埋入00号羊肠线0.5cm，取针后按压5分钟后外盖敷料；攒竹穴向鱼腰平刺1cm，埋入0号羊肠线0.5cm，余穴直刺入2cm，埋入1号羊肠线1cm。20天埋线1次，3次为一疗程。

【**典型病例**】

刘某，男，18岁。

双目远视模糊，左眼视力0.2，右眼0.3，多方治疗无效。采用埋线治疗1次后，双目很快感到特别轻松、舒适、清晰，经5次治疗后，双眼视力分别恢复到0.7和0.8，随访2年无改变。

【**处方精汇**】

用注线法

主穴：新明Ⅰ（耳垂后皮肤皱折中点，相当于翳风穴前上5分处）、新明Ⅱ（眉梢上1寸外开5分处）。针新明Ⅰ时，把耳垂向前上推拉，针尖呈45度角向前上方刺入，进针1～1.5寸，使达下颌骨髁状突后侧面，诱导针感至眼区。新明Ⅱ进针时针尖向额部垂直刺入，深约5～8分，有针感后各用9号埋线针埋入羊肠线1cm。20日1次，每次1穴，仅取患侧。3次为一疗程。

按 语

　　承泣等眼眶内穴位操作时，应用手指将眼球推向对侧，注意不可刺破血管，出针后不管是否出血都要用消毒棉球压迫止血。以免出现眼周瘀血。一旦发生，应先冷敷，再行热敷。所埋线用线体应细而短，如00号1～0.5cm。

　　平时注意用眼卫生，工作学习一段时间后，望远处数分钟，多进行户外活动。配合眼保健操，每天1次，或工作学习后按摩1次。

　　埋线疗法对青少年近视可起到消除痉挛的作用，对轴性近视或高度近视，有消除疲劳，减轻视力下降的作用。对青少年年龄越小效果越好。

二、流泪症

流泪症是指泪液无制，溢出眼外而言，是眼科的常见病症之一。属于中医学"迎风流泪"、"冲风泪出"等范畴。

【病因病理】

本病多由泪道系统发生障碍，如泪小点、泪小管、鼻泪管等狭窄或阻塞；或泪点、瓣膜、泪囊等功能不全，以及炎症，使泪液不能通过泪小管进入鼻腔，而使泪液外溢。

中医学认为多由肝血不足，不能上养于目，目窍空虚，风寒乘虚侵入泪道；或肝经蕴热、复感风邪、风热相搏，上攻于目；或房劳过度，精血衰少；悲哀太过，伤阴耗液、肝肾阴虚、水火不济、虚火上炎，上灼泪道；或阴损及阳，泪道无制。

【临床表现】

迎风流泪者，平素不流或少流泪，遇风刺激则引起流泪；泪下无时者，无时流泪，迎风更甚，经常拭泪，可造成下泪点外翻。由于泪液长期浸渍，睑部皮肤可发生湿疹。指压泪囊区，并无黏液自泪窍溢出，作泪窍冲洗，冲洗液顺原道反流，或从上泪窍溢出。

【治疗方法】

方一　注线法

[取穴] 阿是穴

[方法] 先用0.25%氯霉素药水冲洗结膜囊、泪道，将浸有1%地卡因棉片放置内眦部，如下鼻甲肥大明显可以用棉签蘸3%麻黄素插入下鼻道；约3分钟后，将自制的（用7号腰穿针头制成）中央带尼龙线的探针常规扩大泪点后插入泪道，直达下鼻道；在额镜直视下，用拉线钩（用口腔科探针自制），将尼龙线从下鼻道轻轻拉出，套入1/0医用羊肠线，经鼻泪管下口逆行向上，从泪小点向上拉，以羊肠线下端刚好在下鼻道开口消失为准，取下探针；平泪小点剪断外露的羊肠线。术后处理结膜囊滴抗生素眼药水，口服抗生素3天，1个月后冲洗泪道，每天2次，连续3~5天。主要用于泪道狭窄或阻塞，慢性泪囊炎。

方二　注线法

[取穴] ①肝经虚寒：肝俞、中封、承泣、睛明；

②肝经风热：风池、行间、临泣、侠溪；

③肝肾两亏：肝俞、肾俞、睛明、承泣；

④阴虚火旺：太溪、行间、阴谷、太冲、承泣、侠溪。

［**方法**］穴位消毒局麻后，用装有羊肠线的穿刺针刺入穴内，眼眶内穴刺入2cm，埋入00号羊肠线0.5cm；背俞穴斜刺入2cm，埋入1号羊肠线1.5cm，四肢穴直刺，埋入0号羊肠线1cm。15~20天埋线1次，3次为一疗程。

【典型病例】

女，86岁。

因双眼发红、大量黄色分泌物，角膜少许浸润，在外院诊断为双眼角结膜炎，给予左氧氟沙星眼液、阿昔洛韦眼液、更昔洛韦凝胶点眼等治疗，病情无好转。1周后冲洗结膜囊时无意中发现挤压泪小点见有黄白色的分泌物溢出，即考虑患者病情可能与泪道阻塞有关，冲洗泪道发现上下泪小管阻塞。故予以切开双眼上、下泪小管见大量干酪样物阻塞，刮除后并予以头孢他啶冲洗双眼泪道，并行埋线治疗，2次后症状逐渐减轻。

【处方精汇】

用注线法

取穴：肝俞、肾俞、胆俞、足三里、太溪、太冲。在穴位处消毒局麻后，将9号埋线针刺入穴内。肝胆俞向内斜刺2cm，埋入1号羊肠线1cm；肾俞直刺3cm，埋入1号羊肠线2cm；下肢穴直刺1.5cm，埋入0号羊肠线1cm。15天埋线1次，4次为一疗程。

按 语

肝开窍于目，其液为泪，肝气虚弱，风邪乘之，则液不能制，而常泪出。埋线之法，总宜以新病年龄较轻者为宜，对高年肝肾两虚之体，则颇难治，宜以补养肝肾之法，缓缓调治，能见功效。眼区埋线时，必须注意消毒，但也应注意不能把消毒液溅入眼内，进针时应推开眼球，以免误伤眼球。

经常按摩眼部周围穴位，如睛明、承泣、四白、瞳子髎、攒竹等穴，早晚各1次，每次5~10分钟，并可同时推眼眶周围穴位。

冷泪者，可作泪道冲洗，以了解泪道功能情况。因泪道狭窄或阻塞者，可考虑作泪道探通术或手术治疗。

三、上睑下垂

上睑下垂是上睑提肌功能不全或丧失，以致上睑不能提起或提起不全，致使下垂的上睑挡住部分或全部瞳孔而发生视力障碍。中医学称其为"上胞下垂"、"睑皮垂缓"。

【病因病理】

先天性上睑下垂以双侧多见，有遗传性，可以是显性或隐性遗传。主要原因是动眼神经核发育不全或提上睑肌发育不全所致。前者除上睑下垂外常伴有其他眼外肌麻痹或小睑裂和内眦赘皮等，后者通常为单纯性上睑下垂。后天性上睑下垂可因眼睑本身的病变引起，也可因神经系统或其他全身性疾患所致。

中医学认为本病病机为先天不足，发育不全；脾肾两虚、胞睑失养；或脾虚气弱、血不荣筋，而致睑肌松弛；或脾虚失运，聚湿成疾，外夹风邪，风痰阻塞经络，而致胞睑弛缓。也可由梅毒、椒疮及外伤等病而致。

【临床表现】

上睑下垂，两眼自然睁开向前平视时，上睑遮盖黑睛上缘超过2毫米，甚至遮盖瞳孔，影响视觉，紧压眉弓部，上睑抬举困难。单侧上睑下垂者，可伴有其他眼外肌麻痹、目偏视，视一为二，瞳孔散大。两侧上睑下垂，朝轻暮重，神疲乏力，劳累后加重。作新斯的明试验阳性者，可能为重症肌无力。

【治疗方法】

方一 扎埋法

［取穴］下垂局部

［方法］局部用乙醚或酒精脱脂，于上睑内、中、外1/3点用龙胆紫标记重睑线a—a1，b—b1，t—t1，各长约4cm［见图23-1-（1）］。于眉弓上3cm标出垂直于眼正中垂直线c—c1的平行线A—A1、B—B1，T—T_1，长度为4cm。局部浸润麻醉后进行皮下埋线。先缝B组，即用3/8Cr10×34三角针穿单股0号白丝线，自b点进入，经睑板与眼轮匝肌至眉上B点穿出，用1/2 Cr 5×12三角针从b点进入，深度达1/2睑板，自B1点穿出；换3/8Cr10×34三角针自b点进入，B1点出；用1/2Cr5×12三角针从B1点进入，深度至额肌腱膜下，自B点穿出。再用同样方法缝A组及T组［见图23-1-（2）］。最后，

于B点放置0号黑丝线1根作为控制线，拉起B组缝线两端，调整睑裂高度，先打外科单结结扎［见图23-1-（3）］，再打一反向结。抽掉控制线，剪掉线环线头，线结可自动缩回针孔内。用同样方法结扎A、T组缝线。术后涂抗生素眼膏包扎35天，2周内睑闭合不全即消失。

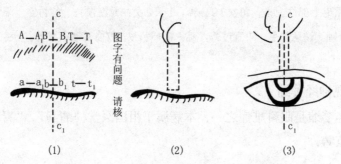

(1)   (2)   (3)

图23-1　皮下埋线法矫正上睑下垂示意图

方二　注线法

［**取穴**］攒竹透鱼腰、鱼腰透丝竹空、足三里、太冲。

［**方法**］穴位消毒局麻后，将9号穿刺针装入0号羊肠线，从攒竹穴平透鱼腰穴，注入羊肠线1cm，又从鱼腰穴平透丝竹空，注入羊肠线1cm，足三里、太冲均用直刺法，注入羊肠线各1cm。15天埋线1次，5次为一疗程。

【典型病例】

病例患者，男，24岁。

在饭店被扔来的盘子碎片击中左眼后，伤口疼痛，出血，眼睑不能上提，到我市某医院就诊，给予"清创缝合术"，具体手术过程不详。经1个月的治疗后伤眼上睑始终不能上提，遮盖瞳孔不能视物。且伤口外侧感染不愈合。到我院求诊，以"外伤性上睑下垂"收治。经用埋线之法2次，即能上抬。

【处方精汇】

用注线法

取穴：①阳白、鱼腰、太阳、合谷、足三里、昆仑；②攒竹、脾俞、四白、曲池、三阴交、束骨。将9号穿刺针装入0号羊肠线1cm，穴位消毒局麻后，阳白向鱼腰平刺；鱼腰向丝竹空平刺；攒竹向鱼腰平刺；太阳向前斜刺；四白向下斜刺，余穴直刺，注入羊肠线。10天埋线1次，两组穴交替使用，4次为一疗程。

按 语

　　上睑下垂临床多见于重症肌无力眼肌型，临床多表现为暂时性眼睑下垂、斜视、复视、闭目无力等，两侧可交替出现，早轻晚重，疲劳后加重，休息后好转。从经络系统上应属足太阳经筋病。在治疗的同时，可在局部及前额给予湿热敷。用手在眉毛上部往上推，每次10分钟，1天2次；或在攒竹、丝竹空、阳白用艾条灸5分钟。注意休息，不宜过劳，避免精神刺激，饮食应富有营养。

四、视神经萎缩

　　视神经萎缩是眼科难症之一，本病属于祖国医学"青盲"、"青暴"、"视瞻昏渺"范畴，

【病因病理】

　　视神经萎缩为视神经纤维在各种疾病影响下，发生变性、传导功能障碍而致视力减退。可分为原发性和继发性两种。原发性者见于外伤、骨折、颅内肿物压迫或中毒；继发性者见于视神经乳头炎及乳头水肿和晚期青光眼等。

　　中医认为本病是由于肝肾不足、气血亏损、目失其养或七情郁结所致。

【临床表现】

　　初起自觉视物昏渺，蒙昧不清，视力减退，仅辨光感，甚则不分明暗，视野缩小，有色觉障碍，如不及时治疗，可完全失明。眼底检查可确诊。

【治疗方法】

方一　割埋法

　　[取穴] 肝俞、肾俞。配穴：耳枕中（位于耳轮顶点与枕骨粗隆连线之中点）。

　　[方法] 常规消毒和局麻后，用持针器夹住穿有1号肠线的直形三角针，刺入耳枕中穴后沿皮向下平刺3cm出针，来回牵拉肠线，使局部产生酸麻胀感，再紧贴针眼剪去皮外两端线头，针眼用小酒精棉球和小胶布固定。然后，分别以肝俞、肾俞为中点，各作长1.5cm、深为0.5cm的横行切口，在切口深部割取皮下脂肪约蚕豆大一块。将止血钳插入切口内给以强烈的刺激，使病人有不可忍受的感觉，刺激肝俞穴应使酸麻胀感向上传至耳枕中，甚至达同侧眼部，刺激肾俞时，亦应感传至肝俞，再经耳枕中达眼部，尽可能使上

述三穴及眼间的感传沟通。之后在上述二穴处用弧形三角针埋入2号羊肠线，缝合皮肤，盖无菌敷料，胶布固定。

取穴：主穴：取单侧穴，两侧交替使用。此疗法一般25～30天1次。2次为1疗程。

方二　注线法

[**取穴**]（1）取穴：①风池、瞳子髎、眉冲、阳白、光明、肝俞、胆俞、翳明。②天冲、四白、太阳、强间、足三里、承光、肾俞、命门。

[**方法**]穴位消毒局麻后，用装有1号羊肠线的9号埋线针刺入穴内，待有酸胀感后，推入羊肠线。头部穴用平刺法，埋线1cm；颈部穴和四肢穴用直刺法，埋入羊肠线1.5cm；背俞穴，肝俞用斜刺，余穴用直刺，埋入羊肠线2cm，两组穴交替使用。10天埋线1次，4次为一疗程。

【 典型病例 】

例1　邹某，女，28岁。

3个月前因左眼外伤后逐渐视物不清，经外院诊为外伤后左眼视神经萎缩，服中西药无效。选用方二埋线3个疗程后，视力由原0.3恢复到1.0，随访1年未见复发。

例2　代某某，男，60岁。

患者半年前因患脑血管疾病，双眼视力逐渐减退，视物昏渺，仅有光感。经某医院检查，两眼视神经乳头边界模糊，视神经乳头呈苍白色，中心凹反射欠佳，视网膜动脉狭窄。诊断为视神经萎缩，经中药治疗无效，采用方一埋线，经5次治疗，视力恢复到左0.3，右0.2，生活能自理。观察半年，病情稳定。

【 处方精汇 】

用注线法

取穴：①球后、肾俞；②睛明、肝俞。背穴用穿线法。局部消毒局麻后，从穴位上方进针，穿过穴位皮下，从其下方出针，埋入1号肠线2.5cm。眼部穴用注线法，将000号羊肠线0.5～1cm置于9号注射针（用针灸针去尖作针芯）前端，在严格消毒局麻后，医者用左手将眼球轻推向外（上）侧固定，将针紧贴眶缘缓慢直刺进针1～2cm，然后将肠线注入穴内，操作时动作要缓慢，不能提插，出针时用棉花球压迫针眼以免出血。

按 语

视神经萎缩的发病原因有很多,《证治准绳·视物昏渺症》中指出:"有神劳,有血少,有元气弱,有元精亏而昏渺者,致害不一。"总以肝肾不足,气血虚弱为要。经观察,割治法可促进机体产生抗病能力和改善功能,强刺激能促使长期处于"睡眠状态"的神经组织重新兴奋,埋入羊肠线则可发挥持续刺激作用,有较好疗效。

视神经萎缩病因相当复杂,有明确病因者应配合对病因的治疗。本病尚无特殊有效的方法,用埋线可恢复部分视力,扩大视野。但本病疗程较长,故应耐心治疗。

选穴上也可选用眼眶内穴位,如承泣,球后等,进针时,应把眼球推向对侧,进针后不宜提插捻转,出针时应用干净无菌棉球局部压迫5分钟,以防出血,致局部青肿。

第二节　鼻部疾病

一、鼻炎

鼻炎指的是鼻腔黏膜和黏膜下组织的炎症。鼻炎属中医学鼻渊范畴。

【病因病理】

鼻炎是鼻黏膜或黏膜下组织因为病毒感染、病菌感染、刺激物刺激等,导致鼻黏膜或黏膜下组织受损,所引起的急性或慢性炎症。鼻炎导致产生过多黏液,通常引起流涕、鼻塞等症状。

中医学认为,其病因病机多为感受风热之邪或风寒之邪入里化热,热毒浊涕阻闭鼻窍而成。慢性者多因脾肺虚弱,肺气不足至卫外不固,易感外邪。脾虚则运化失职,痰湿滞留,困结鼻窍,浸淫鼻窦黏膜而成鼻渊。

【临床表现】

鼻炎多表现为充血或者水肿,患者经常会出现鼻塞,流清涕,鼻痒,喉部不适,咳嗽等症状。鼻腔分泌的稀薄液体样物质称为鼻涕或者鼻腔分泌物,当鼻内出现炎症时,鼻腔内可以分泌大量的鼻涕,并可以因感染而变成黄色,流经咽喉时可以引起咳嗽,鼻涕量十分多时还可以经前鼻孔流出。鼻炎有多种，有慢性鼻炎、急性鼻炎、过敏性鼻炎、肥厚性鼻炎等等。

【治疗方法】

方一 注线法

［**取穴**］肺俞（双），脾俞（双）。肾俞（双），耳门（双），足三里（双）。

［**方法**］常规消毒局麻，把2/0号铬制羊肠线0.6~0.8长装入消毒的9号埋线针前端内，在穴位下方向上平刺入穴位，然后把羊肠线埋入穴位，敷无菌纱布，胶布固定24小时。埋线间隔时间一般8~12天1次，复发性隔5~7月再作2~3次治疗。

方二 注线法

［**取穴**］上星。

［**方法**］将长度约1.5cm的00号肠线装入9号埋线针头内，在发际正中上1cm处进针，沿腱膜下疏松组织向上刺入穴位，将肠线埋入穴位内，拔出针头，再局部按压30秒即可。7~10日重复1次，2次为一疗程。

方三 注线法

［**取穴**］1组：迎香、印堂、合谷；2组：大椎、肺俞、足三里。

［**方法**］将长度约1.5cm的00号肠线装入9号埋线针头内，穴位消毒局麻后，刺入穴位，得气后将线体埋入，退针外盖创可贴。上述两组穴，交替应用。每周治疗1次，4次为一疗程。症状基本消除后改为15天治疗1次，继续巩固治疗3个月。

方四 植线法

［**取穴**］肺俞穴（双）、迎香穴（双）、膻中、脾俞（双）、胃俞（双）、足三里（双）、丰隆（双）。

［**方法**］常规消毒局麻，用埋线针将准备好的羊肠线3cm埋入穴位，敷盖纱布，橡皮膏固定。2天去掉，6至9天埋线1次，每次取3至5穴，以上选取穴位循环埋线，6次为1疗程，根据病情恢复状况20~30天巩固一次。

【典型病例】

例1 某某，男，38岁。

患过敏性鼻炎10余年，反复发作，发作时，鼻腔痒甚，喷嚏不止，流水样鼻涕，每因天气变化而发。查见双下鼻甲水肿，嗅区窥不见，鼻腔黏膜苍白，水样分泌物较多。经用方一1次埋线治疗后临床症状全部消失，鼻甲恢复正常，鼻腔黏膜色泽淡红，随访2年未复发。

例2　陈某，女，29岁。

自诉鼻塞、流浊涕反复发作2年，遇寒加重，恶风，头晕不爽，气短乏力，诊为"慢性鼻炎"，查：舌质淡红，苔薄白，脉细。专科检查：鼻黏膜充血肿胀。证属肺虚邪滞。用方三治疗1个疗程后，鼻塞流涕等症状基本消除，改为15天治疗1次，继续巩固治疗3个月，已无自觉不适。到专科检查，鼻黏膜无充血、水肿，随访至今，一直未发。

【处方精汇】

1. 用注线法

取穴：耳门穴（双）、肺俞穴（双），如疗效欠佳者，可配针刺足三里穴（双）。

方法：过敏性鼻炎者可配针灸双迎香穴可加速疗效。先消毒局麻，将备好羊肠线装入埋线针前端内，由局部下方往上方刺入穴位，埋入线体，消毒针眼，外敷无菌敷料，胶布固定24小时。埋线间隔时间定为：如无症状复发者为3~6个月一次，具体视局部吸收情况因人而定。

2. 用注线法

取穴：迎香、印堂、风池、合谷、足三里。

方法：00号羊肠线0.5~1cm，装入埋线针前端，刺进选定穴位中，获得针感时埋入线体。出针后立即用酒精棉球压迫针眼。半个月左右治疗1次。

按 语

运用本法治疗慢性鼻炎经1~2次治疗后即见成效，半年后再作巩固性治疗效果更好，如1~2次疗效欠佳者，不能放弃治疗，有少数病人在治疗第3次以后才开始见效，对有复发现象者，可每隔半年再作埋线1次。

当慢性鼻炎发作时，要注意休息，并且要注意保持室内空气流通，避免直接的风吹与阳光直射。患者要有治疗的信心与恒心，积极地进行体育锻炼，增强体质。禁忌烟酒，禁忌辛辣等刺激性食物。在生活中可以适当地进行鼻部按摩。

二、过敏性鼻炎

过敏性鼻炎是机体对某些变应原敏感性增高而发生在鼻腔黏膜变态反应。属中医"鼻鼽"范畴。

【病因病理】

本病发病与季节、环境因素、气候变化、接触过敏原有关。致敏原进入机体后，血液中便产生相应的抗体，人体若再次接触此种致敏原时，由抗原抗体结合物释放出组织胺作用于靶器官而引起机体产生变态反应症状。

中医学认为，本病发生是由于机体肺气不足，卫外失固，腠理疏松，风寒乘虚而入，犯及鼻窍，邪正相搏，肺气不得通调，津液停聚，鼻窍壅塞，遂致鼻塞、喷嚏、流清涕等症状。

【临床表现】

主要表现为阵发性鼻内发痒、连续打喷嚏、流大量清水样或稀薄黏液样涕，伴鼻塞、嗅觉障碍，有时伴有流泪、头昏、头痛、耳鸣、声嘶等症状。

【治疗方法】

方一　注线法

[取穴] 耳门、迎香、肺俞。配穴：足三里、脾俞、肾俞。

[方法] 穴位皮肤常规消毒局麻。用9号埋线针装入1~2cm羊肠线，快速刺入穴位所需的深度，得气后，向外拔针管，向内推针芯，将羊肠线植入穴位的皮下组织或肌层内，检查肠线段无外露。盖上创可贴固定24小时。以上治疗，每次选取两组或三组穴位，每周治疗1次，10次为1疗程。

方二

[取穴] 印堂、迎香、大椎、合谷、列缺、足三里、肺俞。脾虚者加脾俞；肾虚者加肾俞。

[方法] 将2/0号羊肠线0.5~1cm长度穿入9号埋线针管内，左手拇指、食指绷紧或捏起进针部位皮肤，刺入到所需的深度；当出现针感后，将羊肠线埋植在穴位的皮下组织或肌肉层内，快速拔针用创可贴保护针眼24小时。经15~20天埋线1次，3次为1个疗程。

方三　注线法

[**取穴**] 迎香、中脘、气海、足三里、肺俞。

[**方法**] 取用7号埋线针，前端置入灭菌羊肠线000号0.6~1.5cm长，迎香取线长0.6cm，其余穴位取线长1.5cm；常规穴位消毒，迎香针尖向同侧鼻通穴平刺；肺俞针尖顺经斜刺；操作时对准穴位快速进针过皮肤，将针送至一定深度，右手推针芯将肠线埋植在穴位内，出针后用消毒棉签轻压针孔。每15天治疗1次，4次为1个疗程。

方四　注线法

[**取穴**] 一组：曲池、足三里。二组：大椎、肺俞、脾俞、肾俞。三组：印堂、迎香、血海、三阴交。肺脾气虚型配肝俞、膈俞、太溪；肺经郁热型配合谷、列缺；肾阳亏虚型配命门、志室、关元。

[**方法**] 取3/0或4/0号医用羊肠线0.3~0.5cm置入埋线针前端。针快速刺入穴位至所需深度，得气后埋入羊肠线，针拨后用消毒棉球固定针眼，5分钟后贴上创可贴。第1疗程每次按一组、二组、三组顺序取穴，第2疗程后则据中医辨证分型不同，随证取穴，经第1疗程治疗后无过敏者，第2疗程起每次治疗均取7个穴位。每周治疗一次，每次选取一组穴位。每疗程之间间隔7~14天。

【典型病例】

例1　陈某某，男，38岁。

自诉5年来反复突然鼻痒，连续打喷嚏十余个，伴鼻塞、鼻流清涕，以晨起为重。鼻腔检查见鼻内黏膜肿胀，颜色呈苍白色，鼻道有清水样分泌物。用方二进行穴位埋线疗法治疗，5次后，患者症状明显改善，每周治疗1次，连续治疗2个疗程后，患者症状消失，体征消退，鼻腔功能基本恢复，随访半年未见复发。

例2　李某，女，42岁。

主诉：鼻痒、鼻塞、流涕10余天。既往有过敏性鼻炎史7年，每遇冷空气易发作，发作时打喷嚏，流清涕，阵发性鼻塞，鼻痒不适，嗅觉减退，伴纳呆，体倦乏力，舌质淡，苔薄白，脉细弱。鼻腔检查：鼻黏膜苍白水肿，鼻腔内有大量的清稀分泌物。诊断：过敏性鼻炎，证属肺脾气虚。取方二治疗1个疗程后鼻痒、喷嚏、流清涕基本消失，2个疗程后鼻道通畅，鼻黏膜颜色正常，临床症状和体征完全消失。随访半年未复发。

【处方精汇】

1. 用注线法

于夏季的初伏、中伏、中伏加强、末伏这4天采用埋线治疗。选取双侧迎香、肺俞，用7号埋线针和0000号长约0.5cm羊肠线，快速透皮，迎香穴针尖向鼻通穴方向斜刺，深度以8~13mm为宜，肺俞穴针尖向脊柱方向斜刺，深度以13~20mm为宜。待患者诉针下有胀感后埋入线体，并用TDP照射10分钟。以夏季的初伏、中伏、中伏加强、末伏这天治疗为一疗程。

2. 用穿线法

用大号三角缝合针带大号羊肠线，取迎香、肺俞二穴、局部严格消毒并局麻，针头刺入穴内，自穴外1cm处出针，剪去两头肠线，把肠线理入穴位中。根据病情，可每月埋线1次，共2~3次。

按语

过敏性鼻炎易反复发作，如果临证时只一味的对症治疗则症状极易复发，因此必须从根本上提高机体的抗病能力着手，长期、有效的治疗尤为重要。研究表明，穴位埋线具有明显的免疫调节作用，可增强T细胞介导的细胞免疫和体液免疫功能，增强NK细胞的细胞毒功能，减弱自身免疫反应。

在治疗过程中发现：本病在治疗时避免过敏因素的刺激，同时预防感冒，生活有规律，增强体质，可以提高疗效。

三、慢性鼻窦炎

慢性鼻窦炎是鼻窦黏膜慢性化脓性炎症。较急性者多见，其中以慢性上颌窦炎最多，常与慢性筛窦炎合并存在。

【病因病理】

本病多因急性化脓性鼻窦炎未得到及时合理地治疗迁延而致。其他病因与急性化脓性鼻窦炎相似，感染、变应性鼻炎和鼻窦引流障碍是其主要原因。牙源性上颌窦炎可慢性起病。

中医学认为，鼻与脏腑经络有着密切的联系。鼻渊在外虽表现于鼻，但却反映了体内脏腑、经络的病变。临床上，多由于素体偏弱，加上生活起居失常，寒暖不调，受凉受湿或过度疲劳之后，外邪侵袭引起肺、脾、胆之病变而发病。

【临床表现】

本病多数病人无明显的全身症状，一般有不同程度的头昏、精神不振、易疲倦、记忆力下降等，最常见的症状是鼻塞、流脓、流鼻涕、嗅觉不灵等，慢性鼻窦炎，亦称慢性化脓性鼻窦炎。常因急性化脓性鼻窦炎反复发作未能得到适当治疗所致。以多黏液或脓性鼻涕、鼻塞、头痛及嗅觉减退或消失为主要临床症状。

【治疗方法】

方一　注线法

［**取穴**］太阳、额通（攒竹直上0.2寸）。单侧痛者仅取单侧额通穴，无太阳穴痛者可不取太阳穴。

［**方法**］常规皮肤消毒局麻，用0/3号可吸收羊肠线约1.5cm装入埋线针，右手持埋线针，针尖以30度左右角斜刺入内，当埋线针进入皮下预定深度，羊肠线已完全埋入穴内时退针，贴创可贴保护创口2~3天即可。需再做埋线者，2月后再进行。

方二　注线法

［**取穴**］取印堂、太阳、印堂、大椎、肺俞、阳白、至阳，加额中穴艾条暖和回旋灸。

［**方法**］用9号针，左手拇指、食指绷紧或捏起进针部位皮肤，右手针快速刺入穴位所需深度，得气后，向外拔针管，向内推针芯，将线埋入穴位的皮肤组织或肌层内，检查肠段无外露，15~30天治疗1次，4次为一个疗程。

方三

［**取穴**］主穴迎香、太阳、印堂、尺泽、肺俞等。配穴脾俞、关元、足三里、气海、百会、风池、大椎等。气虚加气海、关元等；血虚加血海等。

［**方法**］穴位用碘伏消毒，用消毒镊子将PGLA线体置入一次性埋线针前

端，将针快速刺入穴位，迎香穴向上鼻根方向斜刺入；百会穴向后刺入；太阳穴向上斜刺入，得气后，压下弹簧将线体留置入穴位内，拔出针头，用埋线胶贴粘住。每周1次。

【典型病例】

杜某某，男，63岁。

40年前患头痛以额部、颞部为主，疼痛时时好时发。治疗一时减轻痛苦而后再次发作。后到我院就诊，经X线瓦氏位显示，上颌窦内壁黏膜粗糙，模糊阴影，诊断为慢性上颌窦炎。用方二进行穴位埋线治疗，4次症状消失，X线瓦氏位片显示上颌窦内壁黏膜清晰。随访一年未复发。

【处方精汇】

用注线法

选穴为额部痛点，易感冒配肺俞透风门、曲池、合谷；鼻涕鼻塞配迎香透印堂、合谷；脾胃虚弱配胃俞透脾俞、气海、足三里；头昏配百会、丰隆、太溪、太冲。先将穴位皮肤消毒，用9号埋线针斜刺入痛点，得气后沿皮下平刺，进入2cm后，进入00号线体1cm，配穴用常规埋线方法。每15天治疗1次，3次为1疗程。主治慢性额窦炎。

按 语

额窦炎所致头痛发病率非常高，可能与自身免疫功能下降有关。羊肠线为一种蛋白成分，长期留置局部阿是穴内。可激发人体的免疫功能，改善血管通透性和血液循环，从而达到治疗效果。

慢性鼻窦炎的病人由于病程日久，常伴有全身不适及容易烦躁等表现，居住室内应保持空气新鲜，冬季气温变化不应太大，注意休息，坚持治疗。患者多做低头、侧头动作，以利鼻窦内脓涕排出。清洁鼻腔，去除积留的脓涕，保持鼻腔通畅。同时应积极预防感冒，在污染较重的地方，应戴口罩，避免细菌进入鼻腔。注意不用力擤鼻，禁食辛辣、肥腻刺激性食品，戒除烟酒。

四、萎缩性鼻炎

萎缩性鼻炎是一种发展缓慢的鼻病，晚期或较重者因鼻腔中大量脓痂的蛋白质分解物产生恶臭而被称为臭鼻症。在中医学中称作"鼻槁"。

【病因病理】

萎缩性鼻炎病因学说甚多，一般认为与内分泌紊乱、植物神经功能失调、细菌感染、营养不良、遗传因素、微量元素缺乏及不平衡有关。近年来，随着免疫学的发展，发现本病患者大多数免疫功能紊乱，故本病为一种自身免疫性疾病。

中医学认为，本病系津液不能上满鼻窍所致。肺开窍于鼻，由于风热袭肺，郁久化热，或过热灼伤肺导致肺阴亏虚，化热生火上侵肺窍而发病。

【临床表现】

轻度：鼻外形正常，鼻腔黏膜干燥、轻度萎缩，以下鼻甲为主，无脓痂或少量薄痂，嗅觉减退；

中度：鼻外形尚正常，鼻腔宽大黏膜明显萎缩，下鼻甲缩小，多量灰绿色脓痂，可有臭味，嗅觉减退或消失。

重度：多数有鞍鼻畸形，鼻腔大量脓痂充塞，可见黏膜干燥、充血，极度萎缩，视其咽部，多有他觉性恶臭，嗅觉丧失。

【治疗方法】

方一　注线法

［**取穴**］迎香。

［**方法**］将3/0医用羊肠线剪成1cm长小段。常规消毒皮肤，把把剪好的肠线置入套管针的前端，由穴位中点1向鼻根方向斜刺0.3~0.5寸，约达肌层，推入肠线置入迎香穴，拔针后用棉棒按压针眼片刻。一般每3周埋线一次，个别肠线吸收慢者可适当延长间隔时间。

方二　注线法

［**取穴**］迎香、风池。

［**方法**］将3/0羊肠线，剪成1cm放入9号埋线针内。选准穴位，常规消毒，将剪好的羊肠线插入9号埋线针内对准穴位，快速透过皮下直达骨膜表面，行针。待病人有胀麻感觉时，将针稍稍提起，离开骨膜面，再将羊肠线轻轻推出，埋于穴位深部，用无菌棉棒按压针孔，拔出埋线针，贴上创可贴。同法埋线于风池穴。每3周1次，5次为1个疗程。

【典型病例】

女，69岁，农民。

鼻干，头痛、嗅觉减退2.5年。鼻腔黏膜干燥、萎缩，下鼻甲缩小，鼻腔宽畅，较多灰绿脓痂，嗅觉减弱。用方一治疗1次，症状减轻，鼻腔湿润。3次后鼻腔黏膜萎缩明显好转，嗅觉提高。治疗6次痊愈。随访2年无复发。

【处方精汇】

用注线法

取迎香和合谷穴。将3/0羊肠线取直部分剪成1cm长放入9号腰穿针内，对准穴位，快速通过皮下直达骨膜表面。待患者有胀麻感时，将穿针稍提起离开骨膜面，再将羊肠线轻轻推出，埋于穴位深部。退针后外盖创可贴。每3周1次，5次为一疗程。

按 语

由于迎香穴的特殊解剖位置，操作时应注意：

①肠线长度以1cm为宜，过短刺激量不够影响疗效，过长易露出皮面。

②出针时一定要用无菌棉棒按压针孔，防止出血或将羊肠线随针带出。

③如遇面部皮肤或皮下组织过薄者，羊肠线长度相应缩短，埋入的羊肠线绝不能露出皮面，如有外露，一定要将线抽出，更换新线后重新操作，以防感染。

④炎热季节如6~8月份暂停埋线治疗，以防感染。

第三节　耳部疾病

一、梅尼埃病

梅尼埃病是以膜迷路积水为主的一种内耳疾病。属中医学"眩晕"范畴。

【病因病理】

现代医学认为梅尼埃病是由于前庭功能障碍、迷路炎、迷路外伤、内听动脉阻塞及迷路出血，内耳手术后等原因造成。当前庭器官、传导通路和其他感觉的联系间发生障碍时，即产生前庭功能变化，出现眩晕、眼球震颤。

中医学认为，本病与素体虚弱、病后体虚、忧思郁怒及饮食厚味有关，兼有风、火、痰等不同因素。如久病不愈、失血、思虑过度，心脾受伤；或脾胃虚弱，生化乏源，另如忧郁恼怒，、或肾阴亏虚不能养肝，或先天不足，劳力过度耗伤肾精，或恣食肥甘，清阳不升，浊阴不降，清窍被蒙，都可发为眩晕。

【临床表现】

主要有三大症状：眩晕、耳鸣、耳聋。多数中年发病，常突然起病，先有耳鸣、耳聋，随后出现眩晕，持续数分钟至数小时，严重者数周或数日眩晕不止，伴有恶心、呕吐。发作后疲劳、无力、嗜睡，轻者眩晕消失后耳鸣、耳聋亦消失，反复发作者耳鸣持续，听力也不再恢复。

【治疗方法】

方一 注线法

［取穴］晕听区（双）、足三里（双）。

［方法］局部消毒，将线体装入针管前端，在晕听区斜刺3cm，缓缓退针，同时推动针芯，将长约1.5cm羊肠线留置于穴内，乙醇棉球消毒后，用干棉球覆盖针眼，胶布固定1~2天。15天埋线1次。

方二 注线法

［取穴］①安眠2、内关；②风池、百会。配穴：呕吐配中脘；耳鸣、耳聋配翳风；头痛配太阳；痰多配丰隆。

［方法］用0~1号羊肠线和9号穿刺针，在穴位消毒局麻后刺入穴内。百会沿皮下肌层平刺1.5cm；太阳向后斜刺1.5cm；余穴均直刺2cm，各注入羊肠线1cm。两组穴交替使用，10天埋线1次，6次为一疗程。

方三 注线法

［取穴］颈1~3、四渎、翳风、内关、听会、足三里。

［方法］局部消毒后，将00号1.5cm长的线体装入埋线针管前端，将针刺入穴内，探寻到针感后，推入线体，退针外盖创可贴。每15天埋线1次。

【典型病例】

例1 庄某，女，45岁，

患阵发性眩晕多年，2天前突然出现眼花、视物旋转，不敢转身、睁眼，恶心呕吐、饮食不下。查体温血压心肺均正常。埋线选穴：安眠、内关、丰隆。埋线后当即睁眼即不旋转，巩固治疗2次，2年来未见复发。

例2 杨某某，女，38岁。

患者每日上午10时发生眩晕，站立不稳，恶心、呕吐、出汗、面色苍白，中午常不能进食，下午4时后好转，如此每日发作，病程长达5年，经上海某医院检查左侧膜迷路积水，前庭功能减退，诊断内耳眩晕症。取双侧颈1~3、四渎、左翳风、双侧内关、左听会，双侧足三里，经第一次穴位埋线治疗后，眩晕减轻，恶心、呕吐停止，又巩固治疗一次，以上症状消失，至今8年未复发。

【处方精汇】

用注线法

取穴：百会、听宫、神庭、三阴交、内关。穴位消毒局麻后，用装有0号羊肠线1cm的9号穿刺针刺入穴内。百会、神庭沿肌层平刺2cm；余穴直刺2cm，埋入羊肠线。15天埋线1次，4次为一疗程。

按语

埋线治疗梅尼埃病，有较好疗效。欧阳教授认为，治疗效果良好，且较巩固，有数例外省患者，仅治疗2次痊愈，10余年仍未复发。本院3位工作人员，注射庆大霉素后眩晕，平衡失调，治疗2~3次均获治愈。

平时避免过度疲劳，情志要开朗，生活要有规律，以减少复发机会。发作期间，要卧床休息，注意防止起立时因突然眩晕而倾跌。卧室应保持安静，光线应暗，空气也要流通，但应注意温度不宜过低。

该病发作时，百会穴是麻木的，是一个特殊反应点，故除可埋线外，尚可用艾条灸百会穴，也有较好的效果。

二、耳鸣耳聋

耳鸣是指自觉耳内鸣响，耳聋是指不同程度的听觉减退甚至消失。中医也称之为"耳鸣""耳聋"。

【病因病理】

本病可由外耳道盯聍、内耳疾病、畸形、以及迷路炎症，药物中毒、损伤、肿瘤、动脉硬化等使内耳动脉痉挛，小栓子形成，卵圆窗破裂，内外淋巴循环受阻，致局部组织缺血、缺氧，或由病毒感染，损伤内耳听神经、耳蜗毛细胞所致。

中医学认为本病多由肝火、痰火、肾阴不足、脾胃虚弱导致清窍被阻在或髓海空虚，引起耳鸣耳聋。

【临床表现】

自觉耳内鸣响，或如蝉鸣，或若流水，或如击鼓，或如风响为耳鸣。听力减退，轻者听而不真，重者全然不闻外声为耳聋。

【治疗方法】

方一　注线法

[取穴] 耳后聪（将耳廓向前外拉紧皮肤，位于耳后皱壁上窝沿耳廓软骨后缘，即为耳后聪穴）。

[方法] 将000号肠线分段剪成约0.2~0.3cm长，插入埋线针内，消毒耳后上部皮肤，应避开血管，将针尖快速垂直刺进乳突骨衣外，再向前内指向鼻梁，约进针1.5cm左右，明显得气后，提插捻动3~4次，将针缓缓向外拔出，同时推进针芯，把线体推入组织内，拔出针后用无菌棉球压迫针眼止血。每周一次，一般连续四次为一疗程，必要时可行第二疗程。主治耳鸣。

方二　注线法

[取穴] 患侧翳风、风池、颈夹脊穴、双肝俞穴。

[方法] 将羊肠线0.8~1.2cm放入埋线针前端，常规消毒穴位，快速破皮进入穴位，深约0.3~0.5cm，待患者局部得气后，用针芯推入羊肠线后出针，用消毒棉签局部压迫止血并常规消毒。7天1次，4次为1个疗程，共3个疗程。主治神经性耳鸣。

方三　注线法

[取穴] 完骨、听会

[方法] 取穴均为患侧。皮肤常规消毒麻醉。将00号2cm长的羊肠线浸放入9号埋线针内，快速刺入皮内，得气后埋入羊肠线，将针退出，用创可贴将针眼贴住，1天后取下。10天埋线1次，3次为1个疗程。主治突发性耳聋。

【典型病例】

汤某某，男，35岁。

患者4个月前感冒发热后，右耳出现潮水样鸣响，除入睡外，昼夜不息，逐渐出现听力障碍，家人须大声喊叫，才能听见，外院检查诊为神经性耳鸣，服用中西药及针灸均来收效。经用埋线治疗1次后耳鸣减轻，3次后，听力渐复，距5cm处能听到手表声，年余未见发作。

【处方精汇】

用注线法和穴位注射法

取耳聪穴及听宫、听会穴，用5号针抽5%当归液2ml，注入穴内，每穴0.8~1.5ml。再选耳后沟埋线，用9号埋线针将000号线体0.5~1cm埋入穴内。一般2天注射一次，7~10天作1次埋线治疗，20天1疗程。

按 语

耳穴埋线，由于埋线过浅，有少数会导致耳后皮下包块，一般1~3周可消失，有包块者不宜再埋线治疗。由于针刺部位与耳廓接近，容易引起耳廓软骨膜炎，所以一定严格接规程操作，注意无菌操作。

临床观察，对神经性耳鸣患者的疗效进行对比，发现采用埋线治疗的患者除了临床治愈和总有效率较高外，患者的生活和心理的改变也优于针刺对照组，但不能否认这些作用的发生和耳鸣好转之间的密切关系，埋线疗法对患者心理的影响还需要进一步进行深入的研究。

三、慢性中耳炎

慢性中耳炎是中耳黏膜、骨膜或深达骨质的慢性炎症，常与慢性乳突炎合并存在。中医称其为"脓耳"。

【病因病理】

慢性中耳感染通常是由于在儿童期患耳部感染未加治疗的结果。这种感染从来没有完全排除，造成感染的某些有机体仍然残留在耳内，慢性感染会不断产生脓液，最后在鼓膜上造成穿孔，经常会使中耳的小骨受到损伤或遭到破坏。

中医学认为，本病多为风热湿邪侵袭，引动肝胆之火，内外邪热结聚耳窍，蒸灼耳膜，血肉腐败，则生脓汁而成；或因正气素虚或久病体虚，正气不胜邪毒，邪毒滞留，兼以脾虚运化失健，水湿内生，泛溢耳窍而致；或因先天不足或劳伤肾精，以致肾元亏损，耳窍不健，邪毒易于滞留，使急性实证脓耳演变为慢性虚证脓耳。

【临床表现】

急性化脓性中耳炎未能及时治愈，拖延六周以上者即为慢性化脓性中耳炎。主要有流脓、耳鸣、耳痛、头痛、头晕等。可分为三种类型。①单纯型：耳内流脓为黏脓性或黏液性，无臭味。②坏死型：炎症已侵入到骨质，耳内流出物如干酪样（豆渣样），量少，有血丝。③胆脂瘤型：耳内流出物夹杂有上皮脱屑，及黄白色有恶臭的油片状物。后两种类型如不及时治愈，会造成不良后果。耳中会不时流出灰色或黄色的脓液。会丧失一部分的听力，感染时间愈久，听力丧失得愈多。

【治疗方法】

方一　植线法。

［取穴］听宫、听会、耳门、翳风。配穴取外关、太溪、太冲。

［方法］外科常规消毒局麻，左手持2cm长羊肠线，将线中央置于局麻皮丘上。右手持埋线针，缺口向下压线，双手配合以15度角将线埋入穴位，适当深度，快速拔针。用酒精棉球压迫针眼，防止出血，贴创可贴保护针眼2~3天。30天埋1次，视疗效情况可进行2~3次治疗。

方二　注线法

［取穴］听宫、听会、翳风、风池、气海。

［方法］穴位消毒局麻后，将1号羊肠线1cm，装入9号埋线针，刺入穴位，耳部穴直刺2cm，风池向对侧眼部刺入2.5cm；气海刺入腹肌内，有得气感后，注入羊肠线。30天埋线1次，3次为一疗程。

【典型病例】

王××，男，12岁，学生。

主诉双耳道流脓4年，伴局部疼痛，听觉障碍。经五官科诊断为慢性化脓性中耳炎，经采用埋线疗法治疗1次后，流脓明显减少，听力增强，疼痛消失，又巩固治疗1次，以上症状全部消失，随访2年未复发。

【处方精汇】

用注线法

取穴：听会、丘墟（均取双侧）、翳风（取患侧）。

方法：局部消毒，局麻，用9号埋线针装入1.5cm00号羊肠线，进针穴内，针听会时应张口取穴，翳风闭口取穴，当出现针感时，缓慢推入线体，退针后外盖创可贴。每15天埋线1次。

按 语

埋线治疗中耳炎，主要适用于慢性化脓性中耳炎和非化脓性中耳炎。选穴以局部、邻近取穴和远端少阳经取穴为主。针刺时要注意避开血管，并严格消毒，埋线后局部及耳内不能进水，以免感染，加重病情。

饮食上要少食蛋类、豆类制品及辛辣食物。耳膜穿孔未愈者，应禁忌游泳，以免水入耳中，加重病情。注意预防感冒，以免诱发慢性中耳炎急性发作。可配合局部用药，急性发作可加上药物疗法。

第四节 咽部疾病

一、慢性咽炎

慢性咽炎为咽黏膜及淋巴组织的慢性弥慢性炎症，属中医学"喉痹"范畴。

【病因病理】

现代医学认为本病多由急性咽炎转化而成；或因长期鼻阻塞及鼻部的炎性分泌物的刺激；或因发音过多、长期吸烟、饮酒及有害气体、粉尘的吸入引起；也可因心肝肾等慢性疾病而继发本病。

中医学认为，本病多由病后余邪未清；或肺肾亏损，津液不足，虚火上炎，循经上蒸，熏蒸咽喉，咽失濡养而成。本病多为阴亏，但可因患者体质不同，亦可表现有阳虚、气虚、血虚等不同类型。

【临床表现】

自觉咽内不适，常有干燥、灼热、微痛、刺痒和异物感等症状。检查可见咽部黏膜呈暗红色充血，咽壁淋巴滤泡增生，有时可见咽部黏膜呈萎缩状。

【治疗方法】

方一

［**取穴**］天突穴。

［**方法**］在穴位处消毒局麻，用一次性9号埋线针放入2/0号长1.5cm左右医用羊肠线1根，先直刺0.2寸，然后将针尖与皮肤呈45度角沿胸骨柄后缘向下刺入穴位0.8~1寸，出针后消毒干棉球按压片刻，创可贴固定。15天埋线1次，4次为1个疗程。

方二　注线法

［**取穴**］关元、足三里。

［**方法**］局部常规消毒。将剪好的2cm长1号羊肠线装入12号埋线针内，迅速刺入穴位皮下，再将针缓慢刺入适当深度，得气后，边退针边推针芯，将肠线留于穴内即可。出针后用消毒棉球按压针孔片刻。10日1次，3次为一疗程。

方三　注线法

［**取穴**］廉泉穴。

［**方法**］患者仰卧位，头略后仰。廉泉穴处皮肤常规消毒后，用一次性穴位埋线专用针及配套1.5cm长羊肠线穿入针前端，将针尖指向舌根，快速刺入皮下，入皮后向舌根缓慢进针20~30 mm（深浅视患者穴处肌肉丰薄而定），轻微提插至"得气"（患者有鱼骨梗喉之感）后，将药线植入廉泉穴深处。出针后用消毒棉签压迫针孔片刻，络合碘涂擦针孔处即可。2星期1次，2次为1疗程。

方四　注线法

［**取穴**］廉泉、天突、肺俞、颈夹脊。

［**方法**］先在颈夹脊中上段按压，探出敏感点埋线。穴位消毒局麻后，用9号穿刺针装入1号羊肠线，刺入穴位。廉泉向喉部刺入；颈夹脊直刺；天突刺于气管和胸骨之间，刺入2cm，注入1cm羊肠线；肺俞向脊柱斜刺，埋入1.5cm 2号羊肠线。20天埋线1次，3次为一疗程。

［**方法**］

【典型病例】

例1　王某，男，46岁。

自觉咽中干痛数年，春夏季加剧，咽中如有异物，悬雍垂两腭及咽后壁有明显充血现象。经埋线3次即愈。

例2 张某，女，30岁。

1年前感冒后，咽部一直有不适感，如虫爬及痰块粘附，吭喀不止，咽后壁充血，有散在滤泡。在颈夹脊、肺俞埋线后症状大减，下次复加廉泉，症状已消，随访3年未复发。

例3 孟某某，男，59岁。

咽部充血严重，后咽壁滤泡覆盖，咽甲部也是凹凸不平，在咽甲部还有许多小米粒大小的泡泡，整个咽部肿胀，吃饭、喝水都很费劲。以前是慢性炎症急性发作。遇到感冒就会复发，有咽干、异物感。稍有风吹草动，它就表现出来，可反复发作。埋线合谷、照海，第二天病人感觉咽部肿胀好转，异物感减轻，15天后诸症消失。随访一年未复发。

【处方精汇】

1. 用针刺加埋线法

先行针刺天突、足三里、列缺、太溪、阳陵泉。得气后足三里、太溪行补法，余穴行平补平泻法，留针30分钟，每日1次，10次为1疗程。针刺治疗1疗程后予天突穴埋线。取9号埋线针和2/0号1.5cm羊肠线，将针头快速刺入皮下0.2寸，然后将针尖转向下方，紧靠胸骨后方刺入1~1.5寸埋入肠线。穴位埋线每15天1次，2次为1疗程。

2. 用注线法

主穴：合谷、照海、神庭透囟会、太冲。

方法：用1号线。先找准穴位，患者平卧位，常规消毒，该4穴（双合谷、双照海），进针得气后，嘱患者作吞咽动作直至咽部有津液上承为止，每20天埋线1次。治疗期间勿食辛辣烟酒。

按 语

慢性咽炎是一种常见的咽喉部疾病，病因复杂，迁延难愈。应用埋线疗法治疗慢性咽炎，在减轻症状，缩短病程等方面，常可取得一定效果，有的可达治愈目的。鉴于本病的慢性过程和特殊的咽部不适感，在诊断方面应与有类似症状的咽部肿瘤相鉴别。在治疗上应有耐心。

同时患者应戒除有害因素。如戒除烟酒，注意起居，防止感冒，少食煎炒和刺激性食物。注意休息，减少疲劳，减少或避免过度发音讲话。减少粉尘刺激。多服富有营养，以及有清润作用的食物，如萝卜等。以期达到更好的效果。

二、咽部异感症

咽部异感症是患者自觉咽部有异常感觉而检查又不能发现阳性体征的一种神经官能症。又称"癔球症"和"咽部神经官能症"。中医学称之为"梅核气"。

【病因病理】

本病是由于大脑皮层功能与皮层下相应关系的失调而产生，由于皮层对咽部的自主神经调节紊乱时，就会产生梗阻、异物及异常感觉等症状。它的发生、发作多与精神因素有关。如癔病、恐癌症、神经衰弱、焦虑、精神分裂症、神经官能症、外伤后精神创伤等。其症状复杂多样。

中医学认为，梅核气主要是气郁痰滞于咽部之症。多因情志不畅、抑郁不爽，日久气机不利，气郁则肺不布津，聚而为痰，或气滞不舒，日久不愈或反复发作，致微循环发生障碍，患者长期血供不良，则出现腺体退变和黏膜萎缩。

【临床表现】

患者自觉咽喉中有异常感，如有物梗，咯之不出，吞之不下，没有疼痛，不碍饮食，其症状每随情志之波动而变化，时轻时重。检视咽喉，并无异常，或虽有变异，亦甚轻微。患者每见精神抑郁，诸多疑虑，胸胁胀满，纳呆，困倦，消瘦，便溏，妇女常见月经不调，舌质黯，脉弦。

【治疗方法】

方一 注线法

[取穴] 气海。

[方法] 在脐下1.5寸取穴，皮肤用碘酒、酒精常规消毒。取9×28号缝合针及1号羊肠线，然后从水平线方向将羊肠线穿过穴位皮下，在尾端针眼处剪断羊肠线，轻拉头端使断端进入皮下，再在头端剪断羊肠线，然后将皮肤左右绷紧，头端羊肠线之断端即可缩入皮内，用纱布块包扎伤口即可。

方二　注线法。

[**取穴**] 天突

[**方法**] 患者取仰卧位，用一次性埋线针，取用2/0长1.5cm左右医用羊肠线1根放入9号埋线针内，先直刺0.3寸，然后将针转向下方，紧靠胸骨柄后方刺入1~1.5寸。出针后消毒干棉球按压片刻，创可贴固定。15天重复埋线1次。

方三　注线法

[**取穴**] 天突、气海。配穴：合谷、三阴交、内关、神门、膻中。

[**方法**] 埋线用0号羊肠线1~2cm，装入9号穿刺针。穴位消毒局麻后，直刺入气海下肌层，埋入羊肠线2cm；天突向下斜刺于气管与胸骨之间，埋入羊肠线1cm；神门向上斜刺；膻中沿皮向下刺，余穴直刺，注入羊肠线。10~15天埋线1次，3次为一疗程。

【**典型病例**】

王某，女，37岁。

咽部异感，胸闷烦苦，爱出长气，忙时减轻，闲时加重，曾在地方医院多次喉科检查无异常，中西药消炎解毒无效，且症状逐日加重，失去治疗信心，采用埋线法治疗4次，告愈，随访3年未发。

【**处方精汇**】

用植线法

取穴：间使、三阴交。穴位消毒局麻后，将1号羊肠线2cm装于局麻皮丘上，用埋线针缺口压住刺入穴位，以15度角向上斜刺，使患者有酸胀感并向上传导，植入羊肠线，退针后外盖敷料。15天埋线1次，3次为一疗程。

按语

天突埋线深刺操作时，应注意观察患者的性别、体型等，一般认为针刺宜以两侧第1肋上缘水平连线或两侧锁骨内端下缘水平连线为限较为安全，有利于避免刺伤前壁胸膜。

临床如加用半夏厚朴汤内服则疗效更好：半夏、紫苏各15g，厚朴10g，茯苓12g，生姜6g。加减：兼阴虚火旺、咽干灼热或过食辛辣伤津，则去生姜，加玄参、麦冬、黄柏、知母；咽痛甚，去生姜，加金银花、菊花、玄参、山豆根；如兼气滞、胸闷、腹胀满者，则加香附、郁金、沉香、麦芽；痰湿较重、咯痰困难、舌苔白腻则加浙贝、瓜蒌、桔梗；如兼瘀血，咽喉暗红肥厚、咽底小泡突起，加生地、红花；如声音嘶哑，则去生姜、半夏，加玄参、麦冬、蝉蜕、马勃、胖大海。每日1剂，水煎至200ml，分早晚2次温服。

治疗同时，应耐心开导，解除思想顾虑，增强治疗信心，平时避免精神刺激。少食煎炒炙烤辛辣食物。加强体育锻炼，增强体质，减少感冒。

第五节　口腔疾病

一、复发性口腔溃疡

复发性口腔溃疡是一种以周期性反复发作为特点的口腔黏膜局限性溃疡损伤，中医称其为"口疮"。

【病因病理】

口腔黏膜受到理化因素刺激，细菌、病毒感染，或免疫、内分泌系统功能紊乱，可引发异常的免疫反应而出现口腔溃疡特征性病损。也有人提出"二联因素"论，即外源性因素（病毒和细菌）和内源性诱导因素（激素的变化、精神心理因素、营养缺乏、系统性疾病及免疫功能紊乱）相互作用而致病。

中医学认为，本病原因有，心脾积热：过食辛辣厚味，情志不遂，小儿喂养不当，以致心脾积热；或由感受风、火、燥邪诱发，邪热循经上攻于口；或因口腔不洁，邪毒袭入所致。

阴虚火旺：素体阴虚，或病后余毒未尽，或劳伤过度，阴液不足，虚火上炎于口。

气血亏虚：平素体弱，或因禀赋阳虚，气化失调，久病不愈所致。

【临床表现】

可发生在口腔黏膜的任何部位。口腔的唇、颊、软腭或齿龈等处的黏膜发生单个或者多个大小不等的圆形或椭圆形溃疡，表面覆盖灰白或蓝色假膜溃疡，边界清楚，周围黏膜红而微肿，局部灼痛，流口水，常伴口臭、口干、尿黄、大便干结等症状，重的口疮可扩展到整个口腔，甚至引起发热和全身不适。

【治疗方法】

方一　注线法

[**取穴**] 胃俞、脾俞、足三里、三阴交、曲池。

[**方法**] 局部常规消毒，取配制好的00号羊肠线0.5cm，用9号埋线针，将羊肠线快速埋入上述穴位内，用创可贴贴之，24小时内禁止注射部位沾水。15天治疗1次，3次为1个疗程，一般治疗1~3个疗程。

方二　注线法

[**取穴**] 地仓、颊车、内庭、合谷。

[**方法**] 局部常规消毒，取00号羊肠线1cm，用9号埋线针，将羊肠线快速埋入上述穴位内，地仓向颊车方向平刺。颊车向地仓方向平刺，余穴直刺。推入线体后退针，创可贴贴之，24小时内禁止注射部位沾水。15天治疗1次，3次为1个疗程，一般治疗1~3个疗程。

【典型病例】

谷某，女，33岁。

患顽固性口腔溃疡5年，每次1~3处，反复发作，疼痛难忍，并伴失眠、纳差、消瘦。口腔内唇及舌黏膜有3处溃疡，约0.3~0.4cm，边缘红润，中间凹陷，表面有白色假膜，用方一治疗1次，疼痛消失，溃疡面减小，食量大增，睡眠好转。2次后，溃疡全部消失，睡眠正常，体重较前增加1kg，继续治疗2个疗程，随访6个月未复发。

【处方精汇】

用注线法

取穴：承浆、颊车、地仓、合谷、足三里、三阴交。

方法：穴位消毒局麻后，用装有00号羊肠线1cm的9号穿刺针，平刺入面部穴肌层，四肢穴用直刺法。推入羊肠线。15天埋线1次，3次为1个疗程。

按语

　　口腔溃疡，为口腔黏膜病中发病率最高者。临床特点是口腔黏膜反复发作，不易治愈。采用穴位埋线疗法，通过对相应穴位的长期有效刺激，而起到协调脏腑、平衡阴阳、调和气血、补虚泻实、提高免疫力等作用。取胃俞、脾俞、三阴交调和阴阳气血，曲池清热泻火。临床观察曲池、足三里两穴对五官口齿病有较好疗效，又是强壮要穴，本方法以调理脾肾，改善免疫，促进溃疡早期修复，对提高机体免疫力有良好疗效。通过对上述穴位的长期有效刺激从而达到促进溃疡愈合和防止复发的目的。

　　埋线以后，还需要注意口腔卫生，保持心情愉快，避免过度劳累，多喝开水，多吃新鲜蔬菜、水果，饮食宜清淡，易消化，不要食用辛辣、刺激性食物。

二、牙痛

　　牙痛是指牙齿因各种原因引起的疼痛而言，为口腔疾患中常见的症状之一，属中医的"牙宣"、"骨槽风"范畴。

【病因病理】

　　牙痛大多由牙龈炎、牙周炎、蛀牙或折裂牙而导致牙髓（牙神经）感染所引起的。牙痛属于牙齿毛病的外在反应，有可能是龋齿、牙髓或犬齿周围的牙龈被感染，前臼齿出现裂痕也会引起牙痛，有时候仅是菜屑卡在牙缝而引起不适。另外，牙痛也可能是由鼻窦炎引发。

　　中医认为，本病因风火邪毒侵袭，伤及牙体及牙龈肉，邪聚不散，气血滞留，气穴不通，瘀阻脉络而为致；可因大肠、胃腑积热或风邪外袭经络，郁于阳明而化火，火邪循经上炎而发牙痛；虚火上炎亦可引起牙痛。亦有多食甘酸之物，口齿不洁，垢秽蚀齿而作痛者。

【临床表现】

　　牙痛甚烈，兼有口臭、口渴、便秘、脉洪等症，为阳明火邪；痛甚而龈肿，兼形寒身热，脉浮数等症者，为风火牙痛；隐隐作痛，时作时止，口不臭，脉细或齿浮动者，属肾虚牙痛。

【治疗方法】

方一　针刺加埋线法

　　[**取穴**] 足三里（双侧）、上巨虚（双侧）、下巨虚（双侧）。

[**方法**] 左右交替使用。先行针刺术，留针 20 分钟，每 5 分钟行针 1 次，出针后施埋线术。穴位常规消毒后局麻，将长 2cm 1 号羊肠线装入 9 号埋线针内，快速直刺入穴 1.5 寸许，寻找强烈针感向上或四周传导、扩散后，缓慢退针，边退边针芯内推回到皮下后拔针，用碘酊棉球压按创口片刻，外用创可贴固定。每 3 日 1 次，3 次为 1 疗程。

方二

[**取穴**] 合谷、颊车、下关。风火牙痛者，加外关、风池；胃火牙痛者，加内庭、二间；阴虚牙痛者，加太溪、行间。

[**方法**] 常规消毒后，用 9 号埋线针将 00 号羊肠线 1.5cm 放入针头内，刺入到所需深度，当出现针感后将羊肠线埋植在穴位内，按压针孔片刻。每周 1 次。

【**典型病例**】

李某，女，45 岁。

牙痛 6 天，苦不堪言。察其痛处在左下齿后部，无龋齿，夜间不能睡眠，服用止痛药不效。诊脉洪实，右寸关甚，按之不减。望形体瘦弱。舌淡红苔薄白。诊为胃火牙痛。用方一针刺，止痛，但一会儿又痛，再针后埋线，疼痛完全消失。半年未见复发。

【**处方精汇**】

用注线法

主穴分 2 组。①冲阳、颊车；②合谷、下关。配穴：太阳、昆仑、内庭、太冲。主穴为主，上牙痛针第一组，下牙痛针第二组，止痛不理想时加配穴 1~2 穴。颊车、下关直刺深刺，使针感向齿根传导，太阳以 45 度角向齿根缓慢进针 1.5~1.8 寸；合谷、冲阳、内庭、针尖向上，促使针感往病所方向传导；余穴直刺，埋入 11 号羊肠线 0.5~1cm。每 7 天埋线 1 次。

按 语

针刺治疗牙痛有很好的短期止痛效果，临床上很多患者其远期疗效并不理想，往往其疼痛旋即又起，放针刺止痛后，加用埋线，这样，速效加续效，让患者针感长时久留，旨在提高其远期疗效。

牙痛本是一种继发的症状。因此，痛止后，应该查明病因，并及时治疗之，这样才能彻底根治牙痛。

参考文献

1. 唐寒松.关于草木刺作为原始针具的探讨.针灸临床杂志.1997（3）: 封三。

2. 任晓艳.穴位埋线的源流及其机理探讨.中国医药学报.2004, 19（12）: 757.

3. 陈利国.蔡向红, 留针的意义及时限探讨.中国针灸.1996, 12（6）: 40.

4. 徐三文.谈外治法中的穴位埋线疗法.中医外治杂志.2002, 11（5）: 38.

5. 田道正.穴位埋线治疗周围神经损伤.新医学.1985.16（5）: 241.

6. 孙文善.微创埋线: 技术现状与发展趋势.中医外治杂志.2008, 17（2）: 3.

7. 杨秀娟.针刺补泻手法研讨.贵阳中医学院学报.1973,（4）: 21.

8. 田道正.穴位埋线治疗周围神经损伤.新医学.1 985.16（5）: 241.

9. 温木生.穿刺针行针刺小针刀埋线综合疗法的可行性.辽宁中医杂志.1999, 26（3）
   242.

10. 陆爱平.穴埋药线治疗支气管哮喘68例.黑龙江中医药.2001, 5: 052.

11. 董卫, 巫奕丽.穴位埋植药线法治疗慢性咳喘病.2005, 21（02）: 40.

12. 段俊英.廉泉穴药线植入治疗慢性咽炎32例.上海针灸杂志.2006, 25（8）: 02.

13. 盂昭奇.穴位埋植药线治疗冠心病42例.中医外治杂志.2001, 10（1）: 14.

14. 张琳, 赵晓晨, 靳聪妃.埋线疗法治疗支气管哮喘246例.山西中医学院学报.2007, 8
    （4）: 32.

15. 卜宪才.埋线疗法治疗癫痫148例.中医外治法.2007, 16（5）: 41.

16. 徐世芬.穴位埋线配合药物治疗抑郁性神经症30例疗效观察.浙江中医杂志.2007, 42
    （5）: 282.

17. 杨廷辉, 赵开祝.埋线治疗顽固性失眠症70例.时珍国医国药.2003, 14（6）: 361-
    362.

18. 王宗田, 丁自力.穴位埋线治疗脑血管意外后遗症66例.四川中医.2005, 23（2）: 91.

19. 苏芙蓉, 孔立红, 高珊, 等.穴位埋药对脑缺血再灌注大鼠海马组织NF—KB表达的
    影响.湖北中医杂志.2008, 30（6）: 13.

20. 李永凯, 尹改珍.穴位埋线治疗高甘油三酯血症伴肥胖的临床疗效研究EJ].新疆中医

药.2009, 27 (6): 23-26.

21. 张德颜.穴位埋线治疗单纯性肥胖症78例.中医外治杂志.2007, 16 (4): 49-50.

22. 董卫.胃脘下俞穴埋线治疗糖尿病62例.上海针灸杂志.2002, 21 (30): 3-5.

23. 曹金梅, 门艳丽, 范军铭.肝俞、心俞埋线为主治疗甲亢262例临床观察.中国针灸.2003, 23 (9): 515.

24. 何颖妩.穴位埋线治疗肥胖型多囊卵巢综合征的临床观察.上海针灸杂志.2006, 25 (12): 9.

25. 凌南, 郭元琦, 陈丽仪, 等.穴位埋线治疗前列腺痛临床观察.中医药学刊.2004, 22 (10): 1834, 1852.

26. 孙沫, 张奇.穴位埋线疗法配合穴位药物注射治疗阴茎勃起障碍104例疗效观察.黑龙江医药科学.2002, 25 (1): 9.

27. 冯乐善.穴位埋线治疗干性坐骨神经痛58例临床观察.针灸临床杂志.2001, 17 (8): 42.

28. 李平.穴位埋线和皮下埋线治疗腰椎间盘突出症的临床观察.针灸临床杂志.2007, 23 (9): 46.

29. 唐红梅, 李炜.透穴为主埋线治疗颈肩肌筋膜炎.中国现代医学杂志.2004, 14 (7): 136.

30. 张理梅, 王秀坤, 梅亚萍, 等.穴位埋线中医辨证治疗座疮100例.中国美容医学.2007, 16 (1): 114-115.

31. 卢文, 任虹, 斯维特娜·曼恩.埋线为主治疗黄褐斑临床疗效分析.针灸临床杂志.2007, 23 (2): 7-8.

32. 李红, 柳锋.埋线治疗银屑病临床疗效观察.中国皮肤性病学杂志.2004, 18 (1): 51.

33. 杨代勇.微创穴位埋线法治疗围绝经期综合征86例1临床观察.山东中医杂志.2007, 26 (8): 504.

34. 杨海泉.穴位埋线治疗原发性痛经的临床研究.中国民族民间医药.2004, 2 (5): 90.

35. 刘红, 杨大为.穴位埋线治疗围绝经期综合征86例临床观察.上海针灸杂志.2007, 26 (2): 5.

36. 焦伟, 许新霞, 席军生.针刺埋线治疗多发性抽动秽语综合征32例.四川中医.2003, 21 (8): 83.

37. 马立昌.微创穴位埋线实用技术.北京：中国医药科技出版社.2011: 13.

38. 孙文善, 郯志清.新型生物医学材料及其在微创埋线中的应用价值.上海针灸杂

中国埋线疗法大全
ZhongGuo MaiXian LiaoFa DaQuan

志.2010，2（2）：131.

39．赵晓冬.新型埋线材料PGLA与羊肠线临床安全J性比较研究.临床医学学刊.2008，17（24）：103.

40．卢文.微创埋线临床规范化之探讨.河北中医.2009，31（12）：1848.

41．孙文善.微创埋线的进针和植线方法.上海针灸杂志.2011，30.（3）：210.

42．尹丽丽.穴位埋线中补泻手法的运用.中医杂志.2008，49（1）：956.

43．周佐涛.穴位埋线疗法预防感冒82例.中外健康文摘.2011，（37）：45.

44．王光义.穴位埋线加中药治疗慢性乙型肝炎35例.时珍国医国药.2007，18（7）：1752.

45．殷小兰.子午流注序贯穴位埋线联合阿德福韦酯治疗HBeAg阴性乙型肝炎患者早期疗效观察.河北医药.2010，（13）：56.

46．杨焕彪.穴位埋线治疗肝炎后综合征38例.中国针灸.1997，17（6）：371.

47．林素筠.穴位埋线治疗慢性肝炎.江苏中医药.1995，（7）：12.

48．刘旭东.穴位埋线治疗非酒精性脂肪性肝炎疗效观察.中国针灸.2010，20（8）：12.

49．季盛.穴位埋线治疗肝功能正常的慢性乙型肝炎患者早期疗效观察.上海中医药大学学报.2012，（6）：45.

50．温木生.埋线疗法治百病.北京：人民军医出版社.2006：169.

51．马玉泉.中华埋线疗法指南.北京：中国医药科技出版社.1994：83.

52．徐三文.穴位埋线防治老年反复呼吸道感染观察.实用中医药杂志.1999，15（12）：6.

53．李素荷，江莹.穴位埋线治疗喉源性咳嗽56例.上涨针灸杂志.2009.28（4）：230.

54．王作端.逍遥散治疗慢性肠炎18例.云南中医杂志.1990，11（4）：22.

55．王学民.穴位埋线治疗慢性咳喘症513例.医学理论与实践.2004，17（7）：770.

56．温宝林.穴位埋线治疗慢性支气管炎.中医外治杂志.1994，（4）：20.

57．杨会全.穴位埋线治疗慢支及哮喘206例临床观察.中国针灸.1995，15（3）：15.

58．郭艳波.穴位埋线治疗慢性支气管炎60例.实用中医药杂志.2009，25（5）：323.

59．张丽玲.穴位结扎方法治疗慢性支气管炎远期疗效评价.中医杂志.1997，（11）：566.

60．李长春.穴位埋线疗法为主治疗慢性支气管炎200例疗效观察.针刺研究.1998，（3）：201.

61．崔红.穴位埋线治疗慢性支气管炎96例.河南中医.2006，26（9）：66.

62．陈俊琦.欧阳群教授穴位埋线经验选.上海针灸杂志.2010，29（3：146）.

63．李磊.背俞穴埋线疗法治疗支气管哮喘临床观察.针灸临床杂志.2005，21（6）：41.

64. 王尚威，穴位割治埋线术治疗支气管哮喘.中国民间疗法.2008，（1）：11.

65. 郑春良.璇玑、膻中、气海穴埋线治疗肺肾两虚型哮喘.华夏医学.13（1）：97.

66. 涂新生.穴位埋线治疗支气管哮100例.中医外治杂志.2009，18（2）：47.

67. 张鲜萍.穴位埋线法治疗支气管哮36例临床观察.山西中医.2006，22（6）：20.

68. 江海玲.穴位埋线治疗支气管哮喘100例疗效观察.河北中医.2003，25（5）：368.

69. 葛青叶.穴位贴敷配合穴位埋线治疗支气管哮喘临床观察.辽宁中医杂志.2008，35（100）：1575.

70. 韩照予.穴位埋线治疗急性期放射性肺炎20例.中华实用中西医杂志.2006，19（15）：1817.

71. 杨丙山.夹脊穴为主埋线的临床应用.中医外治杂志.1994：43.

72. 扬光裴.孔最穴马尾垂直埋线法治疗咯血2042例.实用医技杂志.1997，4（2）：155.

73. 武润爱.62例高血压病人穴位埋线的治疗与护理.中医外治杂志.2000，9（6）：56.

74. 李滋平.穴位埋线为主治疗高血压病的临床研究.针灸临床杂志.2009，25（11）：3.

75. 杨立国.降压灵药线穴位注入治疗高血压病30例.中医外治杂志.2003，12（4）：11.

76. 张宏生.穴位埋线治疗原发性高血压病60例.中国美容医学.2011，20（2）：125.

77. 田元生.穴位埋线治疗顽固性高血压46例.中医研究.2008，21（1）：55.

78. 马立昌.微创穴位埋线实用技术.北京：中国中医药出版社.2012：131.

79. 马立昌.微创穴位埋线实用技术.北京：中国中医药出版社.2012：138.

80. 温木生.实用穴位埋线疗法.北京：中国医药科技出版社.1991：121.

81. 丁章森.厥阴俞透心俞穴埋线治疗冠心病的临床观察.针灸临床杂志.2002，18（7）：43.

82. 柏树祥.穴位埋线治疗冠心病.针灸临床杂志.2002，18（6）：49.

83. 姜恒源.穴位埋线治疗冠心病97例.上海针灸杂志.1995，14（4）：159.

84. 孟昭奇.穴位埋植药线治疗冠心病42例.中医外治杂志.2001.10（1）：14.

85. 马立昌.微创穴位埋线实用技术.北京：中国中医药出版社.2012：171.

86. 杨存科.穴位埋线辨证治疗冠心病心绞痛疗效观察.河北中医.2000，22（22）：144.

87. 焦乃军.穴位埋线治疗心绞痛48例.中医外治杂志.1999，8（2）：47.

88. 胡冬梅.穴位药线埋植治疗冠心病心绞痛46例临床观察.新中医.2002，34（10）：45.

89. 薛广生.穴位埋线治疗冠心病心绞痛96例临床观察.河南中医药学刊.2000年，15（1）：22.

90. 杨丙山.夹脊穴为主埋线的临床应用.中医外治杂志.1994，（1）：4.

91. 马立昌.微创穴位埋线疗法.河北科学技术出版社.2008：122.

92．温木生．埋线疗法治百病．人民军医出版社．2006：194．

93．叶琦．耳、头、体穴联合埋线治疗心律失常．针灸临床杂志．2001，17（2）：53．

94．陈德林．实用穴位埋线疗法．天津：天津社会科学院出版社．1994：220．

95．温木生．埋线疗法治百病．北京：人民军医出版社．2006：195．

96．温木生．实用穴位埋线疗法．北京：中国医药科技出版社．1991：116．

97．马立昌．微创穴位埋线实用技术．北京：中国中医药出版社．2012：179．

98．裴重轩．穴位注线疗法治疗心血管神经官能症．菏泽医专学报．2003，15（1）：

99．温木生．埋线疗法治百病．北京：人民军医出版社．2006：191．

100．陈德林．实用穴位埋线疗法．天津：天津社会科学院出版社．1993：214．

101．毛红蓉．比较穴位埋线与药物治疗高脂血症的作用．中国康复．2009．24（4）：257．

102．安金格．穴位埋线治疗高脂血症的临床研究．河北中医．2006，28（8）：609．

103．李永凯．穴位埋线治疗高甘油三酯血症伴肥胖的临床疗效研究．新疆中医药．2009，27
（6）：23．

104．谭广兴．辨证取穴埋线治疗单纯性肥胖80例．湖南中医杂志．2010，26（4）：68．

105．熊家轩．穴位埋线治疗肥胖型高脂血症52例疗效观察．新中医．2005，37（6）：64．

106．朱礼刚．穴位埋线治疗肥胖型高脂血症的实验研究．现代检验医学杂志．2009，24（3）：
111．

107．温木生．实用穴位埋线疗法．中国医药科技出版社．1991：123．

108．温木生．埋线疗法治百病．北京：人民军医出版社．2006．

109．路建香．穴位埋线治疗白细胞减少症21例．基层医学论坛．2008，12（5）：433．

110．刘晓辉．注线法治疗反流性食管炎疗效观察．现代中西医结合杂志．2010，19（12）：
1456．

111．温木生．埋线疗法治百病．北京：人民军医出版社．2006：209．

112．孙刚．穴位埋线治疗顽固性呃逆临床观察．包头医学院学报．2009，25（6）：68．

113．张先锋．针灸联合埋线治疗顽固性呃逆32例．中华现代中由医杂志．2005，3（16）：
1490．

114．黄锡婷．穴位埋线治疗顽固性呃逆60例的体会．贵阳中医学院学报．2012，34（2）：
120．

115．吴笛．穴位埋线治疗顽固性呃逆32例临床观察．上海针灸杂志．2006，25（2）：17．

116．韩照予．穴位埋线联合丁香柿蒂汤治疗肝癌介入治疗后呃逆20例．2006，19（6）：
688．

117. 詹庆业.中脘"浮线"治疗慢性胃炎的临床疗效观察.上海针灸杂志.2007, 26（5）: 3.

118. 张广蕊.多向埋线疗法治疗慢性胃炎疗效观察.中国针灸.199818（1）: 29.

119. 余章雄.暗示配合穴位穿线等方法治疗慢性胃炎与消化性溃疡 82 例.中国社区医师.2005（20）: 64.

120. 邓春雷.埋线治疗慢性胃炎50例.山西中医学院学报.2006, 7（1）: 11.

121. 邹铁刚."老十针"埋线治疗慢性胃炎38例.内蒙古中医药.2010,（16）: 29.

122. 康庆成.穴位埋线治疗慢性胃炎28例.泰山卫生.2004, 28（6）: 20.

123. 李红.穴位埋线对慢性胃炎患者胃电图及胃肠激素的影响.广州中医药大学学报.2005, 22（2）: 123.

124. 熊伟.赤医穴埋线治疗消化性溃疡57例.针灸临床杂志.2003, 19（3）: 43.

125. 马红学.穴位埋线治疗消化性溃疡30例疗效观察.山西中医学院学报.2010, 11（2）: 21.

126. 陈志斌.俞募配穴埋线法治疗消化性溃疡120例.上海针灸杂志.2009, 28（11）: 660.

127. 王兴.经穴诊断配合微创埋线疗法治疗消化性溃疡118例.临床医学学刊.2010, 19（10）.

128. 欧阳莜君.胃植线疗法治疗胃十二指肠溃疡.江西中医药.1995, 26（4）: 59.

129. 刘卫民.刮痧定穴埋线配合中医辨证治疗消化性溃疡100例.现代中西医结合杂志.2007, 16（1）: 1610.

130. 李成宏.针灸加埋线治疗胃下垂的临床观察.辽宁中医杂志拊.2008, 36（8）: 1231.

131. 黄巍.穴位埋线治疗胃下垂疗效分析.上海针灸杂志.1994, 13（5）: 200.

132. 李葵.埋线疗法治疗胃下垂164例.中国民间疗法.2005, 13（10）: 22.

133. 孙长林.穴位结扎治疗胃下蓬104例临床报告.针灸临床杂志.1989（3）: 141.

134. 刘敏.穴位埋线治疗胃下垂100例.中国针灸.2008, 28（1）: 70.

135. 吴新红.穴位埋线配合中药治疗胃下垂60例.现代中西医结合杂志.2009, 18（4）: 420.

136. 虞成英.情志病的督脉注线调神疗法及治验.江西中医药.1995, 26（6）: 36.

137. 马立昌.微创穴位埋线疗法.石家庄: 河北科学技术出版社.2008: 189.

138. 温木生.埋线疗法治百病.北京: 人民军医出版社.2006: 225.

139. 孙文善.PGLA微创埋线治疗胃脘痛.上海针灸杂志.2010, 29（10）: 680.

140. 冯永玲.穴位穿线治疗310例胃脘痛疗效的观察.中医外治杂志.1991, 试刊号, 19.

141．李德益.穴位埋线治疗慢性胃112例疗效观察.中国针灸.1989，（3）：21.

142．吴观运.穴位埋植疗法治疗胃脘痛184例.辽宁中医杂志.1993，（5）：39.

143．李素荷.穴位植线治疗胃痛96例临床观察.河南中医药学刊.2002，17（5）：42.

144．蔡丽娜.穴位埋线治疗胃痛.中医外治杂志.2001，10（4）：25.

145．龚秀杭.穴位埋线治疗非酒精性脂肪肝的临床研究.实用医学杂志.2012，28（11）：
1903.

146．周晓玲.穴位埋线对非酒精性脂肪肝足三阴经穴位皮温的影响.实用临床医药杂志.15
（19）：41.

147．孟昭奇.穴位埋线治疗慢性胆囊炎90例.中医外治杂志.2001，10（2）：23.

148．徐海云.胆囊穴埋线治疗慢性胆囊炎.中国针灸.2007，27（8）：628.

149．陈俊琦.欧阳群教授穴位埋线经验选.上海针灸杂志.2010，29（3）：147.

150．宋宏杰.穴位埋线治疗慢性胆囊炎疗效观察.中国针灸.2000，20（9）：533.

151．潘清容.穴位埋线治疗慢性胆囊炎32例体会.遵义医学院学报.1996，19（2）：8.

152．郭海龙.合谷、足三里埋线治疗消化不良105例.吉林中医药.2003，23（）9）：41.

153．焦玉祥.穴位埋线治疗功能性消化不良６０例疗效观察.山西中医.2006，22（）4）：
45.

154．刘绮.穴位埋线治疗功能性消化不良的临床研究.甘肃中医.2010，23（1）：39.

155．朱莹.穴位埋线治疗功能性消化不良临床观察.中国中医药信息杂志.2010，17（3）：
63.

156．赵明.足三里、中脘穴位埋线加耳针治疗功能性消化不良85例.中华临床医学研究杂
志.2005，11（4）：409.

157．高瞻.穴位埋线治疗化疗所致胃肠反应临床观察.上海针灸杂志.1999，18（2）：5.

158．黄国富.穴位埋线加耳穴贴压防治化疗引起的迟发性呕吐.中国临床医生.2006，34
（9）：39.

159．卢爱军.穴位埋线治疗恶性肿瘤放化疗后不能进食1例.卫生职业教育.2006，（6）：
12.

160．强新民.穴位埋线治疗慢性肠炎500例.中国民间疗法.2008，（8）：11.

161．陈俊琦.欧阳群教授穴位埋线经验选.上海针灸杂志.2010，29（3）：146.

162．王希琳.埋线疗法治疗肠易激综合征的临床观察.上海针灸杂志.2007，26（8）：17.

163．郑卫方.穴位埋线法治疗肠易激综合征42例.中国中医药科技.2008，15（3）：240.

164．张玮琳.穴位埋线治疗肠道易激综合征32例.中国中医药科技.2002，9（3）：189.

165. 陈志斌.俞募配穴埋线法治疗肠易激综合征 90 例.中医研究.2009, 22（4）: 52.

166. 慈爱萍.穴位埋线治疗肠易激综合征的护理.齐鲁护理杂志.2004, 10（5）: 398.

167. 蒙珊.埋线及推拿疗法治疗功能性腹痛综合征临床观察.时珍国医国药.200, 19（3）: 736.

168. 汪克明.电针"脾俞"对胃窦部溃疡大鼠胃肠平滑肌电活动的干预作用及其机制探讨.安徽中医学院学报.2003, 22（6）: 29.

169. 孙文善.微创埋线治疗慢性腹泻.上海针灸杂志.2010, 29（9）: 614.

170. 廖小平.透穴埋线法治疗慢性结肠炎 50 例小结.湖南中医杂志.1993, 9（1）: 26.

171. 温玉玲.穴位埋线配合艾灸治疗慢性结肠炎 40 例临床研究.中医药通报.2010, 9（1）: 58.

172. 杨建生.穴位埋线治疗慢性结肠炎.黑龙江中医药.2001（3）: 45.

173. 李玉琴.穴位埋线治疗慢性结肠炎 1190 例疗效分析.针灸临床杂志.1997, 13,（2）: 29.

174. 苗春红.穴位强化埋线疗法治疗慢性非特异性溃疡性结肠炎的自身对照研究.北京中医.2007, 26（5）: 266.

175. 赵立军.脐周埋线加中药灌肠治疗溃疡性结肠炎 138 例.中外医疗.2009,（34）: 108.

176. 陈杰.特定穴埋线治疗慢性非特异性溃疡性结肠炎临床观察.四川中医.2004, 22（5）: 89

177. 蒋谷芬.穴位埋线治疗溃疡性结肠炎 50 例临床观察及护理.湖南中医药导报.2004, 10（5）: 43.

178. 朱伟.穴位埋线疗法为主治疗溃疡性结肠炎 59 例.湖南中医杂志.2008, 23（4）: 61.

179. 杜慧芳.穴位埋线治疗溃疡性结肠炎 100 例.河南中医.2008, 28（4）: 61.

180. 谢振年.穴位强化埋线疗法治疗溃疡性结直肠炎 66 例.陕西中医.2009, 30（5）: 594.

181. 屈中杰.穴位埋线治疗便秘 96 例.现代中医药.2009, 29（2）: 46.

182. 王增.穴位埋线治疗便秘.中国针灸.2002, 22（8）: 540.

183. 王玉中.穴位埋线治疗慢传输性便秘 28 例临床疗效及结肠传输功能观察.时珍国医国药.2006, 17（8）: 1545.

184. 王亚华.穴位埋线治疗慢传输性便秘 70 例报告.围现代实用医学.2004, 3（4）: 51.

185. 苗金娣.穴位埋线治疗习惯性便秘 95 例.中医外治杂志.2009, 18（3）: 31.

186. 郑卫方.穴位埋线法治疗功能性慢传输型便秘 49 例.浙江中医杂志.2011, 46（11）:

481.

187. 孙文善.PGLA微创埋线治疗失眠.上海针灸杂志.2010，29（11）：746.

188. 杨廷辉.埋线治疗顽固性失眠症70例.时珍国医国药.2003，14（6）：361.

189. 黄卫强.穴位埋线治疗不寐84例.上海针灸杂志.2009，28（6）：351.

190. 李滋平.穴位埋线治疗失眠症52例疗效观察.新中医.2006，38（10）：68.

191. 辜锐鑫.俞募配穴埋线治疗失眠症临床观察.上海针灸杂志.2011，30（2）：101.

192. 马立昌.微创位埋线实用技术.北京：中国医药科技出版社.2011：177.

193. 王静.穴位埋线治疗神经官能症80例.陕西中医.1993（3）：2.

194. 温木生.实用穴位埋线疗法.北京：中国医药科技出版社.1991：143.

195. 马立昌.微创穴位埋线疗法.石家庄：河北科学技术出版社.2008：120.

196. 李光海.穴位埋线配合盐酸曲唑酮治疗广泛性焦虑症的疗效观察.河北中医.2011，33，（10）：1529.

197. 段月娥.穴位埋线加西药治疗儿童广泛性焦虑症.中国针灸.2007，27（5）：341.

198. 马立昌.微创穴位埋线实用技术.中国医药科技出版社.2012：172.

199. 徐世芬.针刺与埋线干预对抑郁大鼠中枢单胺类神经递质的影响.中国针灸.2007，27（6）：435.

200. 曹湘萍.穴位埋线治疗抑郁症的临床观察.临床合理用药.2010，3（17）：76.

201. 岳延荣.五脏俞穴位埋线治疗抑郁症46例.针灸临床杂志.2009，25（5）：19.

202. 徐世芬.穴位埋线配合药物治疗抑郁性神经症300例疗效观察.浙江中医杂志.2007，42（5）：282.

203. 庄礼兴.穴位埋线治疗抑郁性神经症47例临床观察.广州中医药大学学报.2009，26（1）：38.

204. 陈俊琦.欧阳群教授穴位埋线经验选.上海针灸杂志.2010，29（3）：146.

205. 陈萍.亚太传统医药.针刺结合埋线治疗抑郁症60例.2011，7：（10）：85.

206. 马立昌.微创穴位埋线实用技术.北京：中国中医药出版社.2012：176.

207. 温木生.实用穴位埋线疗法.北京：中国医药科技出版社.1991：245.

208. 马玉泉.中华埋线疗法指南.北京：中国医药科技出版社.1994：88.

209. 温木生.埋线疗法治百病.北京：人民军医出版社.2006：279.

210. 孙化海.穴位埋线治疗精神分裂症50例.上海中医药杂志.1995，（12）：28.

211. 吕雅芝.背腧夹脊穴埋线治疗精神分裂症100例临床报道.中国针灸.1988～8（5）：12.

212. 马立昌.微创穴位埋线实用技术.北京：中国中医药出版社.2012：171.

213. 王坚.听宫穴埋线治疗精神分裂症顽固性幻听126例.中国针灸.1997，17（3）：188.

214. 孙文善.微创埋线与临床治疗应用.北京：中医古籍出版社.2010：241.

215. 郭增科.背部穴位埋线治疗原发性癫痫163例.中国民间疗法：2006，14（3）：18.

216. 德礼.头穴穿刺埋线为主治疗癫痫100例.中医外治杂志.1998，7（5）：12.

217. 王瑞恒.穴位植线治疗原发性癫痫80例.山西中医.1994，（10）6：37.

218. 张俊卿.羊肠线穴位埋藏治疗癫痫21例.浙江中西医结合杂志.2002，12（3）：180.

219. 陈瑞.镇癫穴埋线治疗癫痫600例.中国针灸.2004，24（7）：473.

220. 卜宪才.埋线疗法治疗癫痫148例.中医外治杂志.2007，16（5）：41.

221. 李福库.长强穴埋线治疗癫痫.实用中医内科杂志.1996，10（1）：48.

222. 李炜.快速植线治疗偏头痛的临床研究.中国针灸.2002，22（4）：233.

223. 段月娥.三阳络注线治疗偏头痛.中医外治杂志.2002，11（4）：49.

224. 陈志德.透穴法穴位埋线治疗头风120例.卫生职业教育.2005，（11）：15.

225. 田丽琼.穴位埋线治疗偏头痛42例临床观察.中医药导报.12（1）：53.

226. 温彦考.穴位埋线治疗偏头痛192例.中国针灸.2002，22（7）：439.

226. 燕军.穴位埋线配合放血疗法治疗偏头痛疗效观察.中国中医药信息杂志.01 0，1 7（8）：61.

227. 王大巍.埋线治疗头痛临床观察.医药论坛杂志.2003，24（21）：40.

228. 柏树祥.穴位埋线法治疗顽固性头痛126例.实用中医药杂志.2002，18（3）：39.

229. 王尚威.掌穴割治埋线术治疗偏头痛和神经性头痛.中国民间疗法.2007，15（11）：17.

230. 勾宗文.穴位埋线疗法治疗头痛55例.中国中医远程教育.7（11）：213.

231. 肖宛平.埋线治疗血管神经性头痛.针灸临床杂志.1999，15（7）：4.

232. 王秋云.穴位埋线方法治疗额窦炎所致头痛32例.江苏中医药.2005，26（12）：70.

233. 陈俊琦.欧阳群教授穴位埋线经验选.上海针灸杂志.2010，29（3）：147.

234. 马美子.穴位注射加埋线治疗枕神经痛47例.中国实用医药.2007，2卷（8）：73.

235. 朱同奎.穴位埋线治疗枕大神经痛36例.32·现代中医学杂志.2010，6（1）：32.

236. 王恩新.穴位埋线治疗三叉神经痛35例.中国冶金工业医学杂志.2007，24（6）：720.

237. 李再仁.三叉神经痛埋线疗法近期观察.口腔医学.1989，9（8）：142.

238. 谭春芳.足部反射区埋线疗法治疗三叉神经痛.双足与保健.1997，（1）：24.

239. 钱火辉.穴位埋线治疗原发性三叉神经痛临床观察.上海针灸杂志.2009，28（8）：

454.

240. 崔绍俭.埋线疗法治疗三叉神经痛26例.中国民间疗法.200, 13（2）: 18.

241. 蔡丽娜.穴位埋线治疗三叉神经痛29例.福建中医药.2007, 38（4）: 63.

242. 李子锋.颊车穴穿线治疗面神经炎38例临床疗效观察.邯郸医学高等专科学校学报.2003, 16（2）: 162.

243. 李立红.六透穴埋线法治疗陈旧性面瘫2195例疗效分析.中国社区医师·医学专业.2011, 13（4）: 119.

244. 强新民.埋线治疗顽固性面瘫50例疗效观察.中华实用中西医杂志.2003,（13）: 1984.

245. 叶丽萍.埋线疗法治疗顽固性面瘫的临床观察与护理.辽宁中医杂志.2006, 33（6）: 746.

246. 杨城.穴位埋线治疗急性面神经麻痹临床观察.上海针灸杂志.2009, 28（4）: 215.

247. 朱同奎.穴位埋线治疗面神经麻痹128例.中外医学研究.2009, 7（7）: 91.

248. 韦玲.穴位埋线治疗面肌痉挛34例.山西中医.2010, 26（12）: 37.

249. 来明.穴位埋线治疗面肌痉挛35例.中国民间疗法.2010, 18（11）: 15.

250. 王海丰.穴位埋线治疗偏侧面肌痉挛疗效观察.上海针灸杂志.2010, 29（11）: 15.

251. 方建富.穴位透刺加羊肠线埋植治疗习惯性面肌抽动症体会.甘肃中医.2000,（2）: 44.

252. 黎健红.穴位皮下埋线治疗面肌痉挛观察及护理.实用中医药杂志.2010, 26（6）: 407.

253. 王卫强.吊针配合穴位埋线治疗面瘫痉挛.中国民间疗法.2010, 18（3）: 25.

254. 王宗田.穴位埋线治疗脑血管意外后遗症66例.四川中医.2005, 23（2）: 91.

255. 孙文善.PGLA微创埋线治疗中风后遗症.上海针灸杂志.2011, 30（1）: 69.

256. 朱慎勇.夹脊穴埋线治疗中风偏瘫临床观察.中医药临床杂志.2007, 19（4）: 395.

257. 盂凡辉.头穴植线结合药物治疗缺血性卒中118例临床观察.中国针灸.2002, 22（5）: 305.

258. 陈银藏.穴位埋线治疗脑血管病后遗症62例.河北中医.2006, 28（8）: 588.

259. 孙治东.穴位埋线治疗中风偏瘫52例.中国针灸.2001. 21（2）: 118.

260. 朱增辉.背俞穴为主埋线治疗脑卒中后假性球麻痹吞咽障碍.贵阳中医学院学报.2009, 31（2）: 61.

261. 姜劲峰.长强穴埋线治疗中风后平衡功能障碍3则.上海针灸杂志.2006, 25（6）: 28.

262. 郭小云.电针配合穴位埋线治疗中风后上肢偏瘫肢体痉挛34例.湖南中医杂志.2006，22（4）：41.

263. 焦伟.头穴埋线为主治疗中风后失语症31 7例.中国中医药信息杂志.1999，6（4）：65.

264. 杨冠军.俞募配穴法蛋白埋线治疗中风后便秘65例.中外医疗.2008，（28）：110.

265. 周友龙.穴位埋线治疗阿尔茨海默病临床观察.中国针灸.2008，28（1）：37.

266. 黄晓云.中国现代医生.尼莫地平与穴位埋线结合治疗血管性痴呆疗效观察.2011，49（7）：82.

267. 杨雨.穴位埋线合并胰岛素对拟阿尔茨海默病大鼠学习记忆的影响.时珍国医国药.200，20（6）：1350.

268. 李莉.针药结合治疗轻度认知功能障碍临床观察.中国中医药信息杂志.2009，16（11）：77.

269. 李静.针刺结合穴位埋线治疗震颤麻痹100例疗效观察.现代中西医结合杂志.2002，11（2）：79.

270. 李种泰.综合疗法为主治疗帕金森病30例疗效观察.新中医.2005，37（10）：52.

271. 谢潇侠.头皮针埋线对帕金森病大鼠SOD、NO、MDA的影响.中国针灸.2007，27（10）：753.

272. 宋智慧.埋线疗法治疗特发性震颤25例临床观察.河北中医.2010，32（8）：1211.

273. 马立昌.微创穴位埋线实用技术.北京：中国中医药出版社.2012：182.

274. 马立昌.微创穴位埋线实用技术.北京：中国中医药出版社.2012：160.

275. 温木生.埋线疗法治百病.北京：人民军医出版社.2006：258.

276. 高向明.穴位埋线治疗多发性神经炎23例.中国针灸.中国针灸.2002，22（3）：179.

277. 马立昌.微创位埋线实用技术.北京：中国医药科技出版社.2011：211.

278. 温木生.实用穴位埋线疗法.北京：中国医药科技出版社.1991：144.

279. 温木生.埋线疗法治百病.北京：人民军医出版社.2006：271.

280. 马玉泉.沉中浮经穴埋线治疗坐骨神经痛.中国中医药信息杂志.1995，2（9）：27.

281. 李守昌.穴位埋线辨证治疗坐骨神经痛40例临床观察.中国针灸.1998，18（12）：741.

282. 饶光立.埋线法治疗船员原发性坐骨神经痛63例.中华航海医学与高气压医学杂志.2001，8（2）：88.

283. 赵景文.穴位埋线治疗坐骨神经痛85例疗效观察.云南中医中药杂志.2006，27（3）：34.

284. 唐基楠.穴位埋线术治疗坐骨神经痛72例临床观察.河北中医.2005, 27（2）: 120.

285. 董自斌.套管埋线治疗坐骨神经痛320例.中国针灸.1994, 14（4）: 25.

286. 田道正.穴位埋线治疗周围神经损伤.新医学.1985, 16（5）: 241.

287. 温木生.埋线疗法治百病.北京: 人民军医出版社.2006: 259.

288. 温木生.实用穴位埋线疗法.北京: 中国医药科技出版社.1991: 153.

289. 盛骧锋.埋线为主综合治疗阳痿疗效观察.上海针灸杂志.2009, 28（3）: 156.

290. 刘金竹.任督二脉为主穴位埋线治疗功能性阳痿42例.上海针灸杂志.2010, 29（4）: 242.

291. 彭淑华.穴位埋线加灸法治疗阳痿38例临床观察.针灸临床杂志.2004, 20（5）: 35.

292. 秦文栋.穴位注射埋线治疗阳痿68例.山东中医杂志.2092, 21（2）: 94.

293. 孙沫.穴位埋线疗法配合穴位药物注射治疗阴茎勃起障碍104例疗效观察.黑龙江医学科学.2002, 25（1）: 9.

294. 马向明.穴位埋线治疗遗精36例.针灸临床杂志.2000,（6）: 47.

295. 张培永.穴位埋线治疗遗精110例.上海针灸杂志.1999, 18（1）: 14.

296. 李清.穴位埋线治疗早泄11例.时珍国医国药.2003, 14（5）: 285.

297. 谈建新.穴位埋线治疗早泄60例.光明中医.2011, 26（4）: 764.

298. 张惠敏.阴茎系带埋入羊肠线治疗早泄的疗效观察.西北国防医学杂志.2011, 32（2）: 150.

299. 张培永.穴位注射埋线治疗早泄72例.中国民间疗法.2000, 8（3）: 8.

300. 杜杰.穴位埋线配合中药外用治疗早泄.江苏中医药.2007, 39（9）: 77.

301. 赵星卫.穴位埋线治疗早泄的疗效观察.中国性科学.2008, 17（2）: 29.

302. 杨丙山.夹脊穴为主埋线的临床应用.中医外治杂志.1994,（1）: 43.

303. 孔祥秋.平行针穴位埋线治疗急性肾炎100例.中国乡村医药杂志.2008, 15（4）: 44.

304. 芦安.督脉埋线治疗慢性肾炎蛋白尿.新中医.1989,（11）: 4.

305. 徐宏.穴位埋线合降浊生血汤治疗肾性贫血的临床研究.现代中西医结合杂志.2010, 19（28）: 3586.

306. 马立昌.微创埋线穴位实用技术.中国医药科技出版社.2011: 147.

307. 温木生.实用穴位埋线疗法.中国医药科技出版社.1991: 123.

308. 白冬.穴位埋线治疗性不育66例疗效观察.中国针灸.1996, 16（11）: 41.

309. 吴湘.埋线疗法治疗男性免疫性不育症的临床研究.中国医药导报.2009, 6（22）: 124.

310. 温木生.埋线疗法治百病.北京: 人民军医出版社.2006: 256.

311．张采真．穴位埋线配合功能锻炼治疗压力性尿失禁临床观察．中国针灸．2004，24（7）：457．

312．李晨．治疗轻度女性压力性尿失禁疗效观察．新疆医科大学学报．2009，32（8）：1049．

313．马立昌．微创穴位埋线疗法．石家庄：河北科学技术出版社．2008：142．

314．曹金梅．肝俞、心俞埋线为主治疗甲亢262例临床观察．中国针灸．2003，23（9）：515．

315．黄柳和．中国针灸．挑筋割脂埋线疗法治疗甲亢．1995，15（1）：28．

316．张德基．穴位埋线结合小剂量药物治疗甲亢35例．中国针灸．2002，22（10）：674．

317．黄洁．穴位埋线配服甲亢宁汤治疗甲状腺功能亢进症36例．湖南中医杂志．2004，20（2）：28．

318．马立昌．微创穴位埋线实用技术．北京：中国中医药出版社．2012：267．

319．马立昌．微创穴位埋线实用技术．北京：中国中医药出版社．2012：255．

320．温木生．埋线疗法治百病．北京：人民军医出版社．2006：300．

321．金红霞．针灸临床杂志．1996，12（9）：54．

322．温木生．实用穴位埋线疗法．北京：中国医药科技出版社．1991：190．

323．等．穴位埋线治疗糖尿病46例疗效观察．中国针灸．1992，8（2）：41．

324．武晓春．埋线治疗2型糖尿病临床报道．光明中医．2011，26（2）：1000．

325．刘乃明．消渴散配合穴位埋线疗法治疗糖尿病108例．亚太传统医药．2006，（10）：68．

326．王玉中．穴位埋线治疗糖尿病50例疗效观察．辽宁中医杂志．2005，32（11）：1188．

327．马立昌．微创穴位埋线实用技术．北京：中国医药科技出版社．2011：239．

328．石锦萍．针刺胃脘下俞对家兔血糖影响的对照观察．四川中医．1995，（2）：6．

329．唐佐阳．PGLA线体微创埋线治疗糖尿病．上海针灸杂志．2011，30（7）：509．

330．马立昌，单顺，张金霞．微创穴位埋线实用技术［M］．北京：中国医药科技出版社．2011：239~241．

331．李健．辨证取穴埋线治疗单纯性肥胖36例疗效观察．新中医．2007，39（6）：43．

332．王洋岗．穴位埋线对不同性别单纯性肥胖症的疗效观察．湖北中医杂志．2011，33（5）：58．

333．杨涛．穴位埋线为主治疗单纯性肥胖症60例．上海针灸杂志．2003，22（2：）35．

334．阮慧红．穴位埋线治疗单纯性肥胖症60例．中国民间疗法．2011，19（5）：25．

335. 孙改玲. 平刺透穴埋线减肥法治疗单纯性肥胖症100例. 现代中西医结合杂志. 2010, 19（27）: 3487.

336. 李丽英. 穴位埋线治疗慢性疲劳综合征120例. 中医外治杂志. 2011, 21（2）: 45.

337. 杨才德. 埋线治疗慢性疲劳综合征81例. 中国针灸. 2007, 27（11）: 843.

338. 司马多高. 司马神奇埋线. 内部资料. 125.

339. 李斌. 穴位埋线配合以痛为腧针刺法治疗癌性疼痛的疗效观察. 现代肿瘤医学. 201119（7）: 1417.

340. 韩照予. 中药药线穴位埋植配合三阶梯止痛法治疗癌性疼痛30例. 中华实用中西医杂志. 2006, 19（16）: 1972.

341. 司马多高. 司马神奇埋线. 内部资料. 125.

342. 马立昌. 微创穴位埋线实用技术. 北京: 中国中医药出版社. 2012: 171.

343. 马立昌. 微创穴位埋线疗法. 石家庄: 河北科学技术出版社. 2008.

344. 赵晓冬. 微创埋线治疗颈椎病. 上海针灸杂志. 2010, 29（5）: 334.

345. 韩建军. 穴位埋线治疗颈椎病120例. 光明中医. 2010, 25（5）: 826.

346. 唐淑琴. 穴位埋线治疗颈椎病725例. 山东中医杂志. 1995, 14（8）: 358.

347. 董延璜. 穴位埋线治疗颈椎病486例临床观察. 淮海医药. 2010, 28（2）: 148.

348. 叶立汉. 穴位皮下埋线治疗颈椎病的临床研究. 广州中医药大学学报. 2005, 22（4）: 279.

349. 欧广升. 挑刺埋线治疗颈椎病98例临床艰察湖南中医学院学报. 2000, 6（4）: 24.

350. 邓云志. 局部取穴平刺微创埋线治疗颈型颈椎病观察. 中国民间疗法. 2011, 19（2）: 22.

351. 徐三文. 穴位埋线治疗颈胃综合征62例. 中医外治杂志. 2000, 9（6）: 36.

352. 徐三文. 穴位埋线治疗颈性头痛86例. 新中医. 1997, 29（8）: 21.

353. 徐三文. 穴位埋线治疗颈性视力障碍的临床研究. 中医外治杂志. 2002. 11（4）: 26.

354. 徐三文. 穴位埋线治疗颈性冠心病52例. 中医外治杂志. 1997,（2）: 30.

355. 赖满英. 埋线治疗椎动脉型颈椎病. 中国临床康复. 2004,（5）: 859.

356. 赵国政. 微创埋线配合推拿全息颈穴治疗颈肩综合征48例. 中国保健营养. 2010, 19（14）: 14.

357. 徐三文. 穴位埋线治疗颈性血压异常55例临床观察. 中国中医骨伤科杂志. 1999, 7（4）: 26.

358. 王守永. 穴位植线法治疗颈源性眩晕108例临床观察. 吉林中医药. 2006, 26（1）: 46.

359．陈月珍.穴位埋线治疗肩周炎的护理.中国中医急症.2008，17（6）：878．

360．温木生.穿刺针行埋线和小针刀术治疗肩周炎的探讨.河南中医药学刊.1998，13（1）：36．

361．官红霞.仿浮针式埋线法治疗肩周炎临床观察.湖北中医杂志.2010年第32（9）：64．

362．徐三文.穴位埋线治疗肩关节周围炎76例.广西中医药.1997，8（6）：26．

363．谢宝官.穴位埋线疗法治疗肩周炎362例.中华临床医药.2004，5（7）：108．

364．潘柏圣.埋线疗法治疗网球肘72例.中医外治杂志.2009，18（12）：17．

365．丁明晖.穴位埋线法治疗网球肘的疗效研究中国康复医学杂志.2010，25（3）：244．

366．陈龙安.穴位埋线结合针刀治疗顽固性网球肘疗效观察.上海针灸杂志.2009，28（5）：266．

367．马立昌.椎间孔下入路埋线治疗腰椎间盘突出78例的对照观察.中外健康文摘.2010，（23）：45．

368．叶立汉.皮内植线治疗腰椎间盘突出症临床研究.中国针灸.2004，24（4）：245．

369．金妙青.埋线法治疗腰椎间盘突出症86例.江中医杂志.2010，45（9）：645．

370．陈月荣.微创介入埋线治疗腰椎间盘突出症的临床应用.医学信息.2011，24（7）：123．

371．马国霞.微创埋线治疗腰椎间盘突出症116例临床观察.中国保健营养.2010，19（10）：170．

372．夏粉仙.穴位埋线治疗腰椎间盘突出症的对照观察.中国针灸.2006，26（3）：195

373．徐海云.埋线疗法在缓解腰肌劳损中的临床观察.西南军医.2007，9（3）：35．

374．章东平.埋线治疗劳损型腰痛90例临床观察.中医药通报.2009，8（5）：61．

375．孙文善.微创埋线与临床治疗应用.北京：中医古籍出版社.2010：202．

376．温木生.埋线疗法治百病.北京：人民军医出版社.2006：325．

377．车爱红.埋线疗法治疗腰椎骨质增生症疗效观察.湖北中医杂志.2010，32（3）70．

378．邴越.穴位埋线治疗腰椎增生性脊柱炎115例.针灸临床杂志.1996，12（3）：37．

379．周伟平.穴位埋线治疗腰椎增生并坐骨神经痛156例.江西中医药.1999，30（4）：46．

380．刘婧.穴位埋线治疗腰椎骨质增生60例.上海针灸杂志.2002，21（3）：28．

381．李平.穴位埋线治疗增殖性脊柱炎62例.上海针灸杂志.2004，23（6）：28．

382．徐向阳.穴位埋线法治疗第3腰椎横突综合征50例.宁夏医学杂志.2010，32（12）：1190．

383．郭崇秋.针灸埋线疗法治疗第三腰椎横突综合征110例.浙江中医杂.2008，43（6）：

350.

384. 吴文华.穴位埋线治疗顽固性疼痛举例.卫生职业教育.2007（5）：117.

385. 陶少华.针刀配合水针埋线治疗腰三横突综合征150例.2006，15（6）：56.

386. 马玉泉.中华埋线疗法指南.北京：中国医药科技出版社.1994：100.

387. 李振.PGLA微创埋线治疗腰痛.按摩与康复医学.2011，2（12）：201.

388. 孙化强.中药载体埋线治疗腰腿痛临床观察.中国厂矿医学.2008，21（5）：609.

389. 夏晟.刺血拔罐埋线综合治疗腰腿痛380例.西南国防医药.2008，18（1）：66.

390. 柏树祥.夹脊埋线法治疗慢性腰背痛.中国民间疗法.2000，8（6）：19.

391. 李虹.痛点埋线治疗颈肩肌筋膜炎60例临床观察.长春中医药大学学报.2009，25（6）：
887.

392. 唐红梅.透穴为主埋线治疗颈肩肌筋膜炎.中国现代医学杂志.2004，14（7）136.

393. 李玉智.穴位穴位埋线治疗慢性腰肌纤维炎86例.遵义医学院学报.1995，（2）：6.

394. 张向阳.穴位埋线治疗纤维织炎32例疗效分析.中医临床研究.2010，2（19）：17.

395. 孙文善.微创埋线与临床治疗应用.北京：中医古籍出版社.2010：222.

396. 马立昌.微创穴位埋线实用技术.北京：中国中医药出版社.2012：213.

397. 闫晋.穴位埋线治疗绝经后骨质疏松的护理40例.中国医药卫生.2005，6（11）65.

398. 林志苇.肾俞穴位埋线治疗绝经后骨质疏松症临床研究.针灸临床杂志.2006，22（4）.

399. 吴淑平.脾肾俞穴位埋线对原发性骨质疏松症血清BGP及尿Ca/Cr的影响.福建中医药
大学学报.2011，21（2）：14.

400. 马立昌.微创穴位埋线实用技术.北京：中国中医药出版社.2012：171.

401. 徐三文.穴位埋线治疗臀上皮神经炎88例临床观察.中医外治杂志.1996，（6）：25.

402. 马立昌.微创穴位埋线实用技术.北京：中国中医药出版社.2012：209.

403. 温木生.埋线疗法治百病.北京：人民军医出版社.2006：335.

404. 马立昌.微创穴位埋线实用技术.北京：中国中医药出版社.2012：213.

405. 徐三文.穴位埋线治梨状肌综合征58例.国医论坛.1997，12（2）：36.

406. 马立昌.微创穴位埋线疗法.石家庄：河北科学技术出版社.2008：377.

407. 温木生.埋线疗法治百病.北京：人民军医出版社.2006：337.

408. 江杰士.埋线治疗风湿寒性膝关节痛116例疗效观察.遵义医学院学报.1995，8（2）：
25.

409. 王守永.穴位植线法治疗膝部骨性关节炎的临床报道.中国中医骨伤科杂志.2004，12
（6）：49.

410. 王子明.特效四维三通埋线治疗绝技.北京：中国出版集团世界图书出版公司.2013：93.

411. 孙文善.微创埋线与临床治疗应用.北京：中医古籍出版社.2010：241.

412. 马立昌.微创穴位埋线实用技术.北京：中国中医药出版社.2012：171.

413. 温木生.埋线疗法治百病.北京：人民军医出版社.2006：341.

414. 孙文善.PGLA微创埋线治疗类风湿关节炎.上海针灸杂志.2011，30（8）：580.

415. 郭爱华.穴位埋线法治疗类风湿性关节炎6例.上海针灸杂志.2005，8，（6）：568.

416. 高德荣.穴位埋线治疗类风湿关节炎疗效观察.上海针灸杂志.2007，26（5）：27.

417. 唐治安.穴位埋线配合火针治疗类风湿性关节炎30例.河北中医.2002，24，（9）：690.

418. 王永亮.埋线配合火针治疗类风湿性关节炎120例.上海针灸杂志.2004，23（10）：31.

419. 沈玉杰.风湿仙丹结合穴位埋线治疗类风湿性关.湖北中医杂志.2000，22（11）：23.

420. 叶立汉.皮内植线治疗慢性软组织损伤53例临床研究.中医杂志.2004，45（11）：829.

421. 吴文华.穴位埋线治疗顽固性疼痛举例.卫生职业教育.2007，（5）：117.

422. 张玮.手法配合穴位埋线治疗踝关节损伤后遗症1例.中华医学研究杂志.2005,5（12）1291.

423. 马立昌.微创穴位埋线实用技术.北京：中国中医药出版社.2012：210.

424. 李国臣.腹部穴位埋线法治疗胆结石869例临床观察.中国针灸.1997，（11）681.

425. 阴述亮.微创口胆囊取石联合穴位埋线治疗胆囊结石160例.中国中西医结合杂志.2002，22（1）：68.

426. 马立昌.微创穴位埋线疗法.河北科学技术出版社.2008：113.

427. 赵力军.穴位埋线对腹部术后胃肠功能康复的影响.中医外治杂志.2009，18（5）：34.

428. 王秋朝.穴位埋线疗法及其临床应用.内蒙古中医药.2011，（1）：63.

429. 刘书圣."三元"法治疗直肠脱垂38例2003年第5卷禁5期：42.

430. 马立昌.微创穴位埋线实用技术.北京：中国中医药出版社.2012：127.

431. 温木生.实用穴位埋线疗法.北京：中国医药科技出版社.1991：185.

432. 温木生.埋线疗法治百病.北京：人民军医出版社.2006：359.

433. 莫绍总.壮医治疗痔病128例.中国民族医药杂志.2009（9）：50.

434. 杨凤. 中药熏洗结合穴位埋线治疗痔疮１１３例的疗效观察. 中外医学研究. 2013, 11（12）: ~lz 4, 122.

435. 郑雪平. 悬吊埋线法治疗痔的临床观察. 结直肠肛门外科. 2007年第, 13（2）: 103.

436. 马立昌. 微创穴位埋线实用技术. 北京: 中国中医药出版社. 2012: 247.

437. 李东冰. 长强穴羊肠线埋置法治疗肛裂的研究. 中级医刊. 1995, 32（12）: 40.

438. 温木生. 埋线疗法治百病. 北京: 人民军医出版社. 2006: 357.

439. 温木生. 实用穴位埋线疗法. 北京: 中国医药科技出版社. 1991: 183.

440. 张春. 石韦散配合穴位埋线治疗泌尿系结石76例. 山西中医. 2000, 16（4）: 20.

441. 高德荣. 穴位埋线为主治疗尿石症. 全国埋线学术交流会论文. 2007: 23.

442. 马立昌. 微创穴位埋线实用技术. 146.

443. 马立昌. 微创穴位埋线. 138.

444. 赖满英. 埋线疗法治疗长年尿失禁案. 上海针灸杂志. 2004, 23（10）: 45.

445. 张采真. 穴位埋线配合功能锻炼治疗压力性尿失禁临床观察. 中国针灸. 2004, 24（7）: 457.

446. 王朝辉. 中药加穴位埋线治疗轻度女性压力性尿失禁50例. 新疆中医药. 2009, 27（6）: 17.

447. 贾天鹏. 穴位埋线治疗慢性前列腺炎68例临床观察. 甘肃中医. 2011, 24（5）.

448. 臧洪学. 穴位注射埋线治疗慢性非细菌性前列腺炎临床观察. 河北北方学院学报（医学版）. 2005, 22（3）: 49.

449. 曹永贺. 穴位埋线加中药治疗慢性非细菌性前列腺炎48例. 中医研究. 2007, 20（9）: 60.

450. 凌楠. 穴位埋线治疗前列腺痛临床观察. 中医药学刊. 2004, 22（10）: 1834.

451. 张培永. 长强穴注射埋线治疗前列腺痛60例疗效观察. 中国针灸. 1999, 155.

452. 马立昌. 微创穴位埋线实用技术. 北京: 中国医药科技出版社. 2011: 143.

453. 王英. 补肾止血汤加埋线治疗青春期无排卵型功血57例. 吉林中医药. 1998,（1）: 6.

454. 孙文善. 微创埋线与临床治疗应用. 北京: 中国古籍出版社. 2010: 298.

455. 郝亚华. 丹参注射液合穴位埋线治疗功血. 长春中医药大学学报. 1995,（4）: 39.

456. 黄红. 穴位埋线治疗宫内放置节育环后月经失调46例. 中国针灸 2008, 28（8）: 554.

457. 金慧芳. 穴位埋线治疗月经过少. 中国针灸. 2008, 28（12）: 891.

458. 李卫川. 穴位埋线结合中药治疗育龄妇女放置宫内节育器后月经过多临床观察. 中国中医药信息杂志. 2010, 1 7（7）: 75.

459. 陈俊琦.欧阳群教授穴位埋线经验选.上海针灸杂志.2010（3）：146.

460. 孙文善.微创埋线与临床治疗应用.北京：中医古籍出版社.2010：295.

461. 马立昌.微创穴位埋线实用技术.北京：中国中医药出版社.2012：150.

462. 李蔚江.运用穴位埋线法治疗痛经.中外医疗.2010，（4）：136.

463. 马振玉.穴位注射埋线治疗痛经136例观察.实用中医药杂志.2003，19（6）：：310.

464. 张惠民.穴位埋线治疗痛经34例.河南中医.2002，22（4）：40.

465. 杨海泉.穴位埋线治疗原发性痛经的临床研究.中国民族民间医药.2009，（8）：90.

466. 魏自敏.气海穴埋线配合针刺治疗痛经86例.中国民间疗法.2004，12（3）：18.

467. 毕伟莲.脊背穴埋线配温针治疗痛经77例.中国中医药信息杂志.2001，8（11）：79
79.

468. 高永清.穴位埋线加服中药治疗子宫脱垂80例.中国针灸.1995，（4）：24.

469. 俞华.针灸配合穴位埋线治疗子宫脱垂19例临床体会.医学信息.2011，24（12）：18.

470. 马立昌.微创穴位埋线实用技术.北京.中国中医药出版社.2012：147.

471. 蒙珊.穴位埋线配合中药治疗子宫肌瘤疗效观察.山西中医.2011，27（9）：25.

472. 金君梅.穴位埋线治疗盆腔炎75例疗效观察.中国中医药科技.2011，18（1）：61.

473. 宋青霞.穴位药物埋线治疗慢.陡盆腔炎80例观察.中华实用中西医杂志.2003，3（1）：
95.

474. 王爱花.穴位注射配合埋线治疗慢性盆腔炎300例.河南中医药学刊.199712（4）：44.

475. 陈俊琦.欧阳群教授穴位埋线经验选.上海针灸杂志，2010（3）：146.

476. 马立昌.微创穴位埋线实用技术.北京：中国中医药出版社.2012：144.

477. 温木生.埋线疗法治百病.北京：人民军医出版社.2006：399.

478. 马玉泉.中华埋线疗法指南.北京：中国医药科技出版社.1994：121.

479. 杨冠军.穴位埋线治疗乳腺增生65例.中国民间疗法.2000，17（1）：8.

480. 沈林芳.PGLA微创埋线治疗乳腺增生134例.上海针灸杂志.2011.30（10）：720.

481. 赵玉广.穴位埋线治疗乳腺增生病58例临床观察.中国医药导报.2008，5（14）：83.

482. 周蕾.穴位埋线治疗乳腺增生45例.山东中医杂志.2007，26（8）：551.

483. 任劲松.穴位埋线治疗乳腺增生症123例.中医外治杂志.2006，15（2）：52.

484. 刘婧.穴位埋线治疗乳腺增生病50例.上海针灸杂志.2011，30（2）：122.

485. 秦文栋.穴位埋线预处理对剖宫产产妇术后肠蠕动及乳汁分泌的影响.中国针灸.2007，
27（6）：417.

486. 温木生.埋线疗法治百病.北京：人民军医出版社.2006：391.

487. 马玉泉.中华埋线疗法指南.中国医药科技出版社.1994：123.

488. 职良喜.皮内植线疗法治疗经前期综合征肝气逆证的随机对照研究.2007，25（12）：111.

489. 刘向阳.穴位埋线治疗经前期综合征疗效观察.中国针灸.2006，26（4）：265.

490. 陈德林.实用穴位埋线疗法.天津社会科学院出版社.1994：281.

491. 温木生.埋线疗法治百病.北京：人民军医出版社.2003：385.

492. 马立昌.微创穴位埋线实用技术.北京：中国中医药出版社.2012：171.

493. 任晓燕.任区穴位埋线疗法治疗更年期综合征100例.中国针灸增刊.2004：87.

494. 杨代勇.微创穴位埋线法治疗围绝经期综合征86例临床观察.山东中医杂志.2007，26（8）：545.

495. 邹铁刚.五脏俞加膈俞埋线治疗更年期综合征45例.江苏中医药.2009，41（3）：41.

496. 段峻英.穴位埋线治疗更年期综合征68例.上海针灸杂志.2005，24（8）：3.

497. 李种泰.穴位埋线治疗妇女更年期潮热汗出.时珍国医国药.2006，17（12）：2634.

498. 蒙珊.穴位埋线治疗围绝经期综合征60例临床观察江苏中医药.2007，39（6）：49.

499. 赵俊霞.化瘀利湿解毒汤加穴位埋线治疗药物流产继发性不孕症疗效观察.中国中医药信息杂志.20l1，18（3）：82.

500. 陈燕.中药配合穴位埋线治疗多囊卵巢综合征性不孕症53例.光明中医.2009，24（10）：1942.

501. 庞文妃.三阴交埋线配合坤六方治疗不孕症.光明中医.2011，2（4）：770.

502. 于亚玉.穴位埋线治疗女阴白色病损50例疗效观察.中国针灸.1997，（2）：83.

513. 冷钰玲.穴位埋线治疗女阴白色病变44例体会遵义医学院学报.1998，（3）：66.

514. 陈燕.埋线治疗神经性外阴瘙痒73例.四川中医.2008，26（10）：119.

515. 温木生.埋线疗法治百病.北京：人民军医出版社.2006：401.

516. 贺国庆.肺俞穴注线合中药内服治疗小儿喘息性支气管炎.中医外治杂志.2002，11（5）：53.

517. 邓海燕.药物超短波加埋线治疗小儿支气管哮喘80例.中国民间疗法.2004，12（11）：33.

518. 温木生.埋线疗法治百病.北京：人民军医出版社.2006：405.

519. 温木生.埋线疗法治百病.北京：人民军医出版社.2003：410.

520. 马玉泉.中华埋线疗法指南.北京：中国医药科技出版社.1994：128.

521. 温木生.实用穴位埋线疗法.北京：中国医药科技出版社.1991：213.

522．温木生.实用穴位埋线疗法.北京：中国医药科技出版社.1991：215.

523．温木生.埋线疗法治百病.北京：人民军医出版社.2003：408.

524．李有勇.三阴交穴位埋线治疗儿童遗尿症28例体会.卫生职业教育.2005，（12）：111.

525．张俊峰.穴位埋线治疗儿童遗尿86例.光明中医.2009，24（2）：335.

526．霍翠兰.穴位埋线治疗顽固性遗尿症.新中医.1994，（5）：35.

527．李唯.穴位埋线治疗遗尿疗效分析.上海针灸杂志.1996，15（4）：23.

528．赵玉广.穴位埋线治疗遗尿症疗效观察.中国误诊学杂志.2008，8（10）：2354.

529．周德明.穴位埋线治疗成人遗尿18例.中国针灸.1962，24.

530．陈兰农.埋线治疗脑瘫200例疗效观察.实用中西医结合杂志.1998，11（5）：419.

531．余惠华.穴位埋线治疗小儿脑性瘫痪100例.中国针灸.1999，（7）：428.

532．吴丽辉.穴位埋线治疗肌张力低下型脑瘫12例疗效观察.现代临床医学.2006，32（6）：435.

533．黄援.穴位埋线疗法在治疗小儿脑性瘫痪中的运用.中国临床康复.2003，7（3）：463.

534．赵兵.穴位埋植蛋白线疗法对脑性瘫痪患儿运动功能的影响.中国康复理论与实践.2011，17（7）：657.

535．潘清容.电针配合埋线治疗小儿脑性瘫痪134例体会.遵义医学院学报.1996，19（3.4）：251.

536．陈锦枝.穴位埋线治疗小儿癫痫37例.四川中医.1995（3）：41.

537．姜守信.穴位埋线治疗癫痫105例临床观察.江苏中医药.2010，42（3）：52.

538．马立昌.微创位埋线实用技术.北京：中国中医药出版社.2012：185.

539．孙文善.微创埋线与临床治疗应用.北京：中医古籍出版社.2010：236.

540．马立昌.微创位埋线实用技术.北京：中国中医药出版社.2012：213.

541．赵兰.哈尔滨医药.应用改良埋线法为主治疗830例小儿麻痹后遗症.1984，（1）：7.

542．温木生.实用穴位埋线疗法.北京：中国医药科技出版社.1991：

543．温木生.埋线疗法治百病.北京：人民军医出版社.2006：173.

544．李种泰.穴位埋线配合中药敷脐治疗小儿神经性尿频症35例.现代医药卫生.2007，23（15）2320.

545．焦伟.针刺埋线治疗多发性抽动秽语综合征32例.四川中医.2003，21（8）：：83.

546．刘红姣.手足三里穴埋线治疗小儿多动症.中国民间疗法.2008，（2）：12.

547．温木生．埋线疗法治百病．北京：人民军医出版社.2006：483．

548．曾红英．穴位埋线治疗慢性荨麻疹53例疗效观察．中医外治杂志.2003，19（11）：44．

549．海月明．穴位埋线治疗慢性荨麻疹64例.湖南中医学院学报.1997，17（2）：67．

550．许新霞．背俞穴埋线法治疗慢性荨麻疹20例.中国中医药信息杂志.2004，11（8）：732．

551．孙艳萍．穴位埋线法治疗慢性荨麻疹42例.中医外治杂志.2009.18（2）：38．

552．黄河．穴位埋线治疗慢性荨麻疹124例.临床军医杂志.2009，37（6）：1031．

553．黄艳霞．穴位埋线治疗荨麻疹188例.华夏医学.2005，18（4）：

554．朱俊岭．穴位埋线治疗老年性皮肤瘙痒症76例.陕西中医.2011，32（8）：1052．

555．徐海云．埋线疗法治疗皮肤瘙痒症的临床疗效观察.临床军医杂志.2007，3（2）：264．

556．吴汉鑫．血海、膈俞穴位注射或加埋线治疗老年性全身性瘙痒症.实用医学杂志.1993，9（3）：22．

557．李庆．梅花针加拔罐结合埋线治疗神经性皮炎198例.中国针灸.1998，（9）：530．

558．祁秀荣．梅花针配合穴位埋线治神经性皮炎87例.中国民间疗法.2009，17（2）：18．

559．孙文善．微创埋线与临床治疗应用.北京：中医古籍出版社.2010：17．

560．马立昌．微创穴位埋线实用技术.北京：中国中医药出版社.2012：171．

561．周子信．穴位埋线治疗白癜内30例.上海针灸杂志.2000，19（3）：19．

562．常慧杰．穴位埋线治疗白癜风效果观察.中国中医药咨讯.2011，3（3）：236．

563．郑卫国．穴位埋线结合梅花针叩打治疗白癜风36例.甘肃中医学院学报.2004，21（3）：41．

564．马立昌．微创穴位埋线实用技术.北京：中国中医药出版社.2012：218．

565．谭红．围刺埋线配合体穴埋线治疗肛周湿疹163例分析.中国现代医药杂志.2009，11（12）：49．

566．聂红英．承山穴埋线治疗顽固性肛门瘙痒症.中国民间疗法.1996，（3）：19．

567．马立昌．微创位埋线实用技术.228．

568．温木生．实用穴位埋线疗法．

569．黄鼎坚．穴位埋线疗法.南宁：广西科学技术出版社.1999：129．

570．李红．埋线疗法治疗银屑病118例临床疗效分析.皮肤病与性病.2003，25（4）：7．

571．周明．穴位埋线治疗银屑病200例临床观察.中医外治杂志.1995，（2）：17．

572. 江长征.埋线配合穴位注射自血治疗银屑病48例.上海针灸杂志.2006，25（8）：28.

573. 张希平.特定穴埋线治疗寻常型银屑病118例.皮肤病与性病.2004，26（1）：15.

574. 张俊峰.药线植入治疗牛皮癣54例疗效观察.光明中医.2009，24（1）：127.

575. 穆怡.穴位埋线结合耳背放血疗法治疗银屑病130例.当代医学.2008，14（24）：155.

576. 孙文善.PGLA微创埋线治疗带状疱疹后遗神经痛.上海针灸杂志.2011，30（5）：349.

577. 陆捷.浮针埋线疗法对带状疱疹后遗神经痛疗效观察.中国临床保健杂志.2009，I2（3）：245.

578. 于晓芳.夹脊穴穴位埋线治疗带状疱疹后遗神经痛36例.光明中医.2010，25（5）：828.

579. 楼淑芳.穴位埋线预防带状疱疹后遗神经痛临床观察.浙江中西医结合杂志.2011，21（11）：778.

580. 申文.埋线疗法治疗顽固性带状疱疹后神经痛体会.现代中西医结合杂志.2005，14（5）：630.

581. 韦玲.埋线疗法治疗带状疱疹后遗神经痛50例.山西中医.2011，27（8）：34.

582. 杨涛.穴位埋线疗法治疗痤疮124侧临床报道.贵阳中医学院学报.2002，24（2）：35.

583. 郑英斌.埋线疗法治疗痤疮58例.中国美容医学.2007，16（4）：12.

584. 李东升.肺俞穴埋线联合维胺酯内服治疗寻常痤疮.中国中西医结合皮肤性病杂志.2005，4（4）：250.

585. 庞永贵.埋线治疗寻常型痤疮30例临床观察.山西中医学院学报.2008，9（6）：

586. 闫润虎.穴位埋线配合刺络拔罐治疗痤疮.中国美容医学.2007，16（11）：1576.

587. 韩平.穴位埋线治疗异常痤疮200例临床观察.化工劳动保护.1994，15（5）：241.

588. 刘婧.穴位埋线治疗黄褐斑96例.山西中医.2010，26（12）：38.

589. 辛卓萍.穴位埋线治疗黄褐斑24例.甘肃中医.2010，23（4）.

590. 蔡卫根.穴位埋线治疗黄褐斑44例疗效观察.江西中医药.2006，37（9）：54.

591. 蒋晓丽.穴位埋线治疗60例黄褐斑疗效观察.泸州医学院学报.2002，25（3）：213.

592. 肖倩.埋线疗法结合面部挂针治疗黄褐斑临床观察.实用中医药杂志.2010，26（9）：644.

593. 卢文.埋线为主治疗黄褐斑临床观察.中国针灸.2006，26（10）：713.

594. 周秀莲.穴位埋线治疗斑秃疗效观察.上海针灸杂志.2009，28（7）：397.

595．温木生．埋线疗法治百病.北京：人民军医出版社.2006：448．

596．马立昌.微创穴位埋线实用技术.北京：中国中医药出版社.2012：217．

597．黄鼎坚．穴位埋线疗法.南宁：广西科学技术出版社.1999：127．

598．马立昌.微创穴位埋线实用技术.北京：中国中医药出版社.2012：171．

599．温木生．埋线疗法治百病.北京：人民军医出版社.2006：455．

600．周小玲．羊肠线埋线治疗慢性泪囊炎和泪道阻塞208例分析.浙江临床医学.20011，3
（11）：844．

601．温木生．埋线疗法治百病.北京：人民军医出版社.2006：452．

602．孙宗信．皮下埋线法矫正中重度上睑下垂疗效分析.山东医药.1997，37（10）：9．

603．温木生．埋线疗法治百病.北京：人民军医出版社.2006：462．

604．卫君卯．穴位割治埋线治疗视神经萎缩16例.中国针灸.1997，17（9）：296．

605．温木生．埋线疗法治百病.北京：人民军医出版社.2006：457．

606．陈德林．实用穴位埋线疗法.天津：天津社会科学院出版社.1993：310．

607．温木生．实用穴位埋线疗法.北京：中国医药科技出版社.1991：238．

608．周登伟.穴位埋线治疗鼻炎123例.河南中医.2007，27，（7）：57．

609．刘文汉．埋线治疗慢性鼻炎580例.中国针灸.2008，28（11）：791．

610．农泽宁．线疗法在慢性疾病中的临床应用.针灸临床杂志.1997，13（12）：28．

611．唐治安．穴位埋线治疗急慢性鼻炎160例疗效观察.中华中西医学杂志.2006，4（9）：
32．

612．李海鸥.穴位埋线治150例鼻炎疗效观察.福建中医药.1990，21（3）：7．

613．贾德贵．针刺穴位埋线法治疗鼻炎.河南中医.1996，16（3）：174．

614．刘芳.穴位埋线疗法治疗过敏性鼻炎31例.中医外治杂志.2003，12（3）：41．

615．刘燕丽.穴位埋线治疗过敏性鼻炎31例.光明中医.2011，26（6）：1195．

616．杜艳．培土生金穴位埋线法治疗变应性鼻炎临床观察.针灸临床杂志.2007，2（4）：
23．

617．黄艳霞.穴位埋线法治疗变应性鼻炎230例.广西医学.2006，28（12）：2009．

618．郭元琦．穴位埋线与天灸治疗变应性鼻炎近期疗效对比分析.中国针灸.200,24（12）：
828．

619．宋斌.穴位埋线治疗过敏性鼻炎兼支气管哮喘疗效观察.中国中西医结合耳鼻咽喉科杂
志.1995，（4）：174．

620．张光奇.穴位埋线对实验性大鼠溃疡性结肠炎粘附分子CD44、CD54及白细胞介素2

的影响.中国针灸.2002，22（11）：765.

621. 王秋云.穴位埋线治疗额窦炎所致头痛32例.江苏中医药.2005，26（12）：70.

622. 马立昌.微创穴位埋线实用技术.北京：中国中医药出版社.2012：118.

623. 段丽华.穴位埋线治疗萎缩性鼻炎150例.滨州医学院学报.1992，15（1），53.

624. 陈俊琦.欧阳群教授穴位埋线经验选.上海针灸杂志.2010.29（3）：146.

625. 温木生.埋线疗法治百病.北京：人民军医出版社.2006：475.

626. 温木生.实用穴位埋线疗法.北京：中国医药科技出版社.1991：248.

627. 马立昌.微创穴位埋线实用技术.北京：中国中医药出版社.2012：171.

628. 周文明.耳后聪穴埋线治疗耳鸣312例报告.中国中西医结合鼻咽喉科杂志1997.5（1）：27.

629. 王欣.穴位埋线治疗神经性耳鸣的疗效观察.浙江中医药大学学报.2011，35（4）：589.

630. 周敬佐.穴位埋线治疗突发性耳聋25例.辽宁中医杂志.2006，33（9）：1161.

631. 王克非.当归液穴位注射与埋线治疗感音神经性聋及耳鸣.中国中西医结合耳鼻咽喉杂志.1996，（3）：

632. 靳勇.穴位埋线治疗慢性化脓性中耳炎56例.上海针灸杂志.1997，1（1）：41

633. 温木生.埋线疗法治百病.北京：人民军医出版社.2006：471

634. 冯豪.天突穴埋线治疗慢性咽炎32例.浙江中西医结合杂.2007，17（3）：161

635. 中国针灸2002年4月第22卷第4期：239穴位埋线治疗慢性咽炎100例.武应臣

636. 段俊英.廉泉穴药线植入治疗慢性咽炎32例.上海针灸杂志.2006 25（8）：2.

637. 周蕾.针刺加穴位埋线治疗慢性咽炎32例.浙江中医杂志.2007，42（8）：471.

638. 马立昌.微创穴位埋线实用技术.北京：中国中医药出版社.2012：228.

639. 温木生.埋线疗法治百病.北京：人民军医出版社.2006：478.

640. 李洪根.气海穴埋线治疗咽部异感症33例临床疗效观察.中级医刊.1988，（6）：47.

641. 冯豪.天突穴位埋线合半夏厚朴汤治疗梅核气48例.浙江中医杂志.2011，46（9）：653.

642. 温木生.埋线疗法治百病.北京：人民军医出版社.2006：482.

643. 丁春华.穴位埋线治疗复发性口腔溃疡16例.中国民间疗法.2005，13（7）：13.

644. 马立昌.微创位埋线实用技术.石家庄：河北科学技术出版社，2008：222.

645. 杨军雄.针刺下合穴并埋线治疗牙痛的临床疗效观察.针灸临床杂志.2008，24，（8）：30.